珍 藏 版

Philosopher's Stone Series

哲人石丛书

立足当代科学前沿

彰显当代科技名家

绍介当代科学思潮

激扬科技创新精神

珍藏版策划

王世平　姚建国　匡志强

出版统筹

殷晓岚　王怡昀

大流感
最致命瘟疫的史诗

The Great Influenza

The Story of
the Deadliest Pandemic
in History

John M. Barry

[美] 约翰·M·巴里——著

钟　扬　赵佳媛　刘　念——译

金　力——校

上海科技教育出版社

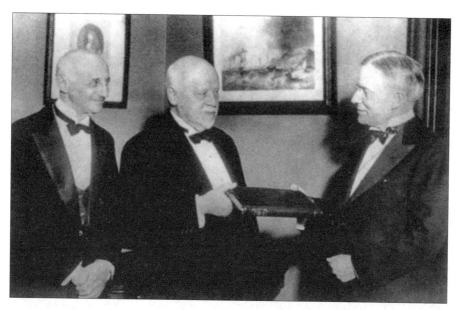

1. 韦尔奇(中)和小约翰·D·洛克菲勒(右)一同创办了洛克菲勒医学研究所(现为洛克菲勒大学),该研究所或许是当时世界上最好的科学研究机构。韦尔奇的门生西蒙·弗莱克斯纳(左)是该研究所的第一任所长,他曾说,倘若不能为人冷酷,是无法领导一个研究所的。

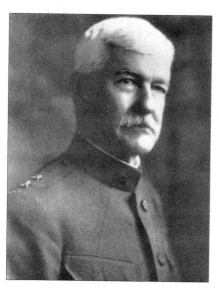

2. 陆军军医署长戈加斯决心做到:使这一场战争成为第一场美军病死人数少于阵亡人数的战争。

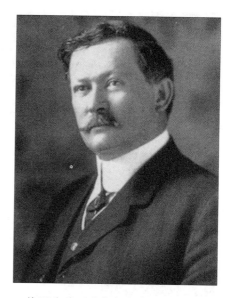

3. 美国公共卫生部部长鲁珀特·布卢是个高明的官僚,在大流感问题上却未能听取警告,也没寻求进一步讯息或是作好准备。

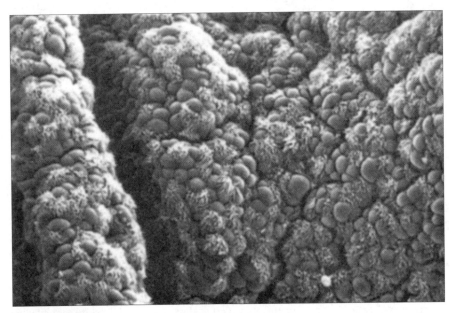

4. 上皮细胞如密林一般生长,覆盖了健康小鼠的气管。

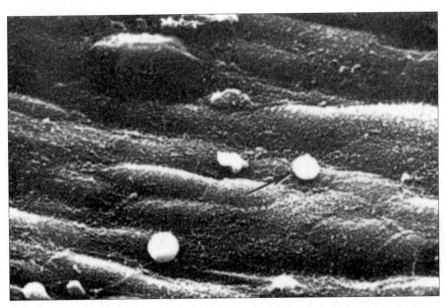

5. 感染流感病毒仅72小时之后,被感染部位就成了"不毛之地"。白细胞正在该部位巡逻,但为时已晚。

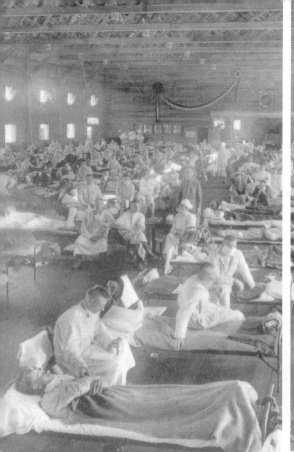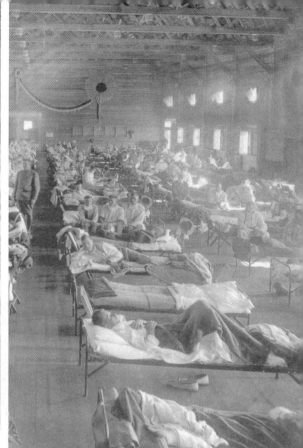

6. 流感病毒第一次横扫军事基地,尽管韦尔奇和戈加斯一再反对,这些营地还是住满了士兵。图中是一家陆军急诊医院,可能是一间康复病房。

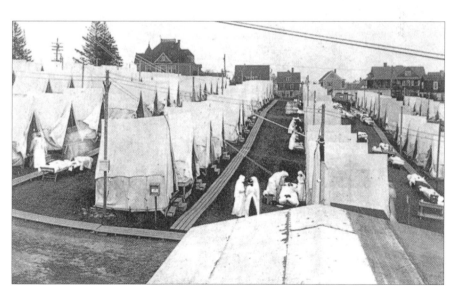

7. 马萨诸塞州是第一个有大量平民死亡的州。图中是劳伦斯的一家医院。

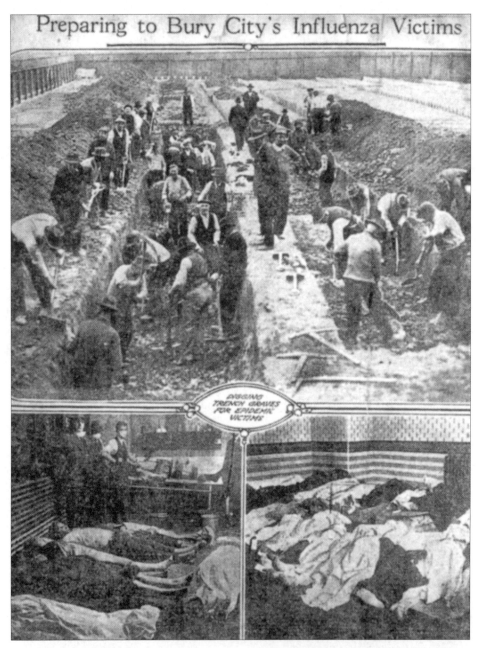

8. 费城的死亡人数迅速增长，超出了这个城市处理尸体的能力。于是只能强制埋葬尸体——没有棺材。在大型墓地里，不久甚至动用了蒸汽铲挖墓穴。

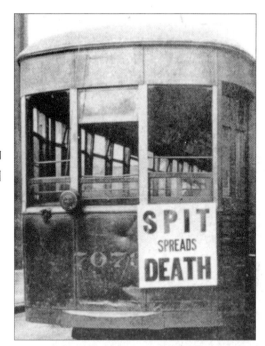

9. 海报和传单传播着警告和建议，也让恐怖弥漫开来。图中文字：吐痰传播死亡。

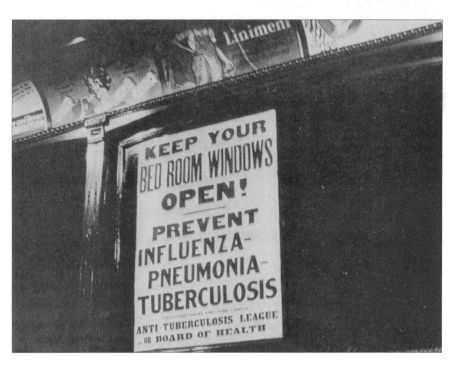

10. 让你的卧室空气流通！——预防流感 — 肺炎 — 肺结核。卫生部抗肺结核联盟。

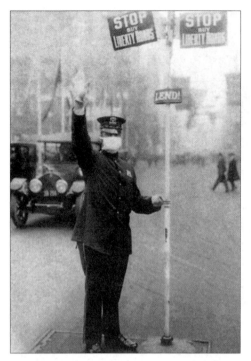

11. 这张照片传递的两个讯息——警员的防护口罩和他的爱国之心,是公务人员所肩负的利害冲突的高度缩影。

图中文字:(上)停止购买自由公债!(下)贷款!

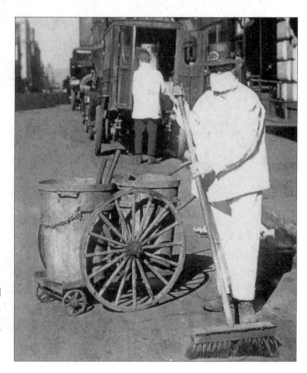

12. 所有纽约城的工人都戴上了口罩。请注意图上没有车辆的马路和无人行走的街道,到处都是一片空寂。费城的一名医生说:"这个城市的生命仿佛终止了。"

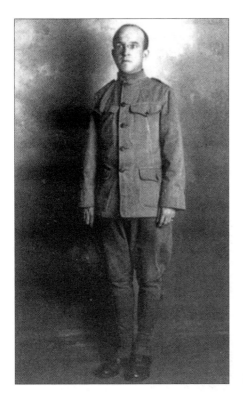

13. 从军的奥斯瓦尔德·埃弗里,当时洛克菲勒研究所成了军队第一附属实验室。

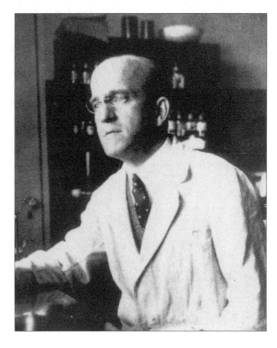

14. 晚年的埃弗里。他仍坚持不懈,顽强地努力着,他说:"失望是我的家常便饭,我以此为生。"韦尔奇将寻找流感病因的任务托付给他。他在流感和肺炎上的工作最终成为20世纪最重要的科学发现之一。

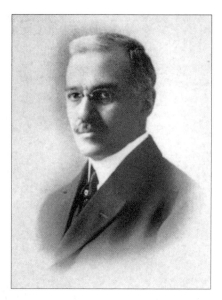

15. 将纽约的市立实验室建设成为一个主要研究机构的威廉·帕克。他严谨的治学态度同安娜·威廉斯(下图)的创造性思维珠联璧合,使工作取得了极大的进展,包括开发了一种目前仍在使用的白喉抗毒素。美国科学院当时希望他们能够开发出流感的抗血清或者疫苗。

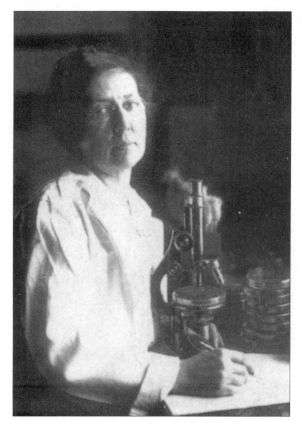

16. 安娜·威廉斯可能是当时世界上最杰出的女性细菌学家,孑然一身、终身未婚。她曾对自己说:于她而言,"缺乏知识会比得不到幸福更令人失意"。她还声称:"即便努力去结交些朋友是值得的,我也不知道我该怎么去做。"在很小的时候,她就梦想自己能够"出人头地,这是一个其他孩子难以想象的野心"。

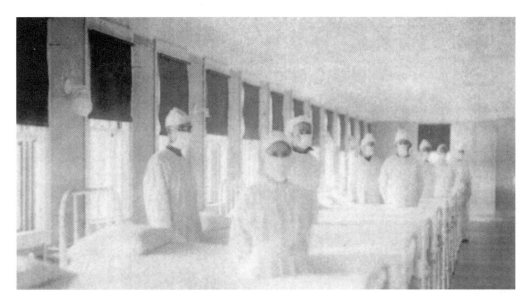

17. 病毒在美国无情地肆虐。图中是静候病潮冲击的海军医护人员。

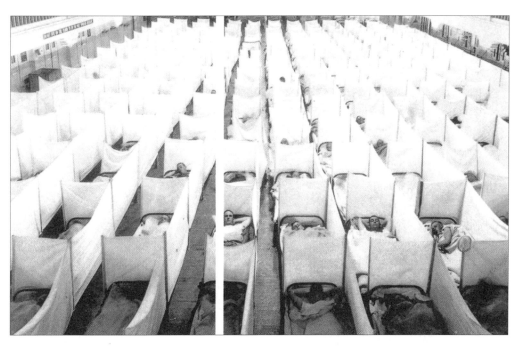

18. 军队指挥官尽力保护健康者。在旧金山的马雷岛,人们在营房内挂上床单,把人和人的呼吸隔离开。

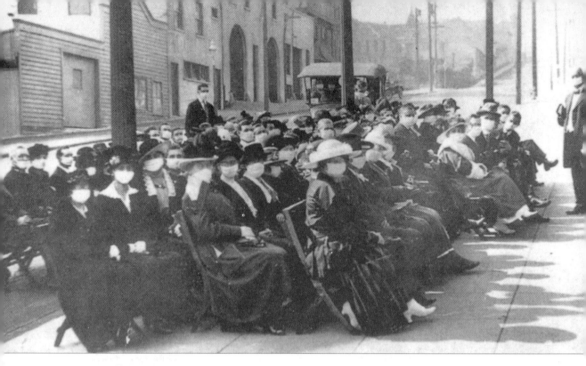

19. 大多数城市内,所有公众集会被禁止,所有的公共场所(如教堂、学校、剧院和沙龙)被关闭。许多教堂取消了宗教仪式,但加州的这所教堂却在室外集会,虽然违反了关闭令,但给了需要祈祷的教众一个安慰。

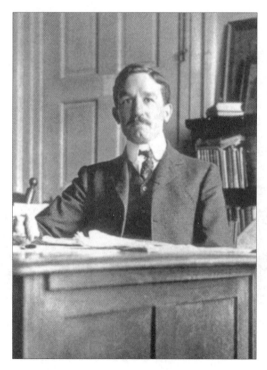

20. 鲁弗斯·科尔,洛克菲勒研究所的科学家,就在大流感爆发之前,他成功开发出了肺炎疫苗并取得了一定疗效。他也使洛克菲勒研究所医院成为从事临床研究管理(包括美国国立卫生研究院)的典范。

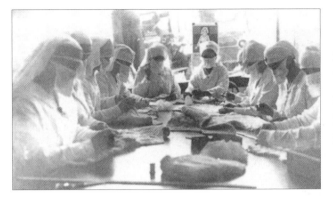

21. 同其他地方一样,西雅图成了一个"口罩"城市。红十字会的志愿者制作了数以万计的口罩。所有的警员戴着它们。行军的士兵也戴着它们穿过市区。

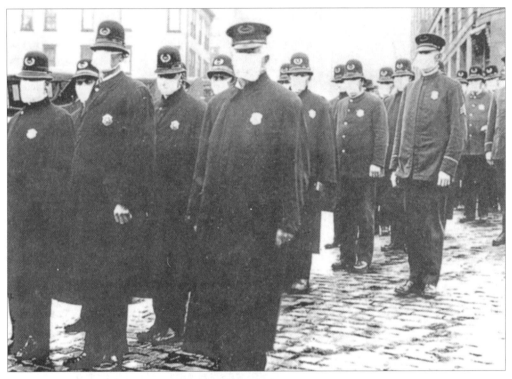

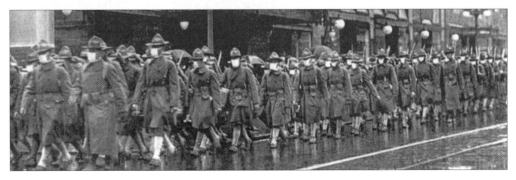

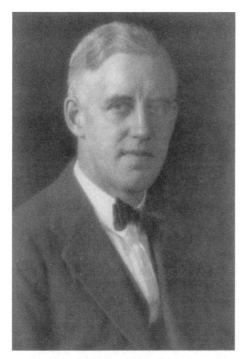

22. 不止一位科学家称保罗·A·刘易斯是"我所见过的最聪明的人"。1908年,还是一名年轻的研究者时,他就证明了脊髓灰质炎是由病毒引起的,并开发了一种能高效预防猴子染病的疫苗,比人的脊髓灰质炎疫苗早出现了半个世纪。他也是寻找流感病因、疗法和预防措施的先驱研究者之一。最终,对流感研究的执着耗尽了他的一生。

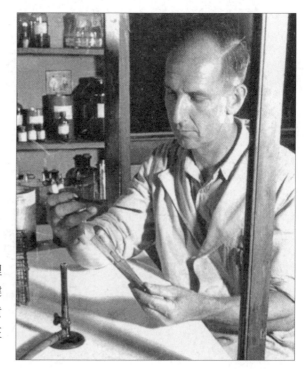

23. 20世纪20年代末,刘易斯的门生理查德·肖普发现了寻找流感病因的关键线索。当刘易斯前往巴西丛林研究黄热病时,肖普继续追逐着流感。他是证明病毒引发流感的第一人。

"哲人石",架设科学与人文之间的桥梁

"哲人石丛书"对于同时钟情于科学与人文的读者必不陌生。从1998年到2018年,这套丛书已经执着地出版了20年,坚持不懈地履行着"立足当代科学前沿,彰显当代科技名家,绍介当代科学思潮,激扬科技创新精神"的出版宗旨,勉力在科学与人文之间架设着桥梁。《辞海》对"哲人之石"的解释是:"中世纪欧洲炼金术士幻想通过炼制得到的一种奇石。据说能医病延年,提精养神,并用以制作长生不老之药。还可用来触发各种物质变化,点石成金,故又译'点金石'。"炼金术、炼丹术无论在中国还是西方,都有悠久传统,现代化学正是从这一传统中发展起来的。以"哲人石"冠名,既隐喻了科学是人类的一种终极追求,又赋予了这套丛书更多的人文内涵。

1997年对于"哲人石丛书"而言是关键性的一年。那一年,时任上海科技教育出版社社长兼总编辑的翁经义先生频频往返于京沪之间,同中国科学院北京天文台(今国家天文台)热衷于科普事业的天体物理学家卞毓麟先生和即将获得北京大学科学哲学博士学位的潘涛先生,一起紧锣密鼓地筹划"哲人石丛书"的大局,乃至共商"哲人石"的具体选题,前后不下十余次。1998年年底,《确定性的终结——时间、混沌与新自然法则》等"哲人石丛书"首批5种图书问世。因其选题新颖、译笔谨严、印制精美,迅即受到科普界和广大读者的关注。随后,丛书又推出诸多时代感

强、感染力深的科普精品,逐渐成为国内颇有影响的科普品牌。

"哲人石丛书"包含 4 个系列,分别为"当代科普名著系列"、"当代科技名家传记系列"、"当代科学思潮系列"和"科学史与科学文化系列",连续被列为国家"九五"、"十五"、"十一五"、"十二五"、"十三五"重点图书,目前已达 128 个品种。丛书出版 20 年来,在业界和社会上产生了巨大影响,受到读者和媒体的广泛关注,并频频获奖,如全国优秀科普作品奖、中国科普作协优秀科普作品奖金奖、全国十大科普好书、科学家推介的 20 世纪科普佳作、文津图书奖、吴大猷科学普及著作奖佳作奖、《Newton-科学世界》杯优秀科普作品奖、上海图书奖等。

对于不少读者而言,这 20 年是在"哲人石丛书"的陪伴下度过的。2000 年,人类基因组工作草图亮相,人们通过《人之书——人类基因组计划透视》《生物技术世纪——用基因重塑世界》来了解基因技术的来龙去脉和伟大前景;2002 年,诺贝尔奖得主纳什的传记电影《美丽心灵》获奥斯卡最佳影片奖,人们通过《美丽心灵——纳什传》来全面了解这位数学奇才的传奇人生,而 2015 年纳什夫妇不幸遭遇车祸去世,这本传记再次吸引了公众的目光;2005 年是狭义相对论发表 100 周年和世界物理年,人们通过《爱因斯坦奇迹年——改变物理学面貌的五篇论文》《恋爱中的爱因斯坦——科学罗曼史》等来重温科学史上的革命性时刻和爱因斯坦的传奇故事;2009 年,当甲型 H1N1 流感在世界各地传播着恐慌之际,《大流感——最致命瘟疫的史诗》成为人们获得流感的科学和历史知识的首选读物;2013 年,《希格斯——"上帝粒子"的发明与发现》在 8 月刚刚揭秘希格斯粒子为何被称为"上帝粒子",两个月之后这一科学发现就勇夺诺贝尔物理学奖;2017 年关于引力波的探测工作获得诺贝尔物理学奖,《传播,以思想的速度——爱因斯坦与引力波》为读者展示了物理学家为揭示相对论所预言的引力波而进行的历时 70 年的探索……"哲人石丛书"还精选了诸多顶级科学大师的传记,《迷人的科学风采——费恩曼传》《星云世界的水手——哈勃传》、《美丽心灵——纳什传》、《人生舞台——阿西莫夫自传》、《知无涯者——拉马努金传》、《逻辑人生——哥德尔传》、《展演科学的艺术家——萨根传》、《为世界而生——霍奇金传》、《天才的拓荒者——冯·诺伊曼传》、《量子、猫与罗曼史——薛定谔传》……细细追踪大师们的岁月足迹,科学的力量便会润物细无声地拂过每个读者的心田。

"哲人石丛书"经过 20 年的磨砺,如今已经成为科学文化图书领域的一个品牌,也成为上海科技教育出版社的一面旗帜。20 年来,图书市场和出版社在不断变化,于是经常会有人问:"那么,'哲人石丛书'还出下去吗?"而出版社的回答总是:"不但要继续出下去,而且要出得更好,使精品变得更精!"

"哲人石丛书"的成长,离不开与之相关的每个人的努力,尤其是各位专家学者的支持与扶助,各位读者的厚爱与鼓励。在"哲人石丛书"出版 20 周年之际,我们特意推出这套"哲人石丛书珍藏版",对已出版的品种优中选优,精心打磨,以全新的形式与读者见面。

阿西莫夫曾说过:"对宏伟的科学世界有初步的了解会带来巨大的满足感,使年轻人受到鼓舞,实现求知的欲望,并对人类心智的惊人潜力和成就有更深的理解与欣赏。"但愿我们的丛书能助推各位读者朝向这个目标前行。我们衷心希望,喜欢"哲人石丛书"的朋友能一如既往地偏爱它,而原本不了解"哲人石丛书"的朋友能多多了解它从而爱上它。

上海科技教育出版社

2018 年 5 月 10 日

学者对谈

"哲人石丛书"：20 年科学文化的不懈追求

◇ 江晓原(上海交通大学科学史与科学文化研究院教授)

◆ 刘兵(清华大学社会科学学院教授)

◇ 著名的"哲人石丛书"发端于 1998 年,迄今已经持续整整 20 年,先后出版的品种已达 128 种。丛书的策划人是潘涛、卞毓麟、翁经义。虽然他们都已经转任或退休,但"哲人石丛书"在他们的后任手中持续出版至今,这也是一幅相当感人的图景。

说起我和"哲人石丛书"的渊源,应该也算非常之早了。从一开始,我就打算将这套丛书收集全,迄今为止还是做到了的——这必须感谢出版社的慷慨。我还曾向丛书策划人潘涛提出,一次不要推出太多品种,因为想收全这套丛书的,应该大有人在。将心比心,如果出版社一次推出太多品种,读书人万一兴趣减弱或不愿一次掏钱太多,放弃了收全的打算,以后就不会再每种都购买了。这一点其实是所有开放式丛书都应该注意的。

"哲人石丛书"被一些人士称为"高级科普",但我觉得这个称呼实在是太贬低这套丛书了。基于半个世纪前中国公众受教育程度普遍低下的现实而形成的传统"科普"概念,是这样一幅图景:广大公众对科学技术极其景仰却又懂得很少,他们就像一群嗷嗷待哺的孩子,仰望着高踞云端的科学家们,而科学家则将科学知识"普及"(即"深入浅出地"单向灌输)

给他们。到了今天,中国公众的受教育程度普遍提高,最基础的科学教育都已经在学校课程中完成,上面这幅图景早就时过境迁。传统"科普"概念既已过时,鄙意以为就不宜再将优秀的"哲人石丛书"放进"高级科普"的框架中了。

◆ 其实,这些年来,图书市场上科学文化类,或者说大致可以归为此类的丛书,还有若干套,但在这些丛书中,从规模上讲,"哲人石丛书"应该是做得最大了。这是非常不容易的。因为从经济效益上讲,在这些年的图书市场上,科学文化类的图书一般很少有可观的盈利。出版社出版这类图书,更多地是在尽一种社会责任。

但从另一方面看,这些图书的长久影响力又是非常之大的。你刚刚提到"高级科普"的概念,其实这个概念也还是相对模糊的。后期,"哲人石丛书"又分出了若干子系列。其中一些子系列,如"科学史与科学文化系列",里面的许多书实际上现在已经成为像科学史、科学哲学、科学传播等领域中经典的学术著作和必读书了。也就是说,不仅在普及的意义上,即使在学术的意义上,这套丛书的价值也是令人刮目相看的。

与你一样,很荣幸地,我也拥有了这套书中已出版的全部。虽然一百多部书所占空间非常之大,在帝都和魔都这样房价冲天之地,存放图书的空间成本早已远高于图书自身的定价成本,但我还是会把这套书放在书房随手可取的位置,因为经常会需要查阅其中一些书。这也恰恰说明了此套书的使用价值。

◇ "哲人石丛书"的特点是:一、多出自科学界名家、大家手笔;二、书中所谈,除了科学技术本身,更多的是与此有关的思想、哲学、历史、艺术,乃至对科学技术的反思。这种内涵更广、层次更高的作品,以"科学文化"称之,无疑是最合适的。在公众受教育程度普遍较高的西方发达社会,这样的作品正好与传统"科普"概念已被超越的现实相适应。所以"哲人石丛书"在中国又是相当超前的。

这让我想起一则八卦：前几年探索频道(Discovery Channel)的负责人访华，被中国媒体记者问到"你们如何制作这样优秀的科普节目"时，立即纠正道："我们制作的是娱乐节目。"仿此，如果"哲人石丛书"的出版人被问到"你们如何出版这样优秀的科普书籍"时，我想他们也应该立即纠正道："我们出版的是科学文化书籍。"

这些年来，虽然我经常鼓吹"传统科普已经过时"、"科普需要新理念"等等，这当然是因为我对科普作过一些反思，有自己的一些想法。但考察这些年持续出版的"哲人石丛书"的各个品种，却也和我的理念并无冲突。事实上，在我们两人已经持续了17年的对谈专栏"南腔北调"中，曾多次对谈过"哲人石丛书"中的品种。我想这一方面是因为丛书当初策划时的立意就足够高远、足够先进，另一方面应该也是继任者们在思想上不懈追求与时俱进的结果吧！

◆ 其实，究竟是叫"高级科普"，还是叫"科学文化"，在某种程度上也还是个形式问题。更重要的是，这套丛书在内容上体现出了对科学文化的传播。

随着国内出版业的发展，图书的装帧也越来越精美，"哲人石丛书"在某种程度上虽然也体现出了这种变化，但总体上讲，过去装帧得似乎还是过于朴素了一些，当然这也在同时具有了定价的优势。这次，在原来的丛书品种中再精选出版，我倒是希望能够印制装帧得更加精美一些，让读者除了阅读的收获之外，也增加一些收藏的吸引力。

由于篇幅的关系，我们在这里并没有打算系统地总结"哲人石丛书"更具体的内容上的价值，但读者的口碑是对此最好的评价，以往这套丛书也确实赢得了广泛的赞誉。一套丛书能够连续出到像"哲人石丛书"这样的时间跨度和规模,是一件非常不容易的事,但唯有这种坚持,也才是品牌确立的过程。

最后,我希望的是,"哲人石丛书"能够继续坚持以往的坚持,继续高质量地出下去,在选题上也更加突出对与科学相关的"文化"的注重,真正使它成为科学文化的经典丛书!

2018 年 6 月 1 日

对本书的评价

◇

历史性的……独具慧眼的……旗帜鲜明的……巴里的著作不只是对 1918 年事件的精湛描述，还讲述了一个权威性的、令人不安的有关科学、政治和文化的道德故事……巴里著作的长处之一是，它远远超出了医学事实和数字……（这是）一种自始至终关注现实的风格，他深切地、无怨无悔地直面道德和政治……巴里撰写了《大流感》，作出了卓越的贡献。

——《芝加哥论坛报》(*Chicago Tribune*)

◇

这是一位具有深厚哲学底蕴的杰出作家……我喜爱这本书的磅礴之势，它如同一盏照亮科学与科学家的探照灯，给予我们远甚于书名所昭示的内容。书中没有冰冷的统计数据以供思索，也没有死亡病例表。相反，我们进入了过去医学科学所遗忘的人性世界……引人入胜，才华横溢。

——《美国医学会杂志》(*JAMA*)

◇

这本书读起来有时像侦探小说，有时更像科幻小说……引人入胜而又令人惊恐的有关疾病、恐惧、愚昧、科学探索和偶有所见的英雄主义描写……仅仅是关于 1918 年大流感的起因和影响的内容，就是一个吸引人的故事，但书中包含有更多东西……最后，巴里将其叙事带回现实，赋以发人深省的意义。

——《夏洛特观察报》(*The Charlotte Observer*)

◇

极具可读性……多线条纵横交错地记述了有史以来最具毁灭性的流行病,以及20世纪科学与医学的历史……他清晰地描述了流感病毒是如何攻击人类躯体的,为接踵而至的许多内容奠定了概念基础。作为一部社会史,《大流感》的价值不可估量。它展现了人们在巨大压力之下的勇气与怯懦,也展现了各种医疗机构在所处时代道德观下如何应运而生抑或凄惨坠落……这是我们现代人需要反思的教训。

——《西雅图时报》(*The Seattle Times*)

◇

权威性的……发人深省的……非同寻常的文字技巧……令人印象深刻的新见解……极为艺术的造句如瓦格纳的主旋律般重复出现……事实上,流感是一种人类最不可避免的传染病之一。流感病毒随其在鸟、猪和人类间循环而不断突变,使得每个新的流感季节都对专家发出挑战……他清楚地向我们这个时代传达了信息。

——《纽约书评》(*The New York Review of Books*)

◇

引人入胜,切中时弊。

——《波士顿环球报》(*The Boston Globe*)

◇

巴里如同天使般写作……通过当时科学家的视觉,他带我们体验紧张与兴奋、绝望与悲痛……是的,我已陶醉其中,反复阅读……巴里的作品努力捕捉病毒学中的科学……本书敲响了警钟。

——《自然》(*Nature*)

◇

令人着迷的,使人毛骨悚然的,几乎不可思议的……积极而明晰的文体……他所讲述的重要故事充分而明确地使其成为一部历史著作和警世故事。

——《普罗维登斯日报》(*The Providence Journal*)

◇

精彩书写的历史……《大流感》堪称杰作。

——《巴吞鲁日倡导者报》(*Baton Rouge Advocate*)

◇

一部医学惊险读物……它将通俗历史和通俗科学以某种方式相结合,这种方式使人们联想起麦卡勒(David McCullough)那些关于约翰斯敦大洪水、巴拿马运河以及布鲁克林大桥修建的巨著。《大流感》也许是自巴里的《潮起——1927年密西西比河大洪水及其对美国的影响》之后,这类糅合了多种材料的著作中最有趣的。

——《阿肯色时报》(*Arkansas Times*)

◇

巴里先生具有鲜明的叙事特色:细致入微,准确把握科学与政治如何与疾病传播互动的过程……引人入胜……故事生动……细节精湛。

——《达拉斯早报》(*The Dallas Morning News*)

◇

对大量死亡的故事的处理庄严凝重而又引人入胜……与普雷斯顿(Richard Preston)的《埃博拉浩劫》(*Hot Zone*)中的恐怖描述异曲同工。作者追踪流感疾病……好似维基的相机镜头。

——《柯卡斯评论》(*Kirkus Reviews*)(重点评论)

◇

巴里将流行病置于医学、国家以及世界历史背景中……他的详实研究与精湛写作提出了一个显而易见的问题:它还会卷土重来吗? 而答案是:当然会。

——《洛杉矶时报》(*Los Angeles Times*)

◇

巴里对科学特质具有深刻的洞察力……当我们今天面临令人惊慌失措的新发和重发传染病,以及伴随战争和恐怖主义的社会灾难时,《大流感》是一本必读书……过往今昔惊人地相似……扣人心弦。

——阿特拉斯(Ronald Atlas,美国微生物学会前主席),

《美国微生物学会新闻》(*ASM News*)

◇

令人惊恐的……1918 年的教训无与伦比。

——《新闻周刊》(*Newsweek*)

◇

如同一首迷人的交响乐,本书每一页都引人入胜。

——《书目》(*Booklist*)(重点评论)

内容提要

　　大流感指的是 1918—1919 年横扫世界的那次流感大流行,过去估计全球死亡人数约 2000 万,最新的权威估计数字为 5000 万—1 亿。这个数字不仅高于历年来命丧艾滋病的人数总和,更远超中世纪黑死病所造成的死亡人数。本书作者依据大量的历史资料和数据,重绘1918 年的惨状,为我们再现了这场最致命瘟疫发生、发展及其肆虐全球的过程。

　　在本书中,作者多线索展开论述,纵横交错地记述了有史以来最具毁灭性的流感故事,以及 20 世纪科学与医学发展的历史。本书细致入微地描写了科学、政治与疾病传播互动的过程,并述及传统医学演化至现代医学的重要里程碑,以及当年科学家、医学工作者等在巨大压力下所显示出的勇气或怯懦,信仰、价值观、研究态度和方法……

　　这部著作不只是简单讲述 1918 年发生的事件,它同时也是一部权威性的有关科学、政治和文化的传奇。

作者简介

　　约翰·M·巴里（John M. Barry），美国作家、历史学家，曾任记者和足球教练。常为《纽约时报》、《华尔街日报》、《时代周刊》、《财富》杂志、《华盛顿邮报》等撰稿，也经常以特约评论员身份出现在美国各大广播公司的节目中。

　　巴里的著作多次登上《纽约时报》畅销书排行榜。其第一部作品《野心与权力——华盛顿的真实故事》被《纽约时报》选为以华盛顿和国会为主题的十大好书之一。第二部与他人合作的《细胞变异》已被译成 12 种语言出版，备受好评。第三部著作《潮起——1927 年密西西比河大洪水及其对美国的影响》在 1998 年获得由美国历史学会颁发的代表年度杰出历史著作的巴克曼奖（Francis Parkman Prize），并以"对南方历史的贡献"赢得史密斯奖（Lillian Smith Award）、南方图书奖（Southern Book Award）等众多奖项，被《纽约时报》评为"年度好书"。《大流感——最致命瘟疫的史诗》被美国科学院评为 2005 年度最佳科学/医学类图书。

献给我亲爱的安妮（Anne）

以及保罗·刘易斯（Paul Lewis）在天之灵

CONTENTS 目录

目　录

001— 序言

001— 第一部：斗士

089— 第二部：蜂群

117— 第三部：火匣

171— 第四部：起始

199— 第五部：爆发

237— 第六部：瘟疫

263— 第七部：竞赛

309— 第八部：丧钟

383— 第九部：苟延

421— 第十部：终场

473— 后记

487— 致谢

490— 注释

533— 部分参考文献

561— 译后记

序 言

1918 年,作为一名海军少校,保罗·刘易斯(Paul Lewis)参加了第一次世界大战,但他似乎从未适应军旅生活。军装常常令他局促不安,士兵们向他致敬时,他也总是显得紧张而狼狈。

而他却是个地地道道的勇士,一位与死亡搏斗的勇士。

在他遭遇死亡时,他直面死亡,挑战死亡。他像一个昆虫学家用昆虫针将蝴蝶钉成标本一般将死亡固定,再将其肢解、分析,然后找出击败这个敌人的方法。这种冒险对他而言已成家常便饭。

然而,1918 年的 9 月中旬,死亡以前所未有的架势出现在他面前。医院的院子里摆满了一排又一排的病人,很多人浑身是血,死状可怕而奇特。

刘易斯被请来帮助他们处理这个令人束手无策的神秘事件。虽然也算一名内科医生,但他还从未在病人身上操练过。更确切地说,他是一位科学家,是美国第一代医学科学家中的一员,时间都花在实验室里。当时,他事业上已颇有建树,在国际上也享有声誉,而且他还很年轻,事业的巅峰触手可及。

早在 10 年前,他在位于纽约市的洛克菲勒研究所和导师合作,发现且证实了脊髓灰质炎*是由病毒所致,这个发现至今仍被看作病毒学史上的一块里程碑。随后,他研制出了一种针对脊髓灰质炎病毒的疫苗,这种疫苗作用在猴子身上,有效率几乎达百分之百。

这项贡献加上其他成就,为他赢得了成为菲普斯研究所奠基人的地

---

* 俗称小儿麻痹症。——译者

位,该研究所是宾夕法尼亚大学的附属机构。1917年,他很荣幸地受邀到哈维讲座(Harvey Lectures)*作报告,当然,这似乎只是他日后人生道路上接踵而来的种种荣誉中的第一个。如今,有两位认识刘易斯且与许多诺贝尔奖获得者有交往的著名科学家的子女说,父辈曾告诉他们,刘易斯是他们遇到过的最聪明的人。[1]

临床医生们找到刘易斯,请他解释这些水兵可怕的症状。他们当中很多人浑身是血,但这些血不是外伤所致,至少不是从他们被铁器或爆炸所造成的四肢伤口中流出来的,大部分是鼻血。有些水兵还咳血,另一些人耳朵出血。有些人咳嗽非常厉害,死亡后的尸体解剖表明,剧烈的咳嗽甚至导致他们的腹肌和肋软骨撕裂。还有很多人受剧痛折磨而发烧、说胡话,几乎所有尚能交流的人都抱怨说头疼,就好像有人在他们眼睛后方拼命将一根楔子敲进脑袋似的。他们还觉得身体剧痛无比,甚至连骨头都快痛断了。有几个人还呕吐。最后,一些水兵皮肤颜色出现异常,有些人唇边或指尖发青,还有少数几个人浑身发黑,以至于根本无法分辨出他到底是白人还是黑人。他们看上去几乎就是黑色的。

类似的病例刘易斯只见过一次。那还是在两个月前,一艘英国船上的部分船员被救护车从一个已被封锁的码头送往费城的另一家医院并被隔离起来。很多船员在那里死去了。对他们进行尸体解剖后发现,他们的肺部看上去与那些死于毒气或肺鼠疫的人一样。肺鼠疫是腺鼠疫的一种,但却比其他种类的腺鼠疫更可怕。

然而,无论那些船员死于何种疾病,这种病都没有传播开来,再没有其他人染上这种疾病。

---

* 为了纪念阐明了血液循环理论的威廉·哈维,一些科学家在1905年创立了哈维学会,该学会每年在纽约洛克菲勒大学开办科学讲座,向公众开放。演讲人由学会精挑细选,均为全球生物医学领域的佼佼者,众多诺贝尔生理学医学奖的获得者也都在该讲座作过讲演。——译者

但是,现在躺在院子里的这些病人使刘易斯深感困惑,同时也让他冷汗直流。他不仅担心自己能否处理这种疾病,还担心这种疾病究竟会造成什么样的后果。因为不管是何种疾病侵袭了这些船员,这种疾病不仅仅是扩散而已,而是已经爆发性地蔓延开来了。

尽管人们想尽一切办法要控制它,但 10 天之前它还是在波士顿的一个海军基地里爆发了。切尔西海军医院的海军少校罗西瑙(Milton Rosenau)与刘易斯相识,所以他从刘易斯那里得知了此事。罗西瑙也和刘易斯一样,在美国宣布参战后放弃了哈佛的教授职位参加了海军,为国效力。他的公共卫生教科书被陆军和海军军医奉为"圣经"。

费城的海军基地对刘易斯的警告很重视,尤其当一支特遣队刚刚从波士顿抵达费城时。他们作好了一切准备,一旦有疾病爆发,就立即将所有病员隔离起来。他们相信隔离措施一定能控制住疾病。

然而,就在波士顿的特遣队抵达后的第四天,就有 19 名费城水兵被送往医院,他们的症状看起来与那种疾病相同。尽管他们以及与他们有过接触的人都被立即隔离了,但第二天又有 87 名水兵被送到医院,他们也被隔离了。两天之后,600 名症状相似的病人又被送了进来。医院已经没有空床位了,医务人员也开始病倒。于是,海军方面就将数百名病得更厉害的水兵送往费城的市民医院,水兵和市民医院的工作人员开始在海军基地和市区间往来穿梭,就像在波士顿一样。与此同时,以前是波士顿,现在又是费城,患者们开始被送往全国各地……

这也是使刘易斯直冒冷汗的又一原因。

刘易斯去看过第一批患者,给他们抽血,检验尿样和痰液,给他们进行鼻冲洗,清理喉咙。他不断回到患者中间,反复收集样本并研究这些症状,以期获得任何一点新的线索。在实验室里,他和手下的每一个人都把精力投入到培养并鉴定病原体的工作中。他需要找出病原体,找到病因,更需要研制出可以治愈这种疾病的抗血清,或是一种可以预防它的疫苗。

刘易斯热爱实验室,胜过爱任何人和任何事。他工作的地方挤得满满当当的,看起来就像是由无数冰柱组成的灌木丛——架子上摆满了试管,到处是成堆的培养皿和移液管,但这使他感到很温暖,他觉得实验室比自己的家更舒服。但他不喜欢这次这样的工作。使他烦恼的并不是要尽快找到答案的压力,即便在从事脊髓灰质炎研究时他也从未为此苦恼过。那时正是脊髓灰质炎大肆流行的时候,当局不得不规定,只有持许可证的人才能出行。真正使他烦恼的是,他必须放弃正规的科学方法。为了成功研制出疫苗或抗血清,他必须在还没有形成定论的结果上进行一连串的猜想,而且每个猜想都必须正确。

他已经作出了一个猜想,即便他并不确切知道是什么引起了这种疾病,也不知道他是否能够预防或治愈这种病,但他相信自己已经知道它是什么了。

他认为这是一种流行性感冒,尽管它与以前所知的所有流感都不一样。

刘易斯是正确的。1918年出现了一种流感病毒——它很可能是在美国产生的,而且即将席卷全球,其致命的威力最早在费城等地显现。到1920年它销声匿迹之前,在这场全球大流感中丧生的人比人类历史上在其他所有疾病爆发中死去的人都多。虽然14世纪死于黑死病的人在总人口中所占比例很高(超过了欧洲总人口的1/4),但粗略估计,在这次流感中丧生的人更多,比目前死于艾滋病的人还要多。

对流感死亡人数最保守的估计是2100万,而当时全球人口总数还不及今天的1/3。这个数字是根据当时对疾病的研究估算的,后来经常被报纸引用,但这个数字肯定不准确。现在的流行病学家估计,在全球范围内大约有5000万人[2]在大流感中丧生,这个数字甚至可能高达1亿。

这些数据显示出流感的可怕,但其他一些数据蕴涵着另一个更可怕的事实:普通流感的受害者是老人和儿童,而这次流感中近一半的死者是正值人生顶峰的二三十岁的年轻人。库辛(Harvey Cushing)*——一位年轻聪颖而且后来颇具声望的外科医生,也曾因患流感而重病不起,并且终生未能从可能是流感引起的并发症中恢复过来。他称这些流感的受害者为"双重死亡"³,因为他们死的时候还是那么年轻。

没有人能够知道真正的死亡人数,但如果上述估计是对的,那么流感病毒就导致了当时 8%—10% 的青年人丧命。

他们死得又快又惨烈。尽管大流感持续了两年多,但大约 2/3 的人在 24 周之内就死去了,这些死者中又有一大半是在更短的时间,也就是在 1918 年 9 月中旬到 12 月上旬期间死亡的。大流感在一年内杀死的人比中世纪黑死病在一个世纪内杀死的人还多,24 周内的受害者比艾滋病 24 年内杀死的人还多。

除了杀伤力强以外,大流感与黑死病及艾滋病在其他方面也类似。和艾滋病一样,它夺去了那些原本最该生活下去的人的生命。而即使是在 1918 年费城这样一个现代化大都市,牧师们也不得不像中世纪肺鼠疫肆虐时一样,赶着马车在街上吆喝,让那些躲在紧闭的门后面、胆战心惊的人把屋子里的尸体搬出来。

1918 年的大流感事件不是一个简单的关于毁灭、死亡和绝望的故事,也不仅仅是一个社会如何与自然强加于人类社会的灾难作斗争的故事。

它还是一个关于科学和探索的故事,一个关于人们应该怎样改变思维方式的故事,一个关于人们在近乎完全混乱的环境中应该怎样冷静思考然后作出果敢抉择并付诸行动,而不是无谓地长时间争论的故事。

1918 年的大流感是自然与现代科学的第一次大冲突,是人类社会和

---

* 杰出的神经外科手术技术革新家。——译者

自然力的第一次大对决。在这个社会中,有人拒绝屈从于自然的力量,拒绝倚靠神助使自己免遭厄运,他们决定用发展的技术和自己的信念直面自然的力量。

在美国,这场流感也是关于包括刘易斯在内的少数几个人的故事。他们就是那些没有在病魔面前退缩的人,包括为数不多的几名女性。他们大大发展了基础科学,现代医学就是建立在这个基础之上的。他们研制出的疫苗和抗毒素、发展出的技术至今仍在使用;在某些项目上,他们取得的研究成果与今天我们的知识水准也相去不远。

这些研究人员并不只是简单地将大部分的时间和精力投入到与1918年大流感对抗的工作中,至少对其中的一些人来说,他们在这场对抗中还付出了极大的心血。在美国历史上的每一次战争中,死于疾病的人都比在战斗中阵亡的士兵多。历史上很多次战争中都有过疾病蔓延。研究过美国历史的领导者预测,在第一次世界大战期间会有某种流行性疾病出现。他们对此进行了充分的准备,然而最终却只能眼睁睁地看着疾病肆虐。

然而,这个故事应该从更早说起。在医学有望对抗病魔之前,它首先必须是科学的。医学需要变革。

由于患者的特质和身体状况及其他方面各自不同,而医生的对策亦不同,所以医学还不能,而且也许永远也不能完完全全地成为一门科学。就在第一次世界大战爆发的几十年前,医学几乎还和两千年前古希腊的希波克拉底(Hippocrates)*时代没什么两样。随后在欧洲率先开始的对医学理念的改革,最终改变了医学实践的状态。

即使在欧洲医学发生变革之后,美国医学还是迟迟没有改变。美国

* 古希腊声名卓著的医疗科学创建者,世界闻名的医生誓言也与其相联系。——译者

的医学研究和教育尤其落后,使得它的医学实践滞后于欧洲。

在欧洲,医学院要求所招收的学生具有坚实的化学、生物学及其他学科的基础,这已有好几十年了。但在美国,直到 1900 年,医学院的门槛还是比名牌大学的低得多。至少有 100 所医学院规定,只要缴纳学费,任何人——但不包括女生——都可以跨进医学院的大门;最多只有 20% 的医学院要求申请入学的学生必须具有高中毕业文凭,不需要任何的专业科学教育。全美只有一所医学院要求其学生具有大学文凭。[4] 新生入学后,学校一般也不会再为学生们补充背景科学知识。很多医学院的学生只要在校期间上过课并通过考试,就可以拿到学位;还有一些学生好几门功课不及格,甚至连病人都没接触过,也被授予了医学学位。

直到 19 世纪的最后几个年头,才有一群美国医学界领袖开始倡导革新,计划将美国的医学从世界发达国家中最落后的变为世界上最先进的。

威廉·詹姆斯(William James)* 是其中几位的朋友,他的儿子也为他们工作。他写道,这些睿智的人在紧要关头走到一起,将"震撼"[5] 整个文明世界。他们想要震撼这个世界,而且也必将震撼这个世界。

要做到这一点,所需要的不仅仅是智慧和训练,还需要真正的勇气,一种放弃所有支持和权利的勇气。也许仅需要义无反顾、勇往直前。

歌德(Goethe)在《浮士德》(Faust)中写道:[6]

> 我先写下一句:"太初有言!"
>
> 译不下去了!谁来帮助我一番?
>
> 我不能把言语估计得这样高,
>
> 如果真受到神灵开导,

---

* 美国著名心理学家、哲学家,美国功能心理学和实用主义哲学的先驱,美国心理学会创始人之一,并于 1904 年当选为该学会主席。1875 年建立美国第一个心理学实验室,1906 年当选为美国科学院院士。著有《宗教经验种种》(The Varieties of Religious Experience)。——译者

　　我定要把它译成另一个字。

　　我要这样写着："太初有思。"……*

　　在这里，"言"意味着权威、稳定和规则，而"思"则激荡着、撕裂着并创造着，神游八荒，无人知晓将有怎样的造就。

　　就在第一次世界大战爆发前不久，那些渴望改变美国医学现状的人实现了他们的理想。他们建立了一个人才体系，培养具有新思维并且敢于向自然法则挑战的人。他们与培养出来的第一代科学家(包括刘易斯和他的一些同行)一起，组成了一个核心团队，对疾病时刻保持警惕。他们并不希望流行性疾病出现，但他们预见到它会出现，并且为此作好了准备。

　　当流行性疾病真的来临时，他们用自己的生命抵挡病魔前进的脚步，运用自己所有的知识和力量来击败它。当无法击退病魔时，他们投入到构建和完善知识体系的工作中去，以期能够最终战胜病魔。最终，从流感爆发中获取的科学知识，孕育了未来的医学。

---

　　* 该段译文摘自上海译文出版社 1999 年出版的《浮士德》，钱春绮译。——译者

第一部

斗　士

1876 年 9 月 12 日,巴尔的摩音乐学院的礼堂中座无虚席,人们满怀希望、心潮澎湃,却又谨慎持重。尽管与会者中不寻常地出现一些女士,她们大多来自当地上流社会,但还是有记者描述道:"这里却不见衣香鬓影。"这次集会的目的非常严肃,那就是庆祝霍普金斯大学的创立。这所大学的领导者不仅想创办一所新的大学,而且想改变整个美国教育。事实上,他们的目光更为深远,他们计划改变美国人认识和改造自然的途径。大会的主要发言人——英国科学家赫胥黎(Thomas H. Huxley)*,正是这个目标的代言人。

这次会议引起了全国的重视,包括《纽约时报》(*New York Times*)在内的许多报纸都派记者进行现场报道。会后,他们全文印发了赫胥黎的演讲。

当时国家正处于战火之中,一如既往;事实上它同时陷入了几场战争,而且每场都有好几条战线,战火随着近代美国的错误路线不断蔓延。

战争的原因之一是扩张和种族矛盾。在达科他,卡斯特(George

---

* 英国著名博物学家,推介达尔文进化论的最杰出的代表。其主要著作《进化论和伦理学》(*Evolution and Ethics*)被我国清朝学者严复译为《天演论》,成为震动当时思想界的巨作。——译者

Armstrong Custer)的第七骑军团被抵抗白人入侵的印第安人送进了坟墓。而就在赫胥黎演说的当天，《华盛顿星报》(*Washington Star*)头版报道，"兵强马壮的敌军苏人"[1]*，已经完成了"一场矿工大屠杀"**。

在南方，白人民主党试图在重建时期***得到"救赎"以迎接总统大选，发起了另一场更重要但同样残酷的战争。在整个南方，原美国南方同盟的"来复枪俱乐部"、"骑兵俱乐部"和"来复枪队"被组编成步兵和骑兵部队。针对共和党与黑人的一系列威胁、攻击、私刑乃至谋杀已经昭然若揭。在300名黑人在密西西比的一个县被非法杀害之后，一名男子深信，只有民主党亲口承认才能使世界确信他们的图谋，他恳求《纽约时报》："看在上帝的分上，把民主党在大陪审团面前做出的证词刊登出来吧。"[2]

投票结果已陆续产生——那时并没有统一的国家选举日，两个月后民主党的蒂尔登(Samuel Tilden)以绝对优势赢得普选，但他并未就任总统。身为共和党人的战争部长不只是口头威胁要"强行逆转"投票结果，还派遣全副武装的联邦军队在华盛顿巡逻。南方人也开始考虑重燃内战之火。国会成立了一个超宪法的特别委员会****来解决这场争端，通过委员会达成的政治共识终于化解了危机。共和党除了推翻路易斯安那、佛罗里达和南卡罗来纳三州原先的选票结果外，还牢牢抓住了俄勒冈州那有争议的一票，使海斯(Rutherford B. Hayes)入主白宫。但他们必须从南

---

　　* 说印第安语系霍卡-苏语族诸语言的印第安人。在美国的有11万余人(2001年)，在加拿大的有2000多人。生产、生活与达科他人相似。——译者

　　** 该场战争的起因是19世纪70年代在布拉克山地区发现金矿。在罗斯巴德战役中，苏人首领布尔(Sitting Bull)迫使克鲁克将军的部队后撤，而前文提及的卡斯特的部队正是在随后的小比格霍恩河战役中被全歼的，该场战役又被称为"卡斯特的最后抵抗"。——译者

　　*** 指1865至1877年，即从美国南北战争末期到1877年的一段时期，该时期所要解决的是南部11州的重建问题。——译者

　　**** 因为美国的联邦宪法对政党问题只字未提，因而特别成立了该委员会以解决宪法之外的政党选举问题。——译者

方撤出所有的联邦军队,并且停止干预南方事务,让黑人可以自谋生路。

霍普金斯大学所涉及的这场战争虽然远不那么硝烟弥漫、枪炮轰鸣,但其意义同样深远。它有助于对国家特性中的一个进行定义:这个国家在何种程度上接受或者抵制现代科学,或者退一步讲,这个国家会变得何等的世俗,抑或会保持怎样的虔诚。

上午 11 点整,一行人走上台阶。霍普金斯大学校长吉尔曼(Daniel Coit Gilman)同赫胥黎相携,首先上台。接下来依次是地方长官、市长及其他名人。当他们就座后,观众们马上停止了窃窃私语,屏息期待着一个重大的宣言。

正值中年的赫胥黎中等身材,尽管他的头发已经变成了铁灰色,胡须也几乎成了白色,但仍拥有一张可以形容为"具亲和力的脸"。他看上去并不像斗士,但他具备斗士的冷酷。他的格言包括:"道德的出现就是为了彻底终结谎言。"他是一位才华横溢的科学家,后来担任英国皇家学会主席。他建议研究者"在真理前要像个小孩子一般,时刻准备放弃每一个设想。谦恭地跟随自然到它引导的任何地方及任何深不可测的事物中去,否则你什么也学不到"。他也相信学习有其目的性,并宣称:"生活的伟大目标不是知识而是行动。"

赫胥黎言行一致,成为一名人类理性信仰的传道士。到 1876 年,他已经成为世界上最早的进化论及科学的倡导者。确实,孟肯(H. L. Mencken)*说过:"正是他——而不是其他任何人——造成了人们思想上的巨大转变,[3] 这种转变是 19 世纪的里程碑。"当时,吉尔曼校长作了一个简要介绍,随后赫胥黎教授开始演说。

通常他的演讲都与进化有关,但今天这个更是意义非凡。他讲述的是知识探求的过程。霍普金斯大学有别于其他任何一所美国大学。因为

---

* 美国新闻编辑、社会批评家,是《美国信使》(*American Mercury*,讽刺和评论美国生活、政治与社会风俗的一份刊物)的创刊者和编辑。——译者

它的目标几乎只瞄准研究生教育和先进科学,所以董事会为其设定的竞争对手不是哈佛或耶鲁(它们被认为不值得效仿),而是欧洲(尤其是德国)最好的学院。也许只有在美利坚这样一个甚至还在建国的国家,才能建立起这样一个仅有概念就已声名远播——甚至比它第一栋建筑的奠基都早——的学校。

"他的声音低沉、清晰而独特,"[4]一位听众这样描述,"听众们仔细聆听着报告者唇边流出的每一个字,不时报以赞许的掌声。"而另一位说:"赫胥黎教授用了缓慢、精确而清晰的方式,以智慧和才能捍卫着自己的立场。他不会胡乱发表意见,而是采取研究和缜密调查所用的深思熟虑的方式。"

赫胥黎称赞了霍普金斯大学大胆的目标,阐述了自己的教育理论——这些理论很快就被詹姆斯和杜威(John Dewey)*所吸收,并且赞美霍普金斯大学的存在意味着"不管是政治还是宗教的派别,最终都不能"干涉人们对真理的追求。

诚然,赫胥黎的演讲在120多年后读来似乎相当平淡无味,但赫胥黎和整个典礼给全国民众留下了一个深刻的印象,以至于吉尔曼花了几年的时间才慢慢摆脱其带来的影响。当然,他同时也在努力完成赫胥黎所嘉许的目标。

这个典礼上有一个重要的词确实未被提及:没有一个与会者提到"上帝"这个词,或者涉及上帝。这个明显的疏忽使那些担忧和抵制机械无神论的人心生反感。因为那是一个神学当道的时期:当时的美国大学中有近200个神学教席,[5]而医学的才不到5个。当时的杜尔大学校长说,大量的研究和经验足以使他断言,只有宣讲福音的牧师才可以担当大学

---

* 美国著名哲学家、心理学家、教育家,实用主义哲学的创始人之一,功能心理学的先驱,美国进步主义教育运动的代表,编写了美国第一本心理学教科书。1899年当选为美国心理学会主席,1910年当选为美国科学院院士。——译者

教授。

但这疏忽也如同一个宣言：霍普金斯大学将永远追求真理，无论遭遇什么艰难险阻。

没有什么领域比对生命的研究更需要真理，美国也没有什么领域比生命科学和医学研究更落后于世界其他国家。所以特别是在这个领域，霍普金斯的影响将无法估量。

1918 年以前，美国战火连连，不仅国家依赖那些大部分（尽管必然但非全然）由霍普金斯大学相关人士实施的变革；军方也将这些人组成了一支特殊力量，他们专注而训练有素，准备痛击敌人。

科学中最重要的两个问题是："我能知道什么？"（What can I know?）和"我如何得知？"（How can I know it?）。

事实上，在第一个关于能知道些什么的问题上，科学和宗教两者就已分道扬镳了。宗教——在某种程度上就是哲学——认为自己能够知道，或者至少论述了"为什么"这一问题。

对于大多数宗教而言，这个问题的答案最终归结为上帝的安排。宗教的本性就是保守的，即使一个宗教推出了新的上帝，那也只是作了新的人事安排。

而"为什么"这个问题对于科学来说却过分深奥。科学认为自己只能研究事物是"怎样"发生的。

当科学不仅仅致力于回答"我能知道什么"，更重要的是改变其研究方法并改变"我如何得知"的答案时，现代科学尤其是现代医学的革命开始了。

这个回答不单单涉及学术探讨，它还影响了一个社会对自身的管理手段，影响了社会的结构及其公民的生活方式。如果一个社会将歌德所说的"言"看得至高无上，如果一个社会相信自己掌握真理并且无须怀疑自己的信仰,那么这个社会更容易固守刻板的法令,而不太会发生变革。但如果它为质疑真理留有空间,那么它就更有可能变得自由开放。

在更狭义的科学语义中,这个回答决定了个人探索自然的方式——一个人如何做科学。而且,一个人回答问题的方式,即他的方法学,与问题本身同等重要。研究方法为知识打下了基础,并往往决定着一个人的发现。换言之,一个人研究问题的方法往往决定,或者至少限制了他的答案。

的确,方法学高于一切。例如库恩(Thomas Kuhn)提出的众所周知的科学发展理论,就属于方法学。库恩赋予"范式"(paradigm)一词更广义的用法,他指出:在任何科学中,在任意给定的时间点上,某种范式(类似于共知的真理)会支配人们的思维。还有人将他的概念应用到了非科学领域。

按照库恩的理论,主流范式将会冻结科学的发展,它间接地通过制造思想障碍而使人们失去创造性,或者直接阻碍科学的发展(比如阻碍了对新观点、特别是与范式相抵触的新观点的研究资金的投入)。他说,尽管如此,研究者们最终还是能够发现他们称之为"异常事物"的与范式不符的现象。每一项"异常事物"都能侵蚀范式的基石,当积累到足以破坏它时,范式就土崩瓦解了。科学家们随后会想方设法推出一个既能解释旧现象又能解释新发现的新范式。

科学的过程——及发展——比库恩概念所表明的更为灵活。它更像一只变形虫,边缘柔和而模糊。更为重要的是方法问题。库恩的理论认识到,从一个解释到另一个解释的转变背后的推动力来自方法学,来自我们称之为科学方法的东西。但是他认为那些不断质疑的人是在检验现有的假说。事实上,无论怎样的范式,用一种方法论去探查和检验假说必然会有所进展。而没有这样一种方法论,进展纯粹是巧合而已。

但研究自然的人并不是一直都在采用科学方法。有史料记载以来,试图解读自然世界和洞悉我们所说的科学的研究者们都仅仅依靠智慧和推理。这些研究者相信，如果他们的知识是根据一个他们认为合理的前提通过逻辑推理得出的，那么他们就能了解该事物。但反过来，他们的前提绝大部分又都是建立在观察基础上的。

这种对逻辑的依赖与人类想以更广泛、更深入的方式认识整个世界的野心形影不离，而这种依赖实际上给科学，特别是给医学强加了一道羁障。具有讽刺意味的是，纯粹理性变成了进步最大的敌人。在漫长的2500年里，医生给予病人的实际治疗方法几乎没有任何进步。

我们不能因为缺乏进展而责备宗教或迷信。至少在公元前500年，西方医学在很大程度上就已经不再受宗教约束了。当希波克拉底医派——希波克拉底文集由各种不同的人写就——管理神殿并接受疾病的多元化解释之后，他们就向着实质性解释努力前进着。

希波克拉底出生于公元前约460年。《论圣病》(*On the Sacred Disease*) 是最著名的希波克拉底文集之一，也是通常被认为出自希波克拉底本人之手的一部书，该书嘲讽了将癫痫归咎于上帝之手的理论。[6] 他和他的门徒们提倡精确的观察，然后建立理论。正如文集中所阐述的："客观记忆经过主观理解之后就形成了理论"，"但是仅仅由口头作出的结论不可能有结果"，"我赞成建立理论时将它的基础建立在事件上，根据现象推导出结论"。[7]

不过，即使这种方法看起来同现代研究者或现代科学家的方法差不多，它还是缺少了两个极其重要的元素。

首先，希波克拉底和他的同伴仅仅是观察自然，并没有深入调查。

无法对自然进行探索在某种程度上是可以理解的。人体解剖在当时不可想象。但其次，希波克拉底文集的作者们也没有检验他们的结论和理论。一个理论必须作出一个有用的或科学的假设——最终它必须这样陈述：**如果这样，就会那样**。而且，对这个假设进行检验是现代方法学最重要的一个方面。一旦这个假设被验证，它一定会引出另一个有待检验的假设，就这样循环往复而永无止境。

希波克拉底文集的作者们被动地观察而主动地得出结论。他们细致地观察记录了黏液流出、月经出血、痢疾患者脱水。他们似乎观察到了静置的血液会随着时间流逝而分为几层，一层基本上透明，一层是某种黄色血清，还有一层颜色更暗。根据这些观察，他们假设人体内有四种体液[8]，或者说"气质"（humour）*：血液、黏液、胆汁和黑胆汁[这个术语今天在短语"体液免疫"（humoral immunity）中还在使用，体液免疫涉及免疫系统中的一些元素，如在血液中循环的抗体]。

这个假说是合理的，它与观察一致，可以解释很多症状。例如，它可以解释咳嗽是由黏液流进胸腔引起的。人们咳出黏液的事实的确可以支持这个结论。

在更宽泛的意义上，这个假说也符合希腊人认识自然的方式：他们观察到四个季节，环境的四种性质——冷、热、湿、干，四大元素——土、气、火、水。

经过 600 年的时间，医学才等来了又一次重大进步——盖仑（Galen）来了。但盖仑并没有推翻这些学说，而是把它系统化，使之得以完善。盖仑自称："我为医学所作的贡献可媲美图拉真（Trajan）为罗马帝国修建的贯穿意大利的桥梁和道路。正是我，而且就我一个，揭示了医学的真正道路。必须承认希波克拉底已经为这条道路标出了界线……他作好了准备，而我令它成真。"[9]

盖仑并不仅仅被动地观察。他虽然没有解剖人体，但解剖了动物。而且，作为角斗士的医生，他可以通过角斗士的伤口了解皮肤之下身体深

---

* humour 在译作"体液"时，特指中世纪生理学中所称对人的健康和性情起决定作用的体液，故此处按心理学中的译法译作"气质"，以区别前文中的体液。——译者

处的构造。因此,他所掌握的解剖学知识已经远远超过了他的前辈。但他主要还是一个理论家、一个逻辑学家,他整理了希波克拉底的工作体系,使之通顺有条理,原因很清楚——如果一个人认可了他的前提,那么其结论就是必然的了。盖仑使体液理论在逻辑上更加完善,甚至更加简练。据历史学家纽顿(Vivian Nutton)记载,盖仑真正将理论上升到概念水平,将"气质"与身体里的体液区分开来,并且使它们变成了不可见的实体而"只能用逻辑识别"[10]。

盖仑的著作被翻译成阿拉伯文,支撑起西方医学和伊斯兰医学将近1500年,没有遇到任何重大的挑战。像希波克拉底文集的撰写者一样,盖仑认为疾病实质上就是身体失衡的结果。他也认为通过调整可以恢复平衡,医生因此就可以成功地治疗疾病。如果身体里有一种毒素,那么这种毒素可以通过排泄而去除。流汗、排尿、排便和呕吐都是恢复平衡的办法。这种信念导致医生向病人推荐强效的泻药和其他一些泻剂,以及芥末膏药和其他对身体有害的处方(它们可以令皮肤起水疱,所以在理论上可以帮助恢复平衡)。几个世纪以来的医学实践中最为持久的一个就是给病人放血——尽管这是现代的我们所最不能理解的——它符合希波克拉底和盖仑思想完美的逻辑外延,并为两人所推崇。放血是常用来治疗各种失调的方法之一。

19世纪已过大半,希波克拉底和他的大部分信徒仍然相信自然的过程不能受到干扰。各种形式的净化就是扩大和加速自然过程,而不是抵制它。因为各种伤口都会化脓,化脓就被视为治疗的一个必要过程。直到19世纪后期,医生们仍不采取任何避免化脓的措施,也不愿进行哪怕只是放脓之类的处理。相反,他们称其为"健康的脓"。

希波克拉底还奚落,外科手术是对自然进程的打扰和干涉;而且,他将其视为纯粹的机械技巧。对医生这个更需要智力的行业来说,外科的地位是低下的。这种在智力上自视甚高的态度在西方医生中至少存在了

2000 年。

这并不是说,2000 年间希波克拉底文集和盖仑提供的只是些解释健康和疾病的理论构造,还有许多关于身体如何运作、疾病如何发展的概念和理论也得到了发展。希波克拉底—盖仑传统中,也有着重经验和经验主义的部分。一个与纯理论相抗衡的学派逐渐发展了起来。

不可能用几句话归纳所有这些理论,但它们几乎都有一个共识:健康是一种稳定与平衡的状态;疾病可能是身体内部失衡的结果,也可能是外界环境(例如瘴气)影响的结果,或者是这两种因素联合作用所致。

但是,就在 16 世纪初,至少有三个人对医学方法发出了挑战。帕拉塞尔苏斯(Paracelsus)宣称他研究自然"不是遵循旧知识,而是依靠自己对自然的观察,通过……实验和在其上的推理进行验证"[11]。

维萨里(Vesalius)解剖人的尸体并得出结论:盖仑的发现来自动物,与人体的出入很大。他的作品《人体的构造》(*De humani corporis fabrica*)——很可能由提香(Titian)的一个学生绘图——成为文艺复兴的一块基石。

弗拉卡斯多吕亚斯(Fracastorius)是一位天文学家、数学家、植物学家和诗人,他提出假说,认为疾病具有特定的起因,传染病"从一物传递到另一物,它最初是因为感染了极其微小的粒子而引起的"。一位医学史家称他的工作是"从希波克拉底到巴斯德(Pasteur)* 时期一个他人无法逾越的高峰"[12]。

与这三人同时代的马丁·路德(Martin Luther)和哥白尼(Copernicus)改变了世界。但在医学上,帕拉塞尔苏斯、维萨里和弗拉卡斯多吕亚斯的新发现没能改变世界,医学实践并没有因为他们而发生任何改变。

但是,他们倡导的方法引起了一定的反响,中世纪的墨守成规几乎使

---

* 法国微生物学家,确立了微生物学和细菌学,发明了疫苗接种法、免疫法以及巴斯德灭菌法(即加热杀菌法)。——译者

所有的研究领域裹足不前,现在这种情况开始有所转变。1620 年,培根(Francis Bacon)在《新工具》(*Novum Organum*)中抨击纯粹的逻辑推理,称"亚里士多德……纯粹受逻辑学奴役,因此致使他的理论颇具争议而且几乎无用"。他还责备:"逻辑学现在被用来支持错误,而不是帮助追寻真理,而且这些错误都建立在已被普遍接受的概念上,因而弊大于利。"

1628 年,哈维(Harvey)*描绘了血液的循环途径,这也许是一项最重大的医学成就——当然也是至 19 世纪末医学史上最重大的成就。欧洲进入了智慧激荡的时期。半个世纪后,牛顿(Newton)革新了物理学和数学。而与牛顿同时代的一位医生——洛克(John Locke),则强调要从实践中获得知识。1753 年,林德(James Lind)在英国船员身上进行了历史上第一次对照实验,结果证明吃酸橙(lime)可以预防败血症。自此以后,英国佬就被称为"limey"。在这次实验后,休谟(David Hume)遵循洛克的路线,发起了一场"经验论"运动。与其同时代的亨特(John Hunter)在外科学上开展了杰出的研究,将其从如理发般的低级手艺中提升上来。亨特还进行了一些模式科学实验,其中一些是在他自己身上进行的,他曾经用一例淋病病人的脓液侵染自己以验证假说。

1798 年,亨特的学生琴纳(Edward Jenner)——亨特曾经告诉他"不要想,去试"[13]——公开了他的工作。当琴纳还是一名年轻的医科生时,曾听挤奶工说过:"因为我有牛痘,所以不会得天花。"牛痘与天花极其相似,所以感染牛痘病毒就对天花产生了免疫力。但牛痘本身极少会发展成严重的疾病。(引发牛痘的病毒被称为"痘病毒",其名字来自"种痘"。)

琴纳关于牛痘的工作是一个里程碑,但他并不是第一个使人们具有天花免疫力的人。在中国、印度和波斯,很久之前就有很多技术可以令孩童感染牛痘从而具有免疫力。在欧洲,至少 16 世纪就有非专业人员——

---

* 此处指 William Harvey,英国医生、生理学家、解剖学家和胚胎学家。——译者

并不是医生——划破那些未患天花的人的皮肤,将患轻度天花病人脓疱里的物质导入其中。通过这种方式染病的大多数人都会表现出轻度的天花症状,此后便对天花具有免疫力。1721年在马萨诸塞州,马瑟(Cotton Mather)接受了一个非洲奴隶的建议,尝试这种技术并且躲过了致命的传染病。但"天花接种"有时也会致命,而接种牛痘疫苗就要安全多了。

从科学的角度看,琴纳最重要的贡献是他严格的方法论。他在谈到自己的发现时说:"在向外界公布之前,我已经确认它的基石是不可动摇的。"[14]

但旧观念是冥顽不灵的。尽管琴纳在进行着他的实验,尽管由哈维和亨特得来的人体知识增长得也很快,但医学实践还是没什么改变,而且有很多医生——就算不是大多数的话——研究医学的方法仍只是推理和观察。

在距希波克拉底时代2200年、距盖仑时代1600年后的费城,精神疾病方面的先驱、《独立宣言》(The Declaration of Independence)的签署人之一、美国最著名的医生——拉什(Benjamin Rush),仍然在应用推理和观察构建"一个比以前更为简单而且持久的医学系统"[15]。

1796年,他提出了一个自认为同牛顿的物理学说一样既符合逻辑又十分完美的假说。他观察到所有的发热都伴随着皮肤发红,因此认为这是由毛细血管扩张引起的,并且推论发热的直接原因是这些血管不正常的"痉挛行为"。他进一步推论,**所有**的发热现象都是由毛细血管紊乱引起的,而毛细血管是循环系统的一部分,因此发热与整个循环系统的高压有关。拉什建议用"减液",比如静脉管切开术(放血)来控制这种痉挛行为,其效果将是显而易见的。

他是"英勇医疗"最积极的鼓吹者之一。当然,"英勇"是对病人来说的。在19世纪早期,整个欧洲都对他的理论赞赏有加,一个伦敦医生评价拉什集"几乎史无前例的地位、睿智和判断力于一身"[16]。

今天提醒人们医学体系接受放血观点的是一本英国期刊的名称——《柳叶刀》(*The Lancet*，一份世界顶尖的医学期刊)。柳叶刀就是医生用来切开病人血管的器械。

如果医学的第一谬误是不通过实验而探索自然现象，单靠观察以及对观察结果进行推理而得出结论(事实上，这个谬误持续了 2000 年没有遇到挑战，但在接下来的区区 300 年间就被逐渐瓦解)，那么，这个谬误将——最终——被修正。

我能知道什么？我如何得知？

既然单凭推理就能够解决数学问题，既然牛顿靠思考就在物理学中走通了一条路，那为什么人们不能推理出身体的运作机制呢？为什么单单使用推理方法在医学上就失败得如此彻底呢？

一种解释是，希波克拉底理论和盖仑理论提供的医疗体系确实达到了人们期望的效果。这些医疗体系似乎很有效，所以希波克拉底—盖仑模型被应用了那么长时间，这不仅因为它逻辑上一致，还因为它好像很有疗效。

确实，今天被称为"静脉切开术"的放血疗法可以帮助治疗一些罕见的疾病，如红细胞增多症。这是一种罕见的遗传疾病，会造成人体血容量增多，或者在血液携铁过多时表现为血色素沉着症。还有更为常见的急性肺水肿，当肺部充斥液体时，放血可以缓解急性症状，而且目前仍在使用。举个例子，发生淤血性心力衰竭时，肺部过多的体液会使患者感觉非常痛苦，如果心脏最后不能将体液从肺部泵出，病人会因此送命。在这种情况下为患者放血能极大地缓解病情。于是，放血理论得到了有力的支持。

即使医生们看到病人因放血而变得虚弱，他们也仍然认为这种虚弱是有利的。一个病人因发热而面色通红，那么按照逻辑来说，如果放血可以减轻症状——令病人变得苍白,那么放血就是好的治疗方法。使病人苍白下来就说明这种方法生效了。

最后,伴随血液的流失会产生一种欣快的感觉。这更有力地支持了放血理论。所以放血不仅使希波克拉底和盖仑系统在逻辑上具有意义,而且有些时候还在医生和病人的心理上起到积极强化作用。*

其他疗法在某种意义上也达到了它们的原始意图。直到 19 世纪中叶——美国的南北战争彻底结束之后,大部分医生和病人仍然将身体视为一个相互依存的整体,仍然将一种明确的症状视为整个身体失衡、失调的结果,仍然主要将疾病看作存在于身体内部并且是其自己产生的某种东西。正如历史学家查尔斯·罗森堡(Charles Rosenberg)指出的,尽管人们已经知道了天花的临床病程,并且清楚牛痘可以预防它,但天花依旧被当做身体系统疾病的表现。[17]从脊椎指压疗法的"半脱位"到中医的"阴阳",这些希波克拉底—盖仑模型之外的医学传统也将疾病视为全身失衡的结果。

医生和病人希望医疗方法可以加大加快疾病的自然发展和自然康复的过程,而不是阻碍这种过程。[18]一些含有有毒物质(如汞、砷、锑和碘)的处方会使身体状态发生改变。设计用来使身体起水疱的疗法,以及设计用来发汗和呕吐的疗法都是为了这个目的。一个医生在碰到一例胸膜炎病例时,他给病人樟脑,并且在记录这个病例时称"充分的排汗使病情骤然减轻"[19]。他相信,他的方法治愈了病人。

然而,一个病人的好转并不能证明一种疗法的有效性。1889 年版的《默克诊疗手册》(*Merck Manual of Medical Information*)推荐了 100 种治疗支气管炎的方法,每一种都有其忠实的拥护者,但是该手册当今的编者认为"这些方法没有一种是有效的"。该手册还推荐了晕船的治疗方法——

---

* 指因为行为结果比较好而使人们增加了行为次数的过程。——译者

服用香槟酒、番木鳖碱和硝酸甘油。

当一个疗法明显无效时,医生和病人间错综复杂的——亲密无间的——关系开始发挥作用,双方都投入了感情。从希波克拉底时代到今天,有一个真理恒久未变:当面对一个绝望的病人时,医生常常是无心做任何事;或者更准确地说,他们想做的太多了以至于什么都做不成。于是这个同病人一般绝望的医生会尝试任何方法,包括那些他们自己知道无效但也无害的方法。至少,病人可以从中得到些许安慰。

一位癌症专家承认:"事实上,我自己也做同样的事。如果我治疗一位泪流满面、无比绝望的病人,我会给他低剂量的 α-干扰素,尽管我不相信它能治愈病人,但它没有副作用,而且能给病人带来希望。"

癌症还给我们提供了其他的例子。没有真正的科学证据可以证明紫锥菊对癌症有功效,但在今天的德国,它被医生作为药方广泛地开给晚期癌症病人。日本医生在治疗中给病人开安慰剂已成家常便饭。美国国立癌症研究所的科学家史蒂文·罗森堡(Steven Rosenberg)是第一位通过刺激免疫系统治疗癌症的科学家,并且领导了第一次人类基因治疗实验。他指出,多年以来,化学治疗被推荐给几乎所有的胰腺癌患者,即使事实上没有一个化疗方案被证明可以延长他们一天的生命。[在本书写作过程中研究者刚刚证明,吉西他滨(gemcitabine)可以延长生命1—2个月,但毒性很大。]

单靠逻辑和观察为何无法促进医学发展的另一种解释是:生物学不像某些以某种逻辑形式——数学——为自然语言的学科(比如物理学),它并不需要借助于逻辑。这从著名物理学家齐拉(Leo Szilard)的抱怨中就能看出。自他从物理学转到生物学之后,就再也没有安安心心地洗过一次澡。[20] 还是物理学家时,他可以泡在浴缸的温水中思考问题,在心里盘算并进行逻辑推论;然而变成生物学家后,他不得不经常从浴缸里爬起来去找寻事实。

事实上,生物学就是混沌的。生物系统并非逻辑的产物,而是进化所致,而进化是一个不太讲究精准的过程。生命并不会选择逻辑上最佳的设计来迎合新环境,而只在已然存在的基础上进行调整。人类基因组中的绝大部分区域包含"保守的"基因,这些保守基因与那些存在于更为简单的物种中的基因本质上相同。进化是建立在现有基础之上的。

因此,不同于逻辑的有条不紊,生物学的结果通常是凌乱无序的。这好比建造一间节能农舍。如果是新造一座,那么逻辑可以帮助我们在心里考量具体建材的使用、门窗的设计,也许还有屋顶上的太阳能板等等。但如果想让一间 18 世纪的农舍具备节能的功用,就得竭尽全力去改造它。我们按逻辑在现有的农舍上做进一步的加工——封堵填塞、绝缘隔热、安置新火炉或者热泵。这间旧农舍将(可能)是我们在已有基础上建造出的最好的一间,但它依然是不完美的,比如在窗子的尺寸上,天花板的高度上,建材的选择上……这和建造一间专门为了达到最佳节能效果而设计的新农舍毕竟不同。

要在生物学中使用逻辑,就必须从一个给定的起点出发来加以运用,并要遵循这个游戏中现存的规则。这就是齐拉不得不爬出浴缸去找寻事实的原因所在。

逻辑和观察之所以无法洞悉机体运作方式,并非是因为希波克拉底假说(希波克拉底所提出的范式)的效力,对此无能为力的原因是两者都无法严格检验这个假说。

一旦研究者开始应用类似于现代科学方法的东西,旧的假说自会土崩瓦解。

从数百年前使用定量测量所引发的革命开始到 1800 年止,其他科学领域都已有了惊人的进展。培根和笛卡儿(Descartes)尽管在纯逻辑的有用性上持对立观点,但他们都为探索自然世界的新方法提供了哲学框架。牛顿在两人的分歧间架起了一座桥梁,运用逻辑推理同时依靠实验和观察的确认,推动了数学的发展。普里斯特利(Joseph Priestley)、卡文迪什(Henry Cavendish)以及拉瓦锡(Antoine-Laurent Lavoisier)创立了现代化学,使人们对自然世界有了深入的了解。而其中对生物学尤为重要的一个,当属拉瓦锡所揭示的燃烧的化学原理和呼吸(作用)的化学过程。

当然,如果希波克拉底和盖仑来到 1800 年,也会认可这些进展并在很大程度上同意大多数的医疗实践,但 1800 年的医学还停留在一位历史学家描述过的状态中——"科学的一条残臂"[21]。

19 世纪,医学的变革终于开始了——并且以非凡的速度进行着。这番巨变也许是伴随法国大革命而来的。那时,法国新政府建立了后来被称为"巴黎临床学院"的学校。医学变革运动的领导者之一比夏(Xavier Bichat)解剖了器官,发现它们是由不同类型的物质分层组成的,他称这些物质为"组织"。另一位领导者雷奈克(Reré Laennec)则发明了听诊器。

与此同时,医学开始利用其他客观测量手段以及数学方法。这是前所未有的。因为希波克拉底文集作者认为,医师的判断比任何客观测量更加重要,除了逻辑,医生们总是避免在疾病研究中应用数学。19 世纪20 年代,温度计诞生 200 年**之后**,法国医生才开始将其投入使用。也直到此时,临床医师才开始利用一些 18 世纪初就已发明的方法精确测量脉搏与血压。

在此之前,巴黎的路易斯(Pierre Louis)已经跨出了更有意义的一步。医院中有着成百上千的慈善病例等待医救,路易斯对患有相同疾病的病人施以不同的治疗方式,并通过最为基础的数学分析——其实简单如算术——将其同对应的治疗结果相关联。一名医生建立起了一个可靠而系统的数据库,这在历史上还是第一次。其实医生们可以更早完成这个数据库的,因为这样做既不需要显微镜,也用不着高超的科学技术,只要细心地做好笔记就够了。

然而,真正使现代医学从经典医学中分离出来的,是路易斯等人对病理解剖学的研究。路易斯不仅将治疗方式同结果相联系,以期得到一个关于疗效的结论(他认为给病人放血并不是有效的治疗方法);他还和其他人一起进行尸体解剖,以寻找器官状况与症状的联系;比较患病器官与健康器官的差异,并对其功能进行细致研究。

他的发现令人震惊并受到瞩目,而且有助于形成一个关于疾病的新概念:具有自身特点并且客观存在的事物。17 世纪初,西登哈姆(Thomas Sydenham)着手为疾病分类,但他及他的大多数追随者同希波克拉底和盖仑的观点一致,依然认为疾病是人体失调所致。现在,一门新的"疾病分类学"正逐渐形成,重新对疾病进行分类和编目。

人们开始认识到,疾病是侵入身体实质部分的事物,是一个独立的实体,而不是血液中的扰乱物。这为革命的到来迈出了坚实的第一步。

认为路易斯以及后来成为"数值系统"的事物产生了巨大影响并非谬赞。因为诸如听诊器、喉镜、检眼镜、体温和血压的测量方法以及人体器官研究等方面的进展,都令病人和医生间产生了距离,同时也使病人远离了疾病——它们令人性客观化了。即便有比福柯(Michel Foucault)更有地位的人出面,谴责这场巴黎运动为把人体贬为物体的始作俑者,[22] 推动医学前行的步伐依然未曾停歇。

然而,这场运动仍然受到同时代人的抨击。某个具有代表性的批评家控诉道:"从此观点出发的医学实践是彻头彻尾的经验主义,是缺乏理性引导的行为,是最为低级的实验观察和零碎事实。"[23]

尽管批评之声不断,数值系统还是慢慢赢得了人心。19 世纪四五十年代的英格兰,身为流行病学家的斯诺(John Snow)开始以一种新的方式将数学应用在医学上。他对霍乱的爆发模式进行了细致入微的观察:哪些人得了霍乱,患病者住在哪里,他们的生活方式如何;健康者又住在哪里,他们又如何生活。他沿着疾病追根溯源,找到了伦敦市内一口被污染了的井。于是斯诺得出结论,是污染的水源导致了这场疾病。这是一次极为出色的侦察,也是一项出色的传染病学工作。巴德(William Budd)借用了斯诺的方法论,并迅速将之应用到伤寒的研究上。

19世纪50年代,斯诺和巴德在得出各自结论时,并没有用到科学知识和实验室结果,在当时,疾病的病菌学说尚未被提出。就像路易斯的研究证明了放血疗法在绝大多数情况下不但无效而且更糟一样,斯诺和巴德的工作其实在一个世纪甚至1000年前就能进行了。但他们的工作反映了一种新的世界观、新的研究方式、新的方法论以及将数学作为分析工具的新应用。*

· · ·

同时,医学也通过借鉴其他科学得以进步。物理学提供的洞察力使研究者们能够记录通过神经纤维的电脉冲。化学家则分离了细胞组分。当研究者们开始使用一种神奇的新工具(19世纪30年代开始使用的装有新式消色差透镜的显微镜)时,一扇通往更广阔世界的大门即将开启。

---

* 将治疗手段和结果联系起来的努力至今尚未成功。一个"新的"被称为"循证医学"(evidence-based medicine)的运动近期已悄然兴起,该运动仍致力于确定最佳的治疗方式并告知医生。现在,没有一个优秀的医生会无视统计学以及在细致研究中系统积累实证的作用。但个别笃信个人经验或者所谓的传统秘方的医生,依然对采用统计学和概率论来确定治疗方式挑剔有加,接受这些结论时也是勉为其难。比如,尽管已经有了令人信服的研究,但还是过了好几年,治疗癌症的外科医生才停止了对所有的乳腺癌患者进行乳房切除这种极端的治疗方法。

有一个相关问题涉及"临床研究"(即用人来做研究)的方法论。还是以癌症为例。美国国立癌症研究所前所长德维塔(Vince DeVita)、著名肿瘤学家赫尔曼(Samuel Hellman)以及癌症研究所外科分部的史蒂文·罗森堡合著过一本指导医生治疗癌症的权威标准参考书。德维塔和罗森堡相信,严格控制的随机研究——随机确定病人治疗方式的实验——对于找出最有效的治疗方式是必须的。但赫尔曼却在《新英格兰医学杂志》(New England Journal of Medicine)上撰文指出,随机试验是缺乏职业道德的。他认为,即使当一种治疗方式效果不明时,即使当回答有关何种治疗最有效的问题时,即使当病人完全知情并同意时,医生都必须用自己的最佳判断来确定治疗方式而不是碰运气。

在这个广阔世界中,领军的是德国人。部分原因是选择使用显微镜的法国人比德国人要少,另一部分原因是 19 世纪中叶时,法国的医生普遍对做实验或设计一些探索甚至操纵自然的条件等缺乏兴趣。[法国两位长于做实验的科学巨匠巴斯德和伯尔纳(Claude Bernard)都不在医学院任职,这并不是巧合。与亨特给琴纳的建议异曲同工,生理学家伯尔纳曾对一名美国学生说:"为什么要思考?彻底实验后再行思考。"[24]]

与此同时,德国的魏尔啸(Rudolf Virchow)*——他和伯尔纳都于 1843 年获得医学学位——创立了细胞病理学,提出了疾病始于细胞水平的概念。在德国,数量多于其他国家的杰出科学家正积极投身于用实验探索自然的工作,许多以这些科学家为首的著名实验室也逐渐建立起来。亨勒(Jacob Henle)是阐明现代病菌学说的第一人,他以"只有向自然提问,她才会作答"[25] 响应培根。

在法国,巴斯德写道:"我就站在谜底的旁边,神秘面纱即将揭开。"

医学史上从未有过的激动人心的时代来临了,广阔世界的大门正在打开。

尽管如此,除了在霍乱和伤寒上的发现——即使这些也是慢慢才被接受的,新的科学知识中只有很少一部分转化成治疗或者预防疾病的手段。它们中的大部分虽被发现但没被弄清楚。例如,1868 年,一名瑞士研究员从细胞核中分离出了脱氧核糖核酸(DNA),但对它的功能却一无所知。直到 3/4 个世纪之后,在一些与 1918 年大流感直接相关的研究结论中,才有人推测——也仅仅是推测而非证明——DNA 可能携带有遗传信息。

所以具有讽刺意味的是,科学的进步实际上导致了"治疗虚无主义"。医生们渐渐不再对传统治疗手段抱有幻想,但他们也不知道能用什么来

---

* 德国病理学家,现代免疫学的奠基人,创立细胞病理学说。——译者

取代。响应于路易斯和其他人的发现,1835 年,哈佛大学的雅各布·比奇洛(Jacob Bigelow)在一次重要演讲中提出:"具备正常判断力和丰富经验的大多数从医人员不存偏见的观点是……如果任由所有的疾病自由发展,死亡和灾祸的数量将会减少。"[26]

他的演讲产生了影响,同时也反映出医学陷入的混乱局面及其从业者所遭受的挫败。医生们一边放弃了几年前还在采用的方法,一边又由于不确定某个疗法是否有用而不愿有所作为。19 世纪初,在美国费城,拉什提倡大规模的放血治疗,获得了一片叫好声。而 1862 年对费城的一项研究表明,[27] 在超过 9502 个病例中,医生"只在某一种情况下"为病人切开血管放血。

外行人对医学也失去了信心,不愿再接受"英勇医疗"的折腾。由于在传统医学上发展起来的新知识尚未带来新疗法,一些号称能与疾病对抗的方法和治疗方式开始冒出来。这些理论中有些是伪科学,有些对科学的贡献就和宗教派别所给予的一样少。

这种混乱局面决不仅限于美国。比如德国的哈内曼(Samuel Hahnemann)发明了顺势疗法。他在 1810 年,也就是德国科学成为欧洲大陆主要力量前不久发表了这一观点。没有一个地方会像美国一样,任何人都能自由地质疑权威,但也没有任何一个地方会像美国那样混乱。

塞缪尔·汤姆森(Samuel Thomson)是美国一项运动的发起人,该运动以他的名字命名并在内战前传播甚广。他认为医学很简单,人人都能理解,所以任何人都可以成为医生。他的运动团体出版物提出:"希望那样的时代快点到来——男人和女人可以当他们自己的牧师、医生和律师。而自治政府、平等人权和道德哲学将取代各类同业公会。"[28] 他的系统采用"植物"疗法,他还斥责道:"医疗技术几乎全部由错误的理论和假说构成。"[29]

作为一个外行人发起的医学运动,汤姆森主义(Thomsonism)最为流行,但并非绝无仅有,还有很多小团体在乡村兴起。一首汤姆森主义的诗概括了他们的态度:"大学成立要靠三/**法律、医学、神学院**/当这三者相结联/世界盲从而混乱/……一举撕开旧观念/神父、医生休掌权。"[30]

当这些思想传播开来,医生们又不能证明他们有治愈任何人的能力,而民主情绪及安德鲁·杰克逊(Andrew Jackson)的反精英论席卷全美时,美国的医学就像前线一样,乱哄哄但又极民主。英国在18世纪就已经放宽了颁发医生执照的标准。现在,很多州的立法机构已经与医生执照审批完全无关了。为什么必须要有执业要求呢?医生知道任何事吗?他们能**治愈**什么人呢?1846年的一位评论员这么写道:"没有比常规医学更厉害的上层垄断了——也没有比之更大的欺骗了。"[31]在英国,"教授"这一头衔授予那些在大学担任要职的人,即使在亨特将科学引入外科学后,外科医生也只称为"先生"。可在美国,任何人都可以自封为"教授"或"医生"。到1900年,美国有41个州给药剂师颁发执照,有35个州给牙医颁发执照,而只有34个州给医生颁发执照。[32]1858年,一个颇具代表性的医学期刊撰文质问:"我们该把美国大众所尊敬的医生职业受贬的原因归咎何处?"[33]

在美国内战之前,美国医学开始缓步前行,但也只是缓步而已。而外科学却光芒四射。1846年,麻醉术在麻省总医院首次亮相,其发展对于医学来说功勋卓著。就像盖仑从罗马角斗士那里得到了许多解剖学知识一样,美国外科医生从战争中得到的知识也足够令他们领先欧洲医生一步。

然而,就传染病和其他疾病而言,医生们还是继续使用会引起水疱的芥末膏药,还有砒霜、水银以及其他毒药。有太多的医生坚持他们对崇高的哲学系统的忠诚,而内战也表明法国对美国医学的影响甚微。欧洲的医学院会教导医生如何使用温度计、听诊器以及眼底镜,但美国人却很少使用这些器具。美国最大的联邦军队中只有6支温度计。美国人仍然采用在伤口上撒鸦片粉的方式来减轻痛楚,而不用注射器注射鸦片。当联邦军医署长哈蒙德（William Hammond）取缔了一些过分强效的泻药后，他被美国医学会告上法庭并被判有罪。[34]

内战结束，美国不断有人倡导新型、简单、完整及独立的治疗体系，其中两种（脊椎指压疗法和基督科学*）仍存于世。（有证据表明，刺激脊椎可以缓解肌肉与骨骼的不适，但并无证据支持脊椎指压疗法所宣称的疾病是由于脊椎骨未对准而引起的这种论调。）

医学已经发现一些药物（比如奎宁、洋地黄以及鸦片）具备一些疗效，但是正如一名历史学家所指出的，人们总是因为药物对人体的全面功效就例行公事般将其不加选择地开进处方，而不是出于特定的治疗目的。比如奎宁，即便不是为了治疗疟疾，也总是被开入药方。[35] 因此，美国最高法院大法官的医生父亲霍姆斯（Oliver Wendell Holmes）宣称："我确信，如果将现在所有入药的东西都丢到海底的话，对人类而言反而更好——而对鱼来说可就惨了。"[36] 这并非言过其实。

其他事情则与美国有关。美国毕竟是一个崇尚实践的地方，是一个活力四射的国家，它没有耐性在白日梦上虚掷光阴。1832 年，路易斯让他的得意门生之一——一个美国人——在开始一项医学实践之前，先花上几年做研究。这名学生的父亲也是位医生，名叫詹姆斯·杰克逊（James Jackson），是麻省总医院的创建者之一，他轻蔑地拒绝了路易斯的建议并申明："在这个国家，他的课程会因为过分奇怪而在某种程度上让他和其他人之间产生隔阂。我们的职业是和人打交道……有太多事情要做而不做，他一定会被认为是一个游手好闲的人。"[37]

在美国，科学正在排挤治疗学，这令一些机构丧失了支持后者的兴趣。物理学、化学和工程技术开始兴旺发达。工程师的数量爆炸般猛增——从 19 世纪末期的 7000 人增加到了第一次世界大战后的

---

* 精神疗法是其主要部分。——译者

226 000 人[38]——他们还带来了不少非凡成就。工程师将炼钢从一项技术转化成了一门科学。他们发明了电报,在欧洲和美国之间铺设了海底电缆,建造洲际铁路,摩天大楼的高度节节攀升,他们发明了电话——不久后,汽车和飞机也相继出现。世界日新月异。在实验室学到的任何生物学知识都在构建着基础知识,但除了麻醉术,实验室研究只能检验当时的医学实践,而对提供其他方法来取代它束手无策。

19 世纪 70 年代之前,欧洲的医学院要求并提供严格的科学培训,也普遍得到国家资助。而美国却恰恰相反。美国的大部分医学院是私立的,即便不是,它们也依赖学生的学费来维持日常开销,所以这些学院除了对学生支付学费的能力有所要求外,通常都没有入学标准。没有一所美国医学院允许学生进行尸体解剖或者替病人看病,医学教育一般只是两段各历时四个月的学期课程。很少有医学院同大学合作,而与医院挂钩的就更少了。即使是在哈佛这样的学校,1870 年就有一名九门课程中四门不及格的学生拿到了医学博士学位。[39]

在美国,仍有一些人在独立做研究——而且是一些出类拔萃的研究——但没有得到任何机构的支持。米切尔(S. Weir Mitchell)是美国实验生理学的领军人物,他曾说过,他惧怕任何"消磨我研究新真理的时间或动力而使我无聊到极点"[40] 的东西。在 19 世纪 70 年代,当他已在国际上享有声誉并开始用蛇毒做实验(该实验能获取有关免疫系统和抗毒素产生的直接而初步的了解)后,想申请生理学教职,却同时被宾夕法尼亚大学和杰斐逊医学院所拒,他们对研究没兴趣,也没有可用来进行教学或研究的实验室。1871 年,哈佛建立了美国大学中第一个实验医学实验室,但这个实验室却窝在一个阁楼上,其资金来源于该实验室教授的父亲。同样也是在 1871 年,哈佛的病理解剖学教授坦承自己并不懂得如何使用显微镜。[41]

查尔斯·艾略特(Charles Eliot),一位先天缺陷导致脸一侧畸形的良好教养人士——所以他从不允许别人拍他的那一侧脸——在 1869 年成为哈佛的校长。在担任校长后发表的第一篇报告中，他宣告："这个国家的整个医学教育系统需要彻底的重整。美国医学院的毕业生普遍无知和无能，但他们拿到学位后就能对社会为所欲为，一想到这就令人不寒而栗。"[42]

就在这次宣言发表后不久，一个从哈佛新毕业的医生因为不知道吗啡的致死剂量而接连导致三个病人丧命。即使出了这样的特大丑闻，艾略特还必须强行压制抵制的教员才达成了适度的改革。外科学教授亨利·比奇洛（Henry Bigelow）是强硬派教员之一，他向哈佛董事会抗议："（艾略特）居然打算对获取医学博士学位的学生设立笔试。我不得不告诉他，他对哈佛医学院学生的情况毫不了解。他们中有一半以上几乎不会写字。毫无疑问，他们没有通过笔试的可能[43]……没有一个医学院愿意将大量现有课程和巨额收入作赌注，以引入更多的严苛标准。[44]"

许多美国医生被欧洲实验室的进步所吸引，他们前往欧洲学习。可他们归国后，几乎全无用武之地。在美国，无一例外，没有一家机构会资助医学研究——无论是什么样的医学研究。

正如一个曾在欧洲学习过的美国人写的那样："在德国，我经常被问及，为什么那些在德国表现出色并显露一定天赋的人，归国之后就销声匿迹，再没有优秀成果出来了呢？答案就是：在这里，对这类工作而言，没有机会、没有伯乐、没有需求……这里的医学教育条件非常可怕。"[45]

1873 年，霍普金斯（John Hopkins）去世，身后留下了一笔用以创办一所大学和医院的价值 350 万美元的财产。对那个时代和一所大学而言，没有比这更好的礼物了。普林斯顿大学图书馆的藏书在那时只有紧巴巴的一丁点——而图书馆每周也只开放一小时。哥伦比亚大学稍微好一点：图书馆每天下午开放两小时，但新生若没有特别的允许不得入内。哈佛大学的教授只有一成拥有博士学位。

霍普金斯的财产受托人是贵格教徒,他们行事审慎但也果敢。同哈佛校长艾略特、耶鲁校长安杰尔(James Burril Angell)和康奈尔校长安德鲁·D·怀特(Andrew D. White)给出的建议相左,[46] 他们决定效仿那些著名的德国大学来建设霍普金斯大学,使之成为沉醉于创造新知识的人的乐园,而不仅仅是一个教授已知事物的地方。

管理者之所以作出这样的决定,是因为美国还没有这样一所大学,也正是因为他们在做了类似于市场调查的研究后认识到了需求所在。一名董事会成员之后解释说:"这个国家的年轻人强烈渴求能学到大学和科学院校的普通课程以外的知识。最有力的证据就是参加德国大学讲座的美国学生人数在不断增长。"[47] 管理者决定走高品质路线。他们只打算聘用声名显赫的教授并提供高级研习的机会。

他们的计划在许多方面看来都具有彻头彻尾的美国式野心:在白手起家的基础上还要变革。让人难以理解的是,他们将新学校定址在巴尔的摩这个脏乱的工业港口城市。与费城、波士顿或纽约不同,巴尔的摩没有因袭的慈善事业,没有能起领导作用的社会精英,当然,也没有任何口耳相传的思想。即使是巴尔的摩的建筑,看上去也很压抑,成排的房子连成长线,每幢仅三步之遥,拥堵着街道,或者说,近乎没有街道——巴尔的摩的人就像是生活在屋内、后院和天井中。

事实上,无论要构建什么都没有基础——除了金钱,另一个美国式的特性。

董事会聘用吉尔曼担任校长,吉尔曼在同州立法机关成员发生争执后,从新组建的加州大学的校长位置上离任了。早先他曾帮助创建并领导了耶鲁的谢菲尔德科学学院,该学院和耶鲁截然不同。确实,学院创立的部分原因是耶鲁不愿意将科学纳入其课程之中。

在霍普金斯大学,吉尔曼迅速招募了一支在国际上深受尊崇——而且相互联系——的教员队伍,也迅速赢得声誉。在欧洲,赫胥黎等人将霍普金斯大学视作美国能量爆发和坦诚开放同科学不屈精神的结合体,认为其潜在力量能撼动世界。

为了向霍普金斯大学的创立以及创立者的远见卓识表达敬意,为了劝导大家转投这个新理念,赫胥黎来到了美国。

霍普金斯大学是严厉的,它的严苛程度在美国任何一个学校前所未闻。

霍普金斯大学创办于 1876 年,直至 1893 年才创办医学院。但医学院所取得的成功如此辉煌而迅速,令美国医学科学在第一次世界大战爆发前,很快就赶上了欧洲,并且大有超越的趋势。

流感是一种病毒性疾病,它引发死亡的方式有两种:或者是强烈的病毒性肺炎(会令病人觉得肺部如火燎般痛苦)引发快速而直接的死亡;或者是通过解除机体防御而让细菌侵染肺部,引发一种更常见但稍慢一些的致死性细菌性肺炎。

第一次世界大战前,那些受过霍普金斯大学直接或间接培养的人已在肺炎(一种称作"死神之首"的疾病)研究领域中一马当先,他们已能在某些病例中预防或者治疗肺炎了。

他们的故事是从一个人开始的。

无论是在韦尔奇（William Henry Welch）的少年还是青年时代，一点都看不出他未来会成为怎样的一个人物。

因此，关于他的最出色的一部传记以 1930 年那场非同寻常的 80 岁诞辰庆典开场，[1] 以此代替传记惯常使用的孩童时期，这是非常巧妙的。除了在他的居住地巴尔的摩外，他在波士顿、纽约、华盛顿、芝加哥、辛辛那提、洛杉矶、巴黎、伦敦、日内瓦、东京和北平（如今的北京）等地的朋友、同事和崇拜者，为此庆典欢聚一堂。电报和无线电将各地的庆典相汇联，人们错开庆典开幕时间，以便不同时区的人有足够的时间共同庆祝。许许多多个礼堂里挤满了包括诺贝尔奖得主在内的各个领域的科学家。美国广播电台实况转播了赫伯特·胡佛（Herbert Hoover）总统在华盛顿庆典上的致辞。

这篇致辞是献给一位可能是世界上最具影响力的科学家的。他曾任美国科学院院长、美国科学促进会会长、美国医学会会长，还曾是许多自然科学团体的主席或领导人。当政府尚未将资金投入科学研究时，作为华盛顿卡耐基研究所执行委员会主席、洛克菲勒医学研究所（现洛克菲勒大学）任期长达 32 年的科学指导理事会主席，他指挥着这个国家两大慈善组织资金的流向。

然而，即便是在他自己所从事的医学研究领域，韦尔奇也算不上一个开路先锋——他既不是巴斯德，又不是科赫（Robert Koch）*；不是埃尔利希（Paul Ehrlich）**，也不是西奥博尔德·史密斯（Theobald Smith）***。他并没有过人的洞察力，也没有作出过重大发现；没有提出过深刻独创的问题，也没有在实验室或者科学论文中留下显赫的记录。他没什么突出的事迹，以至于让人觉得他根本没有成为美国科学院院士的理由和造诣，更别说成为院长了。

尽管如此，就如同估量任何事物一般，数百位世界著名的科学家对韦尔奇进行了周密客观的考量，并认定他是有资格的。他们集结起来庆祝他的寿辰，如果说不是为了他的学问，那也一定是为了他对科学作出的贡献。

韦尔奇的一生见证了世界的巨变：从马和轻便马车到无线电通信、飞机甚至第一台电视机的出现；可口可乐诞生并在 1900 年之前风靡全美国；20 世纪 20 年代，伍尔沃斯连锁店迅速发展并超过 1500 家；[2]伴随着进步时代（Progressive Age）的到来，技术统治理论风靡美国，并在 30 年代一次关于儿童的白宫会议上达到顶峰，会议宣布，专家在儿童培养中比父母具有优先权，因为"培养孩子适应我们这个错综复杂而又相互依存的社会经济制度，是个别家长力所不能及的"[3]。

韦尔奇在这些变革中没有发挥什么作用，但他在医学（尤其是美国医学）领域同等重要的改革中发挥了直接而巨大的作用。

从一开始他就被奉若神明，他的经历是那个时代许多人一生的浓缩和写照。然而，他并不是一个简单的象征或代表。正如埃舍尔

---

　* 德国微生物学家，提出了确定病原体的三原则。——译者
　** 德国微生物学家，体液免疫的倡导者。——译者
　*** 美国微生物学家，曾用一系列实验证明了得克萨斯牛瘟的病原体是何物。——译者

（Escher）* 的绘画一样，他的一生既代表了同时代其他人的生活，也代表了他的追随者，以及追随者的追随者的生活，一代一代薪火相传。

即便他没做过革命性的科学研究工作，他的一生也是革命性的。他既是角色，又是剧本，他是指挥者、创作者、建设者。他就像在舞台上表演的演员，用整个生命带给观众一场具有冲击力的演出，并通过他们影响后世。他领导了创建最伟大医学科学事业的运动，这可能也是全世界科学领域中最大的事业。他的遗赠无法客观估计，但却实实在在，尤其蕴藏于其激荡人们心灵的能力之中。

1850 年，韦尔奇出生于康涅狄格州北部一个叫诺福克的宁静的小山村，那里树木繁茂，直到今天依然保持着原貌。他的祖父、叔祖父、父亲以及四个叔伯全都是医生。他的父亲曾任国会议员，1857 年给耶鲁大学医学院的毕业生作过演讲。在那场演讲中，他展示了最新的医学进展，包括一项直到 1868 年哈佛大学才提及的技术，这个惊人的新的"细胞理论及其在生理学和病理学中的结果"由魏尔啸在研究工作中引用，并发表于德国期刊上[4]。韦尔奇的父亲曾经说过："所有明确的知识……都是从精确观察事实中获得的。"[5]

韦尔奇似乎也注定要成为一名医生，但情况不是这样。多年以后，他对当时还是他的见习生的著名外科医生库辛说，小时候他对医学充满了反感。[6]

这种反感可能部分来自他生活的环境。韦尔奇的母亲在他六个月大时就去世了，比他大三岁的姐姐被送给他人抚养。父亲在情感上和身体上都与他十分疏远，姐姐就成了韦尔奇一生中最亲近的心灵密友，在他们经年的书信往来中可以看出，他愿将自己的隐私同姐姐分享。

---

* 荷兰著名版画艺术家，其作品因个中蕴含的数学意味而闻名。——译者

他的孩童时代显示出了一种特质,后来成为他一生不变的格调:掩藏在社会活动背后的内心孤独。最初他曾尝试着去适应社会。他并不是孤自一人,有个叔叔就是他家邻居,所以韦尔奇每天可以和几个年纪相仿的堂兄弟一起玩,但他渴望更加亲密的关系,就请求他们以亲兄弟相称,[7]但遭到了拒绝。在别的地方他同样如此,努力地使自己合群,寻找归属感。他在 15 岁时,出于对福音书的热诚,正式皈依了上帝。

进了耶鲁大学后,他发现这是一块在他的宗教信仰与科学之间不存在冲突的净土。虽然学校已开始教授工程学等应用学科,却依然与内战后快速发展的科学保持着一定的距离,特意表明自己的保守立场;而公理会*又抗衡着基督教一神论者**对哈佛大学***的影响。如果说韦尔奇的学术兴趣是在大学毕业后发展起来的,他的个性至少在大学时就已经形成,尤其是三种特别突出的品质,在他身上结合在一起,展现出非常强大的力量。

韦尔奇的聪慧自始至终引人注目,他以班级第三的名次毕业。然而,他给别人留下的印象更多来自他的个性而非他的智力。他有着不同寻常的能力,对工作投入充分热情的同时又能高瞻远瞩。一位同学曾描述他是激烈的讨论中"唯一能够保持头脑冷静的人"。在他后来的人生中,韦尔奇始终保持着这个特点。

他的身上有种力量,使得周围的人都希望给他留下好印象。那个时候新生经常会受到残暴的欺侮,甚至有人建议韦尔奇的一个同学在寝室里放把手枪,以防被二年级学生虐待。可韦尔奇完全没有这样的遭遇,没

---

* 基督教新教的一个宗派,在教会的组织体制上主张各堂会独立、会众自治的原则。——译者

** 基督教的分支之一,遵循一神论,反对三位一体。在中世纪时与普救说(Universalism)追随者一起被视作异教徒而遭受迫害,到 20 世纪时两者合并,主要关心诸如种族和教育等社会现实问题。——译者

*** 此处疑有误,似应为耶鲁大学。——译者

人欺负他。耶鲁大学的"骷髅会"可能是美国最秘密的团体了,它要求其成员对组织严格忠诚。他们吸收韦尔奇为会员,他的一生也与"骷髅会"紧密相连。也许这正满足了他寻找归属感的愿望,至少他以前努力合群却没成功的绝望已被一种自我满足感所取代。一位即将与他分开的室友留给他一张不同寻常的便条,上面写道:"我应当试着对你表达我无比的感激之情,一直以来,你给予了我莫大的友善和恩惠,为我树立了完美的榜样……我现在更加深刻地感受到了我常对别人说的——如果我没有对你说过——那个事实:我根本不配有你这样一位密友。一想到你不得不和我做室友,我就为你感到可惜,因为无论是在能力、自信还是其他所有高尚优秀的品质上,我都要低你一等。"[8]

这是一张曾被某传记作家解读成同性恋告白的便条。可能是的,至少,后来有人对韦尔奇表现出忠诚时只能被认为是"爱慕"了。不过不知为何,即使韦尔奇已不再年轻时,他也总能以一些难以名状的方式,令人对他产生相类似的毫不冷却的炽热情感,他不费吹灰之力就做到了。他周身散发着无穷的魅力,赋予别人活力和希望。他用不着刻意维系任何私交关系,更别说依附关系了。后人称之为"领袖气质"。

在班级中的排名使韦尔奇得到了在毕业典礼上发表演说的机会。在这篇题为《信仰的衰败》(The Decay of Faith)的大学论文中,韦尔奇抨击机械论科学将世界比作一台"不受上帝公正控制"的机器。当时是1870年,也就是达尔文的《物种起源》(Origin of Species)出版10年后,韦尔奇在演说中试图调和科学与宗教间的矛盾。

他发现这是一项非常困难的工作。科学的本质就是不间歇的革命,任何对于事物"如何"发生这样看似平凡的问题的新答案,都可能解开一连串的因果关系,从而将先前的秩序统统打乱,同时也对宗教信仰构成威胁。成年后,韦尔奇第一次亲身体验到了19世纪后半叶的许多人所感受到的痛苦,科学以人类自己定义的秩序、没有人能预知是什么的秩序,对自然的安排和上帝的安排虎视眈眈，正如弥尔顿（Milton）在《失乐园》（*Paradise Lost*）中所写的那样："震惊了天外的混沌界和夜的古国。"*

比起十几年前他父亲说过的那番话**，韦尔奇在思想上落后了。他拒绝承认爱默生（Emerson）所说的人格神***，也抵制一神论。他一再重申《圣经》所揭示的真谛的重要性，强调启示无须遵循理性，并提出"人永远无法依靠自己的智慧有所发现"[9]。

韦尔奇最终要将他的毕生心智献给探索自然世界的事业，并激励他人前仆后继。只是现在时机未到。

韦尔奇学的是古希腊和罗马的语言及文学，他希望能够在耶鲁大学教授希腊语，然而耶鲁没有给他提供这个职位。他在一所新开办的私人学校里做辅导老师，然而直到那所学校倒闭，耶鲁大学依然没有提供他一职半位。由于短期内没有就业前景，再加上家庭强烈要求他行医所施加的压力，韦尔奇回到了诺福克，成了父亲的学徒。

韦尔奇父亲的行医方式其实已经过时，他所做的根本反映不出他在最新医学理论方面的学识。如同大多数美国医生一样，他忽视体温、血压等客观检查，甚至在调配处方时也根本不管剂量如何，全凭感觉行事。这场学徒经历对韦尔奇来说并非美好时光。他在后来统计自己所受训练时，跳过了这段经历，就像没发生过一样。但就在那段时间里的某一时刻，他对医学的看法改变了。

---

* 该处译文摘自上海译文出版社 1984 年翻译出版的《失乐园》，朱维之译。——译者

** 即指前文中韦尔奇父亲所说的"所有明确的知识……都是从精确观察事实中获得的"一言。——译者

*** 天主教相信一个个性化的神，并称之为天主或"上帝"（其实他并没有名字）。这位神是一个真实具体的存在，一个有智能和生命的实体，是全能、全善、全知、无所不在、无始无终的至上神，是宇宙及人类的最高主宰。他是造物主，是一切事物存在的基础。——译者

　　韦尔奇决定,如果将来他做医生,他要按照自己的方法给人看病。按照惯例,医学学徒进入医学院学习前需要半年或一年的预备时间。在结束了学徒预备期后,他给自己选了一门新的课程。韦尔奇顺利地重返学校,但他选择的不是医学院,而是开始学习化学。

　　那时的美国,没有一所医学院要求新生掌握任何一门理科知识或拥有学士学位,也没有任何医学院将理科作为重点。1871年,哈佛大学医学院一位资深教授还认为:"在目前这样的科学时代,那些沉迷于应用科学的人引导着医学院学生远离那些真正实用的、有益的甚至是最基本的知识,他们的热心虽是出于善意,但这比让学生承受无知的痛苦更加危险……[我们]不应该放任学生在化学和生理学的迷宫里蹉跎岁月。"[10]

　　韦尔奇对此抱有不同观点,他将化学视为研究人体的窗户。而就在当时,后来成为韦尔奇良师益友的路德维希(Carl Ludwig)*和其他几位德国顶尖科学家在柏林聚会,决定在化学和物理学基础上"设立生理学,并给予它与物理学同等的科学地位"[11]。

　　韦尔奇不大可能知道那个决定,但他的直觉却与其如出一辙。1872年他进入耶鲁大学谢菲尔德科学学院学习化学。他觉得那里的设备"太棒了,比任何医学院的都好,相比之下,我在医学院能学到的化学简直微不足道"。

　　用了半年时间打基础之后,他开始在纽约内外科医学院学习。当时这个学院还没被并入哥伦比亚大学(韦尔奇蔑视耶鲁医学院。50多年后,当他被问及能否就早期耶鲁大学对医学所作贡献作一演讲时,他回应说它毫无贡献可提),是一所非常典型的美国医学院:没有入学限制,没有考试成绩。和别的地方一样,教员工资直接来自学生学费,所以教师们都愿意最大限度地招收学生。教学基本上都是讲课形式,学校里没有任何实

---

　　* 德国生理学家,近代生理学鼻祖之一。——译者

验内容,这也是美国医学院的特点之一。美国学生在学校里从来不使用显微镜。韦尔奇在一门功课中的成绩为他赢得了一个显微镜奖品,他非常珍惜这个显微镜,却不知道该如何使用,没有教授来教他。他只能嫉妒地看着别人用,无奈地说:"我只能羡慕他人,因为不懂如何使用这种看起来非常复杂的机械装置。" [12]

但与许多其他学校不同的是,内外科医学院的学生可以解剖尸体。韦尔奇被病理解剖(即解剖尸体找出器官发生的病理变化)迷住了。纽约市一共有三所医学院,他把每个医学院的病理解剖学课都上了一遍。

然后,他达到了学院对获得医学博士学位的唯一要求——顺利通过期末考试,韦尔奇称之为"离开寄宿学校之后最简单的一门考试" [13]。

在韦尔奇参加这次期末考试前不久,耶鲁大学终于给了他先前最渴望得到的职位——希腊语教授。这一次韦尔奇回绝了。

韦尔奇在给父亲的信中写道:"我已经选择了职业,并且对它产生了越来越浓厚的兴趣,一点都不想为其他任何事情而放弃它。"

他真的产生了兴趣。

此时他也逐渐开始被认可。德拉菲尔德(Francis Delafield)*是他的导师之一,曾与路易斯一起在巴黎学习病理解剖。和路易斯一样,德拉菲尔德保存有成百上千份尸体解剖的详细记录,他的记录在全美是最精确、最科学的。德拉菲尔德让韦尔奇进入他的研究组,并且给予他非同寻常的特权:韦尔奇可以把自己的解剖实验记录写在德拉菲尔德那本至高无上的记录册上。

不过,此时韦尔奇的学识还很欠缺,他仍然不懂如何使用显微镜。而

---

* 美国病理学家,对肾脏疾病作出了基础性的贡献。虽然他对肾病研究的贡献是重要的,但却经常被人忽略。为了纪念他,纽约市以其名字命名了一家医院。——译者

德拉菲尔德是位显微技术专家,曾亲手制作显微镜用薄片切片机(一种用来精确制备组织切片的设备)。他可以一边叼着烟斗,一边目不转睛地盯着显微镜悉心观察好几个小时,而韦尔奇只能无所适从地在旁边看着。尽管如此,德拉菲尔德还是让韦尔奇在资历较浅时完成了大量的解剖,每一次韦尔奇都尽量多学些东西。

那些知识没有让韦尔奇满足,他最好的导师基本上都在巴黎、维也纳和柏林学习过。当时在美国没有一个医生靠做研究能养家糊口,尽管如此,韦尔奇仍然想从事临床医学。他使出了浑身解数,到处向亲朋好友借钱。1876 年 4 月 19 日,正好是赫胥黎在霍普金斯大学揭幕式上发表演说前几个月,韦尔奇乘上了前往欧洲继续学习科学的航船。西蒙·弗莱克斯纳(Simon Flexner)是一位当之无愧的才华横溢的科学家,曾在韦尔奇门下学习过,他评价这趟旅程"可能是一个美国医生所进行的最重要的探索之旅"[14]。

· · ·

在德国的求知路上,韦尔奇几乎从未感到孤单,因为那里有当时最好的科学研究。一位历史学家曾估计,在 1870—1914 年,约有 15 000 名美国医生[15] 以及成千上万来自英国、法国、日本、土耳其、意大利、俄国的医生们,在德国或奥地利学习。

这些医生中绝大多数都只对如何治愈患者感兴趣。在维也纳,教授们为外国医生——尤其是美国医生——建立了一条有效的流水线,进行关于临床医学特殊性的短期课程培训。美国医生参加这些课程的动机,一部分是出于对知识的渴求,另一部分则是为了能在国内同行中拔得头筹。

韦尔奇想开业当医生以谋生,他意识到,德国的学习对自己将来事业的发展会有很大帮助。他让资助他的姐姐、姐夫以及父亲放心:"在德国学习一年所得到的声望和学识绝对会助我在事业上取得成功。那些在纽约干得不错的年轻医生大部分都在国外学习过。"[16]

　　然而,与韦尔奇真正志趣相同的人凤毛麟角。他到德国来探索一个新天地,准备学习实验科学。在美国的时候,他被公认为比一般同事具有更多的学识;但在德国,他却因为所知甚少而被两个实验室拒之门外。这件事非但没有使韦尔奇消沉,反而鼓舞了他的士气。不久他终于找到了一个愿意接纳他的地方。韦尔奇在家书中兴奋地写道:"我觉得自己好像刚刚进入医学这个伟大领域,以前的经历和现在比起来,就像阅读童话故事和亲临梦幻仙境一样截然不同。在科学讨论会和实验室中,接触那些规划了过去的科学又在开创今日科学的人,并且有机会亲手做些原始调查,对我都是非常有益的。即使这些对今后的生活没有多大帮助,它们也永远是我得到快乐和裨益的源泉。"[17]

　　他对莱比锡大学的评价是:"如果你有机会参观那些漂亮的、设备完善的生理学、解剖学、病理学和化学实验室,见到闻名遐迩的教授及其团队中勤勉工作的学生和研究助理们,你就会明白德国为什么能在医学领域中令他国望尘莫及,因为他们全神贯注于工作中,全身心投入研究中。"[18]

　　韦尔奇特别注重学习方法,并且非常关注新技术,关注任何可以抵达研究新领域的方法,以及任何能让他更清楚深刻地进行观察的事物。他和一位科学家合作研究的"主要价值"在于"教会了我一些保持组织新鲜的重要方法,尤其在分离一些特定的成分时"[19]。谈起和另一个他不喜欢的科学家合作的经历,他说:"更重要的是,我学会了制备标本的方法,以后我就可以开展自己的研究工作了。"[20]

　　到那时为止,韦尔奇一直吸引着各位导师(其中包括一些世界闻名的科学家)的注意,结果这些导师反而给他留下了更加独特的印象,其中一位就是路德维希。韦尔奇称之为"我理想中的科学研究者,绝不受权威影响,严格检验每一条科学理论……我希望我已经学到了路德维希教授的原则和习惯——这对每个从事科学研究的人来说都是最为重要的,不要满足于不严谨的思考和不彻底的检验,不要主观臆断或者理想化,而是进行细致的观察"[21]。

另一位导师科恩海姆(Julius Cohnheim)则教给了他别样的好奇心:"科恩海姆的兴趣主要集中在揭示事实的真相。对他而言,仅知道心脏疾病会导致肾脏淤血是不够的……他经常会探究为什么在这些情况下会发生那些事情……他可以称得上是病理学的实验学派或生理学派的创建者,也是其主要代表人物。"[22]

韦尔奇开始分析每一件事物,包括他以前一直深信不疑的信念。5年前他还对世界不受上帝公正主宰的看法深恶痛绝,现在他跟父亲说他接纳了达尔文的观点:"我不觉得进化学说中有任何反宗教的地方……最终我们还是得改变原先的看法而接受他们的观念,科学的客观事实永远无法改变。"[23]

韦尔奇也分析了德国科学取得现有成就所采用的方法,他总结了最重要的三点:一是德国医学院接收有充分准备的学生,二是学院有独立的经济来源,三是政府及大学对研究大力支持。

1877年,霍普金斯大学开办后一年,校长吉尔曼计划组建一支美国最优秀的、可以与任何欧洲科学家相比肩的医学院教师队伍。这项全国范围内的、更确切地说是全世界范围内的招募行动,本身就颇具革命性。除了位于安娜堡小城的密歇根大学之外,美国所有医学院的教员无一例外都是当地有名的医生。为了做好这项招募工作,吉尔曼选派了最佳人选——比林斯(John Shaw Billings)博士。

比林斯替美国人为医学科学作出的第一个伟大贡献是创立了一个图书馆。这个图书馆是在军医署长要求详细记载内战医疗记录的基础上建立起来的。军队还创建了一个医学"博物馆",其实质是个标本库。

博物馆和医疗记载都非常出色。1998 年,该博物馆直属的军事病理研究所的科学家曾用 1918 年制作的标本鉴定了当年流感病毒的遗传结构。这些医疗历史记录极其精确而有用,甚至连魏尔啸都说,他"一直惊叹于在那里发现的大量知识,还有精确到细节的记录,连最细微的事情也有非常精确的统计数据,所记述的各方面医学经验都很专业"[24]。

比林斯并没有参与撰写那些医疗记录,但的确是这些记录激发了他创建一个类似性质的医学图书馆的念头。一位医学史专家评价比林斯说,他创建了"可能是世界上最大、最有用的医学图书馆"[25]。到 1876 年,图书馆已经拥有 80 000 卷藏书,最终发展成今天的美国国立医学图书馆。

但比林斯所做的并不限于收集书和文章,因为知识只有被理解后才能发挥作用。为了普及知识,比林斯发明了一种比当时欧洲人使用的先进得多的检索系统,然后开始出版《医学索引》(*Index Medicus*),这是一份摘录美国、欧洲、日本新出版的医学书籍和发表文章的目录索引月刊。而世界其他地方都没有类似性质的参考书目。

可以说,世上再没有人比比林斯对全世界实验室里发生的情况更了如指掌。

比林斯到欧洲会见霍普金斯大学教员候选人,包括已是世界闻名的科学家,但他也筛选了一些年轻人,因为他们就是下一代的领军人物。他听说过韦尔奇,听说过他的潜力,听说他所接触的伟大科学家不是几个而是很多,听说他几乎认识德国的每一位科学家,甚至包括两个可能是 19 世纪或 20 世纪初期最伟大的科学家——科赫和埃尔利希。而韦尔奇认识他们的时候,他们两位尚未显山露水(事实上,当时还未出名的科赫着手对炭疽杆菌生活史进行他那著名的工作时,韦尔奇和他就在同一个实验室)。

比林斯和韦尔奇在莱比锡一家古老的啤酒馆内见面,这家啤酒馆充满了神秘色彩。墙上是描述 16 世纪浮士德遇见魔鬼的壁画,相传那次会面真的就发生在这里的一个房间内。在那里,比林斯和韦尔奇热烈讨论科学直至深夜,而壁画的诡谲更增添了他们交谈的神秘气氛。比林斯谈到霍普金斯的计划,包括闻所未闻的招生标准、高大的建筑中全都是实验室、世界上最现代化的医院,当然少不了才华横溢的教员。他们也谈到了生活和彼此的人生目标。韦尔奇当然知道这是对自己的面试,作为回应,他也向对方敞开了自己的心扉。

这次碰面后,比林斯告诉即将建立的霍普金斯医院的院长金(Francis King):"到时候,韦尔奇是第一批可靠的人选之一。"[26]

这个"时候"却迟迟没有到来。霍普金斯刚开始只有一个研究生院,尽管后来迅速扩张并拥有了一个学院,但还没有招收本科生。由于资金大部分被套牢在巴尔的摩和俄亥俄州铁路股票上,更进一步的扩大规模突然变得举步维艰。当巴尔的摩、俄亥俄州还有宾夕法尼亚州铁路局决定削减10%工资时,整个国家已经在经济萧条里跌跌撞撞过了四年。由马里兰铁路工人发起的声势浩大的罢工运动迅速扩展到匹兹堡、芝加哥、圣路易斯甚至更西部的地方。巴尔的摩和俄亥俄州铁路股票崩盘了,建立医学院的计划不得不推迟,霍普金斯已经没有一个空缺职位。

因此,当韦尔奇1877年不顾一切回到纽约寻找科研"机会","并且同时能够维持生计"[27]时,结果一无所获。他只好折返欧洲,1878年才再次回到纽约。

医学发展之快是史无前例的,成千上万的美国医生聚集在欧洲就足以证明他们对医学发展的浓厚兴趣。然而回到美国,韦尔奇和其他人一样,都无法依靠加入科研队伍或靠教授他们所学而生存。

韦尔奇向内外科医学院以前的一个导师提议,让他去教实验课程,可是学院没有实验室也不想有实验室。在美国没有哪所医学院用实验室进行授课。学院回绝了韦尔奇的建议,但给了他一个没有薪水的讲课机会:教病理学。

韦尔奇去了不太有名的贝尔维医学院。这所医学院让他授课,并提供他三间只配备了厨房操作台的空房间。没有显微镜,没有玻璃器皿,没有保温箱,没有仪器设备。面对空荡荡的房间,韦尔奇无限失落,他写道:"就目前的情景我根本无法做出什么成就来。我好像要完全靠挖掘自身的资源去装备这个实验室,但别指望能实现多少。"[28]

他也很焦虑。他的薪水将从所收学费中获得,而这为期三个月的课程却不是必修课。他向姐姐倾诉说:"有时候我觉得非常沮丧,我往前看,却看不到实现我人生理想的那一天……在这个国家是没有希望的,以后也不像会有希望的样子……我可以教显微镜使用以及病理学,这也许能让我得到一些磨练,不久后还可以养家糊口,但这些都是杂事,是苦力,是所有人都能做的事情。"[29]

他错了。

事实上,他将要促进整整一代科学家的出现,正是这批科学家使美国医学发生了革命性的转变,正是这批科学家抗击了 1918 年爆发的大流感,而他们的研究发现产生了巨大影响——其余音直至今天还在久久回荡。

韦尔奇的课很快就大受欢迎。不久，来自纽约三所医学院的学生纷至沓来，排队等候上课，他们就像当年的韦尔奇一样，被这门新科学、显微镜和实验所吸引。韦尔奇不是简简单单地授课，他还启发学生。他的评论总是那么扎实精深、论据充分而且推理严密。一位同事这样评述："他一直在散布知识。"[1] 还有那种激动人心的感觉！每一次，当学生将样本固定在载玻片上并通过显微镜观察时，一个全新的世界豁然呈现在眼前！对于某些人来说，发现并进入这个世界，开始操纵它，就近乎于去创造它。他们这时一定感觉自己化身为造物主了。

纽约内外科医学院不得不开设一门实验课程来与之竞争，他们恳请韦尔奇加盟。韦尔奇以不愿背叛贝尔维医学院为由婉言谢绝了，但建议对方聘请普鲁登（T. Mitchell Prudden），他是韦尔奇在欧洲时就认识的一个美国人，当时韦尔奇还将其视为霍普金斯那份工作的竞争对手。这是他第一次参与安排别人的工作，自此之后，他所参与安排的工作多到无法估算。此间，他的一个学生这样回忆道："他严肃而热切的目光、微笑的面容以及对年轻人的热情，使得他们围绕着他。他总是愿意放下手头上任何正在进行的工作，来解答关于各方面的问题，哪怕非常琐碎——事实上他从来不会没有答案，他简直就像百科全书一样知识渊博。我的直觉告诉我,他待在贝尔维是大材小用,他注定应该有更多的听众。"[2]

但是,除了主动选修这两门课程的学生蜂拥而至外,普鲁登和韦尔奇两个人谁也没有成功。两年过去了,然后又是一年,到了第四年,为了维持生计,韦尔奇在一家州立医院担任一名杰出医生的助理,从事尸体解剖工作,并在期末考试前指导学生。当他过了而立之年后,他还一直没能做真正的科学。韦尔奇的声誉不断提高,而且显而易见,如果他专注于行医,他会非常富有。医学研究在美国的进展仅是那么一丁点——尽管意义重大——但即使是这一点点,他也没有参与。在欧洲,科学正凭借着接二连三的进展和毫不间断的突破向前迈进,其中最重要的就是疾病的病菌学说。

对病菌学说的验证和详细阐述将最终开创一条对抗所有感染性疾病的道路,也将创建出韦尔奇和其他人后来用以抗击流感的概念框架和技术手段。

简单说来,病菌学说认为微小的生物体会在侵入人体后繁殖,然后导致疾病,而且特定的病菌导致特定的疾病。

那时也确实需要新的疾病理论。随着 19 世纪的发展,人们将尸体解剖后的发现与生前记录的症状关联起来,开始利用显微镜观察尸体和动物器官,将正常器官和病变器官进行比较,疾病变得越来越清晰化、局域化和特征化,科学家们最终抛弃了系统性疾病的概念以及希波克拉底和盖仑的气质学说,开始寻求更好的解释。

当时与病菌学说相抗衡的还有另外三种理论。

第一种理论涉及"瘴气"。这个概念以多种形式存在,但都从根本上认为,大部分疾病是由空气中的腐败物、气候的影响以及有机物降解出的有毒气体所致。(在中国,人们认为是邪气导致了疾病。)瘴气貌似一个特别好的流行病学解释,而且沼泽地区的脏乱似乎能支持这个理论。

1885 年，韦尔奇认为病菌学说已经确凿无疑了，纽约市卫生局还在告诫市民："将所有的电线在某个季节埋于地下……会让那么多富含毒气的下层土暴露于空气中……这对市民健康极为有害……哈林区的腐败污物如此之多，足以生成毒害半数市民的有害气体。"³ 直到 20 世纪 30 年代，一位杰出而非常受人尊敬的英国流行病学家依旧致力于瘴气论研究；而1918 年流感大流行后，人们在查找病因过程中，还对气候状况进行了仔细的考量。

疾病的"污秽"理论几乎与瘴气论一脉相承。它也同维多利亚时代的习俗全然吻合。对"沼泽气体"（常常是对粪便所散发气味的一种委婉说法）的恐惧以及室内卫生设备的出现推动了卫生状况的改进，同时也使人体能与当时所认为的有害物质相隔离。污秽通常与疾病联系在一起：虱子传播斑疹伤寒；污水传播伤寒和霍乱；老鼠通过它身上的跳蚤传播瘟疫。

瘴气论和污秽论都有精于此道的拥护者，包括公众卫生官员和一些极具天赋的科学家。但病菌学说在科学上最大的对手却是以纯化学术语来阐述疾病。它将疾病视为化学过程。这个理论有许多可取之处。

化学就像一面放大镜，帮助科学家们看清大量的生物学问题，而且一些化学反应似乎也确能用来模拟疾病的行为。举个例子来说，热衷于疾病化学论的人认为，火烧是一个化学过程，并且一根火柴就可以激发一连串的反应，可以点燃整个森林或城市。他们推测，他们称之为"酶"的化学物质发挥着类似火柴的作用。一个酶启动体内一系列的化学反应，而后引发等同于发酵的事件——感染。（疾病的化学理论并没有确切的名称，但实际在很大程度上已被确认了。科学家已经清楚地证明，化学物质、放射线和环境因素会导致疾病，但通常要通过长期或大剂量的接触才行，而不是像酶理论推测的那样，突然爆发出一系列的反应。）

最终，这个理论认为酶能够在体内再生，这样它们就同时承担了催化和滋养生物体的作用。事实上,这个更为深奥的酶理论[4]版本本质上所描述的物质,就是今天我们称之为病毒的东西。

然而,许多科学家仍不满意于这些理论。疾病通常都有发生、发展和传播的过程。那么是否应该有一个起始点——一个"种子"呢?在1840年的《关于沼气和传染原》(On Miasmata and Contagia)一文中,亨勒首次阐述了现代病菌学说;他也给出了这个学说的证据,并列出了一旦符合就能确认疾病的一些标准。

1860年,巴斯德证明,发酵是由生物体而非化学链式反应引起,成功地将其转变为病菌学说。早期最重要的皈依者是李斯特(Joseph Lister),他立刻将这些发现应用在外科手术中,在手术室创造了消毒环境,从而大大降低了患者术后感染所导致的死亡率。

但科赫的工作更为耀眼。科赫本人就非常引人注目。他是工程师的儿子,5岁就能自己看书,非常聪慧。他曾跟随亨勒学习,并得到了一个研究职位,但为了养家还是选择了临床医生一职。然而,他无法停止对自然的探索。他独自一人进行了一系列的实验(这些实验满足最苛刻的检验要求),发现了炭疽杆菌的整个生命周期,指出它能以芽孢的形式在土壤中休眠数年。1876年,他来到韦尔奇的一位导师科恩(Ferdinand Cohn)的实验室,并展示了他的发现,结果他一举成名。

随后他提出了著名的"科赫法则",尽管亨勒在较早的时候曾经提出过类似的内容。法则认为,在确定一种微生物为某种特定疾病的病因之前,首先,研究人员必须在这种疾病的每一病例中都找到这种微生物;其次,他们必须分离出这种微生物纯种;第三,他们必须用这种微生物接种易感动物,并让这些动物患上此病;第四,必须再从这些实验动物身上分离出这种微生物。科赫法则几乎立刻变成了一个标准。(要达到这个标准并不容易,例如,通常很难找到在感染人类病原菌之后,会表现出和人类相同症状的实验动物。)

1882 年,科赫发现了结核杆菌(结核病的病原菌),从而震撼整个科学界,并进一步确证了病菌学说。结核病是无情的杀手,民间称之为"痨病"(consumption),这个名称道出了这种疾病的可怕,它会掏空(consume)人的体力。如同癌症一样,它攻击的对象不分老幼,它榨取人们的生命力,让他们形容枯槁,然后夺走他们的生命。

对于细菌学的信徒来说,怎样评价科赫发现的重要性都不为过。在纽约,一位朋友拿着报道这项发现的报纸闯进了韦尔奇的卧室。韦尔奇从床上一跃而起,两个人又一起冲出门去告诉另外一个朋友。很快地,韦尔奇亲身感受到了这份喜悦。他在自己的课上演示科赫的发现,重复科赫的方法,用苯酚品红液对痨病患者的痰液进行染色,他的学生们注视着蒸汽从玻片上升起,染料结合到杆菌上,玻片上显现出杆菌的真貌。这是最新、最伟大的发现呀!学生们通过显微镜观察这块玻片,看到了科赫所看到的一切,大家激动万分。许多人在多年后还活灵活现地回想着当时的情景。比格斯(Hermann Biggs)就是其中之一,他凭自己的努力也成为了一名杰出人士;就是在那一时刻,他决定将毕生的精力投入细菌学。

但对韦尔奇来说,重复科赫的发现苦乐交加。他了解那些德国人,知道他们几乎全部都在这门未知的科学中探险。然而,在这里,他只是沿袭着他们工作的轨迹,自己什么也没做。

1883 年,科赫取得了他在战胜疾病的科学领域内的第一次伟大胜利。19 世纪初期,欧洲和美国遭受了两次流行性霍乱的蹂躏。就在埃及发生的新一轮流行性霍乱逼近欧洲边境时,法国派遣细菌学这个新领域的研究人员去探查这种疾病的病因。德国派遣了科赫。

在此之前,医学的重大发现几乎都是从观察中偶然得到的。琴纳发现生活在乡下的人们能自我接种,认真思索后开始了对天花的研究。但在这里行不通。这一次,目标已经预先确定。法国人和科赫都先设计了一个合理的流程,然后对实验室和微生物学常用的工具进行改造,使之适用于特定的对象。

法国人失败了。探险队中最年轻的成员特威利尔(Louis Thuillier)死于霍乱。尽管科赫与巴斯德研究所之间誓不两立,法、德两国间竞争也非常激烈,科赫还是将特威利尔的遗体运送回了法国。在特威利尔的葬礼上,他担当了护柩者,并向墓穴里投下一只"授予勇者"[5]的月桂花环。

随后,科赫折返埃及,分离出了霍乱杆菌,并随其扩散跟到了印度,更深入地探究他的发现。斯诺先前在伦敦进行的流行病学研究仅仅证明了"污染的水会导致疾病",现在结合科赫的证据,病菌学说似乎在霍乱中得以证明——这暗示着病菌学说马上就要被证实了。

全世界(包括美国)大多数著名医生都赞同一位杰出的美国公共卫生专家1885年的声明:"曾为理论者终将成为现实。"[6]

但欧洲和美国仍有一小部分人反对病菌学说,他们认为巴斯德、科赫和其他人确实证明了细菌的存在,但并不是那些细菌**导致**了疾病——或者至少不是导致疾病的唯一原因。*

持反对意见的人中最著名的是冯·培滕科费尔(Max von Pettenkofer),他曾为科学作出过切实重要的贡献。他坚持认为,科赫所说的细菌只是导致霍乱的多种诱因中的一个。他与科赫的争论逐渐变得充满敌意而且火药味十足。与巴纳姆(Barnum)**及其身边的一位走钢丝的演员接触后,培滕科费尔决定证明自己是正确的。他准备了若干个装满了致死性霍乱细菌的试管,然后,他和他的几个学生喝下了其中的液体。令人惊讶

---

* 这些批评也提出了一些正确的观点。显然,人是否会生病并不完全取决于侵袭人的生物。同一种生物侵袭了两个人,一个人因此病故,而另一个可以没有任何症状。个人的基因、免疫系统、环境,甚至诸如因病而紧张等因素也会影响易感性。

直至1911年,对法国军医进行公共卫生知识培训的学校校长才说,细菌自身是"没有力量导致流行病的"[7]。但这种观点,在此之前不仅是少数派观点,还被认为是异端邪说。

** 美国马戏大王,以举办耸人听闻的游艺节目演出和奇人怪物展览而闻名。——译者

的是,虽然两个学生出现了轻微的霍乱病征,但是所有人都活了下来。培滕科费尔宣告胜利并得到拥护。

这个宣言的代价是昂贵的。1892年,汉堡和阿图那这两个近邻城市的供水受到了霍乱细菌的污染。阿图那将水进行了过滤,它的市民躲过了这场浩劫;而汉堡没有这样做,结果8606人死于霍乱。培滕科费尔遭到了嘲弄,而且成为人们辱骂的对象。不久他引咎自杀。

当时仍没有有效治疗霍乱的方法,但科学已经证明——汉堡市民的死亡是决定性的证据——保护水源和检测细菌是能够预防这种疾病的。自那以后,仅有一群孤立无援、没有声望的顽固者还在继续反对病菌学说。

那时韦尔奇已经到了霍普金斯,他到巴尔的摩的旅程还远非一帆风顺。

1884年,霍普金斯的那份工作终于姗姗来迟,这时韦尔奇在纽约的生活已相当舒适,财富对他来说唾手可得。几乎每一个曾经上过他课的学生都对他无比敬仰,而且许多人当上了医生。他已经小有名气,只要他愿意,他的声望和魅力就能使他融入上流社会。

韦尔奇最好的朋友是他在预备学校时的室友丹尼斯(Frederick Dennis),其父是铁路业巨头,他自己则是一名医生,曾在德国学习过。丹尼斯不遗余力地帮助韦尔奇开拓事业:在科学杂志编辑面前称赞他的天赋,利用社会关系网在纽约提携他,时不时还间接资助他。事实上,与其说是朋友——甚至是挚友,倒不如说丹尼斯表现得更像一个渴望得到爱慕的情人。

但丹尼斯也要求韦尔奇以忠诚于他作为回报。韦尔奇愿意恪守这份忠诚。如今丹尼斯要求韦尔奇留在纽约。在韦尔奇踌躇不定之时,丹尼斯处心积虑地组织了一群说客去挽留他。他说服韦尔奇的父亲去开导韦尔奇,又从卡耐基(Andrew Carnegie)*那里游说了5万美金捐助给贝尔维医学院的实验室,并说服医学院承诺另外再提供4.5万美金,这可以和巴尔的摩的任何实验室相比拟了。不仅仅是丹尼斯急切地要求韦尔奇留下,一名杰出律师(他的儿子曾经跟随韦尔奇学习)也这样告诫他,去巴尔的摩将会是"你一生的错误。在这个世纪,并不是所有同龄人都能得到你目前已有的这般声誉"。甚至连美国信托投资公司总裁也派人捎话说:"无论在巴尔的摩的前景如何光明,同这份事业相比还是要逊色许多。"8 这份事业就在纽约,就摆在他的眼前。

这些压力并非毫无效果。丹尼斯也确实听到了韦尔奇为留下而提出的一些条件。但对韦尔奇而言,他有自己的顾虑,一些与他自我满意度有关的顾虑。自德国返美那年起,他几乎与真正的科学无缘。多年来,他只能说,为了维持生计,他没法进行原创性研究。

霍普金斯期望的不仅仅是光说不练。它已经运行了8年,尽管规模很小,但已在国际闻名遐迩。韦尔奇向他的继母坦承:"霍普金斯对其教员的期许非常之高,他们希望教员能有所成就,能对这个国家的医学教育进行改革,这使我备感责任重大。想在那里树立威望可不会像在贝尔维那般轻而易举。"9

然而,对于为何接受霍普金斯所提供职位的确切理由,韦尔奇这样写道:"毋庸置疑,这是这个国家的最大良机。"拒绝将意味着他是一个虚伪而懦弱的人。与此同时,在纽约,他开出的条件未能得到满足,尽管丹尼斯认为自己已尽力。

韦尔奇接受了霍普金斯提供的工作。

丹尼斯非常恼火。至少在他自己看来,他与韦尔奇的友谊一直是情感深厚而炽烈。现在,丹尼斯有种被背叛的感觉。

---

* 美国钢铁大王,在美国建立了钢铁工业。——译者

韦尔奇向他的继母吐露："这份一生一世的友谊就这样画上了句号，我很难过，但……丹尼斯医生似乎认为他对我未来的整个人生持有控制权。当他诉说着他已经为我做了些什么的时候，我告诉他这是一个我决不和他谈论的话题。"[10]

后来，丹尼斯寄给韦尔奇一封信，宣告他们正式绝交，这封信措辞相当激烈，以至于丹尼斯自己都在信中要求韦尔奇阅后烧毁。

对韦尔奇来说，这份友情的破裂影响也很深远。他再不会有第二个这样的朋友了。在接下来的半个多世纪里，韦尔奇最亲密的合作者是他的学生弗莱克斯纳。他们一起取得了巨大的成就。然而，就是对弗莱克斯纳，韦尔奇也保持着距离。弗莱克斯纳写道，自韦尔奇和丹尼斯疏远以后，"他再也没有让任何人，女人或同事，亲近他……这位单身的科学家在极度孤独中前行，也许这孤独就是他力量的秘密源泉"[11]。

在韦尔奇的余生中，他始终单身一人。但除了独身，他从不固步自封，从不墨守成规，也从不顽固不化。

他一直没有结婚。尽管与其他人一起像伙伴一样融洽地合作——唯一例外是与伟大而古怪的外科学家霍尔斯特德（William Halsted）一起时（这一可能的例外也许只是流言蜚语），* 他没有同任何男性或女性有过公开的过从甚密的关系（性关系或其他关系）。尽管他在巴尔的摩生活了半个世纪，但他从未有过自己的住所，哪怕是一间公寓；尽管他的积蓄已经相当可观，但他仍生活得像一个过客；他向一位房东太太租了两个房间，之后跟随着这位房东太太一次次搬家，虽然是寄宿者，他却将遗产留

---

* 霍尔斯特德在纽约时就同韦尔奇相熟，他们两个人都尝试着将科学应用到医学中。但霍尔斯特德开始研究可卡因，并吸食上瘾。他的生活彻底垮了，于是他搬到了巴尔的摩，离韦尔奇很近。霍尔斯特德一戒掉毒瘾，韦尔奇就在霍普金斯给了他一个职位。在那里，霍尔斯特德将外科手术同生理学研究联系起来，并成为这个国家甚至可能是全世界最有影响力的外科医生。霍尔斯特德确实结了婚，但是他行为古怪、飘忽不定，而且又对吗啡上了瘾。还不清楚韦尔奇是否知道此事。

给了房东太太的女儿。他的三餐几乎都是在绅士俱乐部中解决的,他退隐到一个只有男人、雪茄和在黄昏时分进行交流的世界里了却余生。他观察年轻的同事,"不慌不忙地打破那种很可能演变成情结的强烈关系"[12]。

但是,纵然他就在日常生活中浮沉,他的生活依然是不寻常的。他是自由的,不只是独身,而是不受约束,没有人事的纠缠,没有财产的羁绊,彻彻底底的自由。

他可以自由地做非凡之事。

在霍普金斯——几十年间,霍普金斯大学渐渐变成了"霍普金斯"这个简称——人们期望韦尔奇能创建一个永远改变美国医学的研究机构。他在1884年接手了霍普金斯,时年34岁。

霍普金斯开始直接和间接地去实现其目标。它成了(虽然是临时的)第一代改造美国医学科学的人们的总部并成为楷模,其他的研究机构不得不效仿它——否则就会消失。

在这个过程中,韦尔奇逐渐积累起巨大的个人影响力,这种影响力是慢慢建立起来的,就像收藏家搜罗藏品一样。他的第一步是返回德国。之前,他曾跟随科恩(科赫向他介绍自己的炭疽研究)、路德维希和科恩海姆工作过,这三位都是世界顶级的科学家;他还与青年时代的埃尔利希见过面,后者的手五颜六色,滴着染料,他的见解结合他的化学知识,可以为整个医学作出巨大的理论贡献。

现在,韦尔奇几乎拜访了德国每一位杰出的研究人员。他的心里已经有了排名,他高兴地说,霍普金斯"已经在德国享有声望,而纽约的医学院甚至连名字都不为人所知"[13]。他用故事引起别人的兴趣,引述莎士比亚的十四行诗,或是运用大量不断拓展的科学知识吸引人。即使那些极端好胜、几乎达到偏执的科学家都向他敞开了自己的实验室和尚未公开的观点。他的宽宏大度和超人智慧,使他能够深入洞察他们的工作深度及其广泛意义。

韦尔奇也向科赫的两个弟子学习细菌学。其中一个办了一个"班"，学生都是来自全世界的科学家，他们当中的许多人已经小有名气。在这个群体中，韦尔奇非常耀眼；同窗们给了他在告别晚宴上第一个向老师敬酒的荣誉。韦尔奇从科赫(科学上最伟大的一个名字[14])本人那里也获益匪浅，科赫接纳他参加他著名的课程(仅办过一次)，这个课程是为那些将教授细菌学的科学家开设的。

随后，韦尔奇回到了巴尔的摩。在霍普金斯医院或医学院正式开办的前几年，虽没有患者，也没有学生，但霍普金斯已开始加速变革。尽管霍普金斯医院直到1889年才开办，医学院是1893年，但实验室几乎在韦尔奇回来后就马上开始运作了。光是这点就已足够。

就在实验室开始运作的第一年，26名非霍普金斯教员的研究人员使用了实验室。韦尔奇的年轻助理库恩斯曼(William Councilman，他后来以霍普金斯模式重建了哈佛医学院)不断向他们供应器官。他骑着自行车到其他医院收取器官，放入挂在车把上的桶内带回来。这些来访者或研究生当中许多人已是(或后来成为)世界顶尖的研究人员，包括抗击黄热病的四位医生成员中的三位——里德(Walter Reed)、卡洛尔(James Carroll)和拉齐尔(Jesse Lazear)。经过几年的发展，实验室已经可以满足50名医生同时做研究生课题了。

同时，霍普金斯开始招募教员。学校的研究机构设想以及韦尔奇本人的魅力，使它招募到的都是些甚为优秀的人，马尔(Franklin Mall)就是一个代表。

1883年，在21岁时，马尔获得了密歇根大学的医学学位，随后他去了德国，与路德维希一起工作。马尔在霍普金斯读研究生时所做的一些工作已令他声名远扬，他希望——要求获得——所能想得出的最高标准，不仅仅是做一名教书先生。沃恩(Victor Vaughan)是密歇根医学院的院长，在美国医学教育领域的影响力仅次于韦尔奇,他认为自己学院的化学实验室在美国最棒,并且在世界上也称得上是数一数二的。但马尔却将这个实验室贬作"一个小型化学实验室"[15],并称他在密歇根受到的教育就和一个好点的高中教育差不多。

当韦尔奇给马尔发出工作邀请时,马尔正在芝加哥大学,准备花费400万美元[一笔巨款——约翰·D·洛克菲勒(John D. Rockefeller)是芝加哥大学的主要捐赠人]来做韦尔奇试图要做的事情——建立一个大型研究所。马尔回应韦尔奇的工作邀请时,建议韦尔奇离开霍普金斯到芝加哥来,条件是给他大幅加薪。

形成鲜明对比的是,尽管霍普金斯极其需要资助,韦尔奇还是拒绝了马尔的建议,回应道:"我能够想见,也许影响你来霍普金斯加入我们的只有一个动机,那就是对生活在这里的渴望和对我们理想与未来持有的信念……在相当长时间内,它们不会吸引大众,甚至不会吸引医学人士。我们视为成功的,医生们也不会认为其成功。"[16]

马尔在二择一之间犹豫。如同他告诉韦尔奇的一样,他已经在芝加哥大学"规范了生物系,装配了25 000美元的设备,并已着手规划一栋将耗资20万美元的大楼了"[17],所有这些都已获得资助,大部分来自洛克菲勒。而在霍普金斯大学,只有一些医学院教员和仅有的一家医院,已经没有资金再创办一所学校了。(医学院最终靠着一群女士提供的50万美元捐赠得以创办,她们中的许多人当时刚资助了布赖恩梅尔学院,捐赠的条件是医学院要接收女生。学校和董事会很不情愿地答应了。)不过,还有韦尔奇呢。

马尔给韦尔奇打电报说:"我更倾向于选择霍普金斯……我认为你就是最大的吸引力。你创造了机会。"[18]

·   ·   ·

然而,吸引人和创造机会的并不是韦尔奇的实验室研究。对于聘请了韦尔奇的吉尔曼和比林斯,甚至韦尔奇自己,他们所不知的是,韦尔奇也有软肋。

韦尔奇当然通晓科学的方法,也能迅速领会一个实验结果的重要性,能够明白并进行下一步设计来验证一项发现或者进行更深入的探索。然而,他在纽约的 6 年中就已经具备了这些能力,而当时他没有从事科学研究。他曾经这样告诉自己和其他人:维持生计的需求妨碍了对科学的追求。

但他并没有家庭要供养,而其他人在巨大的压力下也能作出巨大的科学贡献。没有哪一位科学家所处的不利条件要比斯滕伯格(George Sternberg)更甚,他完全靠自学成才。韦尔奇称其为"这个国家现代细菌学研究真正的先驱……[他]凭借坚持不懈和天赋的能力精通了相关技术和学术著作"[19]。

1878 年,就在韦尔奇与比林斯在那个传说浮士德遇见魔鬼的啤酒馆会面之时,斯滕伯格正在同内兹佩尔塞(Nez Perce)族印第安人*作战的军队中担任军医。从那里,他搭马车走了 750 公里——日复一日地忍受着满身的臭汗,简直要令骨头散架的颠簸,还有令人窒息的尘土,只是为了赶上一辆火车。然后又是近 4200 公里的行程,一路相伴的只有闷热的不适、车厢内的相互推搡以及难以下咽的食物。他忍受了这些,只是为了参加美国公共卫生协会举办的一次会议。当韦尔奇在纽约为他实验设备的匮乏而嗟叹时,斯滕伯格正在前线营地建立实验室,而建设资金中很大一部分是由斯滕伯格自己投入的。1881 年,他率先分离出肺炎球菌,比巴斯德和科赫还要早几周(这三人都没有充分认识到这种病菌的重要性)。斯滕伯格也是观察到白细胞吞噬细菌的第一人,这是了解免疫系统的关键所在。他没能进一步深入研究这些观察结果,但他的许多其他成就已

---

* 北美印第安人的一支部落,分布于爱达荷北部和俄勒冈东北部的大草原和高原,Nez Perce 在他们的语言中意思为"人"。——译者

经非常引人注目了，特别是他在显微镜下拍摄照片的开拓性工作，以及检测各种灭菌温度和各种灭菌剂灭菌效果方面的细致实验。这些工作使得人们有可能在实验室和公共卫生实践中建立灭菌环境。斯滕伯格在一个前线营地也这样做了。

与此同时，在纽约的韦尔奇觉得，只要他能摆脱经济问题的困扰，他自己的研究就会取得成效。

在巴尔的摩，他的工作并没有取得进展。即使有最富有天赋的年轻人辅助他，他的缺点还是开始慢慢显露出来。

他的缺点是：他对科学就像对待他的余生一样，一直停留在表面而没有深入下去，他的注意力从不曾锚定在一个重要或意义深远的问题上。

他所做的工作确实是一流的。可是仅仅也就是一流——细致而全面，甚至无懈可击，但不够深刻，欠缺煽动力，也没有深远的意义，不足以为自己或他人开辟新路，不足以为全世界展现新方向，也不足以拨开迷雾找到希望。他最重要的工作是发现今天被称为韦尔奇杆菌的细菌，这种细菌是气性坏疽的病原菌。他的另一个重要工作是发现驻留在皮肤各层的葡萄球菌，这意味着外科医生在外科手术时不仅要消毒皮肤表面，还要消毒皮肤下层。这些发现并非是无足轻重的，纵然没有其他更为显著的成就，如果它们能代表韦尔奇所有同等工作的冰山一角，它们合起来也足以使韦尔奇无愧于科学巨人的称号了。

然而，这些是他的研究中唯一真正引人注目的结果。放在整个一生的范畴内考虑，特别是在一个天地万物对探险敞开怀抱的时代，这些工作实在算不上什么。

科学上最大的挑战，或者说它的巧妙之处，在于提出重要的问题并以一定的方式来框定这个问题，将其分解成若干可以解决的片段，变成可操作并且最终能获得答案的实验。要做到这一点，需要一种天赋，而这天赋就是既能上探天文下勘地理，又能眼观六路耳听八方。

所谓在横向上"眼观六路耳听八方",就是能博采看起来似乎支离破碎的信息并且将它们组织在一起。它让一个研究者看到其他人看不到的东西,再产生联系和创造性飞跃。而在纵向上的"上探天文下勘地理",则是在研究某个东西时不断深入,创造出新的知识。有时候,一个人的发现就能熠熠生辉,照亮和启发整个世界。

至少有一个问题可以把纵向和横向视野联系起来,那就是"又怎么样呢?"就像拼字游戏*板上的一个单词,这个问题可以联系和促进多个方向上的发展,它也能排除一些不重要的信息——或者说,至少对提出该问题的研究人员来说是无关的信息。它可以鞭策研究人员进行深入的探索以了解知识。它也可以迫使研究人员回到原点,去审视如何令一个发现适用于更广泛的领域。要以这些方式看问题,需要的是一个对一切充满疑问的**奇才**,根据一定原则深入质疑,就像将太阳光聚焦到纸上令其燃烧的透镜。这需要某种魔法。

据报道,爱因斯坦(Albert Einstein)曾说过,他的科学天赋是能够浏览海量的实验报告和期刊文章,选择其中少数几个正确且重要的而无视其他,并就在它们的基础上建立一个理论。[20] 在这个对自身能力的评价中,爱因斯坦很可能过于谦逊了。但他的部分天赋就是辨识事物的直觉以及纵向探究和横向联系的能力。

韦尔奇具有至关重要的广泛好奇心,但是他不具备这种深入探究的精神。他能看清何谓伟大,但却不能以小见大。从未有过什么问题能唤醒他内心的极大热情,从未有过什么问题能化为驱动力,也从未有过什么问题能迫使他去追踪,直至该问题被详尽阐明或引出另一个新问题。与之相反,他研究一下某个问题,马上又见异思迁。

---

* 是美国建筑师莫舍巴斯(Alfred Mosherbutts)在1931年发明的游戏。根据对方上一轮给出单词中的字母,在游戏板上或纵向或横向拼出新单词进行对战,被认为是寓教于乐的学习英语单词的方法。美国亦有这样的大型比赛。——译者

在霍普金斯的最初几年中,他一直在思考他的工作,思考他是否需要回到实验室。后来,他舍弃了这个抱负,甚至停止了对研究的尝试。然而,他一直也没有完全接受自己的抉择;在生命步入尽头之时,他有时会表露出本该投身实验室的愿望。

不过,尽管在科学成就上有所不足,韦尔奇的生活却不像那些起先雄心勃勃、最终却以苦涩失望而告终的人那样。虽然他在实验室里无所建树,但像马尔这样的人还是被他所吸引。就如同一位杰出的科学家所说的:"在病理学界,每一个人都认同韦尔奇自身巨大的魅力。他的榜样力量、他的智慧以及他全面的知识,构成了美国医学科学拱门的冠石。"[21]

韦尔奇真正的天赋在两个领域。

首先,他不仅拥有知识,还具有判断力。他无与伦比的能力就在于:能在听取他人描述其实验或阅读科技论文时,立刻界定出尚不清晰的关键点及阐明它们所需的关键实验。怎么说呢,尽管他自己不会变魔术,但他似乎知道个中诀窍,并能够教会其他人。

他具有的同样无与伦比的能力是判断人的眼光,识别出那些有希望做成他未做之事的人。他主要选择医学院教员,在这方面他简直是才华横溢。所有人在被任命时都很年轻:他自己是 34 岁,威廉·奥斯勒(William Osler)40 岁(加拿大人,称得上当代最著名的临床医生),霍尔斯特德 37 岁(一位改变外科思维方式的外科医生),凯利(Howard Kelly)31 岁(妇产科专家,放射治疗的先驱),艾贝尔(J. J. Abel)36 岁(化学家和药理学家,发现了肾上腺素并帮助革新了药典),豪厄尔(W. H. Howell)33 岁(生理学家),马尔 31 岁(豪厄尔、艾贝尔和马尔都曾是霍普金斯的研究生)。

第二个天赋是,韦尔奇能激发他人的灵感。他的激发是无意识的,并非刻意为之。在学校开办早期,韦尔奇体重很重(但还不算肥胖),身材矮小,在被称为"帝王"之相的黑色胡须(尖尖的小山羊胡)上方,闪亮着一双明亮的蓝眼睛。他身着保守但得体的黑衣,经常手持一顶圆顶窄边礼帽。相对于他稍胖的身材,他的手和脚明显要小得多,令他看上去近乎纤弱。但是他最为非凡的特质不是身体上的。他似乎对自己感觉非常自信和安逸,以至于他周围的人也能感受到这种安逸。他洋溢着自信,却没有傲慢、矜持或浮夸。在争论中(他与那些坚持己见的外行之间的争论非常之多),他从不会提高嗓门,据一位观察了他数十年的人说,他也从未体会过那种"击败对手后的狂喜"[22]。

关于他的任何事情都是正面的。他的智慧、他广博深邃的知识面也促进了他的教学。他从不带笔记本或作任何准备就走进教室,常常也不知道他将要讲什么主题,但他能马上开始讲演,条理清晰而具有逻辑,引人思考而令人振奋。他如父亲一般,却没有家长作风。医生们将病理学样本寄给他,请他分析并付给他可观的报酬。他的助手进行分析,他写总结报告,然后把钱分给大家。他热爱饮食,并在他的俱乐部(马里兰俱乐部)摆设丰盛的宴席,经常宴请青年同事或研究生。因为韦尔奇的交谈,他们当中有一人称这些宴请留给他"幸福的记忆"。韦尔奇有能耐使学生感觉到"世界的富饶"[23]——艺术、文学和科学的世界。

弗莱克斯纳说,总的效果就是"制造了一个成功的氛围……渴望像韦尔奇那样,渴望得到他的赞许,这是那些聚集在他实验室里的热血青年的主要动机"[24]。

决定性的一点是,韦尔奇充满了某种神秘感。尽管这不是他天赋的一部分,但能部分解释他的影响力。他对所有人都客客气气,保持着距离。客气本身就是一个别人无法穿越的障碍。在学生做的事情尚未重大到能引起他注意之前,他很少关注他们,甚至越来越不关注。他看上去不拘小节,甚至邋遢。在与人交谈时他会变得非常活跃,以至于烟灰掉在外套上都没注意到。他从来不会准时,桌子上总是堆满了好几个月都未曾回复的信件。年轻的同事们给他起了一个绰号,这个绰号从霍普金斯流传到了每一处的年轻科学家那里。他们称他为(当然从不当着他的面)"小亲亲"。

这是一个令人舒心的、父亲般亲切的绰号。但他给予了别人安慰,却没有从任何人那里得到安慰。尽管他帮助了所有他认为值得帮助的人,尽管他让自己周围聚集了许多人,但是他从来不怂恿、不允许任何人向他倾诉心声,自己也不向任何人吐露心事。马尔曾经写信给他的妹妹说,他期望与韦尔奇建立真正的友谊,而不是相熟而已。但即使是马尔也未能做到这一点。韦尔奇独自在大西洋城度假,在那里享受着它的俗不可耐。

学生们有一段顺口溜:"没人知道小亲亲在哪儿吃饭/没人知道小亲亲在哪儿睡觉/没人知道小亲亲养活谁/除了小亲亲他自己。"

霍普金斯医学院坐落于城郊的一座小山上,市区和大学主校区相隔数公里。矮小的学校主建筑(病理学实验室)怪模怪样,两层的石头建筑,每层有 6 扇落地窗,顶上竖着方形烟囱。楼内,用于观摩尸体解剖的阶梯式座位区贯通了整个建筑,而在顶层,学生们可以越过栏杆极目远眺。每层都有狭长的房间一字排开,一楼是病理学实验室,二楼是细菌学实验室。

1889 年,当霍普金斯医院开办的时候,甚至还没有医学院。在约 6 万平方米土地上的这 16 栋建筑物中,一个小小的团体开始发展。人们每天在一起共进早餐和午餐,晚上也常常进行会谈。每周一晚上有一个较正式的聚会,有 30—40 人参加,包括职工、学生(博士或在读医学博士)及临床医生。他们讨论当前的研究或病例,并评论惯常会提出的问题。资深教员有时会穿着睡衣在一个可以俯视地面的凸窗旁的"高桌"上进餐。年轻人聚集在一起玩纸牌,相互请客,一起去"教堂"——位于沃尔夫和纪念碑路上的汉塞勒曼姆餐馆和酒吧,他们在那里喝啤酒。一位哈佛教授将霍普金斯人比作修士，而库辛说："这在医学史上是前无古人后无来者的。"[25] 而且他们的确肩负着使命。

诺贝尔文学奖获得者卡内蒂（Elias Canetti）在他的《群众与权力》（*Crowds and Power*）一书中写道，巨大的进步都是由这样一些人推动的，他们被称为"群众结晶……人们结成小型的、严密的、有严格界限和极大稳定性的、具有促进群体形成作用的团体。其结构一览无余，只要一瞥就可以全盘掌握。这些团体的统一性比其人数更为重要。其作用应该是人所共知的，人们也应该知道他们的任务是什么……群众结晶是稳定的……它的成员已经适应了它的行为和思想……群众结晶的透明性、孤立性和恒久性同群众本身激发的事件形成极其鲜明的对照"。*

以同样的方式，沉淀从溶液中析出，再相互结合形成晶体。具有超凡能力和共同愿望的人们现在聚集到了霍普金斯的韦尔奇周围。他们和美国各地的其他人一起，在为促进医学革命而努力。

---

　　* 该段译文摘自中央编译出版社 2003 年出版的《群众与权力》，冯文光、刘敏、张毅译。——译者

美国医学教育亟待一场革命。当霍普金斯医学院于 1893 年成立时,大部分美国医学院依然没有与教学医院或大学建立任何联系,大部分教授的工资依然来源于学生的学费,而学生们依然是直至毕业都没接触过任何病人。因此,韦尔奇毫不夸张地说,除了霍普金斯医学院外,没有一个美国的"医学院将是否具备进入名校前所必备的知识和方法作为录取准则。……有些医学院则根本不要求提供接受过预备教育的证明"[1]。

相反,霍普金斯医学院是通过自身而不是学生的学费来支付教员薪水的,它不仅要求学生有大学学位,还要求他们会流利的法文和德文,并且具有文理科知识背景。的确,这些要求如此严格,以至于韦尔奇和奥斯勒担心,霍普金斯会令学生们望而却步。

但学生们还是来了,而且成群结队。通过激励与自我选择,学生们聚集到这个学校。在这里,学生们不是简单地听课和记笔记。他们巡视病房,检查患者,作出诊断,听病肺扩张时发出的捻发音,共同感受肿瘤的异源性及其坚如磐石般的异常质感。他们进行尸体解剖,做实验;他们也进行探索,用解剖刀探察器官,用电流研究神经和肌肉,用显微镜观察肉眼观测不到的世界等。

并非只有霍普金斯一家在寻求变革,因为变革的需求已经被宣传了数十年。不少其他医学院的领导者——特别是密歇根的沃恩,宾夕法尼亚大学的小威廉·佩珀(William Pepper Jr.),哈佛大学的库恩斯曼(1892 年前任韦尔奇的助手),以及其他如西北大学、纽约内外科医学院以及杜兰大学的管理者,也都如韦尔奇和霍普金斯医学院一样,因同等迫切的需求而对这场变革予以同样的重视。美国医学会从一开始就不遗余力地推动着这场医学革命,而医生们也在寻求更好的培训机会,这由数千名医生赴欧洲学习可见一斑。

但大部分医学院变化不大,即使在哈佛、宾夕法尼亚大学或其他地方也是如此。改变通常只出现在激烈的内讧之后,其间还有顽固派教员发起无休止的后台斗争。小威廉·佩珀使宾夕法尼亚大学获得良好的发展,甚至连霍普金斯也来挖它的教员,但在经过 16 年的奋斗之后,他提及的不是成就而是"长期而痛苦的论战"[2]。

即使一些地方有所改变,霍普金斯和其他各处的鸿沟仍然存在。在哈佛接受过训练的库辛来到巴尔的摩做霍尔斯特德的助手。波士顿都没能为他适应两者差异提供任何准备,他发现霍普金斯是"陌生的……有关病理学和细菌学的话题我知之甚少,这使得我在最初几个月里花了大量时间,晚上独自待在房间,一面拿着德文课本,一面对着标本,专心研究外科病理学"[3]。

霍普金斯在医学界外也影响巨大。它成立半个世纪后,在 1926 年版《美国科学家》(American Men of Science)列出的 1000 位科学明星中,有 243 位拥有霍普金斯的学位,位列其次的哈佛是 190 位。甚至哈佛校长查尔斯·艾略特也承认,哈佛的研究生院"一开始发展不力","霍普金斯树立榜样后才开始发展壮大……事实上全国其他大学的真实情况也都和哈佛差不多"[4]。

霍普金斯已在医学界打下了深深的烙印。韦尔奇在 1900 年的记录表明,由哈佛管理的波士顿市立医院项目"除了霍普金斯的人,不希望其他人参与"[5]。到 1913 年,欧洲一位著名人士公开承认,在他所从事的研究领域里,美国的研究可与任何一个欧洲国家相媲美,荣誉应"给一个人——霍普金斯大学的马尔"[6]。美国最先获得诺贝尔生理学医学奖的四人中,霍普金斯培养了三位,第四位则在欧洲取得他的最高学位。

在病人护理方面,霍普金斯的影响力也不相上下。就像所有的医学院一样,霍普金斯的大部分毕业生都当上了执业医生。在霍普金斯成立后的 35 年间,其毕业生中 10% 以上成了正教授,还有很多年轻的毕业生也正朝此方向努力。他们中的许多人将其他大学的医学院进行了整体转型——如哈佛的库恩斯曼和库辛、哥伦比亚大学的麦克卡伦(William MacCallum)、华盛顿大学的奥佩(Eugene Opie)、耶鲁大学的温特尼茨(Milton Winternitz),以及罗切斯特大学的诺贝尔奖获得者惠普尔(George Whipple)等。

凯利是一个向街头妓女布道的正统派基督徒,他的一个学生如是说:"他对我们表现出的唯一兴趣是他们的灵魂是否已得到拯救。"[7] 但就是这个怪人,变革了妇科学并开创了放射疗法。就个人而言,霍尔斯特德在病人关怀方面的影响无人可比,是他将橡胶手套引入了手术室,也是他坚持在每一步手术前就做好各种准备工作。他是如此小心翼翼,以至于威廉·梅约(William Mayo)曾打趣说,霍尔斯特德的病人在他结束手术前就痊愈了。梅约兄弟俩还说,他们在霍尔斯特德那里获益匪浅。其实整个美国的外科学也从他那儿受惠良多:有 72 个外科医生曾在霍尔斯特德手下担任过住院医生或助理住院医生,其中 53 人成了教授。[8]

与其同时,亨利·詹姆斯(Henry James)* 也把霍普金斯描述成这样一个地方:尽管"充满了痛苦",仔细想想,却又"富有诗意……与应用科

---

* 美国著名小说家,尤其擅长写心理分析类小说,是心理学家威廉·詹姆斯的弟弟。——译者

学的无比美妙……细细回想一下,一长串陈列着的阴森森的人体标本也
奏出了精巧的白色交响乐……而对于我来说,医生们优雅地主持着这整
场无声的音乐会"[9]。

这场无声音乐会的幕后人,就是韦尔奇这位"乐团指挥"。到 20 世纪
的第一个 10 年时,韦尔奇已经成为整个美国医疗机构的黏合剂。他自己
也成为医学科学的情报交流中心,他**确实**已成为美国医学泰斗。《实验医
学杂志》(*Journal of Experimental Medicine*)是第一本也是最重要的美国医
学研究期刊,作为其创刊编辑,韦尔奇阅读了大量的来稿,这使他对全国
每一个有望发展的新点子和青年研究者都了然于胸。

他成为了一个国家的象征,这在专业领域中是史无前例的,在科学界
乃至更大的领域中这也是第一例。他兼任 19 个不同的主流科学组织的
会长或主席,包括美国医学会、美国科学促进会和美国科学院等。斯坦福
大学校长威尔伯(Ray Wilbur)在 1911 年写信给韦尔奇时,既不谄媚也不
过分夸大地说:"如果不求助于您就能找到填补我校医学院空缺职位最佳
人选的信息,那么将开美国医学教育的先河。"[10] 一个同事说,韦尔奇具有
"差不多一挥手就改变他人命运的能力"[11]。

较之另两个方面,韦尔奇知人善任的能力——或者将之用于解决一
些麻烦事,如废除了反对活体解剖的法律(该立法禁止将动物作为实验样
本从而削弱了医学研究)——则显得微不足道。

在这两个方面中,其一涉及整个医学教育改革的完成。霍普金斯的
例子已经促使不少一流的医学院加快改革的步伐,但仍有很多医学院不
为所动,它们不久后得到了惨痛的教训。

其二是启动和引导上千万美元的资金用于实验室研究。

在欧洲,政府、大学和富有的捐赠者资助医学研究。而在美国,政府、

机构、慈善家甚至尚未开始类似的扶持。霍普金斯医学院成立时，美国的神学院已经享用 1800 万美元的捐款了，而医学院总共只筹集到 50 万的资助。[12] 这种财政资助及教育系统上的差异，很好地解释了欧洲独占医学发展鳌头的原因。

这些发展真是意义非凡！对医学而言，19 世纪末 20 世纪初可以说是其发展的黄金时期——包括自此之后的分分秒秒。病菌学说已然为这次进步开启了大门，研究者最后也开始利用这道门。

巴斯德说过："机遇总是偏爱有准备的头脑。"1880 年，他试着证明已分离出了导致鸡霍乱的病菌。他把这种病菌接种到健康的鸡身上，发现那些鸡死了。然后，机会来了。他把一种致死的细菌培养物搁置了几天，然后再接种到更多的鸡身上，发现鸡仍然存活。更值得注意的是，上述的鸡再接触另一些致死细菌培养物时仍能存活。为了令琴纳信服，巴斯德尽力去减弱，或者用他的话说，去"削弱"这些培养物的毒性，然后利用它们使禽类产生免疫性，从而抵抗致命的细菌。他成功了。

巴斯德开始把这些技术应用到其他传染病上。对炭疽病而言，他并非第一个使用减毒细菌培养物的人，但他的工作是最权威的，而且人尽皆知。在一次有新闻记者和政府官员观摩的展会上，巴斯德给牛接种，然后让它们接触炭疽细菌。接种的牛存活了，而作为对照的未接种的牛死了。三年后，法国的 3300 万只羊和 438 000 头牛接种了炭疽疫苗。他以逐渐加量的方式给一个被疯狗咬伤的小男孩注射带有病原微生物的注射液，挽救了他的生命。翌年（1886 年），在一项国际基金的资助下，巴斯德研究所正式成立。几乎同时，德国政府也资助科赫和其他一些杰出的研究者建立了研究所，其后俄国、日本和英国也相继建立了研究所。

当时，公共卫生检测包括霍乱和伤寒。在德国，菲佛（Richard Pfeiffer）——科赫的得意门生——和科勒（Wilhelm Kolle）给两个志愿者免疫接种加热灭活的伤寒杆菌。英国的阿姆洛斯·赖特爵士(Sir Almroth Wright)*则推进了这项工作并研制出一种伤寒疫苗。

所有的这些进展都是传染病**预防**,还没有医生能够**治愈**因患传染病而生命垂危的病人。这一状况亟待改变。

白喉是最致命的儿童疾病之一,通常令患者窒息而死——长出膜而封闭了呼吸道。在西班牙,这种病被称为*el garrotillo*——"扼杀者"。

1884年,德国科学家勒夫勒(Friedrich Loeffler)从病人咽喉分离出白喉杆菌,把它放到特殊培养基上进行培养(今天的实验室仍然使用"勒夫勒血清培养基"来培养疑似患者携带的细菌),并连续几年在动物样本上进行细致的实验。他的工作表明,细菌本身并不致死,致死的危险来自细菌分泌的一种有毒物质——毒素。

1889年,巴斯德的弟子鲁(Emile Roux)和耶尔森(Alexandre Yersin)在肉汤中培养出大量的白喉杆菌,然后利用压缩空气让肉汤通过一个素瓷(无釉瓷器)过滤器[过滤器由钱伯兰(Charles Chamberland)设计,他是一名与巴斯德一起工作的物理学家。过滤器虽然只是一个工具,但被证明是极其重要的]。细菌和固体均不能通过这个瓷过滤器,只有液体可以。消毒后的滤出液体仍能致病,这就证明罪魁祸首是一种可溶性的毒素。

与此同时,美国密歇根大学的生理学家休厄尔(Henry Sewall)则在研究蛇毒,其化学性质与很多细菌毒素类似。1887年他接种了一些鸽子,使其免遭响尾蛇毒素的侵害。

如果鸽子可以接种免疫,人类似乎也应该可以。和研究霍乱时的情景一样,法国和德国的科学家开始相互竞争,在休厄尔和法、德两国科学家科研进展的基础上,他们对白喉和破伤风进行研究。1890年12月,科

---

* 英国伦敦大学病理学教授,研制出了伤寒疫苗。——译者

赫的学生贝林（Emil Behring，此人后来获得了诺贝尔奖）和北里柴三郎（Shibasaburo Kitasato）报道，将对破伤风免疫的动物血清（把血液中所有固体成分去除后留下的液体）注射给不同的动物，它们同样对破伤风产生免疫力。

这篇文章震惊了科学界。当时，白喉的研究还仅仅停留在实验室水平。直到 1891 年圣诞节后，德国科学家才在柏林第一次尝试治疗白喉患者，并获得了成功。

科学家发现的不单单是一种预防疾病的方法，他们发现的是一种能治愈疾病的方法。**这是第一次治愈患者**。

接下去的几年间，人们一直在继续这种尝试。1894 年，巴斯德研究所的鲁在布达佩斯举行的国际卫生大会上，宣读了他关于白喉抗毒素血清的实验总结论文。

在场听众中很多是世界一流的科学家。当鲁报告完毕后，这些在各自领域颇有名望的专家忍不住起身喝彩。他们站在椅子上，经久不息的掌声与各种语言夹杂的欢呼声响彻了整个会场，上空则飞舞着被抛起的帽子。接下来，韦尔奇汇报了美国在这方面开展的实验，这些实验验证了法国人和德国人的工作。每个与会代表都带了一瓶这种神奇的药水[13]回去。

后来在一次美国医生协会（这是为鼓励医学科学而创建的一个协会）的会议上，韦尔奇在主题发言中提到："治疗血清的发现完全是实验工作的结果，而不是意外所得。发现的每个步骤都有迹可循，每一步都有一个明确的目标，解决一个明确的问题。这些研究及所导致的发现开创了医学史上的新纪元。"[14]

他的这番评论不是开战宣言，而是胜利之歌。医学科学已经发展到不仅能预防，而且能治愈原先非常恐怖并导致病人大量死亡的疾病了。

如果说法国和德国科学家发现了抗毒素,那么,美国纽约市卫生局实验部主任帕克(William Park)及副主任安娜·威廉斯(Anna Williams,可能是全美国甚至全世界最杰出的女细菌学家)则改造了它,使发达国家的每一个医生都很容易地得到它。这是一对古怪的组合:帕克想法独到,富于创造性思维但又沉静得近乎冷漠,思维极其清晰而有条理;威廉斯则热情奔放,敢于冒险,极富好奇心,是那种想急切拆开新发明看看其如何工作的人。但他们配合得天衣无缝。

1894年,他们发明了一种新方法,使毒素的毒性增强到欧洲人所用方法的500倍。这极大地强化了抗毒素的功效,成本也缩减到了原先的一成。这样帕克就把制作抗毒素的工作转变成普通工人就能执行的任务,无须科学家插手;而实验室的一部分就变成了实际的工厂。很快,世界上最便宜、最有效且安全可靠的抗毒素诞生了。今天的白喉抗毒素仍然是基于这种方法生产的产品。

帕克他们在纽约市内免费传授这种方法,并在其他地方出售这种方法。然后用所得款项资助基础研究,使得他们的市立实验室一度成为当时全国最好的医学研究所。据一个医学史家称,该研究所年刊曾自称其为"世界上任何一个研究所都以此为荣的研究单位"[15]。

抗毒素突然在世界各地唾手可得。白喉死亡率也迅速降至原先的1/3左右,医生们开始创造奇迹。而这只是众多可能实现的奇迹中的第一个。

·　　　　·　　　　·

随着抗毒素的广泛使用,不少医学外行人士也开始关注医学。其中约翰·D·洛克菲勒的助手盖茨(Frederick Gates)——一位好奇心强且富于钻研精神的浸礼教牧师,接触了奥斯勒撰写的医学教科书《医学原理与实践》(*Principles and Practice of Medicine*)。该书有很多版本,面向的读者群包括医生及受过教育的非专业人士。在该书中,奥斯勒追溯了医学思想的演化,探究了其间的争论以及公认的最值得注意的不确定和未知的事物。

盖茨一度是洛克菲勒的慈善顾问,没有什么能阻止他对慈善事业的关注。他组织过几次洛克菲勒的商业风险投资并获得成功,如投资位于明尼苏达的米沙比矿场*,收益达 5000 万美元。洛克菲勒本人请了一个顺势疗法的医生,而盖茨当时也已读过《顺势疗法的新证》(*The New Testament of Homeopathic Medicine*),该书作者哈内曼是该疗法的开山鼻祖。盖茨认为哈内曼本人“必是个跟疯子差不多的人——这还是说得好听的”[16]。

奥斯勒的书表述的观点似是而非,所以它以极为特别的方式给盖茨留下了深刻印象。首先,该书表明医学具有广阔的前景,但离实现还相距甚远。盖茨后来解释说:“我清楚地意识到医学几乎不可能成为科学……直到……有才干的人能不断进行学习与研究,而这必须基于充足的经费,完全独立的实践……对于我来说,这是一个最难得的机会,医学界可以因此得到资金而洛克菲勒先生将成为开拓者。”[17]

与此同时,洛克菲勒正在与两位杰出的内科医生霍尔特(L. Emmett Holt)和赫脱(Christian Herter)商量设立一个医学研究基金,这两位都是韦尔奇以前的学生,他们热心地支持这个想法。

1901 年 1 月 2 日,洛克菲勒的外孙洛克菲勒·麦考密克(John Rockefeller McCormick)[他也是赛勒斯·麦考密克(Cyrus McCormick)**的孙子]不幸在芝加哥死于猩红热。

同年年底,洛克菲勒医学研究所宣布成立,它将改变一切。

---

　*　1900 年时,该矿场是世界上最大的铁矿地。——译者

　**　美国著名工业家、发明家,第一台收割机的发明者,组建了世界最大的国际收割机公司。——译者

韦尔奇谢绝了担任新研究所负责人的邀请，但他承担了其创办的所有工作，同时担任研究所董事会和学术委员会的主席。学术委员会包括韦尔奇的老朋友普鲁登，韦尔奇从前的学生、现为杰出科学家的霍尔特和赫脱，还有哈佛的西奥博尔德·史密斯（Theobald Smith）*。史密斯是当时世界上细菌学的领头人之一，韦尔奇曾考虑其为研究所所长的第一人选，但由于他的大量研究侧重于动物疾病（如研究猪瘟疫苗），研究所则希望找一个对人类疾病感兴趣的科学主管而未果。

因此，韦尔奇聘任了西蒙·弗莱克斯纳担任该所所长，后者离开霍普金斯后接受了宾夕法尼亚大学医学院的一个极具声望的教授职位（为了宾夕法尼亚这个5000美金薪水的职位，他拒绝了康奈尔大学8000美金薪水的职位）。但他的任职一度遭到质疑，在评议他是否可以担任所长的会议上，就有一位教员发话说，接受一个犹太人[18]担任教授并不表示承认他具有人权。每天，弗莱克斯纳与其他教员不仅要就实际工作、还要就私人问题进行对抗。

弗莱克斯纳接受了韦尔奇提供的职位，还有提高了的薪水。但研究所仍然在韦尔奇的牢牢掌控之中。关于这一点，弗莱克斯纳说，韦尔奇"不要助手，甚至不要秘书。每件事他都要亲力亲为，包括每封信都要亲自手写"[19]。

当时欧洲的研究所要么致力于传染病研究，要么就是让巴斯德、科赫和埃尔利希这样的人自由探索。洛克菲勒研究所则把医学本身看作一个领域，从它建立的第一天起，科学家们在研究传染病的同时，也开展关于器官移植等外科方面的基础研究，建立病毒与癌症间的联系，以及发展血液贮存的方法等。

洛克菲勒研究所起先授予其他地方的科学家适度的权利，但在

---

* 美国微生物学家和病理学家，在康奈尔大学获得医学博士学位。他证明了家畜热病的病原（一种原生动物巴贝虫）经由壁虱传播。——译者

1903 年它有了自己的实验室，到 1910 年又有了自己的医院。弗莱克斯纳开始逐渐找到自己的位置。

对西蒙·弗莱克斯纳的粗浅了解，有些来自街头巷尾的传闻，说他是从肯塔基州路易斯维尔的一个犹太移民家庭的不肖子而逐渐成长起来的。他的兄弟都是学校里的优等生，他却在六年级时就辍了学。在照相馆当学徒时，他由于脾气不好而又吊儿郎当，被自己的叔叔解雇了。然后他为一个干货经销商工作，谁知老板又因诈骗而潜逃了。接下来他为一个药剂师工作，又被开除了。他父亲特地带他去监狱看了一回，希望他会因害怕而规矩些。随后，他被安排去跟一个水管工做学徒，但这个水管工有些犹豫，因为弗莱克斯纳的前雇主警告他"千万不要跟弗莱克斯纳共事"[20]。

19 岁那年，弗莱克斯纳终于又有了一份工作——给一个药剂师洗瓶子。在工作间有一个显微镜，药剂师禁止他去碰，但弗莱克斯纳不予理会。他讨厌一切单调乏味和循规蹈矩的事情，而显微镜展现给他的东西则不然。

他突然开窍了，开始着了魔似地发愤图强。他仅用一年时间就修完了路易斯维尔药学院两年的学业，并赢得了颁给最优生的金质勋章。他开始为兄长雅各布（Jacob）工作，雅各布也是一位拥有显微镜的药剂师。现在，西蒙再也不用偷偷摸摸地使用显微镜了。他同时还在一个医学院上夜校。他后来回忆道："我从未给人做过体检，也没听到过心肺的声音。"[21]

但他真的拿到了医学学位。在弟弟亚伯拉罕（Abraham）从霍普金斯毕业后，西蒙把自己的一些显微镜观察报告送给韦尔奇，紧接着也进入了霍普金斯。

尽管不是同一类人，韦尔奇还是接受了他。弗莱克斯纳个子瘦小，甚至有点消瘦,不是讨人喜欢、富有魅力的那种人。他敏感而缺乏安全感,曾经说过:"我从未接受过任何学科的教育,因此我的知识体系中有许多缺口。"[22] 为了弥补这些缺口,他沉醉书本,无书不读。"他读起书来,"他弟弟形容道,"如饥似渴。"[23] 从英文文献到赫胥黎,再到达尔文,他都广泛涉猎。他觉得自己必须学习,那种不安全感从未完全离开过他,就如他谈到的,"无眠的夜晚和极度恐惧的白天……发狂般的神经过敏让我片刻不得安宁"[24]。

他被人赏识的各方面都极具潜能。韦尔奇为他申请到一份奖学金去德国进修,四年后他成了霍普金斯的病理学教授。他经常深入实地:去采矿小镇研究脑膜炎,去菲律宾研究痢疾,去香港研究瘟疫。诺贝尔奖获得者劳斯(Peyton Rous)后来把弗莱克斯纳的科学论文称作"纸上博物馆,只有它们随生命而动,因为他既做实验又注重描述"[25]。

弗莱克斯纳从未丧失过韧性,但棱角却被磨平了。他娶了一个足够优秀的太太,伯特兰·罗素[*](Bertrand Russell,他曾给她寄了 60 封信)都曾为之倾倒,其姐姐是玛尔学院的创始人。弗莱克斯纳还与著名法学家汉德(Learned Hand)成了好朋友。他在洛克菲勒研究所站稳了脚跟。

爱默生(Emerson)说过,一个研究所其实是一个人放大的影子。洛克菲勒研究所反映出的就是弗莱克斯纳的影子。洛克菲勒基金会后来的主席雷蒙德·福斯迪克(Raymond Fosdick)说,弗莱克斯纳"判断准确,头脑如探照灯般,能随意扫到面临的任何问题"[26]。洛克菲勒研究所的一名研究员说,弗莱克斯纳具有"远超出常人的逻辑推理能力,如刀一般锐利"[27]。

但是,与韦尔奇先前在霍普金斯营造的令人舒适的、修道院式的气氛相比,弗莱克斯纳则把洛克菲勒研究所变成了一个尖锐、急躁、冷酷的地方。人们给那些具有疾病免疫力的马放血以收集血清,最后要对这些马

---

[*] 英国现代著名哲学家,著有《西方哲学史》(*A History of Western Philosophy*)。——译者

进行处理时,弗莱克斯纳考虑的不是将它们放归自然。他只想着要么把它们"卖给屠宰场去宰杀,要么产生更多的抗血清血样,反正就是要牺牲掉它们"[28]——为了得到最后一滴血清,可以不惜令它们流血至死。他轻易开除任何人,只要他认为某人"没有创造力",就会马上免除其职务。研究所最恐怖的房间就是弗莱克斯纳的办公室。他非常不近人情,以至于几个著名的科学家都害怕他。甚至在弗莱克斯纳的纪念会上,一位诺贝尔奖获得者还说道:"较之研究所的利益,个人在弗莱克斯纳博士眼里是一文不值的。"[29]

他试图令洛克菲勒研究所引起报社的注意和科学团体的肯定。他自己的工作备受争议。在洛克菲勒研究所成立后不久,脑膜炎袭击了美国东部。当时为了抗击这场流行病,各种方法都用尽了。白喉抗毒素也试过了,一些医生甚至动用了给病人放血的古老方法。在霍普金斯,库辛尝试了从脊椎腔排脓的方法来治疗脑膜炎。

对洛克菲勒研究所而言,脑膜炎似乎是一场特殊的挑战。洛克菲勒本人和盖茨要的是结果,而弗莱克斯纳要的是如何得到这个结果。

10 年前,帕克(曾经改良了白喉抗毒素)研制出了脑膜炎免疫血清,每一个实验室测试都证明其有效,但对人就是不起作用。现在两个德国人发展了一种类似的免疫血清,但要直接注射到脊柱里,而不是到血管或肌肉内。脑膜炎一般的死亡率是 80%,在 102 个测试病人中,这种方法把死亡率降到了 67%,说明其有一定的效果,但效果并不显著。

然而,弗莱克斯纳的直觉告诉他这一定暗含着什么。他重复了德国人的实验,死亡率是 75%。尽管如此,他并没有抛弃这种方法,而是坚持不懈地开展一系列的实验,不仅在实验室里努力提高免疫血清的效力,而且在生理学上寻求将之应用于猴子身上的最佳方法。三年后,他建立了这样一套方法:首先,直接在脊髓鞘膜层插入针头,抽取 50 毫升的脊椎液,然后注入 30 毫升的免疫血清(如果不先抽取脊椎液,注入液会使脊柱内压力增大而导致瘫痪）。这个方法成功了，在 712 个测试病人中，死亡率下降到 31.4%。[30]

波士顿、旧金山以及纳什维尔的医生都验证了这个方法，有人声称："乡村医生使用这种免疫血清时也获得了显著效果。"[31]

并不是所有人都认同弗莱克斯纳的能力。后来，在一本细菌学的教科书中，帕克认为弗莱克斯纳对免疫血清的贡献微乎其微。作为回应，弗莱克斯纳愤怒地闯进帕克的实验室，一场对吼的比拼在所难免。[32] 两人之间发生了更多的争执，矛盾公开化，以至于报纸都有所报道。

最终，弗莱克斯纳把脑膜炎（最常见的是细菌性脑膜炎）感染病人的死亡率下降到 18%。而根据最近的《新英格兰医学杂志》的一项研究，目前在麻省总医院（世界上最好的医院之一）接受抗生素治疗的病人，患脑膜炎而死亡的仍然有 25%。[33]

弗莱克斯纳及洛克菲勒研究所因此受到了广泛关注，他喜欢这样而且期待更多的关注，洛克菲勒本人和盖茨同样希望如此。特别是在研究所成立的最初 10 年里，任何时候只要有人有出成果的苗头，弗莱克斯纳就会特别加以留心。他经久不变的注意力似乎只关注结果，因此他总是急切地催促研究者发表文章，例如他曾这样写道："考虑到比利时和法国的文献发表速度之快，我建议你们发表手头的工作成果。请速来见我。"[34]

这些压力并不全部来自弗莱克斯纳，只是通过他而传达了。在 1914 年的一个晚宴上，盖茨就提到："谁没有感受到跳动的希望将造福于全世界？我们研究所的发现已经随着医疗服务深入到非洲了……你在这里宣布一项发明，午夜前就会传遍全世界，30 天后就会出现在地球上的每个医学院里。"[35]

结果就是一台宣传机器。一些备受尊敬的研究者挖苦研究所的所为，如同一位本所的研究者所说，"频繁地将不重要的事物大肆宣传成天才般的工作"[36]，只因为"宣传研究所的欲望在推动着管理者和领导们"。

　　然而,弗莱克斯纳具有更大的野心。他自己的工作中有韦尔奇所不具备的东西:提出一个大问题并架构其解决方法的能力。当他认为某个研究者的工作具有原创性,会成为研究所的资产时,他就给予全力支持。他就是这样资助了两位诺贝尔奖获得者[卡雷尔(Alexis Carrel)和兰德施泰纳(Karl Landsteiner)]的工作,而且都是在前期稍有苗头的时候就开始了。当然,他也给予一些年轻的科学家探索的自由,也提供支持,尽管他们还没有取得成绩。例如劳斯,他在霍普金斯读完本科并取得医学学位,在致癌病毒方面的发现能够冲刺诺贝尔奖,只是这项 1911 年的发现直到 1966 年才获此殊荣。劳斯一开始总被人嘲笑,而最初的验证工作也花了很长时间,但最终得到了肯定。弗莱克斯纳在整个过程中一直支持他。里弗斯(Thomas Rivers)是洛克菲勒研究所里另一个由霍普金斯训练出来的科学家,他定义了病毒和细菌之间的差异,后来他回忆说:"我不是说弗莱克斯纳不强硬或不冷酷——相信我,他是这样的——但他也与人为善。"[37]

　　甚至在一次科学首脑会议的正式报告中,可能是想起劳斯或是保罗·刘易斯(一个直接跟弗莱克斯纳工作的很有前途的青年科学家)的事,弗莱克斯纳提到:"最有才能的人经常会缺乏自信或自相矛盾,他们很多时候都需要安慰,树立对自己的信心。"[38] 当弗莱克斯纳看好的另一个科学家想转换研究方向时,弗莱克斯纳鼓励他说:"你可能需要两年的时间来寻找方向,在此之前我不会要求你出任何成果。"[39]

　　最后,弗莱克斯纳相信开放思路是有益的。他欢迎学术争执,期待科学家们互相切磋并相互影响,希望研究所富有生命力。对于弗莱克斯纳来说,午餐间跟实验室同样重要,不同科学领域的同事可以在此交流思想,各抒己见。"劳斯是一个出色的演说家,还有洛布(Jacques Loeb)和卡雷尔。"当时还是初级研究员的海德尔伯格(Michael Heidelberger)回忆说。虽然劳斯和卡雷尔获得了诺贝尔奖,但可能洛布才是最具煽动性的。"这些会议有时真是非比寻常,大量的灵感由此产生。"[40]

每个周五尤其重要。研究者们非正式地介绍各自最近的工作,大家给出一些评述,建议后续实验,增加不同的内容。这已形成惯例。这是令人激动、近乎神圣的地方,即使有些人——比如另一个诺贝尔奖获得者兰德施泰纳——几乎从不发表意见。弗莱克斯纳积极地到处搜罗别处不适合的科学家,不管他们是孤僻成性还是妄自尊大。这种混合就是重要之所在。劳斯说,弗莱克斯纳让研究所成为了"一个有机体,而不只是一个机构"[41]。

弗莱克斯纳的影响如同韦尔奇一样,超越了他个人在实验室所做的一切,就此而言,甚至超越了洛克菲勒研究所本身。

在研究所发挥其巨大影响力之前,美国医学科学就已达到世界水平了。1908年国际肺结核大会在华盛顿举行。伟大而傲慢的科赫从德国赶来,等待着大家通过决议然后公布。

在由韦尔奇主持的以病理学与细菌学为主题的分会上,帕克宣读了一篇论文,开头是这样的:"显而易见,现在有相当多的孩子因为牛奶中的杆菌而感染了致命的结核。"科赫坚持认为帕克是错的,因为没有证据证明牛把结核传给了人。西奥博尔德·史密斯则站出来支持帕克,争执声响遍了整个会场。尽管如此,这次大会总的来说是令人信服的。几天后,它通过了一项决议,号召采取预防措施以阻止结核从牛到人的传播。科赫厉声说:"先生们,你们可以通过你们的决议,但后人自会判断!"

一个代表如是说:"科赫分离了结核菌;而今天,科学孤立了科赫。"[42] *

科学不是民主。投票并不重要,但这次投票标志着美国医学时代的

---

* 该句中,分离和孤立用的是同一个英文词 isolate,有双关的含义。——译者

到来。它的到来决不仅是因为霍普金斯,帕克和史密斯都不是霍普金斯出来的。但在帮助美国医学引领世界这一点上,霍普金斯和洛克菲勒研究所都作出了不可磨灭的贡献。

　　洛克菲勒研究所的创始人一直希望建立一个疾病研究的小型附属医院。这个医院不接受付费治疗，只接受那些患了正在研究的疾病的人。世界上还没有哪一个研究所有这样的设施。韦尔奇、弗莱克斯纳、盖茨以及洛克菲勒都有此愿望。但医院的首任院长科尔（Rufus Cole）将自己的想法强加于他们，却是他们始料未及的。

　　科尔高高的个子，留着小胡须，举止优雅，其祖上在 1633 年就到了马萨诸塞州的普利茅斯。他实在不像是一个强硬的人，也看不出是一个能跟弗莱克斯纳对抗的人。但是，凡经他仔细思索的事情总能保持正确，他的见地强而有力。而且，他遵从证据而非个人喜好，以冷静和韧性来推动自己的想法。长期与他合作的同事里弗斯说，科尔是一个"谦虚、有点害羞的人"，"会为了避免冲突而让步"。但里弗斯又补充说："他从霍普金斯毕业时就被认为是那批毕业生中最有前途的一个……如果你把他惹毛了，把他逼到墙角或背后扯他后腿什么的……一般你都会后悔，因为你会发现，这位老兄决不害怕战斗。"[1]

　　科尔兴趣广泛，晚年还写了两卷有关克伦威尔（Oliver Cromwell）、斯图加特王室以及英国内战的研究著作，长达 1294 页。但在研究所的午餐桌边，他全神贯注。海德尔伯格回忆说："他会坐在那儿仔细聆听，然后提出一个问题,这个问题对于在此方面知之甚多的人而言,通常显得非常幼稚,但是总会因此而带来新的火花而深化原来的问题。科尔博士在这方面真的是非常不简单。"[2]

科尔的父亲和两个叔叔都是医生。在霍普金斯,他的导师巴克(Lewellys Barker)挨着病房建立了实验室以研究疾病,而不只是进行诊断测试。科尔在那儿已经完成了开创性的研究。这些经历可能影响他现在做"临床"研究时的处理方式——用病人代替试管或动物样本。

弗莱克斯纳把附属医院看作一个实验科学家实现想法的试验场,在这里科学家可以控制试验疗法,医生治疗病人和技术人员对待实验动物没什么差别。

科尔却持不同观点。如里弗斯所言,他不允许医院及其医生"像女仆一样服务,他和同事们不打算检验野口(Noguchi)*、麦萨尔(Meltzer)**或列文(Levene)***的想法。科尔坚持认为照顾病人就是在研究病人"[3]。

在致主管的一封信中,科尔解释了为什么临床医生应该是从事重要研究的成熟科学家:"医学研究的最大障碍就是实验室和病房之间研发与应用的障碍。临床实验室存在的主要意义只是辅助诊断。因此我迫切希望医院的实验室能发展成为真正的研究型实验室,并希望医院的医生能获准承担一些实验工作。"[4]

这不是简单的势力大小或官僚主义问题。科尔开创的先河别具意义。他号召(要求)治病的医生承担一些跟病人相关的疾病研究。这类工作也曾在别的地方出现过,但不如科尔设想的这般系统。

这样的研究不仅威胁到研究所单纯从事实验研究的科学家的地位,而且连带地改变了医生—病人的关系。这相当于承认一个事实:没有病

---

* 即野口英世,被誉为日本"国宝"的细菌学家,后文中会提到他。——译者
** 麦萨尔(Samuel James Meltzer),著名生理学家。——译者
*** 列文(Phoebus Aaron Theodore Levene),化学家,核酸研究的先驱。——译者

人的配合,医生不知道也无从了解病因。因为任何一个严格的研究都需要一个"对照",这就意味着随便一个与医生最佳判断相左的可能性,都可能影响病人最终接受的治疗方案。

无论生性羞怯与否,科尔都不会屈服,于是弗莱克斯纳屈服了。结果是洛克菲勒研究所医院把科学直接应用于医疗,创造出临床研究模式,一个今天还在被世界最大的医疗研究中心——位于马里兰州贝赛斯达市的美国国立卫生研究院——沿用的模式。该模式让研究者学习,也让他们准备行动。

洛克菲勒研究所医院于1910年成立。当时,美国最好的医学科学及医学教育已能与世界列强相提并论了,但美国国内的医学平均水平却与一流水平相差甚远,一道不可逾越的鸿沟将最差的和最好的截然分开。

实际上,也有很多非常优秀的将军、上校和少校,但他们没有中士、下士或士兵;他们无军可领,至少没有一个得力下手。最好的与平均水平之间的鸿沟必须跨越,最差的则必须清除。

已在第一线的医生们不能做到这一点。他们靠自己来决定是否采用科学方法,很多人是采用了。弗莱克斯纳本人在一个很差的医学院获得医学博士学位,但收获颇丰,这正好印证了韦尔奇的观察:"结果要好于体制。"[5]

然而,医学教育体制仍然需要大力改革。改革的呼声从19世纪20年代就开始了,却只在少数精英学校中有所实现。

即使是这些精英学校,改革的步伐迈得也不大。哈佛到1901年才紧跟着宾夕法尼亚大学和哥伦比亚大学效仿霍普金斯,要求医学院学生必须具有大学学历。但即使最好的医学院也没法完全效仿霍普金斯公开招募优秀教员,而不是从当地医生中选取临床医学教授。宾夕法尼亚大学医学院的校史不得不承认,"教员的'近亲繁殖'很难突破"。哈佛的临床医学教授实际上是由一群医生挑选出来的,这群医生在哈佛并没有职位,他们聚集在塔汶俱乐部作决定,通常都是论资排辈。直到 1912 年,哈佛才从该团体外挑选了一位临床医学教授。[6]

来自教授内部的压力也促进着改革。不仅霍普金斯,密歇根、宾夕法尼亚、哈佛和其他一流医学院的教员们也纷纷投身于改革大潮,另外一大批内外科医生也作出了响应。最终,美国医学会于 1904 年成立了一个医学教育理事会来组织改革运动。该理事会一开始就调查了美国和加拿大全部的 162 所医学院——超过当时全世界医学院的半数。

三年后,美国医学会发布了一份秘密报告,"一石激起千层浪"[7]。该报告的结论是:尽管改革步伐不够快,但在众多改革者的不懈努力下,好的医学院正在逐步提高,只是差的医学院几乎没有任何改变。这些医学院仍然受教员所制约,大部分与大学或医院没有联系,也没有入学标准,学费仍然是教员工资的主要来源。某医学院在 1905 年毕业了 105 个"博士",可是其中没有一个人完成过任何实验室工作;他们没有解剖过一具尸体,也没有检查过一个病人。他们只会在办公室坐等病人上门来获取经验。

该报告产生了一些影响。当年就有 57 个医学院[8]要求申请者必须具备至少一年的学院学习经历。但仍然有 2/3 的医学院要求较低或者根本没有要求。这份报告并未能将其精髓植入医学教育中。

美国医学会不堪面对自己的成员——1900 年,在全国 110 000 名医生中,只有 8000 人是学会会员,[9]而且学会还害怕医生产生抵触情绪——于是向卡耐基基金会递交了一份报告,报告坚称其仍有信心,同时寻求资助。反过来,卡耐基基金会委任西蒙·弗莱克斯纳的弟弟亚伯拉罕来审查医学教育。亚伯拉罕虽不是医生,但他本科毕业于霍普金斯,他说在那儿,即使对于本科生来说,"研究也像是我们呼吸的空气"。他给出了一个毫不留情的评价意见,同时许诺发展模式教育机构。大学毕业后,亚伯拉罕的第一份工作是在路易斯维尔的一所高中任教,在那里他对全班 15 个学生实行新的教学方法,结果惨遭失败。后来他创办了普林斯顿高等研究院,并亲自聘请了爱因斯坦。

亚伯拉罕·弗莱克斯纳与韦尔奇及马尔长谈,开始了他的研究。他们的观点影响了他——至少可以这么说。据亚伯拉罕自己说:"关于医学教育研究,我剩下的工作大约就是扩充我初访巴尔的摩时所学的知识了。"[10]

1910年,也就是洛克菲勒研究所医院成立的那一年,亚伯拉罕的调研报告《美国和加拿大的医学教育》(Medical education in the United States and Canada)问世了,该报告不久就以《弗莱克斯纳报告》(The Flexner Report)著称。

根据《弗莱克斯纳报告》,很少——非常非常少——的医学院符合亚伯拉罕的标准或任何合理的标准。他认为很多医学院该解散,因为它们"没有任何可取之处……普遍存在腐败现象……临床病例匮乏……外科教学没有病人、器械、模型或挂图;讲述产科学时也无人体模型可看——常常是整栋大楼都见不着一个"。在天普大学、哈利法克斯大学、费城骨科学院,解剖房"无法形容,气味令人难以忍受,尸体业已腐烂"。在北卡罗来纳医学院,弗莱克斯纳引用一个教员的话说:"对那些无知而蠢笨的学生谈论实验室的实际工作是在做无用功,他们中的大部分人都是被广告吸引来的,学成后不过就希望做个更好的农场主罢了。"[11]

弗莱克斯纳最后的结论是:全美150多所医学院中,120所以上应该关门大吉。

这是个进步时代*!生活变得有效化、合理化**和专门化。当州立法

---

* 进步时代(Progressive Era)因发生在19世纪末20世纪初的进步运动(Progressive Movement)而得名,是美国国家制度建设史上一个具有关键意义的转折时期。——译者

** 指合于经济原则。——译者

机关认为连医生都需要执照是不民主的时候,每一领域的"专业人士"正在凸现,击溃了杰克逊时期(Jacksonian period)*遗留的思想。泰勒(Frederick Taylor)创建了"科学管理"领域,以此提高工厂效率。为了传授"科学管理",哈佛商学院于 1908 年宣告成立。生活合理化则体现为正在出现的国家广告业和跨越洲际的零售业,最大的药业连锁店(联合药店)就有 6843 家分店。[12]

然而,《弗莱克斯纳报告》不仅仅反映了进步时代,它还反映了其所处的历史进程。其间有一个马克思主义史学家试图定位医学科学,称之为"医学界的业内人士和企业阶级发展出来的一个工具,以使资本主义合法化"[13]并转移人们对疾病的社会原因的注意力。非资本主义社会(包括俄国和中国)也采用了医学科学。较之所反映的进步时代,《弗莱克斯纳报告》更多地反映了科学。不足为奇的是,进步人士在律师标准化训练方面所作的类似努力均告失败。因为每个人都能读懂法律条文,但能从病人身上分离出病原体的,却只有受过训练的专科医生。

进步时代也是一个揭露丑闻的时代!《弗莱克斯纳报告》揭露的丑闻轰动一时。该报告印了 15 000 份,报纸头条刊登并深入采访了当地的一些医学院。弗莱克斯纳本人则受到过不止一次的死亡威胁。

影响迅速蔓延。在弗莱克斯纳的大声疾呼下,美国医学会医学教育委员理事会开始对医学院分级:"A 等"是完全符合要求的,"B 等"是指"能改善的","C 等"则是"需要完全重组的"。那些教员自己所有并经营的医学院则被自动划为"C 等"。

在《弗莱克斯纳报告》发布后不到四年,31 个州拒绝给"C 等"学院的新毕业生进行执照认证,[14] 这样实际上就令这些学院彻底关门了。"B

---

　　* 杰克逊执政时期(1829—1837)不断增长的民主思想和实践,统称为"杰克逊民主"。杰克逊本人带来了某些民主倾向,另外一些则是由那个时代的民主氛围所促成的。——译者

等"学院也不得不有所改进或进行合并。诸如内布拉斯加大学、科罗拉多大学、塔夫斯大学、华盛顿大学和乔治敦大学等校的医学院,则因勉强获得美国医学会的批准而保留下来。在巴尔的摩,三个"B等"医学院合并成了现在的马里兰大学医学院。在亚特兰大,埃默里大学吞并了另外两所学院。其他如南卫理公会大学、德雷克、波登、福特汉姆等校的医学院则直接关门了事。

直到20世纪20年代末,在大萧条时期的经济压力出现之前,近百所医学院已被关闭或合并。尽管当时国家人口陡增,医学院的学生人数却从1904年的28 000人减至1920年的不足14 000人;到1930年,尽管国家人口数量还在上升,医学院学生人数却仍然比1904年的少25%。[15]

后来,美国医学会改革运动的领导者贝万(Arthur Dean Bevan)坚持认为:"所有重整这个国家医学教育的荣誉都该归功于美国医学会……《弗莱克斯纳报告》80%的内容都基于医学教育理事会的工作。"[16]贝万错了。美国医学会避免将其公之于众,但只有公之于众所产生的力量(弗莱克斯纳造成的)——事实上是丑闻——才能迫使改变。没有这个报告,改革还将花费几年甚至几十年时间。而且,弗莱克斯纳也影响了改革的方向,他定义了一个模式。

对于尚存的医学院而言,模式无疑就是霍普金斯大学。

《弗莱克斯纳报告》也有间接的影响,它极大地促进了已经开始的慈善基金资助医学院的行为。在1902—1934年,9个主要基金会对医学注入了154 000 000美元,几乎占了这些基金会所有资助总和的半数。而这还只是一种保守的说法,因为这些捐赠同时也令学院提高了相对应的经费。这些资金挽救了很多医学院,例如耶鲁大学曾被评为"B等",由于得到一笔资金的驱动,它的捐赠从300 000美元提高到了约3 000 000美元,[17]活动经费预算也从43 000美元跃升至225 000美元。各州也开始把钱投入到州立大学的医学院中去了。

单笔捐赠数额最大的始终是洛克菲勒基金会。洛克菲勒本人却仍在继续接受顺势疗法。

韦尔奇已经把霍普金斯模式转化为一股力量了。他和密歇根大学、宾夕法尼亚大学、哈佛大学及少数几个其他医学院的同行，先是有效地组成一个高级官员精英小组；然后他们在令人惊讶的短时间内变革了美国医学，创建并扩充了高级官员团队，接着开始训练他们的队伍，一支由科学家和科学武装的医生所组成的队伍。

在美国卷入第一次世界大战前夕，韦尔奇又有了一个目标。1884 年，当霍普金斯第一次委任韦尔奇时，他就竭力敦促建立一个独立的学院，以科学的方法研究公共卫生。公共卫生过去和现在一直是挽救人类生命数量最多的领域，方法是了解一种疾病的流行病学——其作用模式、在何处以及如何产生和传播，然后攻击其弱点。这也就是通常所说的预防。科学首先控制了天花，然后是霍乱，接下来分别是伤寒、鼠疫和黄热病。所有这些都是通过大规模的公共卫生措施（从检测过滤水中的所有物质到捕杀老鼠、接种疫苗等）完成的。公共卫生措施并不是起死回生的魔法，却可以挽救数以百万计的生命。

当韦尔奇专注于把美国医学改造成基于科学的医学时，一度把这个目标搁置一旁。现在他再次开始为实现此目标而努力，他建议洛克菲勒基金会斥资建立一所公共卫生学院。

为了争夺这个学院，又一场角逐开始了。其他人都竭力想说服洛克菲勒基金会，尽管建立一所公共卫生学院是很有意义的，但并不一定要把它放在巴尔的摩。1916 年，哈佛校长查尔斯·艾略特直接写信给洛克菲勒基金会——同时对韦尔奇致以崇高的敬意。艾略特在信中把整个霍普金斯医学院归结为"一所新的小学校里一个人的工作……我越是考虑把公共卫生学院放在巴尔的摩，就越发现它不合适……与波士顿或纽约相比,这座城市显然缺乏公益心和慈善团体行为。韦尔奇博士的个人偏好和职业是把它建在巴尔的摩的唯一理由[18]——但他差不多66岁了,且后继无人"。

尽管如此,这"唯一理由"足矣。霍普金斯的卫生与公共健康学院计划于1918年10月1日成立。韦尔奇则辞去了医学院教授职务,出任该学院首任院长。

流行病的研究当然是公共卫生关注的主要焦点。

韦尔奇在开幕式当天病倒了,并且越来越严重。那时他刚刚结束一种奇特且致死的流行病的研究工作,他的症状跟那种流行病病人一模一样,他确信自己也感染了这种病。

韦尔奇一手创建的这支队伍就是为了对付、搜索特殊目标而建的,任何可疑的目标一经发现就要立刻清除。1918年10月1日,这支队伍就将接受人类历史上最致命流行病的考验了!

第二部

蜂　群

堪萨斯州哈斯克尔县位于道奇城西部,牛群从得克萨斯州赶到这里也到了尽头。1918 年时,无论是在地理上还是时间上,该地离真正的西部蛮荒之地都相去无几。视野里是一望无垠的荒芜平地,毫不夸张地说,这个小县城是用泥巴修起来的。土盖的草屋很普遍,为数不多的几个邮局中,有一个就坐落在邮政局长的草屋里。这位局长每周一次骑马往返40 公里,到圣菲县去取邮件。哈斯克尔县三三两两地分布着一些木屋,看上去有一种 10 年之后将成鬼镇的死气沉沉——现今只留下坟地见证着它曾经存在过。不过附近的小镇还是有生气的。在科普兰,斯特宾斯兑现商店出售食品、鞋子、干货、器皿、五金、工具、油漆、颜料等东西。而在萨布勒特,由于没有银行,卡芙(S. E. Cave)提供不动产贷款,从中收取7.5% 的利息。

在这里,土地、庄稼、牲畜就是一切,肥料味就是文明的气息。农夫们的房子离猪圈、鸡鸭舍很近,到处都是牛群、猪群和家禽,还有许许多多的狗。而狗的主人必须教会自家的狗不去追赶别家的牲口,不然它们会被枪打死。

这是一片充满极端的土地。干旱厉害的时候,锡马龙河河床开裂,见不到一滴水。以至于诸如"雨淅淅沥沥地下了一天,雨量达到了 7 毫米,这实在令人欣慰"[1]之类的新闻也上了1918年2月当地报纸的头版。但有时候又暴雨连连,造成水灾,就像1914年那场洪水,淹死了许多人,还冲毁了当地第一座也是最大的一座拥有30 000头牲畜的农场。到了夏天,火辣辣的太阳似乎可以把大草原晒白,高温烘烤着地面,热浪令光线也在扭曲颤动。到了冬天,可怕的狂风横扫几百公里,将风寒指数拽至-50℃,整个地区仿佛被冰冻起来,如西伯利亚大草原般寒冷萧瑟。还有风暴,狂烈的风暴,从龙卷风到令人完全迷失方向的暴风雪在整个地区肆虐。这些自然界的极端现象每季都在发生,但有一种极端事件只出现了一次。

流行病学证据表明,一种新的流感病毒早在1918年就发源于堪萨斯州哈斯克尔县。证据还进一步表明,这种病毒向该州东部蔓延并进入了一个大型军事基地,从那里扩散到了欧洲。之后又席卷了北美洲、欧洲、南美洲、亚洲和非洲,甚至波及太平洋上与世隔绝的岛屿,发展到了全球范围。病魔所经之处,随风飘荡着哀悼死者的悲恸哭声。这些证据是由迈纳(Loring Miner)博士提供的。

迈纳是个不同寻常的人,毕业于西部最古老的大学——俄亥俄州雅典市的俄亥俄大学,是一位倾心于古希腊的古典主义者。1885年,他曾到过哈斯克尔。尽管和这些边远地区的居民有着截然不同的背景,他依然非常适应这个地方,并且过得很好。

迈纳在很多方面都算得上一个大人物:他体格魁梧,脸型瘦削,留着一撇八字胡,说话粗鲁,对笨人笨事都缺乏耐心[2]——喝醉时更甚。离经叛道也是他的伟大之处之一。迈纳已经多年没迈入教堂一步,虽然他定期重读希腊名著,却仍然不遵守礼节,用餐刀吃豌豆。在牧场的30年间,除了医学,他在其他方面也小有建树。在共济会中,他是个受人尊敬的老前辈,担任过县民主党主席,做过县验尸官,还是县卫生官员。他拥有一家药店和一家杂货店,希望他的病人们在这里买东西。他的妻子出身于堪萨斯州西部拥有土地最多的地主家族。哈斯克尔县也有它的社会秩序,在战争期间,迈纳的妻子凭借她的社会地位当上了县红十字妇女工作委员会主席。当她要求做某件事的时候,几乎没有人对她说不。当地绝大多数妇女都参与了红十字会工作,那是真正的工作,艰苦的工作,几乎跟农活一样辛苦。

韦尔奇的观点在迈纳身上也得到了体现:医学教育的结果要好于体制。虽然是个早在疾病的病菌学说建立之前就已行医的乡村医生,迈纳很快接受了这些知识,跟上了这个行业中惊人的前沿发展步伐,并在他的办公室内建立了一个实验室,学习如何使用新的抗毒素治疗白喉和破伤风。到 1918 年,迈纳的一个儿子成了一名接受过完整科学教育的医生,并加入了海军。迈纳以拥有学识而自鸣得意,并总是陷入对各种问题的苦思。他的病人们认为,即使他醉了,也比某些清醒的人好。

迈纳行医的范围超过方圆数百公里。也许这正是迈纳喜欢的:广阔的天地,极端的气候,荒凉的风有时猛刮如飞弹,行医时花费在路上的时间。看病途中,他有时骑马或坐马车,有时乘汽车,有时搭火车——列车长会等到他来了再开车,[3] 冬天时站长还会破例让他进办公室,边烤火边等车。

但在 1918 年 1 月末至 2 月初,迈纳有了其他令自己感兴趣的事。有个病人表现出的症状虽然普通,但强度却不寻常:剧烈头痛和身体疼痛、高烧、干咳。一例接一例的同类病患先后在萨坦塔、萨布勒特、圣菲、吉恩、科普兰,甚至更偏僻的牧场中出现了。

迈纳经常遇到流感患者,他将这种疾病诊断为流感,但从未见过这样的流感。病情恶化非常迅猛,有时足以致命。这种流感能致人于死。不久,迈纳的诸多病患——都曾是县里最强壮、最健康、最精力充沛的人——就像中弹一样,突然被这种病击倒了。

迈纳使出了浑身解数对付这种疾病。他提取了病人的血液、尿液、痰液样本,用儿子帮他改进的实验方法进行研究,翻阅了他所有的医学书籍和期刊,召集了他们地区为数不多的几个医生。他还与美国公共卫生部取得了联系,但未得到一点帮助或建议。与此同时,他或许还做了些力所能及的事,试用了白喉抗毒素,甚至可能用了破伤风抗毒素——任何可能激发体内免疫系统抗击疾病的东西,但都没有效果。

当地报纸《圣菲巡视报》(Santa Fe Monitor)显然很担心战时的士气受到打击,所以很少提及死亡,但在内页会有报道:"伊娃·范奥斯汀(Eva Van Alstine)夫人得了肺炎,但她的儿子已经能下床了……林德曼(Ralph Lindeman)依然病重……在姐姐伊娃生病期间,伍戈哈根(Goldie Wolgehagen)还在毕曼商店工作……据悉穆迪(Homer Moody)病情还很严重……欧内斯特·艾略特(Ernest Elliot)的小儿子默丁(Mertin)也得了肺炎……我们很欣慰地告诉大家,赫西(Pete Hesser)的孩子们正在逐渐康复……考克斯(J. S. Cox)夫人已有所好转但还很虚弱……麦康纳(Ralph McConnell)这周状况很糟糕。"[4]

那时,迈纳已经被由这场疾病所带来的无数病患的巨大工作量压倒了,他已顾不上其他事情了。有时在寒夜中,他就在车中睡觉而任由马自己走回家——马车相较汽车的优势之一。或许他怀疑过他所面对的就是雅典的瘟疫——伯罗奔尼撒战争中的一场神秘疾病,摧毁了整个城市,令1/3人口死于非命。

然而,后来这种疾病消失了。到3月中旬,学校重新开始上课,健康的孩子们都来上学了,人们也都回到工作之中,大家的话题又重新回到了战争上。

然而,迈纳还受着这场疾病的困扰而不能自拔。惊魂甫定后,他不仅为当地的人们担忧,也替其他地方的人操心。流感既不是一种"值得报道的"病——法律没有相关文件要求医师向卫生局报告这种病——也不是一种会令任何州或联邦公共卫生机构继续追查的疾病。

但迈纳嗅出了其中非同一般的气息,这场疾病的爆发非常危险。于是,他正式向国家公共卫生官员发出了警报。

《公共卫生报告》(*Public Health Reports*)是由美国公共卫生部发行的周刊,警示卫生官员们注意所有传染性疾病的爆发,不仅是在北美洲和欧洲,还在世界各个角落——如西贡(现胡志明市)、孟买、马达加斯加、基多等地。它不仅追踪黄热病和鼠疫等致命疾病的情况,还追踪其他尚未构成重大威胁的疾病,尤其是发生在美国的比如腮腺炎、水痘、麻疹等疾病。

1918 年上半年,迈纳提出的"严重型流感"[5] 的警告是那本杂志上唯一涉及世界各地流感的内容。那年春季的其他医学杂志也刊登过关于流感爆发的文章,但都是在哈斯克尔县流感发作之后出现的,也都没有作为公共卫生预警信息发布。哈斯克尔县是 1918 年首先突发流感的地方,而且预示着一种新型的、可感染人类的强流感病毒产生了。

后来的数据表明,哈斯克尔死亡人数与全县人口的比率,仅仅是下半年流感在美国全面爆发时造成的死亡率的零头。

得了流感的人散播病毒——排出可以感染其他人的病毒——一般在感染后的 7 天内。之后,虽然他们还会继续咳嗽、打喷嚏,却不会再传染给别人了。像哈斯克尔这样人口稀少且地处偏远的地方,病毒很可能在传播的途中就死掉了,因而不会再扩散到外面的世界。然而,有种情况例外,那就是在战争期间。

就在穆迪等十几个人在堪萨斯州吉恩县病倒了的那一周,一个名叫迪恩·尼尔森(Dean Nilson)的年轻士兵从福斯顿军营回到了家乡吉恩,福斯顿军营地处 500 公里外的赖利堡军事保留地。《圣菲巡视报》写道:"迪恩看起来很适应士兵生活。"当然,离开吉恩后,他又回到了军营中。当欧内斯特·艾略特离开了哈斯克尔县的萨布勒特去福斯顿军营拜访他的兄弟时,恰好他的孩子生病了;在艾略特回家之前,他的孩子就得了肺炎。2月21日,科普兰地方报纸称:"几乎全村人都得了流行性感冒或者肺炎。"[6]2月28日,当约翰·博顿(John Bottom)离开科普兰前往福斯顿时,报纸又报道说:"我们预言约翰将是一名很棒的士兵。"[7]

作为全国第二大军营的福斯顿军营,通常驻有56 000名新兵。斯莫基希尔河和里帕布利克河在交汇处形成了堪萨斯河,营地就建在这里。和其他训练营地一样,福斯顿军营是1917年在几周内匆匆建立起来的,是一个训练年轻人备战的地方。

这是一个典型的军营,刚成年不久的新兵对即将成为正规军还有一种特有的紧张。一次,当唐纳利(John Donnelly)少校由于超速驾驶被宪兵队拦下时,他向指挥官辩解说:"有好几次,我在军营旁的那条路上看到士兵没有敬礼而去纠正过他们。我的责任心令我不能视而不见,而他们也没有任何理由不行礼。可能我当时的态度不当,导致这些宪兵对我产生了一种不肯服从的报复和仇恨心理。"[8]

那里也经常发生内部冲突,特别是福斯顿军营和赖利堡军营有了不同的指挥官之后。掌管军营的巴卢(C. G. Ballou)少将致信华盛顿,冲突才得以平息。巴卢在斯莫基希尔河边的平地上建立了一个他称之为"特种兵训练场"的场所。实际上,那里是基地三个马球场中最好的一个。赖利堡的指挥官(只是个上校)在旁边建了一个邮件临时堆集处。少将请求并获得了"指挥整个赖利堡军事保留地"[9]的权利,那个上校被解除了支配权。

福斯顿军营在另一方面也是典型的。1917年与1918年之交是历史上最冷的几个冬天之一。军队不得不承认这样的事实,福斯顿以及其他军营里"兵营和帐篷非常拥挤,暖气供应不足,也不可能给士兵提供足够的御寒冬衣"[10]。

于是,士兵们违反了军规——为了健康原因而制定的详细说明每人该有多大空间的规定。因为没有足够的衣服、被褥以及供暖,许多人在床上挤作一团,被迫在火炉边蜷缩拥挤着,尽量挨得更紧密些。

从哈斯克尔县征召进军营的人在福斯顿接受训练。两地间有一股虽小却时常往来的人流。

3月4日,福斯顿军营的一个炊事兵在病号检阅时报告得了流感。三周之内,有1100多名士兵病重,必须送往医院治疗,还有分散在基地各处的几千人(具体人数没有详细记载)需要医务室处理。237人罹患肺炎,约20%住院,但只有38人病亡。虽然这高于一般的流感患者死亡率,但还不足以引起重视,比哈斯克尔县的死亡率低很多,与即将到来的大流感爆发的死亡率相比,更是很小的一部分。

所有的流感病毒都不断地发生变异。福斯顿军营流感爆发的时间有力地表明,突发的大流感来源于哈斯克尔。如果哈斯克尔是病毒的发源地,无论谁将它带到福斯顿,都只是带来了一种温和型病毒,但这种病毒完全有能力变成致命的病毒类型。

与此同时,福斯顿军营正源源不断地向其他美军基地及欧洲提供兵力,那些士兵的工作就是去杀戮。此时,他们具备的"杀人"能力已经超出了他们的想象。

没人能绝对肯定 1918—1919 年的流感大流行是从堪萨斯州哈斯克尔县起源的。还有一些关于这种病毒起源的其他理论(详见后记的讨论)。诺贝尔奖得主伯内特(Frank Macfarlane Burnet)经历过这场大流感,其科研生涯的大部分时间也都用于研究流感,他总结道,证据"强有力地表明"1918 年大流感始发于美国,它的传播"与战争(尤其是大批美国军队进入法国)密切相关"[1]。许多科学家赞同他的看法。证据的确强有力地表明福斯顿军营遭遇了美国第一次流感大爆发。如果事实果真如此,从受病毒感染的哈斯克尔到福斯顿的人员流动也强有力地表明哈斯克尔就是病毒的起源地。

无论起源何方,要明白接下来发生了什么,必须先了解病毒以及变异群的概念。

病毒本身就是一个存在于生命边缘的谜。它们不是简单的小细菌。细菌有且仅有一个细胞,却相当有生命力,每个个体都能新陈代谢,可以获取食物、产生代谢物并通过分裂进行繁殖。

病毒不需要食物或耗氧来获取能量,任何称得上新陈代谢的行为都与之无关。它们不产生任何代谢物,没有性别之分,无论是巧合或是刻意为之,它们从不制造副产物,甚至不会独立繁殖。它们算不上是完整的生命体,却比一堆没有活性的化学物质高等得多。

有好几种关于病毒起源的理论并存,相互之间并不矛盾。现有证据支持所有理论,不同病毒的发生史不同。

有种少数派观点认为,由于最原始的分子具备复制自身的能力,所以病毒是独立起源的。倘若如此,更高等的生命形式就有可能由它进化而来。

更多的病毒学家则持相反观点,他们认为:病毒最初是从较复杂的活细胞演化——或者更确切地说是退化——成为更简单的有机体的。这个理论的确适用于某些生物体,如"立克次氏体"病原体家族。立克次氏体过去曾被认为是病毒,但现在认为是介于细菌和病毒之间的某种生命体,研究者们相信它们一度拥有一些独立生存必需的活性,但后来失去了。麻风杆菌似乎也是从复杂体(有多种功能)向简单体(功能变少)转变的。第三种理论认为病毒曾是细胞的**一部分**,是一种细胞器官,但后来突然脱离出来并开始独立进化。

无论是怎样起源的,病毒都只具备一种功能:复制自身。但同其他生命形式不同(如果病毒也能称为一种生命形式的话),这个过程并非由病毒自己来完成。它侵入具有能量的细胞,然后就像操纵木偶一样,控制并利用细胞机器复制并组装出上千个、有时甚至是几十万个新病毒,最终摧毁细胞。完成这一切的力量源自病毒基因。

在大多数生命形式中,基因都连绵排列在一段有一定长度的细链上,比如 DNA(脱氧核糖核酸)分子上,但包括流感病毒、艾滋病病毒以及引起 SARS(严重急性呼吸道综合征)的冠状病毒在内的许多病毒,则将基因编码在 RNA(核糖核酸)上。RNA 是一种结构更简单但不够稳定的分子。

基因类似于软件。就像计算机代码中的一段二进制序列指导计算机如何运作——是运行一个文字处理程序、电脑游戏还是因特网搜索——

一样,基因则给细胞命令,告诉它该做些什么。

计算机代码是一种二进制的语言:只含有两种字符。而基因代码语言则使用了四种字母,分别代表腺嘌呤、鸟嘌呤、胞嘧啶以及胸腺嘧啶(在某些情况下由尿嘧啶代替胸腺嘧啶)。

DNA 和 RNA 就是一串串上述化学物质的排列组合。它们是非常长的字母序列,有时这些字母根本构不成有意义的单词或句子。事实上,人类 97% 的 DNA 并不包含基因,于是被称为"无义"或"垃圾"DNA。

但当这些字母组成了有意义的单词或句子时,这些序列就被定义为基因。

当细胞中某基因被激活时,它就会命令细胞产生一些特殊的蛋白质。这些蛋白质可以作为构成组织的基本单元,就像建房所用的砖块一样(总体来说,人吃进的蛋白质的归宿就是形成人体组织)。然而,蛋白质在体内更重要的作用是携带信息,以启动和中止不同的化学反应进程。例如,肾上腺素既是一种激素也是一种蛋白质,它能帮助调节新陈代谢,特别是影响血糖浓度。

当病毒成功侵入细胞时,它把自己的基因插入细胞的染色体组中。病毒基因从细胞自身基因手中夺取了控制权,使细胞内部系统开始为病毒而不是为细胞本身生产所需要的物质。

这样,细胞产生了几十万份病毒蛋白质,它们与病毒基因组拷贝结合起来,形成了新的病毒。然后,这些新生病毒就会脱离宿主细胞。在新生病毒颗粒从细胞表面破壁而出去感染其他细胞时,宿主细胞几乎难逃死劫。

不过,即便病毒所能做的仅此一项,它们也很不简单。它们高度进化,感染区域集中,比任何真正的生物体都更有效率,几乎就是完美的传染性生物体。而流感病毒正是这些完美生物体中出类拔萃者之一。

第一位现代建筑大师沙利文（Louis Sullivan）曾说过，形式随功能而生。

要认识病毒，或者说了解生物学，必须像沙利文那样，不是用以文字为基础的语言来思考（因为这种语言只能给事物命名），而是用一种三维的、以形状和形式为基础的语言去思考。

在生物学中，特别是在细胞和分子水平上，几乎所有的活性都依赖于形式和物理结构——所谓的"立体化学"。

在这种语言的字母表里，可以找到棱锥、圆锥、楔形、蘑菇形、方块、蛇形、伞状、球状和带状等"字母"，它们扭曲缠绕成各种可能的"埃舍尔式"折叠。每种能想象得出的形状都包含在内。每种形式都被准确定义、被精细描述到细节，并且每种形式都被赋予了一种含义。

基本上人体内的一切——不管它所处位置，或是在其表面携有一种形式、一个记号、一块可用来区分其特有实体的片段，或是以整体的形式来表现其特点。[后一种情况中，它给出的是纯粹的信息资料，这正好完美地阐述了麦克卢恩（Marshall McLuhan）*的观点："媒介即信息。"]

阅读这种信息就像读盲文一样，是一种内在本质的行为，一种凭接触和感受完成的行为。人体中所有物质都是通过这种方式交流的——以接触来发送和接收信息。

这种交流的方式和圆枘与圆凿匹配的方式差不多。当它们能够匹配且大小合适时，圆枘就会牢固地契合在圆凿中。虽然人体内各种物质的形状远比圆枘复杂，但原理是一样的。

在人体中，细胞、蛋白质、病毒，还有其他的一切彼此间都会经常撞上，进而发生物理上的接触。如果一个突起和另外一个根本不匹配，两者则各行其道，不发生任何作用。

---

* 传播学大师，"酷"、"地球村"、"信息时代"等词都由他而来。——译者

但如果两者互补，接下来的行为就变得愈发相互关联了。如果它们恰好适配，就会"结合"在一起。有时两者的结合像尺寸不符的圆柄和圆凿一样不牢固，它们就有可能再分离；有时它们能相配，就像一枚万能钥匙插入一把简易门锁；有时它们则匹配得天衣无缝，就像一把多齿的钥匙开一把安全性很高的锁。

随后，结果开始呈现，物质发生了改变，人体产生了反应。结合的结果就如性、爱、恨、暴力等行为一样引人注目，或者说更具破坏性。

一共存在三种不同类型的流感病毒：A 型、B 型和 C 型。C 型很少在人类中引发疾病。B 型可以使人类发病但并非传染性的。只有 A 型流感病毒会导致流行性疾病或世界流行性疾病。所谓流行性指的是在某地或全国范围内爆发，而世界流行性则是指在世界范围内爆发。

流感病毒并非从人类发源，它们的天然宿主是鸟类。鸟类身上的流感病毒变异体比人类身上的要多得多。引起的疾病在鸟与人类身上却有相当大的差别。在鸟类中，病毒感染的是胃肠道。鸟粪中含有大量的病毒，而且传染性病毒能够污染冷水湖和其他水源。

人类过多接触鸟类病毒也会直接被传染，但鸟类病毒不会在人与人之间传染，除非它自身先发生变化并适应了人体环境。

这种事情发生的概率很低，但的确存在。病毒也可能以哺乳动物（尤其是猪）为中介间接传染给人类。一旦一种流感病毒的新变异体适应了人体环境，则很可能会迅速传遍整个世界，一场世界性的大流感就会爆发。

大流感的进攻方式通常是一浪接一浪的。累积"发病率"（一波又一波袭击中病倒的人数之和）常常超过 50%。有位病毒学家认为流感病毒的传染性太强，于是他将其称为传染性疾病中的"一种特例"，"其传播速度如此之快，以至于耗尽了易感宿主细胞的供给"。[2]

流感病毒和其他一些病毒(而不是细菌)一起引发了包括咽喉疼等约90%的呼吸道传染病*。

冠状病毒(引起普通感冒及 SARS 的病原体)、副流感病毒,还有许多其他病毒都会引起类似流感的症状,彼此经常会被混淆。因此,人们有时会称这些轻微的呼吸道感染为"流行性感冒",对此也是草草治疗了事。

然而,流感并不仅仅是一场糟糕的感冒。它是一种非常特别的病,具有一系列独特的症状和流行病学行为。在人体中,病毒直接侵袭的是呼吸系统,当它逐渐渗透进肺的深部时就越来越危险。它会间接影响身体的许多部位,甚至连轻度感染都能引起肌肉和关节疼痛、剧烈头痛和虚脱,而且会引起更多严重的并发症。

绝大多数的流感患者通常 10 天之内就能痊愈。也许部分是由于这个原因,部分是由于它常常与普通感冒相混淆,流感很少受到世人的关注与担心。

即使从总体上看,流感爆发时并非都是致死性的,它还是给许多人敲响了警钟——几乎连最温和的病毒都是能够致人于死的。当前在美国,即使没有爆发全国性或世界性的流感,疾病控制中心估计,流感平均每年仍然造成约 36 000 人死亡。

流感不仅是一种地区性疾病(只在爆发地区附近传播的疾病),它也会以流行的或世界流行的形式发生。如果是世界流行,则将会比地区性疾病更加致命,严重程度有时甚至难以估量。

历史上曾经有过周期性的流感大爆发,通常一个世纪中会发生几次。一种新流感病毒出现时就会爆发流感,而流感病毒的本性使其不可避免

---

* 即便如此,人们至今仍向医生要求使用抗生素,而医生也总是提供给他们。但实际上抗生素对病毒一点效用都没有。给人们使用抗生素只会增加细菌对抗生素的耐药性,在抗生素作用下能存活的细菌将对其产生免疫力。

地要产生新类型。

病毒本身充其量就是一层包含有基因组的膜(包膜的一种),而所谓基因组,也就是8种决定病毒类型的基因。病毒通常是球形(当然也会有其他形状),直径大约 1/10 000 毫米,长着两种不同刺突,样子就像蒲公英。一种刺突大致呈楔形,另一种差不多为树状,都从表面突出来。

这些刺突是病毒实施侵袭的工具。病毒的侵袭和人体发动的反击,正是形状和式样决定结果的典型实例。

楔形的刺突其实是血凝素。当病毒与细胞发生碰撞时,血凝素就会扫除呼吸道细胞表面的唾液酸分子。

血凝素和唾液酸分子具有可以紧密结合的形状,血凝素和唾液酸"受体"的**结合**就像手戴进手套一样。病毒贴附到细胞膜上时,更多的楔形刺突与唾液酸受体结合在一起,这些刺突的作用就像海盗往船上扔出的抓钩能把船紧紧绑定一样。一旦这些联结使病毒迅速抓住细胞,病毒就完成了它们的第一个任务:"黏附",即附着在人体靶细胞上。

这一步标志着病毒成功入侵以及细胞走向死亡的开始。

很快,病毒下面的细胞膜开始凹陷,病毒滑入凹陷,形成一种将病毒全部裹入细胞内部的"囊泡"(如果由于某种原因流感病毒不能穿过细胞膜,它可以使自己脱离下来并黏附到另一个**可以**穿透的细胞上,其他病毒则很少有这种能力)。

流感病毒不像其他许多病毒那样在细胞表面融合,而是进入细胞内部,所以它可以成功避过免疫系统的"法眼"。人体防御机制对其无能为力。

当囊泡中的血凝素处于酸性较强的环境时,它可以改变并产生新的形状和式样。环境的酸性使其分裂成两半,并重新折叠成截然不同的形状。重新折叠的过程有点像从脚上脱下袜子,里朝外翻,然后把一只拳头伸进去。这就注定了细胞的末日。

血凝素新暴露出来的部分和囊泡相互作用,使病毒包膜开始溶解。病毒学家称之为病毒的"蜕皮"及其与细胞的"融合"。很快,病毒基因释放到了细胞中,渗透进细胞核并将自己插到细胞基因组中,取代了细胞本身的一些基因,然后开始发号施令。细胞开始产生病毒蛋白质而不是自身的蛋白质。几个小时内这些蛋白质就和新的病毒基因拷贝装配在一起了。

同时,神经氨酸酶的突起——病毒表面伸出的另一种突起——行使着另一种功能。电子显微图片显示,神经氨酸酶有一个连接在细柄上的盒状头部,头部上还有四个一模一样的看似螺旋桨的结构。神经氨酸酶分解了残留于细胞表面的唾液酸,破坏了唾液酸结合流感病毒的能力。

这是至关重要的,否则新病毒从细胞中释放出来时,会像粘在捕蝇纸上的苍蝇一样被困住,它们可能会与唾液酸受体结合,进而被限制在死细胞逐渐分解的膜上。神经氨酸酶保证了新病毒能逃脱死细胞而侵染其他细胞。同样,也很少有其他病毒具备类似的本事。

从一个流感病毒最初附着在细胞上直到该细胞释放出新的病毒,大约需要 10 个小时,有时甚至更短,但几乎从不会花费更多时间。之后,会有 100 000 至 1 000 000 个新的流感病毒一窝蜂地从破裂的细胞中溢出。

"一窝蜂"这个词还适用于更多的方面。

·　　　　·　　　　·

当一种生物体繁殖时,它的基因会尽量复制出精确的自身拷贝。但这个过程有时也会出现错误,这种错误被称为变异。

无论是人、植物还是病毒的基因都会这样。不过,越高等的生物体内会存在越多防止变异的机制。人发生变异的速率远低于细菌,而细菌变异的速率远小于病毒,DNA 病毒变异的速率又比 RNA 病毒慢得多。

DNA 有一套固定的纠错机制,可以剪切掉复制中的错误部分。而

RNA 没有这种机制,无法阻止变异的发生。因此,靠 RNA 携带遗传信息的病毒变异速度非常快,[3] 几乎是任何 DNA 病毒的 10 000 倍到 1 000 000 倍。

不同 RNA 病毒的变异速率也不尽相同。有些种类的变异速度非常快,病毒学家认为它们根本不是由相同病毒拷贝组成的种群,而更像"准种"* 或者"变异群"[4]。

这些变异群包含上万亿个关系密切的不同病毒。即使是从单个细胞中产生的病毒都会包含许多不同的版本,因而整个变异群自然会有遗传密码的各种可能组合。

绝大部分变异都会干扰病毒的机能,要么彻底摧毁病毒,要么破坏它的感染力。但是另一些变异,有时只是遗传密码中单个碱基(单个"字母")的变化,就会使病毒马上适应新环境。正是这种适应性解释了为什么那些准种、变异群能够在不同环境中飞速"轮回",还产生了非凡的抗药性。正如一位研究者所指出的,快速变异"赋予 RNA 病毒在造成传染时具有一定的随机性"[5]。

流感病毒是一种 RNA 病毒,艾滋病病毒和冠状病毒也是。在所有的 RNA 病毒中,流感病毒和艾滋病病毒都属于变异最快的一类。流感病毒变异太快了,在其复制过程中,从一个细胞释放出 100 000 到 1 000 000 个新病毒,其中 99% 因缺陷过大而不能再感染其他细胞,但还有大约 1000 至 10 000 个病毒仍具有感染性。

流感病毒和艾滋病病毒都符合准种和变异群的概念。两者都可以在数日内产生具有抗药性的变异。流感病毒的复制非常之快,远远快于艾滋病病毒的复制,因此它能够迅速地适应外界,其迅雷不及掩耳之势令免疫系统根本来不及应对。

---

* 由一种母序列和来自该序列的大量相关突变体所组成的病毒基因组,是指由遗传学上高度相关、个体之间又有微小差别的病毒组成的种群。准种概念强调的是在自身和外界因素的影响下,群体的构成处于不断变化之中。——译者

感染就像一种暴行。它是一种入侵，一场洗劫，而身体对此也是反应激烈。18世纪伟大的生理学家亨特将生命定义为抗腐败[1]或者抗感染的能力。即使有人对该定义不予认同，但抗腐败确实定义了生存的能力。

身体的防卫者就是它的免疫系统，这是一个由各种类型的白细胞、抗体、酶、毒素以及其他蛋白质组成的联合体，其错综复杂、交联互动的程度非同一般。免疫系统的关键就是它的识别能力，即区分哪些属于身体"自身"，哪些是不属于身体的"异物"。这种能力仍旧依赖于对形状和式样的语言读取。

免疫系统的组分——白细胞、酶、抗体和其他成分——在体内循环，渗透至每一处。当它们与其他细胞、蛋白质或组织相撞时，就能与之相互作用，继而读取其物理标记和结构。这与流感病毒在搜索、发现然后缠上一个细胞时的行为类似。

携带"自身"标记的东西，免疫系统都不予理会（这是免疫系统正常工作时的情形。但当免疫系统攻击自身时，就会导致"自身免疫性疾病"，如狼疮或多发性硬化症）。当免疫系统觉察到"异物"标记时——要么是外来的入侵者，要么是自身的病变细胞——它就会作出应答。事实上，就要进行攻击。

　　免疫系统感受、读取进而结合的物理标记被称为"抗原",抗原可以非常简单地归结为任何能刺激免疫系统应答的东西。

　　免疫系统的某些组分(如所谓的自然杀伤细胞)会攻击任何具有"异物"标记的东西、任何外来的抗原。这被称为"先天"或"非特异性"免疫,它起着第一道防线的作用,感染数小时内就会发起反攻。

　　但免疫系统的大部分组分则更具靶标性、集中性和特异性。例如抗体,表面携带数千个受体来识别和结合靶标抗原,且每个受体都是一模一样的。因而,携带这些受体的抗体只能识别和结合**唯**一的具有该种抗原的病毒,而不会结合任何其他入侵的有机体。

　　非特异与特异性免疫应答之间的一个纽带就是一类叫做树突细胞*的特殊白细胞。树突细胞不加区别地攻击细菌和病毒,吞噬它们,然后"加工"并"呈递"它们的抗原——事实上,它们把入侵的微生物切碎,然后像展示胜利的旗帜一样呈递抗原。

　　随后,树突细胞迁移到脾脏或淋巴结,那里是其他白细胞大量聚集的地方。这些白细胞学着把这些抗原识别成外来入侵者,并开始产生大量的抗体和杀伤性白细胞,以攻击靶标抗原以及任何吸附于靶标抗原上的物质。

　　外来抗原的识别也通过让人体释放出酶而引发相应的一系列事件,一些酶影响整个身体,如令体温上升导致发烧;另一些酶直接攻击并消灭靶标抗原;还有一些酶则充当化学信使,召集白细胞至外来物入侵的区域,或者在到达攻击点时扩张毛细管,使杀伤性白细胞从血流中释放出来。肿胀、变红和发热是释放这些化学物质所带来的全部副作用。

　　所有这些统称为"免疫应答"。一旦免疫系统被调动起来,它的作用确实不可思议。但这一切都需要时间。稍有迟滞就会让感染后入侵者在

---

　　* 树突细胞是存在于非淋巴器官和血液中的形态及功能均极为特殊的免疫细胞,是识别病原侵入的第一道防线。——译者

体内立稳脚跟,甚至快速发挥它们的杀伤力。

在抗生素被发现之前,每次感染都是病菌和免疫系统之间的生死竞赛。有时,患者会病得无可救药,后来却突然地、几乎是奇迹般地退了烧,接着就痊愈了。这种"危象消退"出现在生死紧要关头,出现在免疫系统进行了有力而成功的反击之时。

一旦身体从感染中恢复,它反而具备了优势。对免疫系统来说,"大难不死,必有后福"是最贴切不过的形容。

免疫系统击退感染之后,特异化的白细胞(称为"记忆 T 细胞")和能结合特定抗原的抗体就留在了体内。如果任何携带同种抗原的入侵者再次来袭,免疫系统会比第一次更迅速地作出反应。当免疫系统的反应快到一次新感染都不会引起任何症状时,人就对该种疾病产生了免疫力。

疫苗接种就是使人接触一种抗原,以动员免疫系统对这种疾病产生应答。现代医学中有些疫苗仅含有抗原成分,有些含有完整的灭活病原体,有些则含有减毒的活的病原体。它们都能警示免疫系统,并使身体在任何带有该抗原的物质入侵时及时产生应答。

人体感染流感病毒时自然会出现同样的过程。当人们病愈后,他们的免疫系统就能在以后的感染中迅速地锚定同种病毒上的抗原。

然而,流感也有办法避开免疫系统。

流感病毒的主要抗原是突出其表面的血凝素及神经氨酸酶。在流感病毒所有发生突变的部分中,血凝素和神经氨酸酶突变最快。这令免疫系统跟不上步伐。

决不是所有的病毒抗原——哪怕是所有 RNA 病毒的抗原——都突变得那么快。麻疹病毒是一种 RNA 病毒,其突变速率与流感病毒大致相同。但麻疹病毒的抗原是不变的,它的其他部分在变,只有抗原岿然不动(最可能的原因是,免疫系统识别为麻疹病毒抗原的那部分所承担的功能是病毒自身不可或缺的，如果它的结构变了，麻疹病毒就无法存活）。因此，人只要患过一次麻疹，一般就可对其终身免疫。

然而，血凝素和神经氨酸酶却能在保持功能的前提下千变万化。它们的突变使其能避开免疫系统而未令病毒遭到破坏。事实上，它们突变得太快了，即使在一次流行中，血凝素和神经氨酸酶都经常在变。

有时突变所导致的变化如此之小，使得免疫系统仍然能够识别它们并与之结合，从而轻易避免同种病毒的二次感染。

但有时突变显著改变了血凝素或神经氨酸酶的形状，于是免疫系统无法识别它们。与旧结构完美结合的抗体就不能很好地适应新结构了。

这种经常发生的现象被称为"抗原漂移"。

当抗原漂移出现时，病毒就能在人体获得立足点，即使那人的免疫系统已有了能结合以往形态抗原的抗体。显然，变化越大，免疫系统应答的效力就越低。

为了理解"抗原漂移"的概念，我们可以想象一个橄榄球运动员，身着白短裤、绿衬衣、镶有绿色 V 字的白色头盔。免疫系统能识别这种运动服并攻击它。如果运动服稍作改变——如在白短裤上加一条绿色条纹而其他不变，免疫系统还是能够毫不费力地识别出该病毒。但若运动服由绿衬衣白短裤变成了白衬衣绿短裤，免疫系统就没那么容易识别了。

抗原漂移能引发流行病。一项研究发现，美国在 33 年间就出现了 19 种不同的已鉴定的流行病——平均每两年就有一种以上。每一种仅在美国就造成了 10 000 至 40 000 的"过量死亡"*——一个高于该疾病通常所导致死亡数的超额量。结果在美国，流感比任何其他传染病——包括艾滋病（AIDS）——导致了更多人死亡。[2]

公共卫生专家监控了抗原漂移，并每年调整流感疫苗以期与之同步。

---

* 实际死亡人数和预计死亡人数之间的差值。——译者

但他们却从未能将疫苗调整得恰到好处。流感病毒是作为一个突变群存在的，即使他们预测到了突变的方向，总会有一部分病毒与众不同而躲过了疫苗和免疫系统。

但是，即便抗原漂移再严重，即使在这种情况下造成的流感再致命，它也不会造成流感大爆发，不会造成如 1889—1890 年、1918—1919 年、1957 年和 1968 年时那样席卷世界的大流感。

一般而言，只有当血凝素、神经氨酸酶或两者同时发生彻底改变时，才会造成全国性的流行病。当它们中的一个或两者同时出现全新的基因编码代替旧有编码时，新的抗原结构与旧的大相径庭。

这就叫做"抗原漂变"。

再次用橄榄球服装来做类比，抗原漂变相当于从绿衣白裤变成了橙衣黑裤。

出现抗原漂变时，免疫系统完全不能识别新抗原。世界上很少有人具备能抵抗这种新病毒的抗体，因而这种病毒就能在一个种群中以爆炸式的速度传播开来。

血凝素出现过 15 种已知的基本形态，而神经氨酸酶则是 9 种，它们又以亚型结合产生了不同的组合。病毒学家就用这些抗原来鉴别他们所讨论和研究的究竟是何种流感病毒。例如，"H1N1"是 1918 年病毒的名字，目前在猪身上发现。"H3N2"病毒则是今天在人群中传播的一种病毒。

当正常情况下感染禽类的病毒开始直接或间接攻击人时，一定是发生了抗原漂变。1997 年，香港一种鉴定为"H5N1"的病毒直接由鸡传给了人，感染 18 人，并导致 6 人死亡。

禽类和人类具有不同的唾液酸受体，因此一种结合禽类唾液酸受体的病毒通常不会结合(感染)人类细胞。在香港最有可能的情况是：得病的 18 人大量接触了该病毒。这些病毒群，或称之为准种，很可能包含一个能结合人类受体的突变。此外,大量的接触使该突变在受害者身上找到了立足点。当然,该病毒进行这些调整,原本并不是冲着人类来的,因为所有得病的人都直接由鸡传染而来。

但该病毒能够适应人体。它由一个完全的动物病毒转变为人类病毒,并通过一个简单的突变就如此直接地适应下来。它也能间接适应。因为流感病毒具有一种决定性的非一般属性,使其特别擅长跨物种传播。

流感病毒不仅突变迅速,而且有一个"片段化的"基因组。这就意味着它的基因并不像大部分生物(包括大部分其他病毒)的基因那样,沿一条核苷酸链连续排列,而是由不连续的 RNA 链来携带。因此,如果两个不同的流感病毒感染了同一细胞,它们之间很可能进行基因"重排"。

重排混合了一个病毒和另一个病毒的一些基因片段,这就像把两副不同的牌洗在一起,然后拼凑出一副新牌。这样创造出了一个全新的杂交病毒,增加了病毒从一个物种跳到另一个物种的概率。

如果香港的禽流感病毒感染了一个同时被人流感病毒感染的人,这两种病毒可能轻易地重排了它们的基因。它们可能形成了一种新的病毒,这种病毒很容易在人与人之间传播。而且,这种致命的病毒也许已经适应了人类。

这种病毒也可能已经通过某种中介间接适应。一些病毒学家在理论上认为,猪提供了一个理想的"搅拌碗",因为其细胞的唾液酸受体既能结合禽流感病毒又能结合人流感病毒。只要一种鸟类病毒和一种人类病毒同时感染猪,这两种病毒就能发生重排。1918 年,兽医们记载了流感在猪和其他哺乳动物中的爆发,而今天的猪依然能被 1918 年的病毒直系后代所感染而患上流感。然而,病毒到底是从人传到猪还是从猪传到人,尚不明了。

纽约西奈山医学中心的世界著名流感病毒学家帕莱塞(Peter Palese)博士认为,"搅拌碗"理论在解释抗原漂变时是多余的:"很可能鸟类和人类病毒在人体的一个肺细胞内共同感染而增强了该病毒[3]……没有理由解释为什么重排不是发生在肺部——不管是猪肺还是人肺。不能绝对肯定其他生物就一定没有这些类型的唾液酸受体,不能绝对肯定鸟类受体真的与人的不同,也不能绝对肯定该病毒只须改变一个氨基酸就可以在别的宿主中生活得更好。"*

抗原漂变是对现有抗原的彻底背离,在允许人们快速迁移的现代运输出现之前的很长时间内,它就导致了全国性大流行病的爆发。尽管许多医学史家认为 15 世纪和 16 世纪的几次大流行病就是流感,但大家依然众说纷纭。医学史家的判断主要依据它们的传播速度和感染人数。1510 年一次起源于非洲的肺部疾病大流行"立刻袭击并肆虐了整个欧洲,几乎殃及了每一个家庭、每一个人"[4]。1580 年,另一种起源于亚洲的世界性流行病扩散到了非洲、欧洲和美洲。它十分猛烈,"在短短 6 周内就席卷了差不多所有的欧洲国家,其中只有几乎不到 1/20 的人幸免于难",而一些西班牙城市"在这场疾病中几乎遭到灭城之灾"。[5]

过去的其他大流行病毫无疑问就是流感。在 1688 年"光荣革命"时期,流感袭击了英格兰、爱尔兰和北美的弗吉尼亚。在这些地方,"人们染上了……像是瘟疫的东西"[6]。5 年后,流感再一次席卷欧洲:"无论身体状况如何,所有人都被它侵袭了……身体健壮的跟那些体弱的人一样被击垮……包括最年轻的和最年老的。"[7]1699 年 1 月在马萨诸塞州,马瑟写道:"疾病几乎遍及所有家庭,无人逃脱,尤其是在波士顿,很多人受感染,有些人受感染的方式奇怪而非同寻常,在一些家庭中所有人一起发病,一些镇上也是几乎所有人发病了。这简直是一个疾病时代。"[8]

---

　*　2001 年,澳大利亚科学家吉布斯(Mark Gibbs)发展了一个理论,认为流感病毒也能"重组"自己的基因。重组意味着一个基因的一部分结合另一个基因的一部分,这就像把两副牌一张一张摊开,然后把这些牌随机理在一起,取前 52 张拼成一副新牌。吉布斯假说就这样阐述了重组,但大部分病毒学家对此仍有所怀疑。

18 世纪至少有 3 次,甚至可能是 6 次这样的大流行病袭击了欧洲; 19 世纪则至少有 4 次。在 1847 年和 1848 年的伦敦,死于流感的人数比 1832 年大霍乱时期的死亡人数还要多。[9]1889 年和 1890 年,一场更大更暴烈的世界范围内的大流行病——虽然比起 1918 年大流感的强烈程度只是小巫见大巫——再次来袭。20 世纪则爆发了 3 次大流行病。每一次都是由于抗原漂变导致的,要么由于血凝素、神经氨酸酶或两者同时发生彻底改变引起,要么由于一个或一些别的基因改变引起。

流感大流行一般会感染某地区人口的 15%—40%。能感染并令很多人死亡的任何流感病毒都可怕得甚于一场梦魇。近年来公共卫生管理机构至少已经两次鉴定出一种感染人体的新病毒,并成功地阻止了它在人体中的适应。为了防止当时令 18 人感染、6 人死亡的 1997 年香港病毒适应于人体,香港公共卫生管理机构下令宰杀了 1 200 000 只鸡。(这一措施并没有完全消灭 H5N1 病毒,它还是在鸡身上存活,并于 2003 年再次感染了 2 人,其中 1 人死亡。不过针对该病毒的疫苗已被开发出来,尽管还没有大量投入使用。)

2003 年春天,一种新型的 H7N7 病毒在荷兰、比利时和德国的家禽饲养场现身,导致了一场更大规模的动物屠宰行动。这种病毒感染了 82 人,其中 1 人死亡。它也感染了猪。因此,公共卫生管理机构下令屠宰了近 30 000 000 只家禽和一些猪。

这场代价惨重和令人恐惧的大屠宰避免了重蹈 1918 年的覆辙,也阻止了这些流感病毒适应人体而令更多人死亡。

还有一件事令流感非同寻常。当一个新的病毒露头时,是非常"好斗"的,甚至会同室操戈,这通常促使一些老的病毒类型灭绝。因为感染会刺激身体的免疫系统调动所有的防御力量,以此来抵抗身体曾经感染过的所有流感病毒,所以老的病毒企图感染人体时就会找不到立足点。

因此，实际上在任何特定时期，不是每个已知的病毒，而只是一种类型——一个群或一个准种——的流感病毒占据主导。这本身就为一场新的大流行提供了契机，因为随着时间的推移，越来越少的人的免疫系统能识别其他抗原。

并不是所有的大流行病都是致死的。抗原漂变保证了新的病毒感染大量的人，而不是导致人大量死亡。20世纪就出现了三次大的流感流行。

最近的一次新病毒来袭是1968年的H3N2"香港流感"，它以高发病率、低死亡率席卷了世界——它令很多人发病，但几乎没有人因此死亡。1957年出现的"亚洲流感"是一种H2N2病毒，尽管它完全比不上1918年那场劫难，却仍是来势汹汹。然后，当然是1918年的H1N1病毒，它开辟了自己的杀人场。

第三部

火　匣

1918 年春,死亡成了家常便饭。到那时,已有超过 500 万的士兵葬送在所谓的"绞肉机"*里,能与那些将军的愚蠢相匹敌的就只有他们的残酷。

比如德国的将军决定血洗法国从而迫其投降,他们认为德国占据着绝对的兵力优势,若在凡尔登"以死换死"地火拼,定能取胜。而法国人却在不久后,用锐利的攻势回应了德国,相信他们的"生命冲动"**会赢得凯旋。

只有屠杀胜利了。终于,一个法国军团拒绝执行一项自杀性冲锋的命令。这场兵变波及 54 个师,政府只能依靠大规模逮捕来控制此次事变,最后有 2300 人因兵变而被判刑,其中 400 人是死刑,实际被处死的有 55 人。

没有什么能够比某份战时卫生报告更好地体现这场战争的残酷了,这是一份关于有计划地消灭战壕中的老鼠以防止疾病传播的卫生报告,主要记录如下:"老鼠牵涉了一些没有预料到的问题……它们承担了一个

---

* 指 1916 年被称作"凡尔登绞肉机"的凡尔登战役。——译者

** 法国大哲学家柏格森(Henri Bergson)的生命哲学的基本洞见就在于认识到,宇宙本质是一无限创造的生命力,柏氏称为"生命冲动"。——译者

有用的功能——在无人地带毁尸灭迹，这是它很乐意担负的职责。为此，比起杀灭老鼠，人们更愿意仅仅控制一下老鼠数量。"[1]

整个欧洲都厌倦了战争。只有美国的亲英派和亲法派没有，他们中的大部分都集中在东海岸，其中很多人占据着极具权力和影响力的职位。只有这些美国的亲英派和亲法派仍然认为战争是神圣的。他们给伍德罗·威尔逊(Woodrow Wilson)总统施加强大的压力，要求美国参战。

战争始于1914年。威尔逊抵挡住了来自国内的压力。1915年，一艘德国潜艇击沉了英国客轮"卢西塔尼亚"号(Lusitania)，威尔逊尽管公开表示了自己的义愤，但还是决定不参战，只要求德国作出限制潜艇战的承诺。他也抵制住了其他认为战争有理的辩解，并正大光明地采用"他使我们远离战争"这样的竞选口号角逐1916年的大选。他还警醒选民："如果你选择我的对手，你就是选择战争。"

威尔逊在大选当晚入睡前还觉得自己这次必定落败了，但第二天一睁眼却得到了连任的消息，这是历史上最微弱的几次票选优势之一。*

德国接着又赌了更大的一票。1917年1月31日，德国宣布，在声明24小时后，它将对中立国船只和商船恢复无限制潜艇战。德方相信，这将赶在美国援助前(如果美国最后会宣战的话)截断英、法的战争补给而令它们投降。此举彻底激怒了美国。

然而，威尔逊依旧没有宣战。

随后，齐默曼(Zimmerman)电报事件**发生了。据截获的文件显示，

---

　* 1916年，民主党总统威尔逊和共和党人休斯(Charles Evans Hughes)竞争总统宝座。当时休斯局势非常好，仅差13票即可当选，但最后威尔逊得到了加州的13张选票并几乎赢得了整个西部和旧南方，最终他以三个百分点的优势(49.4%比46.2%)险胜。——译者

　** 1917年1月17日，英国政府截获了一份德国加密电报，英国密码署虽然只破译了部分报文，但这部分内容已清晰地说明了德国的一个秘密阴谋：计划阻止美国参加第一次世界大战。随着这份电报的完全解密与美国政府和公众的关注，美国最终决定参战，因此可以说，该电报极大地影响了世界历史。——译者

德国外交部长曾经建议墨西哥加入一战同盟国,联手对付美国并且夺回新墨西哥州、得克萨斯州和亚利桑那州等地区。

威尔逊的批评者们立即气急败坏地指责威尔逊无能。在一篇著名的评论中,后来死于流感的和平主义者和社会主义者博尔内(Randolph Bourne)悲叹道:"那些时刻备战的大企业阶级渐进而持续地鼓动着人们的战争情绪,随后又接连地得到了知识分子阶层的支持。在[西奥多·]罗斯福(Theodore Roosevelt)的助威下,零星的低语变成了划一的口号,最后演变成了有力的齐声合唱。背离它的人不仅被认为不够体面,还会落个声名狼藉的下场。反对德国的尖锐咆哮正慢慢成形。"[2]

4月2日,即齐默曼电报被披露的三周之后,在内阁要求参战的一致提议下,威尔逊最终向国会递上了他的参战决定。两天后,他向一位朋友解释:"我必须怀着最真诚的目的,采用最缓慢的步调,以避免战争引导国家以单一的方式思考问题。"

因此,美国满怀大公无私的感觉加入了战争,它相信荣誉仍然是可能存在的,它仍然将自己隔绝在它所认为的腐败旧世界(Old World)之外。它不是作为一个"同盟"而战,而是作为一支"联合力量"站在英、法、意、俄集团一边。

如果有谁认为威尔逊的勉强参战意味着他并不会积极地致力于此,那就太不了解威尔逊了。像威尔逊这样刚愎自用到病态的人,实在没有几个。

事实上,威尔逊相信他的意志和精神受到另一个人,甚至是上帝的精神和希望的启示。他曾表示,"我确信我的同情心关系着"[3]所有的美国公民,并且"确信我的心声就代表了他们的心声","只要世界上存在罪恶和过失,我就不会称之为'和平'。"[4]他继续道,"美国的出现就是为了证明:对正义的热忱是源自《圣经》启示的。"

他可能是美国唯一一位如此确定地坚持这一信念的总统,绝无任何自我怀疑。与其说这是政客的特点,不如说更像是十字军战士的特点。

对威尔逊来说,这场战争就是一场圣战,而他打算发动全面的战争。也许是因为清楚自己甚于了解国家,他预言:"一旦领导人民进入战争,他们就会忘记曾经有一样东西叫做宽容。一旦打仗,你必定会变得残忍无情,并且残忍无情的精神就会植根于国家生活的本质中,感染国会、法庭、巡逻的警察以及街上的普通人。"[5]

美国受其主要执行者意志的影响如此之深,这是空前绝后的,在南北战争人身保护权悬而未决的时候没有出现过,在朝鲜战争和麦卡锡时期没有出现过,甚至在第二次世界大战时也没有出现过。威尔逊将把国家变成一件武器,变成一个爆炸装置。

始料未及的是,美国还成了传染病的打火匣。

· · ·

威尔逊宣称:"我们要为战争塑造和训练的不是一支军队,而是一个国家。"[6]

他采用了毫不手软的铁腕政策去训练国家。他确实有正当的理由可以证明,采用强硬路线是合理的。

由于一些同战争毫无关系的原因,美国曾是个频频经历变动的混乱体,它的本质和特性也时时在改变。1870 年,美国只有 4000 万人口,其中有 72% 的人居住在小镇和农场。到美国参战的时候,人口已经增长到了约 1.05 亿。仅在 1900—1915 年间,就有 1500 万移民带着新语言和新宗教涌入美国,他们大部分来自东欧和南欧,其中一些是有色人种。战后的第一次人口普查(也是首次人口普查)发现,居民数量城市超过了农村。

美国最大的种族群体是德裔美国人,一份大型的德文刊物表示了对德国的同情。德裔美国人会对抗德国吗?爱尔兰共和军在 1916 年的复活节发动起义反抗英国的统治,爱尔兰裔美国人会为英国助阵吗?中西部是孤立主义者,在美国没有遭受攻击的情况下,它们会派兵越洋作战吗？民粹主义者本就反对战争，威尔逊的国务卿、三次民主党的总统候选人布赖恩（William Jennings Bryan）在 1915 年因威尔逊对于德国击沉"卢西塔尼亚"号事件的回应太过强硬而退出了内阁。社会主义者和激进的工会主义者在工厂、落基山脉的煤炭社区、西北部都很强势。而他们，是否会为了保卫资本主义而应征入伍？

威尔逊的强硬路线就是要胁迫这些原本不情愿的人支持战争，并且镇压或者铲除那些反对战争的人。甚至在参战前，威尔逊就警告国会："我羞于承认的是，有一些美国公民……他们的不忠荼毒着国家生活的根本……这种失去理性、背信弃义以及无视政府的东西必须被根除。"[7]

他正准备这么做。

威尔逊的狂热几乎影响着国家的一切事物，包括时尚。为了节省布料——一种战争物资（任何东西都是战争物资），设计师收窄了翻领，缩小或索性省掉了衣兜。他的狂暴尤其影响了美国政府的每一项法令。在南北战争期间，林肯（Abraham Lincoln）推迟颁布人身保护权的正式文件，使数百人被囚禁。但是，那些被监禁的人可能是真正危险的武装叛乱分子。林肯的身后留下了格外尖锐的批评，经久不息。威尔逊相信他自己没有做得更过分，他对堂兄说："多亏了林肯[8]，我不会再犯他的错误。"

政府强迫民众顺从，用各种方式控制言论，比如恐吓的方式，这在美国是前所未闻而且也是后无来者的。发布参战宣言之后不久，威尔逊在国会的合作下推行了《反间谍法》（The Espionage Act），但它只是在新闻审查制度合法化上纠缠不清，尽管威尔逊称其为"一个势在必行的法令"[9]。

这个法案使得邮电部长伯利森（Albert Sidney Burleson）有权拒绝递送任何他认为是不爱国或者是受到政府批评的期刊。并且，国内的大部分政治演说在电台播出之前都要通过邮件接受审查。伯利森是一个心胸狭窄、睚眦必报的南方人，他表面上是一个人民党党员，但是他更接近于蒂尔曼(Pitchfork Ben Tillman)而不是布赖恩那一翼。伯利森不久就命令，停止递送任何有迹象显示对战争欠缺热情的国内出版物和外语出版物。

而司法部长格雷戈里(Thomas Gregory)索要的权力则更大。格雷戈里是一名改革论者，在威尔逊提名布兰代斯(Louis Brandeis)为最高法院法官一事中起了很大的作用。布兰代斯是一名自由主义者，也是进法院工作的首位犹太人。现在，留意到美国是一个"由民意统治的国家"[10]，格雷戈里打算帮着威尔逊统治民意，进而通过民意统治国家。他要求国会图书馆馆长向他报告某些特定书籍的借阅者名单，并且解释说，政府需要监控"个人因偶然或者冲动所致的不忠言论"[11]。后来，格雷戈里又积极推动制定一项涉及面更广的法令，这样可以惩罚那些"出于好的动机或者……(如果)是未被查明的卖国动机"[12]的言论。

曾有过这样的一项法律。那是在 1798 年，在法国不宣而战的战争压力下，北部联邦主席约翰·亚当斯(John Adams)及其党派通过了《镇压叛变法》(The Sedition Act)，该法将"以印刷、发表或发行……任何虚假的、诽谤性的和恶意的文字作品"方式攻击政府的行为都定为违法。但这项法令激起了争议，导致亚当斯连任失败，并且引发了历史上唯一一次对最高法院大法官的弹劾，因为大法官蔡斯(Samuel Chase)不但帮助大陪审团审判一些评论家，而且对这些评论家从严惩处。

威尔逊政府的政策有过之而无不及，然而没有造成太大的反对。新的《镇压叛变法》规定，"发表、印刷、撰写或发行任何反叛、亵渎、贬低或侮辱美国政府言论的行为"，可判处 20 年监禁。人们会因为咒骂或批评政府而入狱，即使他们所说的是事实。霍姆斯(Oliver Wendell Holmes)起草了最高法院意见，认为该法案——战后其仍坚持对被告判处较长的刑期——是合乎宪法的，并提出，《第一修正案》(The First Amendment)并不保护那些"措辞……产生了明确、直观危险性"的言论。

为了执行这项法令，美国联邦调查局的首脑同意设立一个志愿组织，作为司法部门的附属机构,命名为美国保护联盟(APL),并批准其成员佩戴徽章以表明他们的"特工"身份。短短数月,APL 就拥有了 9 万名成员。一年之内,20 万名 APL 成员在 1000 个组织中发挥着作用。[13]

在芝加哥,联盟成员的一个"机动小组"和警察一起,跟踪、骚扰并袭击了世界产业工人联合会(IWW)的一些成员。在亚利桑那州,联盟成员和义务警员将 1200 余名 IWW 成员及其"合作者"囚禁在货车车厢中,弃于新墨西哥州边界沙漠中的一段铁轨侧线上。在伊利诺伊州的罗克福德,军队求助于联盟,从而获取了 21 名黑人士兵的供词,这些士兵被指控袭击白人妇女。在全国,联盟的"美国警戒巡逻"专门针对"具有煽动性的街头演讲",[14] 有时他们会要求警察以扰乱治安为由逮捕演讲者,有时,他们的行动则更加……赤裸裸。在全国各地,联盟成员都在暗中监视他们的邻居,调查"懒鬼"和"食物囤积者",迫切了解人们为什么不买——或者不买更多的——自由公债*。

国家明令禁止教授德语,同时,艾奥瓦州的一个政客也警告说:"教德语的人中十之八九都是叛国者。"[15] 在街上或在电话中用德语进行交谈是可疑行为。德式酸菜改名为"自由卷心菜"。《克利夫兰老实人报》(Cleveland Plain Dealer)评论道:"国家迫切想根除叛国行为,不管这种行为是比较隐蔽还是明目张胆。"[16]《普罗维登斯日报》(Providence Journal)每天都登出警示标语:"除非结交多年并且彼此深入了解,否则每一个在美的德国人和奥地利人都将被视为间谍。"[17] 伊利诺伊州律师协会宣布,那些为拒服兵役者作辩护的律师是"不爱国的"和"违反职业道德的"。哥伦比亚大学校长巴特勒(Nicholas Murray Butler)是一位有影响的

---

* 自由公债也称为自由认购公债,即不附带任何强制性条件,由应募者自由认购的公债。真正意义的自由公债通常指政府在金融市场上出售的公债。政府对这部分公债的发行一般不施加任何附带条件,任由应募者自由认购。在 1917 年第一次世界大战期间,为筹集战争经费,美国政府发行了自由公债。——译者

共和党领导人,他解雇了那些对政府心存不满的教员,认为:"原可容忍的如今再也忍无可忍。曾经的执迷不悟成了现在的煽动叛乱。过去的愚蠢荒唐成了现今的通敌卖国。"[18]

政府发布数以千计的海报和广告,鼓动人们向司法部门举报"散播悲观情绪、泄露或探听军事机密、疾呼和平以及贬低我们为赢得战争所作努力"[19]的任何人。威尔逊自己也开始谈论美国"上上下下"由"特务和被利用的人"进行着的"险恶的阴谋"。[20]

甚至连威尔逊的敌人以及照理应该是国际主义分子的共产主义者,都不信任外国人。美国开始出现两个共产主义政党,[21]其中一个的成员都是土生土长的美国人,另一个的成员90%是移民。

西蒙·弗莱克斯纳的一位密友汉德法官后来评论:"那个社会已经步入了瓦解的阶段,每个人都将自己的邻居视为假想敌。人们对既定信条(政治和宗教)的不遵从成为不满的标志,没有细节和支持者的举报替代了证据,正统观念扼杀了提出异议的自由。"[22]

但是,美国社会才没那么容易瓦解。事实上,它正围绕着一个核心在结晶,它比以往更专注于一个目标,或者可能是再次专注于一个目标。

威尔逊采用监禁等强硬路线威胁反对者。联邦政府也控制着绝大部分的国民生活。战争工业局分配原料给工厂,确定利润,控制战争物资的生产和价格,并且和国家战争劳工局一起制定工资标准。铁路管理局几乎将美国的铁路工业完全国有化了。燃料管理局控制着燃料的分配(为了节约燃料,它创立了夏时制)。在赫伯特·胡佛*的领导下,食品管理局对农产品的生产、定价和分配进行监控。政府成了一言堂,用囚禁来恐吓

---

* 斯坦福大学第一届的学生,后成为美国总统。胡佛一生省吃俭用,为的是帮助挨饿的人。他号召全美人民解救饥民,当时创造了一个英文词 Hooverize(胡佛化),意思为"省吃俭用,帮助灾民"。——译者

反对者,并以嘶喊压过其他声音,将自己视为美国精神。

战前,麦克阿瑟(Douglas MacArthur)少校写过一份长篇建议书,提议如果国家开战的话,应当建立一个彻底的新闻审查制度。与威尔逊的好友豪斯(Edward House)上校关系密切的记者布拉德(Arthur Bullard)则持相反观点。国会否定了新闻审查制度,意味着他们接受了布拉德的观点。

布拉德曾在欧洲为《展望》(*Outlook*)、《世纪》(*Century*)、《哈珀周刊》(*Harper's Weekly*)等刊物撰写战报。他指出,英国政府对新闻进行审查误导了英国人民,削弱了民众对政府的信任及对战争的支持。布拉德仅仅依靠罗列事实进行争论,这对真相本质没有产生特别影响,仅对效力有些影响而已:"真理和谎言是武断的用语……没有什么经验能向我们证明谁更好……有很多死气沉沉的真相和生机勃勃的谎言……一个想法的力量在于其触发灵感的价值,而与其真假无甚关系。"[23]

此后,也许是应众议院的要求,李普曼(Walter Lippman)*在1917年4月12日——美国宣战后一周——向威尔逊递交了一份创设宣传局的备忘录。进步时代的一大后果——也是许多领域专家层出不穷的后果——就是人们坚信社会精英知晓最多。最具代表性的是,李普曼后来称社会对普通民众来说"太大、太复杂",不容易理解,因为大部分公民"在智力上与儿童和野蛮人相当……自主只是一个人个性的众多因素之一"。李普曼极力主张自治应服从于"命令"、"权力"和"国家繁荣"。[24]

收到备忘录的第二天,威尔逊就颁布了第2594号总统令,成立了公共信息委员会(CPI),并任命克里尔(George Creel)为负责人。

克里尔英俊潇洒、热情奔放(战后数年,已经步入中年的他有一次竟然爬上了舞厅的枝形吊灯并在上面摇晃[25]),他打算创造"一个相互友爱、

---

* 美国专栏作家、政论家。——译者

万分投入并且英勇无畏的白热化群体"[26]。

为此,克里尔动用了数万份新闻发行物和照例未经修订就登载于报的特别报道,这些相同的出版物形成了一套自检制度,编辑们不会发布任何他们认为会有损士气的消息。克里尔还组建了一支叫做"四分钟男人"的队伍——人数最终逾 10 万——他们在会议、电影、歌舞表演及其他形式的娱乐活动开始前作简短的演说。博尔内悲哀地评述道:"所有这些知识分子的内聚性——群体本能,外人看来是那么歇斯底里、那么充满奴性,却以高度理性的姿态出现在我们面前。"[27]

克里尔一开始只打算报道那些经过认真筛选的事实和己方获胜的战役,避免将恐惧作为手段,但不久态度就急转。克里尔的新姿态在其手下一个撰稿人的声明中得以具体表现:"铭印在我们旗帜上,甚至高于上帝的,是我们座右铭中最为崇高的一句——'我们服从'。"[28] 他们服从于一个目标。一幅为自由公债销售做广告的海报以警告式的语言书写道:"我就是舆论。所有的人都怕我!……如果你有钱却不买的话,我就把你这里一扫而光!"[29] 另一则 CPI 的海报问:"你见过德皇信徒吗?……你可能在旅馆大厅、吸烟室、俱乐部、办公室甚至家里发现他的身影……他是最恶毒的谣言散播者。他不断重复所有的流言、批评,并会谎称我国某处陷入了战争。他能以假乱真……人们就那样……出于空虚或是好奇抑或**反叛**,开始帮助德国宣传员散播不满的种子……"

克里尔要求"100%的美国主义"并且计划"每一颗'印刷子弹'都命中目标"。[30] 同时,他告诉"四分钟男人",恐惧是"要在平民中培养的一个重要元素。仅站在最高道德水准上进行谈话很难团结到人。也许,为理想而战必须与自卫的本能相结缔"[31]。

"自由之歌"是每周都举行的一项社团活动,源于费城并遍及全国。不管是儿童合唱队、理发店四重唱还是教堂唱诗班,都演唱爱国歌曲,而观众也与之相和。每次集会都以"四分钟男人"的演说开场。

靡靡之音被禁止。威尔逊在普林斯顿时期的学生、洛克菲勒基金董事会成员(后来任主席)雷蒙德·福斯迪克领导着一个训练营活动委员会。这个委员会严禁类似《我想知道现在谁在吻她》这样的歌曲,以及"恶意模仿"诸如"范·温克尔(Rip Van Winkle)先生不在的时候,谁为温克尔夫人付房租?"之类的"令人疑窦丛生和绵里藏针的笑话,这会给士兵的思想投下不满、担忧和焦虑的阴影,令他们开始思念故乡……这些歌曲和笑话是德国鬼子用来动摇军心的文字宣传,他们对我们的士兵编造家乡正在受难的子虚乌有的故事"[32]。

威尔逊没有给予敌人任何怜悯。为了启动自由公债运动,他要求,"武装!最强的武装!没有任何约束和限制的武装!正义和胜利的武装将重新制定世界规则,并将使任何自私的统治灰飞烟灭。"[33]

这种军队最终——即使是间接的——增强了流感的侵袭并且破坏了社会结构。如果威尔逊尽量用一种比较温和的方式领导国家,那么这种危害就会减轻,但也只是稍微减轻些而已。

这种较为温和的方式指的是美国红十字会。

如果说美国保护联盟是动员公民(几乎都是男性)去监视和攻击那些批评战争的人,那么美国红十字会就是动员公民(几乎全是女性)采用更有效的方式。国际红十字会创立于 1863 年,在第一份《日内瓦议定书》(Geneva Convention)中,它阐明自己关注的焦点是战争以及战俘的合理待遇问题。1881 年,克拉拉·巴顿(Clara Barton)*创立了美国红十字会。第二年,美国接受了国际红十字会的章程。第一次世界大战前,所有参战国都是国际红十字会的成员,但每个国家的协会都是独立的。

美国红十字会是一个半官方的机构,它的名义会长就是(现在也

---

* 美国红十字会创始人,首任会长。她领导红十字会致力于救济救灾工作,为红十字会发展作出了卓越贡献。——译者

是)美国总统。国会正式授权它在非常时期为国家服务,美国红十字会在战争期间与政府的关系变得更加紧密。美国红十字会中央委员会的主席是威尔逊的前任——塔夫脱(William Howard Taft),威尔逊任命的是整个"战争理事会",它是红十字会真正的管理者。

美国一加入第一次世界大战,美国红十字会就宣布它会"竭尽全力用各种方式……援助我们的盟国……在这次巨大的世界危机中,本组织将恰如其分地协调人们的爱心和努力,以达到最高的目标"[34]。

没有比它更爱国的组织了。它全权负责提供护士,数万名护士被送上了前线。它在法国组织了 50 个基地医院。它配备了一些有轨电车作为专门的实验室,以防止疾病爆发——不过,它们仅供军方使用,不包括平民,并且将它们派驻下去"以便病人可在 24 小时内被移送到(全国)任何地方"[35]。(洛克菲勒研究所也将一些有轨电车配备成先进的实验室,并将它们安置在全国各地。)它几次组织照顾了因军需品工厂爆炸而受伤或无家可归的平民。

但是,它扮演的最重要的角色与医学和灾难无关,而是将国家团结在一起,因为威尔逊用它来联系国内的各个团体。当然,红十字会也不会浪费能扩大其在美国生活中影响的机会。

它的声望在几次天灾之后树立了起来:1889 年约翰斯敦发洪水,当时一座水坝决堤,洪水如重锤般击碎了宾夕法尼亚州的这座城市,2500 人在洪水中遇难;1906 年旧金山地震;1912 年俄亥俄和密西西比河发特大洪水。另外,在美西战争以及随后的镇压菲律宾起义中,它为国家贡献了力量。

第一次世界大战初期时美国红十字会只有 107 个地方分会,战争结束时分会达到 3864 个。

它的踪迹遍布大城小镇。它使人们明白,参加红十字会的活动就是参与了为文明而进行的伟大运动,尤其是美国的文明。它运用微妙的社会压力促使但并不强迫人们加入。它甄选出一个城市里最杰出、最有影响力、最具亲和力的人来领导地方分会。它诚恳地告知对方他对于战争的重要性，以及他是多么地不可或缺。不出意外，他总会点头同意。它还邀请第一女主人、城市中"上流社会"的领导或者小镇上所谓"上流社会"的领导主持妇女辅助机构，如在费城就是马丁（J. Willis Martin）夫人，她创办了国内第一个花园俱乐部，她和丈夫家世都十分显赫。在哈斯克尔县是迈纳夫人，她的父亲是堪萨斯州西南部最大的地主。

1918 年，在全美国 10 500 万总人口中，有 3000 万是红十字会的积极支持者。800 万美国人（几乎是全国总人口的 8%）成为地方分会的工作人员（红十字会的志愿者人数在一战时比二战时要多，尽管到二战时全国人口增长了 30%）。这支庞大的志愿者力量几乎全由妇女组成，而她们可能还在工厂工作。每个分会都会收到一个生产配额，然后按照配额生产。她们编织了上百万件毛衣、上百万条毯子、上百万双袜子，同时还制造家具。她们完成了所有要求的工作，而且完成得相当出色。当联邦食品管理局说，需要桃、洋李、海枣、李子、杏、橄榄和樱桃的果核生产防毒面具中的活性炭时，报纸报道："在各个城市里，糖果店和饭店开始以成本价供应坚果和水果，以此回收果壳和果核，这是一项爱国举措……每一个男人、女人和孩子，只要他有亲友正在军队服役，他就应该将为防毒面具提供足够的炭原料视为自己应尽的义务。"[36] 遍布全国的红十字会分会因此收集到了成千上万吨的果核，数量如此之大，令他们最终不得不告诉民众可以停止了。

威廉·麦克斯韦尔（William Maxwell）是一名在伊利诺伊州林肯镇长大的小说家及《纽约客》（*New Yorker*）的编辑，他回忆道："母亲被招募去为士兵们上绷带。她穿白色的衣服，并将一种类似餐巾的东西戴在头上，那东西的正面还有一个红色的十字。在学校，我们把洋李的核攒下来，据说要将其变成防毒面具，因此镇上都知道了战争的事……所有的事都展现着参战的积极景象。"[37]

战争吸引着整个国家的目光。征兵标准最初限定的是年龄为 21—30 岁的男性,不久就扩大到了 18—45 岁的男性。即使基数扩大了,政府仍宣布处于那个年龄段的**所有**男人都会在一年内被征召入伍——**所有**的男人,政府这样说道。

军队至少还需要 10 万名军官。学生军事训练团是生力军的主要来源,它接受"自愿参加的男人……立即使他们变成现役军人"。

1918 年 5 月,战争部长牛顿·贝克(Newton Baker)给所有"达到学院级别"的机构——从马萨诸塞州剑桥城的哈佛大学到俄勒冈州波特兰市的北太平洋牙科学院——的负责人写信。他不是要求合作,更不是请求允许。他简单地陈述道:"军队将向每个学院级别的机构派遣提供军事训导的军官和士兵,这项活动招收 100 名或者更多的男生……我们鼓励所有年龄超过 18 岁的学生来应征……指挥官……[将]加强军事训练。"[38]

1918 年 8 月,一名部属将贝克的话附在备忘录中转给大学管理者,陈述战争很可能需要"在未来 10 个月内,动员所有 21 岁以下、身体条件合适的在校学生……这些学生要自愿成为美国军队的士兵,穿制服,服从军事纪律并可以得到士兵津贴……履行完整的兵役"[39]。一旦军队组建起来,所有人都会被送上前线。20 岁的士兵参战前将接受为期仅三个月的训练,更年轻的训练时间也不过就多几个月。"考虑到大部分学生士兵留在学校里的时间相对很短,并且还有艰巨的军事任务等待着他们,学术教育必须按照是否具备直接的军事价值的方针进行调整。"

因此,学术课程被停掉了,取而代之的是军事训练。军官们拥有全国每一所大学的实际掌控权。高中被"敦促着加强教育,以便 17 岁和 18 岁的男生可以尽快进入大学"。

从威尔逊选择战争的那一刻起,国家就完全投入了战争。最初,在欧洲的美国远征军数量并不多,比小规模战争的部队多不了多少。但美国军队正在逐渐壮大,将整个国家铸造成一件武器的目标眼看就要水到渠成。

铸造的过程就是将几百万年轻人塞进兵营极端紧张的空间里,那些兵营的数量比计划的少得多。这个过程也将几百万工人带进工厂和没有足够居住空间的城市里,男人和女人在那里不仅要共用一个房间,还要共用一张床铺,甚至要轮流使用床铺,当一班工人回到家(如果他们的房间可以称之为家的话),他们爬上的床是另一班去上工的工人刚刚腾出来的。他们呼吸着一样的空气,用同一批杯子喝水,用同一批刀叉吃饭。

这个过程也意味着,通过胁迫和自愿达成的协作,除了明显的漠视事实,政府控制了信息的流通。

国家的全然投入就这样为巨大的"绞肉机"提供能量,让生命轻而易举地被碾落成尘。而技术和自然共有的那种冷冰冰的无动于衷,以及这个国家不甘只成为武器供应者的野心,令这些生命消逝得更快了。

当美国仍旧保持中立时,时任美国科学院院长的韦尔奇及其同事们正密切关注着他们的欧洲对手,后者正在力图完善杀人武器。

技术在战争中总是紧要问题,而这是第一场真正的科学之战,第一场为工程师及其能力量身定做的战争——不仅要建造大炮,还要建造潜艇和飞机坦克;第一场为化学家和生理学家的实验室量身定做的战争——发明或者抵御致命毒气。如同自然界一样,技术总是展示其冰冷的一面,但又为其影响加温。一些人甚至把战争本身看作一个庞大的实验室,在其中试验和改进的除了硬科学外,还有群体行为的相关理论、生产方法的科学管理理论以及被视为新科学的公共关系理论。

美国科学院本身就是在内战期间为指导政府对科学进行管理而诞生的,但它并不导引或协调有关战争技术的科学研究。美国没有哪个研究所这么做。1915年,天文学家海耳(George Hale)怂恿韦尔奇和科学院的其他人领头创建这样一个研究所,他说服了他们。韦尔奇1916年4月写信给威尔逊总统说:"科学院视自愿协助并确保其成员无条件应征入伍为己任,以备战争所需。"[1]

当韦尔奇初抵霍普金斯大学时,威尔逊是那里的研究生。后者立即邀请了韦尔奇、海耳和其他人到白宫,他们提议设立一个国家研究理事会来指导所有与战争相关的科学工作,但首先需要总统正式提交建会申请。威尔逊立即就同意了,尽管他坚持该提议要保密。

威尔逊想保密是因为任何备战行为都会引发争议,而且他准备动用所有的政治资本来建立国防理事会,为国家参战后政府接管经济资源的生产与分配所需的变革制订计划。理事会成员由包括战争部长和海军部长在内的6名内阁部长及7名政府外人士组成。[具讽刺意味的是,鉴于威尔逊强烈的基督教思想,7人中有3个是犹太人:美国劳工联盟领袖龚珀斯(Samuel Gompers),金融家巴鲁克(Bernard Baruch)以及西尔斯百货公司总裁罗森沃尔德(Julius Rosenwald)。几乎与此同时,威尔逊还任命布兰代斯为联邦大法官。所有这些都标志着犹太人第一次在政府中占据了重要的一席之地。]

但有威尔逊的默认就足够了。韦尔奇、海耳和其他人成立了他们的新组织,吸纳了若干领域中有威望的科学家,这些科学家能召集其同行从事一些特定领域的研究,这些研究与其他领域的研究相结合,具有潜在的应用价值。医学就是如此,已经成了战争的一种武器。

此前,美国医学科学界已经形成了一种组织框架。当然,这种框架并未以任何外在形式表现出来,但确实是存在的。

坐镇顶端的韦尔奇是总指挥,他的匆匆一瞥就能改变有些人的一生,他的微微颔首就能令大笔经费流向某个研究所。只有他在美国科学界拥有如此力量,自他之后再也无人拥有这样的权力。

下一梯队是一小批韦尔奇的同一代人。他们曾同韦尔奇并肩作战,改变美国的医学,也有着为人称道的良好声誉。同样是许多研究所的创始人但屈居韦尔奇之后的是沃恩,他在密歇根创办了一个实体,成为唯一的霍普金斯大学之外呼吁医学教育改革最重要的声音。在外科方面,查尔斯·梅约(Charles Mayo)和威廉·梅约兄弟早已奠定了他们的巨匠地位,也是促进变革极为重要的同盟力量。在实验室方面,西奥博尔德·史密斯表现得相当活跃。在公共卫生领域,比格斯接管了州卫生局,已经使纽约市卫生局成为可能是当时世界上最好的地方卫生局。而在罗得岛州的普罗维登斯市,蔡平(Charles Chapin)已经将最严格的科学运用于公共卫生问题,他由此得出的结论正变革着公共卫生实践。此外,在美国军方,陆军军医署长戈加斯(William Gorgas)也已享誉世界,秉承并光大了斯滕伯格的传统。

国家研究理事会和国防理事会都有医学委员会,由韦尔奇本人、戈加斯、沃恩和梅约兄弟掌控。他们5人都曾担任过美国医学会主席。但引人注意的是,布卢(Rupert Blue)不在其列,当时他是外科主治医师以及美国公共卫生部负责人。韦尔奇及其同事对布卢的能力及判断力持怀疑态度,因而不仅阻挠他参加这些委员会,而且不允许他提名自己的代表。他们从公共卫生部另找了一个他们信任的科学家。公共卫生部负责人的参与如此之少可不是个好兆头。

计划甫一开始,这些人就关注着战争中最大的杀手——不是战斗,而是传染病。纵观历史上的战争,死于疾病的士兵常多于战斗伤亡人数,而传染病通常还会从军队传播到平民之中。

的确是这样,不管是在古代还是美国内战中,有一人因战而亡就有两人患病而死(美国内战双方计数,185 000人死于战斗或受伤,373 000人死于疾病)。即使在科学家接受了病菌学说以及现代公共卫生措施之后,死于疾病的士兵仍旧多于阵亡士兵。[2]在英国和南非白人殖民者之间发起的布尔战争(1899—1902)*中,每有一名士兵阵亡,就有10名士兵死于疾病(英国人还把将近1/4的布尔人投入集中营,导致26 370名妇女和孩子死于集中营)。在1898年的西班牙—美国战争中,每有一个美国士兵因

---

* 英国人和布尔人之间为了争夺南非殖民地而发动的战争。——译者

战斗伤亡,就有 6 个病故——差不多都是死于伤寒。

美西战争中的士兵简直就是无端送死。军队已经在几个月内从 28 000 人扩充到 275 000 人了,国会拨出的 5000 万军费没有一个子儿给军医部;结果,驻扎在齐克莫加的有 60 000 名士兵的营地中甚至没有一台显微镜。[3] 军医署长斯滕伯格也未被授予任何权力,他气愤地就可能导致卫生危机的营地设计及供水设施提出抗议,但军事工程师和作战官员一口回绝了他。他们的固执导致了大约 5000 名美国青年的死亡。

其他疾病也同样危险。在正常情况下,甚至一些轻度的疾病(如百日咳、水痘以及流行性腮腺炎)入侵"原始"人群[4]——以前没有接触过这些疾病的群体——也常令大量的人死亡,而青壮年特别容易受到攻击。例如,在 1871 年的普法战争期间,巴黎围困时的麻疹病人死亡率为 40%;1911 年,麻疹在美军中流行性爆发,感染此疾病的人死亡率为 5%。[5]

这些事实引起了韦尔奇、沃恩、戈加斯和其他人深深的忧虑。他们致力于为军队提供最好的医学科学。韦尔奇时年 67 岁,个子矮小,肥胖,成天气喘吁吁,身着军装。他大部分时间都忙于军中事务,在华盛顿时只使用戈加斯个人办公室中的一张桌子。沃恩 65 岁,体重达 125 公斤,着军装,担任军队传染病部门负责人。弗莱克斯纳 54 岁,也着军装。戈加斯授予他们所有人少校军衔,这是当时所允许的最高级别了(规定改变后,后来他们所有人都升为上校)。

他们不仅要考虑如何照顾伤员,考虑寻找洋地黄 * 的来源——这味药以前都从德国进口(童子军在俄勒冈州收集到毛地黄,检测发现它能用于生产合适的药物),考虑外科器械(这些也都靠进口,所以他们建了一家工厂进行生产),找出最有效的方法完成大量的洗衣消毒工作(他们要求蔡平作调查)。

----

* 用于生产治疗心脏衰竭药物的生药。——译者

他们还要考虑流行性疾病。

对军队医疗行为负主要责任的一个人是军医署长戈加斯。军队赋予他的权力就那么一丁点——并不比斯滕伯格多多少。然而,戈加斯的能耐就在于,尽管面对的上级尽是些不闻窗外事的老好人以及彻头彻尾的反对者,他从他们那里仍然获益颇丰。

戈加斯是一个生来乐观、开朗而虔诚的人,他的父亲曾任南部邦联的长官(后来成为亚拉巴马大学校长)。具有讽刺意味的是,戈加斯当初从医出于另一目的:军旅生涯。在进不了西点军校之后,这似乎是他参军的唯一途径了,因而他不顾父亲的执意反对而从医。戈加斯在医学方面如鱼得水,喜欢人们以"医生"而不是军阶称呼他,甚至当他荣升"部长"后也是如此。他热爱学习,每天都腾出一定的时间进行阅读,让思绪在小说、科学和古典著作之间游走。[6]

戈加斯的眼神包含着一种独特的温柔,使他看起来很绅士,他似乎对每一个人都彬彬有礼。然而,他的表现和态度都只是一种假象,掩盖了他的激情、果断、关注力以及偶尔的凶狠。当处于危机或者干扰之中时,他表现出来的沉着使他成为风平浪静的中心,这种平静安抚了其他人并给予他们信心。但是,私下里,在遇到愚蠢的事情后,若不完全是他的上级犯下的错误,他会狠拉抽屉,猛敲墨水瓶,疾冲出办公室并嚷嚷着,威胁说要走人。

如同斯滕伯格一样,他大部分的早期生涯是在西部前线阵地度过的,尽管他也听过韦尔奇在贝尔维医学院上的课。与斯滕伯格不同的是,他自己不做任何重要的实验室研究,但他相当顽强,也受过很不错的训练。

他的工作能力和果断性集中体现在两件事上。第一件事发生在美西战争后的哈瓦那。他并不属于研究黄热病的里德小组,后者的工作事实上也未能使他确信蚊子传染这种病。不过,他还是被指派到哈瓦那灭蚊。

他圆满地完成了工作——尽管还有人怀疑这项工作的有效性,使得1902 年黄热病死亡率下降到零。**是零啊!** 而疟疾死亡率下降了75%(这个结果使他相信蚊子假说是正确的)。当他后来负责扫清来自巴拿马运河沿线建筑点上的黄热病时,迎接他的是一个更重大的胜利。在这项工作中,他的上级否认"蚊子假说",给他的资源几近于无,并且妄图削弱他的权威、破坏他的努力以及诋毁他的人品,目的就是为了将他替换下来。他坚持下来了——并取得了成功,部分依赖于他对疾病所表现问题的了解和洞察,部分依赖于他对付那些职业官僚的能力。在这个过程中,作为一个公共卫生和健康方面的国际专家,他也赢得了人们的尊敬。

戈加斯1914 年当上军医署长,上任伊始即与国会议员及参议员周旋,索要钱和权力,以备美国参战之需。他不想重蹈斯滕伯格在美西战争中的覆辙。1917 年,他认为自己已经功德圆满,于是递交了辞呈,准备转投洛克菲勒资助的国际卫生项目。当美国参战后,他撤回了辞呈。

此时的戈加斯63 岁,白头发,一副八字胡,很瘦——从小他就体弱多病,所以尽管他的食欲好得堪与韦尔奇抗衡,他还是很瘦。他的第一项任务就是将自己置身于一群最出色的人之中,同时又尝试着将自己和他们的影响注入军队计划中。在准备新建几十座营房时,战争部高级长官并未向他咨询选点问题,但军队工程师在实际设计训练营时很在意医疗部的意见,他们迫切地想要避免1898 年的错误,那次错误让几千名士兵送了命。

仅在另一个领域,陆军医疗部收到了战争部首脑要求他们出席一个什么听证会的通知。这是一场抗击性病的恶战,一场由进步人士组成的政治联盟——他们中的许多人都坚信完善世俗社会是有所裨益的——以及基督教的道德家作为强劲后盾的苦战。(同样是这一对奇怪的政治组合不久后还联合起来实施禁酒。)戈加斯办公室认识到了"性道德家所走向的极端。他们不切实际、固执己见、夸大其辞,甚至是不可理喻——如果不是出于有目的的欺诈的话"[7]。但是,戈加斯办公室也知道,军队中

1/3 的因病缺勤都由性病引起。军方无法容忍这样的缺勤。

医疗队告诉士兵们用手淫替代召妓。他们张贴出"染上花柳病,形同叛国"[8] 这样的标语。士兵们每个月要进行两次性病检查,任何感染者都被要求指认和谁以及在何处发生性行为,士兵们若因性病告假将扣减军饷,甚至很可能要接受军事审判。在最高政治领袖的支持下,军队明令禁止嫖娼,基地方圆近 10 公里内严禁出售含酒精饮料——军队有 70 个基地分布全国各地,共有一万多名陆海军士兵。27 个州的卫生局通过了规定,容许人们拘留性病患者,"直至他们对社会再无危害"[9]。80 个红灯区关门了。甚至连新奥尔良传奇般的斯托里维尔(Storyville)* 也不得不停止营业,那是一个妓女合法化的地方。也是在那儿,伯顿(Buddy Bolden)**、莫顿(Jelly Roll Morton)***、阿姆斯特朗(Louis Armstrong)**** 等人发明了爵士乐。新奥尔良市长贝尔曼(Martin Behrman)可不是什么改革家,他所管理的政治机器是如此严格,简直就是个"紧箍咒"。

但即使戈加斯有权力当机立断处理性病,即使工程师们在设计供水设备时听从他的卫生专家的意见,在其他事情上,军队对其建议仍然置若罔闻。至于那些在他看来只与科学有关而完全与政治权重无关的方面,他甚至连参加军方听证会的资格都没有。甚至当美国研究人员开发出一种针对坏疽的抗毒素时,戈加斯都无法说服军方出资赞助在前线进行试验。韦尔奇安排洛克菲勒研究所支付该研究组前赴欧洲的费用,并安排了在英国

---

* 美国路易斯安那州新奥尔良市 38 街区,1897—1917 年是美国最出名的红灯区,斯托里维尔得名于提出建设该区的一个市政官员之名字,该区对爵士乐发展产生过较大的影响。——译者

** "小号吹奏之王",新奥尔良第一位爵士乐手。——译者

*** 第一个伟大的爵士乐作曲家和钢琴演奏者,对美国爵士音乐的形成和完善功不可没,散拍(一种多用切分音的早期爵士乐)和爵士钢琴转型期的关键人物。——译者

**** 爵士巨匠,摇滚乐先驱,音乐史上最有影响的音乐家之一。"What A Wonderful World"是其最为著名的作品,后来被无数的音乐家翻唱过。——译者

医院中的英国军人试验抗毒素。[10]（尽管尚不完美，但它确有效果。）

那时，在许多方面，戈加斯、韦尔奇、沃恩和他们的同事是作为一个独立于军队外的团队运作的。但他们不能独立处理传染病的相关事务，也不能独立或一个人操纵容纳几十万（事实上是上百万）年轻人的营房。

战争伊始，美国有 140 000 名医生，其中仅有 776 名为陆军或海军服务。

军队需要成千上万名医生，而且立即就要。对科学家的需求也是如此。大多数人想尽办法想成为志愿者，希望参与这场正义之战。

韦尔奇和沃恩参军了，尽管他们超重近 50 公斤，而且超过了正规军队规定的退休年龄。无独有偶，弗莱克斯纳在 54 岁时也参了军，他在宾州的门徒刘易斯、在哈佛的罗西瑙、在华盛顿大学的奥佩也都纷纷参军。全国各地的实验科学家都在报名参军。

为了避免科学家因充当志愿者或应征入伍而流失，弗莱克斯纳向韦尔奇建议，把整个洛克菲勒研究所整合到军队中去。韦尔奇把这个建议告诉了戈加斯，戈加斯的助手回电道："部队会如您所愿进行安排。"[11] 就这样，洛克菲勒研究所成了军队附属一号实验室，而且没有附属二号实验室。身着军装的人们在实验室和医院走廊里列队行进。一位副官监督着技术员和看门人保持军纪，并训练他们在约克大街上列队游行。午餐成了"大锅饭"。架设于车上的一个包括住所、病房、实验室、洗衣房和厨房的流动医院，驶入 64 号到 66 号大街的研究所前院，处理士兵们难以处理的伤口。军士们要求向被授予军衔的科学家——除了两个加拿大籍的二等兵——敬礼。

仅是表面上的变化是不可能容许生活如常进行的[12]*。在洛克菲勒，

---

* 越战期间，许多医生—科学家加入公共卫生部以逃避服兵役，但他们的工作就像平时一样。他们被安排到国立卫生研究院，该院也因为天才云集而达到其历史上的鼎盛时期。

工作的本质被重新构造。几乎所有的研究都变成了与战争相关的事务或成了授课。1912 年的诺贝尔奖获得者卡雷尔是断肢再植与器官移植以及组织培养的先驱——他使鸡的部分心脏存活了 32 年,他向新入伍的数以百计的医生教授外科手术。其他人则教授细菌学。有一个生化学家研究毒气。另有一个化学家则探索从淀粉中获得更多丙酮的方法,后者可用来制造炸药及加固覆盖机翼表面的材料。劳斯重新调整方向而研究血液的保存,当时完成的工作后来——10 年后——获得了诺贝尔奖。他研究出了一种至今仍在使用的保存血液的方法,利用该方法,人们于 1917 年在前线建立了第一个血库。

战争也削弱了临床医生们的后备力量。戈加斯、韦尔奇和沃恩为此拟了个计划。1916 年 12 月,他们通过国防理事会要求州医疗联合会秘密地对医生进行分等。约一半的临床医生被评估为不适合服役。因而,当美国真正参战后,军队首先考查了每一位 1914 年、1915 年和 1916 年医学院毕业的男生,如沃恩所言,寻求"班上最好的学生"[13]。这可以提供约一万名医生。许多最好的医学院也把他们的教员送往法国,在那里,学校作为一个独立实体行使职责,提供医生并且非正式地将他们的名字列入所有的军事医院中。

但这些工作远远未能满足需求。到停战协议签署之前,有 38 000 名医生准备在军队服役,他们中至少有一半小于 45 岁因而满足服役条件。[14]

军队——尤其是陆军——尚未善罢甘休。1917 年 4 月军队中有 58 个牙医,至 1918 年 11 月是 5654 个。[15] 而且军队还需要护士。

护士太少了。护理工作与医学一样在 19 世纪后期发生了根本性的变化,变得科学了,但护理学所涉及因素的变化离纯科学还差得很远,这与妇女的地位、能力和角色有关。

护理是少数几个赋予妇女机会和地位并由她们控制的领域之一。当韦尔奇和他的同事在变革美国医学时,简·德拉诺(Jane Delano)和拉维尼娅·多克(Lavinia Dock)——两人是贝尔维医学院护理专业的学生,当时韦尔奇让那里的学生接触到了全新的事物本质——以及其他人在护理学中起着同样作用。但她们要对抗的,不是自己行业中墨守成规的保守派,而是医生们。(有时医生们受到聪明且受过教育的护士的威胁,不得不发起一场游击战;在一些医院,医生将药瓶上的标签用数字代替,[16] 这样护士就无法置疑处方了。)

1912 年,戈加斯在当上军医署长之前就先见地预言,如果战争爆发,军队将需要大量的护士,超出实际可提供的数量。然而,他认为并非所有护士都需要接受完整的训练。他想要创建一支"实用护士"部队,她们不需要"毕业护士"那样的教育和训练。

其他人也在推动这个计划,但都是男人。干护理工作的女人拒绝参与此事。德拉诺教过护理学,曾经是军队护理队的负责人。她高傲、聪明、难以相处、咄咄逼人又十分威严,当时她刚离开军队去筹建红十字会护理项目,红十字会负有向军队提供护士的全责,包括评估、征募和分配护士。

德拉诺拒绝了戈加斯的计划。她对同事说,这"严重威胁了"专业护士的地位,并警告道:"使用那些由医生组织、教授并在他们指导下工作的无关人等,对我们的护理工作是徒劳无益的。"她直截了当地告诉红十字会:"如果该计划执行的话,我马上断绝和红十字会的联系[17]……[而且]每个州和当地委员会的成员都会同我一起离开。"*

红十字会和军方向她投降了。没有开办一个护士助理培训班。美国参战时有 98 162 名"毕业护士"。在 1910 年前,妇女所受的训练也许超过

---

* 看起来护士们需要捍卫她们的地位。1918 年夏,财政部通知战争部长:与士兵不同的是,军队护士被俘后,她们在被拘役期间无权拿取薪酬。但激起的公愤后来迫使政府撤销了该政策。

了许多——即使不是大多数——医生所受的训练。战争不断地吸纳护士,就像吸纳其他事物一样。1918 年 5 月,大约有 16 000 名护士在为军队服务。而戈加斯认为光陆军就需要 50 000 名。

戈加斯再次恳求红十字会"去执行现有计划"[18],而德加诺也已知晓了战地医院所面临绝境的机密信息,于是她转而支持戈加斯,并试图令她的同事们相信,他们的确需要"实用"护士。

她的专业同事断然拒绝。她们拒绝参与这样的大型助手培训计划的组织工作,仅同意建立一个军队护士学校。到 1918 年 10 月为止,这个新的护理学校还没有培养出一个受过全面训练的护士。

护理界战胜了红十字会和美国军队——一支参战的军队。胜利者是女性这一点使它更加不同凡响。具讽刺意味的是,这个胜利也反映了克里尔的公共信息委员会对事实真相的胜利,因为克里尔的宣传机器曾经掩盖真相,不愿让公众知道有多么需要护士。

同一时期,军队对医生和护士的需求还在增长。400 万美国人已经参战,更多的人纷至沓来,戈加斯计划要有 30 万张病床。受过训练的医护人员完全不堪重负。军方抽调越来越多的护士和医生去营房、上海外舰船、远赴法国,直到几乎所有最好的年轻医生都被网罗起来。平民的医护条件迅速恶化。为平民看病的大部分医生要么太年轻,要么就是超过 45 岁——他们中的大部分人受的是老式的医学训练。护士的短缺就更严重了。事实上,整个状况非常糟,尤其是在民间。

所有这些都如同将引火物加到打火匣中,而更多的引火物还会出现。

　　威尔逊总统要求"将残酷无情的精神……渗透到国民生活的每个角落之中"。为了贯彻这一指示，克里尔想要营造一批"热情的民众"，一批受"不朽之决心"驱动的民众。他这么干了。这是一场真正的全面战争，战火甚至烧到了医学行业。

　　克里尔的精神影响了《军医》(*Military Surgeon*)——一本军队为他们的医生出版的期刊。该刊写道："这个国家中的每一项活动都直接指向同一个目标，那就是赢得这场战争；现今的任何其他事都不重要；若不能赢得战争，任何事情都将不再重要。所有不直接指向这个目标，或者不能通过最有效的方式来实现这个目标的组织都得不到资助……因此，医学要为战争而救死扶伤，艺术要为战争而文过饰非，娱乐表演等活动要为战争重振士气。"[1]

　　这本医学期刊——原本是为以拯救生命为宗旨的医生创办的期刊——还宣称："对人类生命的关心成为十分次要的……医学官员更注重大局而非细节，即使是极为重要的个人人身安全，在公众利益的措施面前也要退居其次。"[2] 这本期刊在表达其"公众利益"的观点时，引用了老兵麦克雷(Donald McRae)少校的话："当[受审的]战俘人数足够多时，若(在战壕中)又发现受伤的敌军士兵，就一刀刺死他们。"[3]

戈加斯对该刊编辑的观点持不同看法。洛克菲勒资助的一位研究人员发现坏疽抗毒素有效后,准备发表自己的结果——尽管这样做可能令德军受益。戈加斯和战争部长牛顿·贝克都认为他应该这样做,于是他这样做了。韦尔奇对弗莱克斯纳说:"我很高兴,战争部长和军医署长都果断地表明了立场。"[4]

但是,戈加斯没时间理会《军医》杂志的那些编辑,他有更重要的事情去做。他正专注于自己的手头工作,以一种传教士般的使命感全力以赴,因为他心头始终压着一个梦魇。

美军人数在短短数月内从战前的几万猛增到几百万。一批庞大的兵站在短短数周内匆匆凑集起来,每个都要容纳 5 万人左右。在营地完工之前,数十万士兵就居住在这些兵站中。他们拥宿在临时搭建的木板房里,而木板房的数量还远远不够。几万名年轻士兵只好挤在帐篷里熬过第一个冬天。在建筑完工前,没人考虑必须建造医院。

在这种环境下,大批的人聚集在一起,人与人之间摩肩接踵,原本相隔几百公里之遥的农村人和城里人开始接触,而他们每个人对疾病具有完全不同的免疫力和易感性。美国史无前例地——甚至在世界历史上也无此先河——以这样一种方式聚集起这么多的人。即便是在欧洲前线,即便那里汇集了来自中国、印度和非洲的劳工,各种具不同易感性的人相聚集,也不曾有美军训练营内这般的混杂人口的爆炸性增长。

戈加斯的梦魇就是会横扫军营的流行病。因为部队调动的方式是从一个营地到另一个营地,如果传染病在一个军营内爆发,要隔离这个军营不让疾病向别的军营扩散会非常困难。数千人甚至上万人会因此丧命。这种流行病还可能扩散到民间。戈加斯在他的能力范围之内,竭尽全力阻止这个梦魇成为现实。

·　　　　·　　　　·

至 1917 年,医学科学早已摆脱了面对疾病束手无策的窘境。实际上,它就矗立于冥河之岸。如果说它能够涉过死亡之河而于黄泉路口拉回几条人命,那实验室就被赋予了更大的希望。

没错,当时科学上仅发现了埃尔利希设想的一系列"神奇子弹"*中的一种。为了治疗梅毒,埃尔利希和一名同事试验了 900 种不同的化合物,在重新测试第 606 种化合物时,他们终于成功了。那是一种砷化物,这回它发挥了效果——能治疗梅毒而对病人无害。这种物质被命名为"萨尔佛散"(Salversan),俗名就是"606"。

科学在调控免疫系统和公共卫生方面已经获得了相当可观的成就。利用疫苗可预防包括炭疽热和猪瘟在内的许多种能够毁灭畜群的疾病。在抗击天花旗开得胜之后,研究人员又开展进一步的工作,研发一种能预防其他疾病的疫苗以及治疗疾病的抗毒素和血清。科学已经战胜了白喉。人们采取公共卫生措施防范伤寒、霍乱、黄热病和黑死病,针对它们的疫苗也已经问世。蛇毒抗毒素正在投入生产。一种痢疾抗血清已被发现。还有种破伤风抗毒素带来了神奇的效果:在它未广泛使用的 1903 年,美国每 1000 名患者中有 102 名难逃死劫,10 年后,抗毒素的普及把每千人的死亡率降到了零。[5] 脑膜炎得以控制——如果还不算被攻克的话——是弗莱克斯纳的抗血清的功劳。1917 年,人们研制出一种坏疽抗毒素,虽然它还不如其他抗毒素那么有效,但随着时间的推移,科学家们可以像改进其他抗毒素一样改进它。通过调控免疫系统来战胜传染病的设想,前景似乎也一片光明。**

---

　*　埃尔利希希望能找到一种化学物质,它可以对病原体表现出特别的亲和性,如同抗毒素作用于特定的毒素一般。这种化学物质像"神奇子弹"一样直接产生作用。——译者

　**　当抗生素于 20 世纪 30 年代末到 40 年代问世时,产生的效果就如同魔法一般,导致许多人放弃了对免疫系统的研究。60 年代初公共卫生官员宣布战胜了传染病。而现在,越来越多种细菌产生抗药性,而病毒获得抗药性更快。例如结核,这种曾被认为已被彻底消灭的病又卷土重来。因此,研究人员不得不重新寻找激发免疫系统功能的方式,以对抗从传染病到癌症的所有疾病。

在管理层面上,戈加斯也在采取行动。他监督新分配进军营的军医到洛克菲勒研究所接受世界顶级科学家的培训,他着手储备大量的疫苗、抗毒素和免疫血清。他没有依靠药品制造商提供的这些药物,它们不太可靠,常常没有疗效。1917年,纽约州卫生委员比格斯检测了市场上几种治疗疾病的药品,结果发现质量非常糟糕,一气之下,他封禁了所有纽约州药品制造商的货物。[6] 因此,戈加斯将药品生产交给了他信得过的人。军医学校能提供足以供500万人所需的伤寒疫苗,[7] 洛克菲勒研究所则生产预防肺炎、痢疾、脑膜炎的免疫血清,后来成为国家卫生研究院的华盛顿卫生学实验室则负责准备天花疫苗以及白喉和破伤风抗毒素。

戈加斯还将几辆有轨电车改造成当时最现代化的实验室——配备这些车的资金不是由政府,而是由洛克菲勒研究所和美国红十字会提供,并将这些移动实验室派驻到全国各个战略要点上。正如弗莱克斯纳对戈加斯的助手弗雷德里克·罗素(Frederick Russell)上校说的那样,它们整装待发,"将前往任何一个有肺炎或其他流行病爆发的军营中去"[8]。

甚至在建造军营之前,戈加斯也为"预防传染病"[9] 创建了一个特殊的部门,并配置了最合适的人员。刚从英、法军营巡视归来的韦尔奇对可能存在的薄弱环节比较了解,因此由他来负责这个部门。其余5名成员分别是:弗莱克斯纳、沃恩、罗素、比格斯和罗得岛州的蔡平。每个人在国际上都颇有声望。他们为军队制订了最大程度降低流行病发生率的周密计划。

与此同时,1917年大批军队涌入军营时,洛克菲勒研究所的科尔、埃弗里(Oswald Avery)及其他一些转而专攻肺炎的科学家发布了一则特殊的警告:"虽然肺炎主要呈地方性发生,但也许出现过我们不得而知的或小或大的流行。它曾是威胁到巴拿马运河开凿工程的最严重的疾病。"[10] 它甚至比黄热病还严重,对此戈加斯十分清楚,"肺炎在大量易感人群聚集地区的盛行,将令事态变得极为严重。肺炎[似乎]特别容易感染新兵。[1916年]在墨西哥边境的少数部队中爆发了流行性肺炎。这件事为我们敲响了警钟——若在冬季把大批易感人群集中到一起,我们的军队中很有可能会悲剧重演。"

然而,戈加斯所在军队的上级长官对此警告充耳不闻。结果不久后,军队就尝到了流行病侵袭的苦头。不过这对病毒和药物而言还只是一次小试牛刀。

1917年和1918年的交接之冬是洛基山脉东部有史以来最冷的一个冬天。兵营里塞满了人,还有几十万人住在帐篷里,营地医院和其他医疗设施尚在搭建。在一份军方报告中,部队勉强承认了未能提供冬衣乃至供暖的失误。然而,最大的危险乃是过度拥挤。

弗莱克斯纳警告说:"当时的状况就像人们把各种病症带到了一起,每个人都得了以前没得过的病。这种状况由于管理混乱和缺乏足够的实验设备等失误而愈演愈烈。"[11] 沃恩的抗议起不到任何作用,后来他称这些军队的做法"简直疯了……因此而白白牺牲的生命难以估算……其实在军队集结之前就已有人向有关部门指出接下来的动员阶段会存在的危险,但答复却是:'动员的目的是让国民尽快成为训练有素的士兵,而不是给他们实地教授预防医学。'"[12]

在那个难熬的寒冬里,麻疹侵袭了军营并很快流行起来。麻疹通常只发生在儿童身上,症状也仅是发热、出皮疹、咳嗽、流鼻涕以及身体不适。但就像其他儿童病一样——尤其是病毒性疾病——当麻疹攻击成年人时,力度非常之猛。(21世纪初,全球每年仍有100万人死于麻疹。)

这场爆发的流行病用各种方式折磨着患者:高烧、对光极其敏感、剧烈地咳嗽。并发症则包括重度腹泻、脑膜炎、脑炎(大脑的炎症)、严重的耳部感染以及痉挛。

由于已感染士兵在军营之间来回走动,病毒被带到了各处,像保龄球击倒木瓶一样横扫所有营地。沃恩报告说:"1917年秋,没有一列开到韦勒营[佐治亚州梅肯附近]的军用火车不携带1—6个麻疹患者。这些人……在露营中和火车上把病毒传染给了其他人。这种情况下,要阻止麻疹的扩散已非人力所能及。"[13]

圣安东尼奥外的特拉维斯营有30 067人。圣诞节前就有4571人病倒。福斯顿营的平均兵力超过56 000人,其中3000病重者需要住院。[14]南卡罗来纳州的格林利夫营和马萨诸塞州的德文斯营中的情况也差不多。新墨西哥州柯迪营的25 260人原本未受麻疹侵染,但好景不长,福斯顿营的人到那儿后不久,麻疹就席卷了整个营地。

一些年轻人开始死去。

研究人员尚未研制出预防麻疹的疫苗,也没制成治疗用免疫血清。大部分患者的主要死因是继发性感染——病毒削弱了肺部的免疫防御能力,细菌继而侵入肺中引发继发性感染。洛克菲勒研究所和其余各处的研究人员竭尽全力寻找控制细菌感染的方法,取得了一些成效。

与此同时,军中发布了禁止士兵挤在炉边烤火的命令,并派军官下到军营和帐篷中监督执行。然而,尤其是对于在严冬酷寒中还睡帐篷的几万名士兵来说,不围着火炉是不可能的。

当时,所有麻疹并发症中最为致命的当属肺炎。从1917年9月到1918年3月流感爆发前的半年间,一共有30 784名美国士兵患肺炎而病倒,其中5741人死亡,几乎所有的肺炎都是由麻疹引起的。[15]在谢尔比营,由麻疹引发的肺炎而导致的死亡数占**总**死亡数——包括病亡、车祸、事故、训练意外等——的46.5%。1917年11—12月,鲍威营有227人因病死亡,其中212人死于麻疹并发的肺炎。在29个军营中,肺炎造成的平均死亡率[16]为同期平民的12倍。

1918年,共和党控制的参议院就威尔逊政府在动员军队时所犯的错误举行了听证会。自 1912 年威尔逊仅以 41% 的支持率入主白宫后,共和党人就一直瞧不起他[前任共和党主席、第三方候选人西奥多·罗斯福和现任共和党主席塔夫脱分摊了共和党的选票,社会党人士德布斯(Eugene Debs)也获得了 6% 的选票]。动员军队的失误似乎正是让威尔逊难堪的一个绝好机会。其实这次攻击是包含有私人恩怨的:众议院议员加德纳(Augustus Peabody Gardner)是参议院多数党领导人洛奇(Henry Cabot Lodge)的女婿,他辞去国会职务而应征入伍,不料竟因肺炎死在军中。

戈加斯被召去解释这次对抗麻疹的惨败。他的证词和上呈给参谋长的流行病报告成了头条新闻。同他的导师斯滕伯格在 20 年前伤寒爆发时一样,他出语尖锐,指责战争部的同事和上级不该急于把军队塞入营房,而军营中的生活条件根本不足以达到公共卫生的最低标准。空间过度拥挤、没有免疫力的新兵暴露在麻疹流行的环境下,没受过训练的“农村娃”在设备简陋的医院里——有时甚至连医院都没有——照顾濒死的士兵。戈加斯说,战争部好像认为军队的医学部根本不重要。“我从未得到过他们的信任,从来没有”[17],他以此回答了一位参议员提出的问题。

他希望他的证词能促使军方给予他更多的权利去保护军队。这可能奏效了:军方在三个军营中开设了军事法庭,但他的证词也孤立了自己。他向姐姐吐露了心声:“好像我在战争部的所有朋友都开始讨厌我,当我走过他们身边的时候,每个人都恨不得踢我一脚。”[18]

同时,韦尔奇走访了受打击最严重的军营之一,那里虽然已经没有麻疹了,但并发症依然徘徊不去。他告诉戈加斯,麻疹之后的肺炎引起的死亡率“报告上说为 30%,然而现在医院里却有更多人因此死去。医院需要一个好的统计学家,现今的登记人员都不合格”。他继续道,为了让医院中的人有更多的存活机会,“让罗素上校发布使用埃弗里肺炎球菌药品的指令”[19]。他所说的埃弗里是洛克菲勒研究所的一个加拿大人,就是前面提及的两名仅作为二等兵加入军队的加拿大人之一。是不是二等兵并不重要,他很快——若他现在还不算是的话——就会成为世界一流的肺炎研究专家。埃弗里的发现远远超出了那个领域的范畴,引发了一场科学的革命,改变了遗传学研究的方向,并创立了现代分子生物学。不过,这些都是后来发生的事情了。

奥斯勒称肺炎为"人类死亡之首"。肺炎是世界上的主要死因,比结核厉害,比癌症厉害,比心脏病厉害,也比瘟疫厉害。

同麻疹一样,当流感要夺取人们生命时,它也总是通过肺炎来致人于死。

医学词典将肺炎定义为"肺实质的炎症"。这一定义没有提到感染的问题，但实际上感染几乎是所有肺炎的病因：某种微生物侵染肺部，随后机体抗感染机制启动，结果由细胞、酶、细胞残骸、体液以及相当于瘢痕组织的物质组成的炎症混合物逐渐增厚并导致实变；于是，原本柔软、多孔且富弹性的肺变得坚硬、紧密、失去弹性。如果肺部大面积实质化，不能把足够的氧气输送入血流，抑或病原体进入血流中感染全身，病人就会死亡。

直到 1936 年，肺炎一直占据美国头号杀手的位置。它和流感紧密相连，就连现代国际卫生组织统计时（包括由美国疾病控制中心汇编的数据）也习惯性地将两者并为同一种死亡原因。即使在 21 世纪初的今天，在我们已经拥有了抗生素、抗病毒药物、输氧以及重症监护病房的情况下，流感和肺炎仍列美国第五或第六大死因——每年都在这两个位置上变动，这取决于当年流感多发季节流行情况的严重程度。在所有传染病导致的死亡中，它们也是数一数二的主要原因。

流感要么通过大量病毒侵染肺部直接引起肺炎，要么间接引发肺炎——这比较常见，通过破坏机体某些部分的防御机制，使得细菌等所谓的继发性感染原在已毫无招架之力的肺上滋生。亦有证据表明，[1] 流感病毒不仅能扫除机体的防御机制,而且特别能增强某些细菌对肺组织的黏附能力,从而令肺部更容易受到细菌侵染。

尽管有很多种细菌、病毒及真菌可以侵染肺部,但肺炎最常见的病因还是肺炎球菌,它既可以是原发性的也可以是继发性的感染原。(约有95%的大叶性肺炎都是由它引发的,包括一整片或多片肺叶受侵染,但它引起支气管肺炎的概率却低得多。)1881年,斯滕伯格在军队驻地一个临时实验室里工作,他从自己的唾液里首次分离出了这种细菌,并接种到兔子身上,发现它是致命的。他并没有将这种疾病视为肺炎。后来巴斯德也发现了同一种生物并先于斯滕伯格公之于众,因而按照科学惯例,人们认为是巴斯德首先作出了发现。不过,巴斯德也没有把它引发的疾病归为肺炎。三年后,第三名研究人员证明了这种细菌会在肺中频繁地克隆繁殖并导致肺炎,肺炎球菌因此得名。

在显微镜下,肺炎球菌看起来是一种典型的链球菌———一种中等大小的椭圆或圆形的细菌,通常好几个连在一起,就像一条链子。不过,一般每个肺炎球菌只和另一个连在一起,像并排的两颗珍珠,所以有时也被称为肺炎双球菌。如果暴露于阳光下,肺炎球菌90分钟之内就会死掉;但如果在阴暗的房间内,它可以在潮湿的痰液中存活10天左右。人们偶尔也能在灰尘颗粒上发现它的踪迹。它若以致命形式出现,感染力很强——事实上它自己就能导致流行病的发生。

早在1892年,科学家们就尝试用免疫血清治疗肺炎。他们并未成功。在接下来的10年间,研究人员在对抗其他疾病上取得了巨大进展,但对肺炎还是无计可施。他们并非未曾努力。一旦研究者们在白喉、黑死病、伤寒、脑膜炎、破伤风、蛇咬伤或者其他致命疾病研究上有些许进展,他们就会马上将这种方法运用于肺炎治疗中,但还是毫无成功的迹象。

研究者们在科学的最前沿奋斗,逐步提高了研究能力,制备出一种免疫血清,该血清能使动物免患肺炎,但对人不起作用。他们努力想搞清楚这种血清的作用机制,以使那些最终可能得出治疗方法的假说得以完善。因发明了一种伤寒疫苗而被授予爵位的阿姆洛斯·赖特爵士(Sir Almroth Wright)推测,免疫系统以一种他称之为"调理素"的物质包裹外来生物体,使白细胞能更容易地吞噬外来物。他的直觉是对的,但他从这个直觉中推出的结论却是错的。

没有一个地方的肺炎流行情况会比南非金矿、钻石矿工人中更为严重,那里几乎常年被肺炎流行所笼罩,肺炎阶段性的爆发常令 40% 的病患死亡。1914 年,南非的矿场主们请求赖特发明一种预防肺炎的疫苗。赖特宣称他成功了。可事实上他非但失败了,而且其疫苗还会致人死亡。这件事连同其他一些过失让赖特的竞争对手们给他起了一个嘲讽的绰号——"几乎正确爵士"(Sir Almost Right)。

不过,那时已有两名德国科学家发现了一条治疗和预防肺炎的线索。1910 年,他们把肺炎球菌分为"典型性"和"非典型性"两种,他们和其他人沿着这条线索开始工作。

然而,肺炎研究却因第一次世界大战开始而滞留不前。奥斯勒仍在推荐切开术——放血:"我们现在比过去几年用得更多了,但大都用在疾病晚期而不是早期。如若强壮健康的人得了极严重的肺炎并伴有高烧,我相信病刚发作时就给他放血会是很好的手段。"[2]

奥斯勒并未说放血治愈了肺炎,只是认为这样做能够减轻某些症状。他错了。在他 1916 年版的教科书里也写道:"肺炎是一种自限性疾病,不能靠我们现有的任何手段去干涉或中止。"[3]

美国人将要挑战这个结论。

当科尔到洛克菲勒研究所就任医院院长时,他决定将自己及所组建团队的大部分精力投入到肺炎研究中。作这个决定的原因显而易见，因为肺炎是最厉害的杀手。

要治愈或者预防肺炎，就像对付当时其他所有的传染病一样，需要利用机体自身的防卫机制：免疫系统。

在科学家们可以战胜的疾病中，抗原（入侵生物体表面的分子，它能刺激免疫系统应答，也是免疫应答的靶标）是不会变化的。比如白喉，危险的不是细菌本身而是它所产生的毒素。

毒素是没有生命的，不会进化，有固定的形态，因此抗毒素的生产就成了一种程序化工作。给马注射剂量逐渐递增的致命细菌，细菌就会制造毒素。接下来，马的免疫系统产生抗体，抗体结合并中和了毒素。然后给马放血，去除血液中的固形物，只留下血清，最后纯化成常见的、用来救命的抗毒素。

制造破伤风抗毒素、弗莱克斯纳的脑膜炎免疫血清及其他几种免疫血清或抗毒素的过程也是一样的。科学家们给马接种以预防一种疾病，然后萃取马的抗体注射给人。这种对外源免疫系统防御物的借用称为"被动免疫"。

当用疫苗直接刺激人的免疫系统时，人体会产生自己的对抗细菌或病毒的防御物，这个过程称为"主动免疫"。

但在迄今所有已成功治疗的疾病中，免疫系统的目标（即抗原）是保持不变的。靶子是静止的，没有移动，所以能很好地击中。

肺炎则不同，发现"典型性"和"非典型性"肺炎球菌的区别就是开启了一扇门，研究人员现在已经找到了许多种类型的细菌，不同类型有不同的抗原。同种类型的细菌有时候是剧毒的，有时候则不是。但是为什么有些会致命、有些则是温和的或者并不致病，那时还没有人设计实验来解答这个问题。由于已有数据隐晦不清，这个问题只能交给未来去回答。人们所关注的更为迫在眉睫：寻找一种可以治病的免疫血清，或一种可以预防疾病的疫苗,或者两者。

到 1912 年,科尔已经在洛克菲勒研究所研制出了一种针对某种类型的肺炎球菌的免疫血清,虽然称不上疗效显著,但已经起了一定作用。科尔偶然读到埃弗里的一篇主题全然不同的文章——肺结核患者的继发感染。要说这篇文章是经典之作确有些勉为其难,但它给科尔留下了深刻的印象:论据充分、阐述详尽、推理严密,分析也很透彻,指明了对结论隐含意义的理解和可能的研究新方向。这篇文章也证明了埃弗里丰富的化学知识,以及在病人身上完成对疾病进行全面科学研究的能力。科尔给埃弗里捎了封短笺,提供给他一个研究所里的职位。埃弗里没有回复。于是科尔又写了第二封信给他,仍然没有收到答复。最后,科尔亲自登门造访,并提高了该职位的薪水。科尔后来才知道,原来埃弗里很少查看信件——这正是埃弗里的作风:只关注于自己的实验。最后,埃弗里接受了科尔的邀请,在第一次世界大战开始不久、美国参战之前,埃弗里开始了他对肺炎的研究。

科尔对肺炎研究充满热情,而埃弗里对肺炎的研究堪称执着。

埃弗里是个瘦小单薄的人,实际体重不会超过 50 公斤。他有着硕大的脑袋和炯炯有神的眼睛,看起来像人们所嘲笑的那样"书生气十足"（egghead）*——如果当时已经有了这个词的话,或者是孩童时在学校总受欺负的那种人。即便他确实被欺负过,也一定没有留下什么心灵创伤,他看起来很友善、很乐观,甚至可以说非常爽直。

埃弗里生于蒙特利尔,在纽约长大,是纽约某教堂里一个浸洗会牧师之子。他在很多方面都有天赋。在科尔盖特大学的一次演讲比赛中,埃弗里与同班同学哈里·埃默森·福斯迪克（Harry Emerson Fosdick）并列

---

* egghead 一词形容那些总觉得自己比周围的人强、处处要表现出自己聪明的人。该词在 1952 年美国总统大选时才开始使用。——译者

获得了一等奖,后者是20世纪初最杰出的牧师之一(他的兄弟雷蒙德最后做到了洛克菲勒基金会的主席,老洛克菲勒还专门为哈里建造了河边大教堂*)。埃弗里还是一个短号吹奏高手,曾与由德沃夏克(Antonin Dvořák)指挥的美国国家音乐学院合作演出。他还经常画漫画和风景画。

尽管他外表看起来那么和善友好、乐于交际,但埃弗里说自己其实"真正的本质是做研究"[4]。

埃弗里的门生迪博(René Dubos)曾经回忆说:"对我们来说,每天都能见到他,常常能看到他人格的另一面……那是一种令人更难忘怀的特质……一个忧郁的侧影,用口哨径自轻吹着《崔斯坦和依索德》(Tristan and Isolde)**里牧歌的落寞曲调。他强烈地需要独处,即使以孤独为代价,这就决定了埃弗里大部分的行为方式。"[5]

埃弗里一接电话就开始热烈地谈话,就好像接到对方电话是件多么快活的事似的。但等他一挂断——迪博回忆说——"好像一下摘掉了面具,疲惫而痛苦的表情取代了刚才的满面笑容。电话被推到桌子的一边,成了他发泄对俗世不满的替罪羔羊。"[6]

和韦尔奇一样,埃弗里一生未婚,也从没听说过他与任何同性和异性朋友有感情关系或过从甚密。和韦尔奇一样,他也很有魅力,是人们关注的焦点。他的喜剧表演非常出色,以至于一位同事称他是个"天生的喜剧演员"[7]。不过,埃弗里非常讨厌别人对他施加干涉,甚至包括请他吃饭。

除此之外,埃弗里的其他特点和韦尔奇正好相反。韦尔奇读书涉猎广泛,对任何事物都充满好奇,旅行的足迹遍及欧洲、中国、日本,愿意热情地接纳万物。韦尔奇经常会通过一顿精美的晚餐来寻求放松,几乎每个晚上都去他的俱乐部休息。还在非常年轻的时候,韦尔奇就被人们认为将来必有一番成就。

---

* 地处纽约哥伦比亚大学旁的著名教堂。——译者
** 瓦格纳的著名歌剧。——译者

而埃弗里却和这些伟大的成就无关。显然没人把他视为一个才华横溢的年轻研究人员。科尔雇用他时,他差不多已经 40 岁了。同样是 40 岁,韦尔奇已然跻身于国际最高水平的科学学术圈内。那些与埃弗里同时代的、为科学作出过卓越贡献的人,在 40 岁时也都已经声名远扬了。而埃弗里却同洛克菲勒研究所里的年轻研究人员一样,基本上还处于试用期,没作出过什么特别贡献。确实,他没作出过什么特别贡献——但那既不是因为他缺乏雄心壮志,也不是因为他不努力工作。

当韦尔奇忙于社交、旅行的时候,埃弗里几乎没有任何私生活。他对这类事唯恐避之不及。他几乎从未款待过别人,也很少应邀赴宴。虽然他和弟弟以及一个父母双亡的堂兄弟比较亲近,也觉得自己负有照顾他们的责任,但对他而言,他的生活、他的整个世界就只有研究,其他一切都无关紧要。一次,一位科学杂志的编辑请他写一篇关于诺贝尔奖得主兰德施泰纳的纪念短文,因为埃弗里曾经和他共事于洛克菲勒研究所。结果,埃弗里的文章中一句也未曾提及兰德施泰纳的私生活。[8] 编辑要他加些个人生活细节进去,埃弗里拒绝了,他说,个人生活并不能帮助读者了解事物的实质,既不能令他们明白兰德施泰纳的成就,也不会让他们体会到他的思索过程。

(兰德施泰纳很可能会赞同埃弗里的处事方式。当他得知自己被授予诺贝尔奖后[9],他依然在实验室里工作了一整天,直到很晚才回家。当时他的夫人已经睡着了,兰德施泰纳都没有叫醒她告知这个消息。)

埃弗里说,研究才是头等大事,而生活不是。研究的生命如同任何艺术的生命一样,存在于人的内心。正如爱因斯坦曾经说过的:"将人们引领向艺术或科学的最强烈的动机之一,就是要逃避日常生活……与这个消极的动机并存的还有一个积极的目的。人们总想以最为适当的方式勾画出一幅简明易懂的世界图像;于是他就试图用他的这种世界体系来代替经验世界,并努力在某种程度上以此取代它。这正是画家、诗人、思辨哲学家和自然科学家所做的，他们都按自己的方式去做……各人把世界体系及其构成作为他的感情生活的中心，以便由此找到他在个人经验的狭小范围里所无法找到的安宁和平静。"[10]*

可能除了对音乐的热爱之外，埃弗里就未曾涉足半点实验室以外的生活。他常年与多兹(Alphonse Dochez)合租一套公寓，多兹是与他在洛克菲勒一同工作的另一位单身科学家。之前还有很多科学家都短暂地做过埃弗里的室友，不过当他们结婚或换了工作后就会离开。埃弗里的室友们都过着很正常的生活，有户外活动，周末出游。他们回来时，埃弗里肯定在家，而且已经准备好开始一场冗长的交谈，这场关于实验中出现的问题或实验结果的交谈通常会持续到深夜。

可以说埃弗里的私生活几乎为零，但他确有雄心壮志。他希望成名的愿望在沉寂许久后迸发了，导致他到洛克菲勒研究所工作后不久就发表了两篇论文。在第一篇文章中，仅基于不多的几个实验，他和多兹就阐明了"一个全面的病毒性和免疫性代谢理论"[11]。在第二篇中，埃弗里同样利用了极为有限的实验证据得出了一个结论。

两者很快就被证明都是错误的。感到丢脸的埃弗里发誓再也不想蒙受这样的耻辱。他在自己实验室以外发表任何东西，甚至讲每句话都变得格外小心谨慎而保守。尽管如此，他并没有停止——私下里——对实验作最大胆、最深远的推测，只是从那时起，他仅发表最严谨的证明和最

---

* 这段话是爱因斯坦在"探索的动机"演讲中引用的叔本华的话："把人们引向艺术和科学的最强烈的动机之一，是要逃避日常生活中令人厌恶的粗俗和使人绝望的沉闷，是要摆脱人们自己反复无常的欲望的桎梏。一个修养有素的人总是渴望逃避个人生活而进入客观知觉和思维的世界。"爱因斯坦于 1918 年 4 月在柏林物理学会举办的普朗克 60 岁生日庆祝会上发表了这番讲话。讲稿最初收录于 1918 年出版的《庆祝马克斯·普朗克 60 寿辰：德国物理学会演讲集》。1932 年爱因斯坦将此文略加修改，作为普朗克文集《科学往何处去？》的序言。此处翻译参考了《恋爱中的爱因斯坦：科学罗曼史》，丹尼斯·奥弗比著，冯承天、涂泓译，上海科技教育出版社出版。——译者

保守的结论;从那时起,埃弗里缓慢而坚定地——公开地——前进。即使一次只前进一小步,他最终也将跨越长远而惊人的距离。

·   ·   ·

当一个人一步一步地前移时,进展很缓慢,但那可能是决定性的成功。当科尔掌管洛克菲勒医院时,他与埃弗里共事的方式同科尔所希望的分毫不差。更重要的是,他们的研究出了成果。

在实验室里,埃弗里和多兹是领军人物。他们工作的实验室很简陋,实验设备也很简陋。每间房有一只比较深的瓷制水槽和几张工作台,台子带有一个煤气灯用的煤气口,下面还有几层抽屉。台面上摆满了试管架、简单的玻璃瓶、皮氏培养皿,用来滴加各种染料和化学试剂的滴管,以及盛装移液管和接种环的罐子。研究人员要在同一张桌子上完成几乎所有的工作:接种、放血、解剖动物。桌上还有一个笼子,那是用来装作为宠物的临时性动物用的。房间中央放着培养箱、真空泵和离心机。

首先,他们重复了一些早期实验,部分原因是为了使自己熟悉实验技术。他们给兔子和小鼠逐渐加大肺炎球菌的注射剂量。不久,动物体内产生了该细菌的抗体。然后,他们抽提这些动物的血液,让固形物沉淀下来,用虹吸管抽吸出血清,再加入化学试剂继续沉淀其中的固形物,接着让血清通过几个过滤器得到纯化。也有其他人做过相同的工作。他们用这种免疫血清成功地救治了小鼠,别人也做到了这一步。然而小鼠毕竟不同于人。

在某种程度上,那些也并不是真正的小鼠。科学家需要保持尽可能多的参数的恒定,并且要限定变量,以方便人们准确理解实验结果受哪个因素的影响。因此,小鼠不断进行近亲繁殖,直到在该品系中的所有小鼠除了性别差异之外,都具有同样的基因(无论是过去还是现在的实验,一般都不使用雄性小鼠,因为它们有时会相互攻击。任何原因导致的小鼠伤亡都会对实验结果产生影响,而研究者们几个星期的工作就全部白费了)。这些小鼠是充满活力的,但它们也是一种被尽可能地除去了生命复杂度、多样性和自发性的模式系统。人们喂养小鼠,使之成为尽可能接近于试管一类物质的生物。*

虽然科学家们可以治愈小鼠,但还没有人能在治疗人类疾病方面取得任何突破。实验接二连三地失败了。在别的地方尝试类似方法的研究人员都放弃了,那些失败的实验结果使他们相信自己的理论是错误的,或者他们的技术尚未先进到能得出结果的地步——也可能是他们失去了耐心,干脆将精力转移到其他简单点的问题上面去了。

埃弗里没有转移他的目标,他看到了暗示着也许他正确的一星点证据。他坚持了下来,不断地重复实验,试图从每次失败中积累一些经验。他和多兹培养了成百上千皿肺炎球菌,在这过程中不断改变菌株——对其新陈代谢了解得越来越多,不断改变细菌生长所依赖的培养基的组分(很快,在不同培养基对哪种细菌最为有效方面,埃弗里成为了世界上数一数二的行家)。他的化学和免疫学背景知识开始给他以回报,埃弗里和多兹把每条信息都当做一个解决问题的契机,以此来破解或刺探其他的秘密。他们不断改进技术,最终——缓慢地——超越了其他人的工作。

他们和其他人一共鉴别出了三种常见的完全独立的肺炎球菌菌株,可简单地称之为Ⅰ型、Ⅱ型和Ⅲ型。其他肺炎球菌统统归为Ⅳ型,囊括了许多不常见的菌株(有90种已被鉴定)。前三种类型为埃弗里他们制造抗血清指明了方向。当他们用制备出来的血清处理不同肺炎球菌菌种时发现,血清中的抗体只和与自己相匹配的菌种结合,与其他则不发生作用。这种结合不需要用显微镜观察,在试管中就能够看到:细菌与抗体形

---

* 埃弗里使用的那些实验小鼠遗品系被科学家们一直沿用到今天。小鼠至少从1909年就开始近亲繁殖,并成为了有用的工具。正如美国国家癌症研究所的一位科学家说的那样:"我现在可以百分之百地治愈小鼠身上的癌症,如果你做不到,你也可以暂时搁置一旁。"

成了凝块。这个过程被称为"凝集",是一种特异性检验。

但是,很多在体外实验(狭小的试管空间)中起作用的物质在体内实验(生物体内无比复杂的环境)中没有效果。现在,他们又回到了用兔子和小鼠做测试的循环中,检验肺炎球菌的不同菌株对动物的致死能力,检验它们产生的抗体效果以及抗体结合细菌的能力。他们曾尝试着给动物注射大剂量的致死菌株,认为那样会激发起强烈的免疫应答,然后使用应用那些技术制备出来的血清。他们还曾尝试过注射少量活细菌与大量死细菌的混合物,还试过注射纯的活细菌。最终他们在小鼠身上取得了惊人的治愈率。

与此同时,埃弗里对细菌的了解更加深入了,深入到促使其他科学家转变了对免疫系统的认识。

肺炎球菌最令人迷惑的方面之一就是部分细菌是剧毒、致命的,部分则不是。埃弗里认为他有一条线索可以解释这个问题。他和多兹注意到,一些肺炎球菌——仅仅是一些而已——外面包裹着一层多糖外壳,就像 M & M 糖果柔软的糖心外面硬硬的外壳。1917 年,埃弗里发表了他第一篇关于肺炎球菌的文章,开始和这些"特殊的可溶物质"打交道,他致力于该领域研究的时间超过了 25 年。在试图解开这个谜团时,埃弗里开始称肺炎球菌这种致命的细菌为"糖衣微生物"。他的研究获得了一个重大发现,那是对生命本身的一种更加深刻的认识。

此时此刻,就在整个西方世界都准备开战时,科尔、埃弗里、多兹和他们的同行们也即将在人身上试验他们的免疫血清。

　　科尔第一次在病人身上试用新血清时,新血清就显示出疗效。他和埃弗里立刻着手改进他们的实验方案,改进感染马匹、生产血清的方法以及用药方式,最后用制成品开始进行一系列细致的临床试验。他们发现静脉注射大剂量血清(半升),I型肺炎的死亡率可从23%下降到10%,下降了一半多。

　　但它不是万灵药,由其他类型的肺炎球菌所引发的肺炎没那么容易治愈。而且,正如埃弗里和科尔所言:"在人身上的预防效果比不上小鼠身上的。"[1]

　　但在所有肺炎中,由I型肺炎球菌造成的肺炎最为常见。将这种最常见肺炎的死亡率降低一半多就是一个进步,一个真正的进步,一个长足的进步。1917年,洛克菲勒研究所出版了一本由科尔、埃弗里、多兹和该所一名青年科学家奇克林(Hery Chickering)撰写的90页专著,标题为《急性大叶性肺炎的预防和血清治疗》(*Acute Lobar Pneumonia Prevention and Serum Treatment*)。

　　这是一本里程碑式的著作,它首次详述了制备和使用治疗肺炎的血清的方法。该书还明确地预言这种疾病会在军营中爆发,书中写道:"肺炎有可能是战时所有致死疾病中的头号杀手。"[2]

1917 年 10 月，戈加斯告诉军队医院的长官们，"鉴于肺炎有可能成为军中最重要的疾病"[3]，他们必须将更多医生送到洛克菲勒研究所去学习怎样制备和使用这种血清。当时尚为二等兵的埃弗里已经从研究转向给那些将在军营中工作的军官教授细菌学。现在他和他的同事们也教授这种血清疗法。比起叫他"二等兵"，学生们更愿意尊称他为"教授"（一个偶然得到的昵称）。埃弗里的同事将其简化为"费丝"（Fess）*，这个昵称伴其终生。

与此同时，科尔、埃弗里和多兹还在开发预防 I、II 和 III 型肺炎球菌所致肺炎的疫苗。在动物身上证明有效后，他们和另外 6 位洛克菲勒研究人员以自己代替豚鼠，**互相注射大剂量血清来检验其对人体的安全性。所有人对疫苗都有不良反应，[4] 其中三人反应强烈。他们断定该疫苗在如此大剂量水平下对人体是有害的，于是计划做另一个实验：低剂量注射，每周一次，连续注射四周。这样可以给接受注射的人以足够的时间来逐渐提高免疫力。

这种疫苗来得太迟了，没有在大范围内对麻疹流行产生影响。但在亚特兰大市外的戈登军营里，[5] 有 100 名麻疹患者参加了疫苗测试，该疫苗专门针对一种导致大多数肺炎的肺炎球菌菌株，50 人接受接种，另50 人作为对照。接受免疫接种的人中仅有两人患了肺炎，而对照人群中有 14 人染上了肺炎。

同时，科尔给罗素上校（在军队中进行科学工作期间，他对改进伤寒疫苗作出过杰出贡献）写了一封关于"我们在以预防接种抵御肺炎方面所取得进展"[6] 的信。当然，科尔也补充说："大批量制造疫苗是一件非常紧要的大事，比制造伤寒疫苗要困难得多……我正在着手建立一个组织，这

---

　　* Fess 是英文"教授"（professor）的简化词。——译者
　　** 豚鼠是药物毒理学研究中用来测试药物毒性的动物，6 位研究人员跳过了豚鼠实验这一步骤直接做人体毒性实验，这是相当危险的。——译者

样就能预先准备大量必需的培养基,以便能大规模地生产疫苗。"

1918 年 3 月,科尔创建的组织已准备好进行大规模试验了,恰逢流感在堪萨斯州的士兵中初现端倪。于是,12 000 名在长岛阿普顿军营的士兵被接种了该疫苗——用完了所有可用的疫苗——19 000 名士兵作为对照,未接种疫苗。在接下来的三个月中,接受免疫接种的士兵无一染上疫苗所预防的任何一种肺炎,对照组中则有 101 例染病。[7] 当然,这个结果并非最终结论,但意义深远。这也远比其他地方所得结果要好。巴斯德研究所当时也在进行肺炎疫苗的试验,[8] 但未获成功。

如果埃弗里和科尔能开发出一种对头号杀手真正有效的血清或疫苗……如果他们做到了,那将是医学科学史上最伟大的成就。

肺炎最终将被战胜的前景,以及它在军营中的状况,更加增强了戈加斯寻找方法限制肺炎致死能力的决心。他请求韦尔奇筹建一个针对肺炎的特别委员会并出任主席。确切地讲,戈加斯并不想该委员会在他自己的办公室内开展工作,但韦尔奇将办公桌安在了戈加斯的个人办公室内。

韦尔奇踌躇不决,致电弗莱克斯纳。两个人达成共识,认为在这个国家乃至全世界,担任该委员会主席的最佳人选是科尔。翌日,科尔和弗莱克斯纳一同搭乘火车来到华盛顿,在宇宙俱乐部与戈加斯和韦尔奇见了面。[9] 他们在那里选定了肺炎委员会成员,这个委员会由戈加斯、韦尔奇、弗莱克斯纳及他们研究所所具备的全部知识和资源作后盾。

他们挑选的人恰到好处。每个被挑中的人,后来都当选为美国科学院院士,而美国科学院也许是世界上最独特的科学组织。

埃弗里理所当然地要领导实际的实验室研究,因而留在纽约。其他大多数人则去实地工作。陆军中尉里弗斯是霍普金斯的毕业生,也是韦尔奇的门生,他后来成为世界顶尖的病毒学家之一,并继科尔之后担任洛克菲勒研究所医院的院长;陆军上尉布莱克(Francis Blake)是另一位洛克菲勒研究人员,他之后担任了耶鲁医学院院长;而奥佩克(Eugene Opie)上尉被认为是韦尔奇的病理学学生中最富才华的一个,他入伍时就已是华盛顿大学医学院院长。与他们通力合作的有洛克菲勒研究所的兰德施泰纳和霍普金斯的惠普尔,他们并不是委员会成员,后来都获得了诺贝尔奖。数年之后,一位洛克菲勒科学家回想当年:"加入肺炎小组无疑是一种特权。"[10]

按照惯例——如果这样的紧急情况算是惯例的话——科尔长途跋涉来到华盛顿,在戈加斯的办公室内同韦尔奇及军队高级医学长官探讨最近的发现。科尔、韦尔奇、沃恩和罗素展开了一系列极为艰苦的军营巡回调查,检查各方面的情况,[11]从军营外科医生、细菌学家和流行病学家的资质,到军营厨房清洗餐具的方式。他们给出的任何建议都会马上被勒令执行。当然,他们并不是只下命令,许多营地医院和实验室由他们所推崇的人管理,他们也听取各种各样的想法。

春末,科尔向美国医学会汇报了有关麻疹的一项结论: 麻疹"似乎使呼吸道黏膜特别易于受到继发感染"。他还相信,这些继发感染就像麻疹一样,"主要以流行病的形式发生……每一个新的感染病例不仅扩大流行范围,还增加流行的强度。"[12]

1918年6月4日,科尔、韦尔奇和肺炎委员会的几名成员又一次出现在戈加斯的办公室里,这次还有纽约州健康委员会委员比格斯,哈佛的杰出科学家、后来成为海军少校的罗西瑙,以及帮助成立洛克菲勒研究所的功臣之一霍尔特。这次讨论的内容非常广泛,焦点是如何最大限度地降低比麻疹流行更糟糕事件发生的可能性。他们都担心戈加斯的梦魇会成为现实。

他们并不特别惧怕流感,尽管他们正在追踪调查这种病的爆发性。当时的一些爆发还比较缓和,还不足以与麻疹流行所致危害相提并论。他们很清楚,流感导致的死亡是因肺炎而致死的,戈加斯已经要求洛克菲勒研究所加快生产和研究肺炎血清及疫苗的进度,而洛克菲勒研究所和军医学院正竭尽全力为此工作。

随后,讨论从实验室转到流行病学话题上。对军营的巡回检查使韦尔奇、科尔、沃恩和罗素确信,交叉感染是与麻疹相关肺炎的致死原因。为了防止悲剧重演,科尔建议设立传染病房,配备专门训练的人员和最好的民用医院设备。韦尔奇指出,英国有隔离医院,具有完全独立的组织和严格的制度。另一种防止交叉感染的解决方案是在医院中设立小房间——围绕医院病床设立隔离区。

他们也讨论了医院负荷过重和军队间的隔离问题。1916 年,加拿大军方将所有抵达英国的队伍隔离了 28 天,[13] 以防止那些已整装待发上战场的军队遭受感染。韦尔奇建议,设立类似的"隔离营,让新征召入伍的军人在那里滞留 10—14 天"[14]。

他们都认识到,说服军队这样做,或者说服军队解决更为严重的兵营过度拥挤问题将非常困难。

不过,一位军医官员中间讲了一条好消息,说医院过度拥挤问题已不复存在了。每所军队医院在 5 月 15 日至少有 100 张空床,共有 25 000 张空床。军队所收集的每项流行病学统计指标都表明,军队的整体健康状况有所改善。他坚持认为,这些设施和培训足够了。

时间将揭晓答案。

人类被定义为"现代的",很大程度上取决于他们尝试控制自然的程度,而非调整自身去适应自然。在与自然的这种关系中,现代人通常是侵略者,而且胆大妄为:改变河流方向,在地质断层上搭建建筑物,如今还操纵现有物种的基因。虽然自然对此的反应一直都是有气无力,但愤怒一旦被激发,其暴戾的一面将随时显露出来。

1918 年前,人类是十分现代、十分科学的,但因忙于与自身斗争而顾不上去对抗自然。然而自然瞅准了时机,它选择在这个时候攻击人类,而且它的攻击绝不再软弱无力。现代人类——能运用现代科学方法的人类,将第一次直面完全愤怒的自然。

第四部

起　始

人们无法确证流感病毒是由来自堪萨斯州哈斯克尔县的某个人带到福斯顿军营去的,但有强有力的间接证据。1918 年 2 月的最后一个星期,哈斯克尔县的尼尔森、欧内斯特·艾略特、博顿以及其他一些也许未在当地报纸留名的人被征召入伍,从"重流感"正在扩散的哈斯克尔行进到福斯顿军营。他们可能是在 2 月 28 日到 3 月 2 日之间抵达的,而部队医院首次开始接纳患流感士兵的日期是 3 月 4 日。这个时段恰好同流感的潜伏期相吻合。三周内,福斯顿有 1100 人因病重需要住院治疗。

在哈斯克尔和福斯顿之间的来往人等不过是涓涓细流,而在福斯顿与其他军事基地以及法国之间的兵力调动却是川流不息。福斯顿出现第一个病例后两周,也就是 3 月 18 日,佐治亚州的福瑞斯特军营和格林利夫军营也显露出了流感侵袭的迹象,两个军营中都有一成士兵请病假。接着,如同被推倒的多米诺骨牌一样,其他军营也相继爆发了流感。那年春天,36 个最大的军营中有 24 个经历了流感的浩劫。全国 55 个大城市中的 30 个[1]——它们大多与军事基地毗连——也因流感导致的"超额死亡"人数到达顶峰而遭受了黑色 4 月。可惜待人们明了这些事时,已为时晚矣。

一开始,这次流感貌似无须担忧,根本无法同会并发肺炎的麻疹爆发相提并论，只有哈斯克尔的流感情况比较严重。唯一令人不安的是，这场疾病仍在蔓延。

正如伯内特后来所说的："以美国和欧洲的军方病情为蓝本来讲述流感的故事，无疑是最方便的。"[2]

疫情在全国爆发后，杰出的流行病学家们着手调查美国军方和平民的健康记录，想要找出早于福斯顿疫情爆发的异常流感活动的任何征兆，但他们一无所获（关于哈斯克尔的疫情警报错报了日期，被记录为福斯顿爆发之后）。法国曾在冬天有过几次局部性流感爆发，但并未蔓延，还只是地方性疾病而非流行病。

欧洲首次非比寻常的流感突发于4月初，出现在布雷斯特，那正是美军的登陆地点。布雷斯特的法国海军司令部突然瘫痪。疫情从布雷斯特迅速向周边地区扩散开来。

不过，尽管有许多人患病，但症状就像美国人的一样，通常都不太严重。军队在经历了短期的虚弱无力后，不久就恢复了元气。例如，在肖蒙附近爆发的流行病波及美国军队和平民。在172名守卫司令部的海军士兵中，大部分都感染上了疾病，其中54人住院治疗[3]——但全都康复了。

法国军队在4月10日出现第一个病例。[4]流感在4月底袭击了巴黎，几乎在同一时间，疫情波及意大利。英国军队的第一个病例发生在4月中旬，随即疾病爆发。5月，仅英国第一陆军就有36 473人入院，[5]症状稍轻的病人有数万名。一份英国报告记载，在第二陆军中"5月底疫情开始恶化……感染者数量骤增……一支炮兵旅在48小时内就有1/3人员染病，而在原本兵员为145人的弹药队中，目前只有15人能够继续执行日常任务"[6]。英国第三陆军遭遇了相同的困境。6月，军队从欧洲大陆回国时，又将疾病带到了英国。

这一次并发症发生的数量仍然很少，而且几乎所有士兵都康复了。

唯一利害攸关的就是疾病削弱了军队的战斗力。

德军似乎正是这种情形。4 月下旬,正在作战的德国军队中突发流感。当时,德军指挥官冯·鲁登道夫(Erich von Ludendorff)正准备发动他的最后一次大进攻——德国赢得战争的最后一搏。

德军进攻已经初步取得了巨大胜利。在前线的霍尔斯特德的门生库辛在日记中记载了德军的战绩:"他们取得了彻底的突破……"[7]"整体情况远不能令人安心……晚上 11 点,从前线撤下来的士兵仍然源源不断。""黑格(Haig)对军队所下的最令人忧虑的命令以这样的话结尾:'面对必须背水一战的境地,要相信我们的事业是秉持正义的,我们每个人都要奋战到底。家园的安危以及人类的自由都取决于我们每个人此时此刻的行动。'"

然而库辛接着又提到:"预期的德军大进攻的第三波攻势在一天天推迟。"[8]"没人知道德军何时会发起下一次进攻。可能不会再拖延很久了。我推测,我们在弗兰德斯遭遇的流感也许更严重地打击了德国佬,这可能是其推迟进攻的原因。"[9]

鲁登道夫本人也将德军丧失主动以及进攻最终失败归咎于流感:"每天早晨不得不听取各参谋长上报流感感染人数,听他们抱怨各自部队的疲软——这可真是一桩令人难以忍受的活儿。"[10]

也许是流感削弱了鲁登道夫的攻击力,夺去了他善战的军队,也许鲁登道夫仅仅将它作为一个借口。英国、法国和美国的军队都遭受了疾病的侵袭,而鲁登道夫就是那种能透过人就绝不承担责任的人。

与此同时,这个病毒在西班牙获得了名字。

事实上,5 月之前的西班牙病例并不多,但战争期间西班牙是一个中立国,这就意味着政府不会审查新闻,不像法国、德国和英国的报纸——这些报纸不会发布任何负面的、有损士气的新闻,西班牙的报纸充斥着疾病的报道,尤其是在国王阿方索十三世(Alphonse XⅢ)也患上严重的流感之后。

很快,这种疾病就以"西班牙流行性感冒"或"西班牙流感"为世人所知,这极有可能是因为,只有西班牙报纸发布这个起源于其他国家的疾病的传播情况。

流感侵袭了葡萄牙,随后是希腊。六七月间,英格兰、苏格兰和威尔士的死亡率猛增。德国最初只在6月出现一些零星病例,不久后流行病羽翼渐丰,横扫整个德国。丹麦和挪威在7月发生疫情。到8月份,荷兰和瑞典也在劫难逃。

5月29日,一艘运输船抵达孟买,不久,船上就出现了孟买最早的病例。先是7名在码头工作的军警被送进了警方医院,接着是在政府造船所工作的一些人死于疾病。孟买港的雇员在第二天患病,两天之后,在"紧靠海港,在政府造船所和港务局的巴拉特工业区之间"[11]某处工作的一些人出现了流感症状。疾病沿铁路线扩散,令加尔各答、马德拉斯以及仰光步孟买后尘。而另一艘运输船则又把疾病带到了卡拉奇。

流感在接近5月底时到达上海。一名观察员说:"它如海啸一般席卷全国。"[12]据传闻,半个重庆都病倒了。随后,流感又在9月份相继突袭了新西兰和澳大利亚,悉尼的流感病人数量占到了城市人口的30%。

然而,流感虽然爆发性扩散,但与哈斯克尔严重的致死症状大不相同。法国的一次疾病爆发期间,有613名美国士兵被送入医院,仅1人死亡。法国军队的40 000名入院者中,死亡人数不到100。而英国舰队中有10 313名水手患病,[13]海军兵力虽暂时被削弱,但最终只有4名水手死亡。士兵们称其为"三日热"。在阿尔及利亚、埃及、突尼斯、中国和印度,它都是以"轻微症状"出现的。[14]

事实上,其轻微程度使一些医生怀疑这种疾病到底还是不是流感。一份英国军方报告记载其症状"类似流感",但"持续时间短且无并发症"[15] 又使人怀疑它不是流感。一些意大利医生的立场更为坚定,他们在不同的医学期刊论文中指出,这种"日前在意大利广泛流行的发热性疾病并非流感"[16]。三名英国医生在《柳叶刀》上发表文章支持这一观点。他们推断,这种流行病实质上不是流感,因为其症状尽管与流感相似,但却十分轻微,"持续期很短并且迄今为止没有出现复发或者并发症"[17]。

那一期《柳叶刀》的出版日期是 1918 年 7 月 13 日。

· · ·

在美国,当疾病于三四月份在兵营间转移并不时扩散到邻近城市时,戈加斯、韦尔奇、沃恩、科尔并未对此多加留意,埃弗里也未着手开展任何实验室研究。麻疹仍徘徊不散,已导致了很多人死亡。

但当流感从天而降侵袭欧洲时,他们开始注意它。尽管医学期刊上的文章都是关于它通常表现出的良性特征,但他们也听说了一些令人不安的特例,这些特例暗示了这种疾病也许不会总是表现得那么温和,在猛烈发作时还异常严重——比麻疹更严重。

一份军方报告记录:"爆发性的肺炎,肺部充血"(快速感染和肺部充溢血液),"在患病 24—48 小时内致命。"[18] 肺炎所导致的这种快速死亡并不常见。对死于该病的一名芝加哥市民进行尸体解剖后发现,其肺部具有上述症状。过于异常的症状促使进行解剖的病理学家将一些组织样本送给赫克通(Ludwig Hektoen)博士,赫克通博士是一位极受尊崇的科学家,他与韦尔奇、弗莱克斯纳及戈加斯私交甚好,而且是麦考密克传染病纪念研究所的负责人。那位病理学家请赫克通"将之视为一种新型疾病进行研究"[19]。

肯塔基州路易斯维尔的流感统计出现了令人恐慌的反常现象。路易斯维尔的死亡率不低,更令人惊讶的是,死者中 40% 的人年龄在 20—35 岁之间——一个统计异常出现了。

5 月下旬,法国的一个有 1018 人的小型新兵站里,688 人病重入院,最后有 49 人死亡。[20] 5% 的总人口——特别是健康年轻人——在短短数周内死去,令人恐惧!

6 月中旬,韦尔奇、科尔、戈加斯和其他一些人试图尽可能多地收集欧洲流感发展的信息。虽然从官方渠道科尔毫无斩获,但他从津瑟(Hans Zinsser)——曾在洛克菲勒研究所工作,当时参军驻法,后又回到洛克菲勒——等人那里了解到足够多的情况,开始对流感重视起来。7 月,科尔要求国家研究理事会协调战争相关医学研究的科学家皮尔斯(Richard Pearce)率先给出"关于欧洲流行性感冒的精确信息"[21],科尔还补充道:"我在华盛顿公共卫生部部长办公室询问了几次"——指布卢而不是戈加斯——"但似乎没人知道有关此事的确切信息。"数日后,当科尔建议皮尔斯为相关研究投入更多资源时,[22] 对这些信息表现出更进一步的关心。

作为回应,皮尔斯与一些实验科学家,如费城的刘易斯,以及一些临床医师、病理学家和流行病学家联系,询问他们是否能够开展新研究。他则扮演研究发现信息交流中心的角色。

6 月 1 日到 8 月 1 日之间,200 万驻法的英国士兵中,有 1 200 825 人被病魔击倒,即便在最为紧要的殊死战斗中,他们也无法再充当有生力量。随后,疾病绝尘而去。8 月 10 日,英军指挥官宣称疫情已不再蔓延了。[23] 8 月 20 日,英国的一份医学期刊评论流感疫情"已全然消失了"[24]。

驻法美国远征军医疗部的《每周快报》(Weekly Bulletin)不准备像英国一样宣告流感的蔓延已经彻底终结,它在 7 月底声明:"传染病的流行差不多到了尽头……尽管它导致了相当大的损失。但始终表现温和。"

但它接着说:"许多病例被误诊为脑膜炎……肺炎在 7 月成了一种比在 4 月更为常见的遗患。"[25]

流感没有像在西欧和东方部分地区一样横扫美国全境,但它在美国也没有完全绝迹。

军方的肺炎研究委员会成员分散在各地进行研究,他们都发现了肺炎的迹象。在包括福斯顿军营在内的赖利堡基地,布莱克上尉试图培养从健康和患病士兵的喉部取到的菌种。这是一项杂乱无章的工作,远不及他之前的工作令人兴奋,而且他厌恶堪萨斯。他向妻子抱怨道:"没有收到爱人的信已经两天了,没有凉爽的白天、没有凉爽的夜晚、没有喝的、没有电影、没有舞会、没有俱乐部、没有漂亮女人、没有淋浴、没有牌打、没有人、没有娱乐、没有欢乐,只有酷热、烈日、灼人的风以及流汗、灰尘、干渴、令人窒息的长夜、夜以继日的工作和孤独寂寞,完全是一座地狱——这就是堪萨斯的赖利堡基地。"[26] 几个星期后他说,天气太热,把细菌的培养基放在烘箱内以免过高的温度杀死细菌。"想想看,居然用烘箱降温!"他写道。

他还写道:"成天在病房忙东忙西——监护一些令人感兴趣的病例……但目前他们大部分还是流感。"[27]

流感就要变得令人感兴趣了。

病毒并不曾消失。它只是潜入了地下,就像残留在树根处燃烧的林火,慢慢积聚、变化、适应、磨砺自身,观察着,等待着,伺机死灰复燃,燃起熊熊大火。

1918 年的大流感和其他的许多大流感一样,一波接一波地袭击人类。春季来袭的第一波导致的死亡率并不高,但第二波却是致命的。有三种假说可以解释这一现象。

一种假说认为,温和型和致死型疾病是由完全不同的两种病毒所引起的。但这不太可能,许多第一波流感患者表现出了对第二波流感的显著抵抗力,这为证明致死型病毒是温和型病毒的变种提供了有力证据。

第二种可能性是有一种温和型病毒导致了春季流行病,而该病毒又在欧洲碰上了第二种流感病毒。两种病毒侵染了一些相同的细胞,"混合重排"基因后产生了一种新的致命型病毒。这种情况有可能存在,也可以解释第一波流感的某些患者获得了部分免疫力。但不能忽视的是,仍有一些科学证据同该假说直接抵触,而且现今的大多数流感专家都不认同这种可能性。[1]

第三种解释则涉及病毒对人体的适应。

1872 年,法国科学家达韦纳(C. J. Davaine)分析一个充盈大量炭疽杆菌的血样。为了测定致死剂量,他按数量梯度将血样注射到兔子体内,发现 10 滴能令兔子在 40 小时内死亡。接着他抽取这只兔子的血液注射给第二只兔子,第二只也死了。他重复这个过程,用第二只兔子的血液去感染第三只,以此类推,总共感染了 5 只兔子。

达韦纳每次都测定致死所需的最小血液量。他观察到细菌的毒性逐次增加,历经 5 只兔子之后,致死剂量从 10 滴血跌至 0.01 滴。感染到第 15 只兔子时,[2] 致死剂量降到了四万分之一滴。经过 25 只兔子之后,血液中病原体的毒性已经强到不足百万分之一滴血就足以致命了。

这些培养物一旦离开生物体冻存起来,毒性就消失了。毒性也是具物种特异性的。同样是这种血液,只需极微量就能置兔子于死地,但对鼠类和鸟类而言,即便加大剂量它们仍能存活。

达韦纳的系列实验标志着人类第一次揭示了后来被称为"传代"* 的现象,这个现象反映出微生物具有改变自身以适应环境的能力。当一个具有弱致病性的微生物从一个活体动物转移到另一个活体动物身上时,复制会更加娴熟,生长和扩散也会更有效率,由此而增强了它的毒性。

换句话说,它成了一个更精于此道的杀手。

哪怕是在一支试管中,仅改变环境也会产生同样的效果。[3] 有一位研究人员记录道,他正在研究的一个菌株就因为培养基从牛肉汤换成小牛肉汤而产生了致死性。

不过,这一现象非常错综复杂。毒性并非毫无节制地增长。如果一个病菌的毒性太强,那它就会在迅速耗尽宿主的同时把自己也给葬送了。它的毒性最终会稳定下来,甚至可能有所降低。尤其是在物种间转换宿主时,它的危险性会降低而不会增加。埃博拉病毒就是如此。埃博拉病毒通常不会感染人类。一旦感染,一开始它会导致极高的死亡率,但当其在人群中经数次传代后,它就会变得非常温和,不再对人类构成显著的威胁。

---

* "传代"的"代",不同于亲代细菌繁衍产生子代细胞的"代",一次"传代"意味着细菌本身已经繁衍了许多代。——译者

所以,传代也会削弱病菌的毒性。当巴斯德试图减弱——或者用他自己的话"削弱"——猪丹毒病菌的毒性时,仅令病菌在兔子身上传代就取得了成功。细菌在适应兔子的同时,丧失了部分在猪身上寄生的能力。[4] 然后,巴斯德将从兔子身上提取的病菌给猪接种,猪的免疫系统轻而易举地杀灭了这些细菌。由于减毒菌株的表面抗原与正常菌株的相同,所以猪的免疫系统也学会了识别——并杀灭——正常菌株。此后,猪对这种疾病就具有了免疫力。至 1894 年,法国兽医利用巴斯德的疫苗使 10 万头猪幸免于难;而匈牙利则有 100 多万头猪接种了疫苗。[5]

流感病毒的习性与其他病原体并无二致,它也面临着同样的进化压力。当 1918 年的病毒从动物转移到人身上并且开始扩散时,也许它在适应新物种的同时还要承受来自自身的冲击。尽管它总会保有些许毒性,但这个冲击也许狠狠地削弱了它,使它变得相对无害;然后,随着它感染新宿主的本领见长,它又变得致命了。

伯内特因研究免疫系统而获得了诺贝尔奖,然而流感研究(包括流感的流行病学史)却占据了他科研生涯的大部分时间。当传代使一个流感病毒从温和型转变为致命型时,他注意到了个中原因。一艘运载流感病人的船曾在格陵兰东部一块独立的殖民地停驻过。在这艘船离开两个月后,一场严重的流感在该地爆发了,死亡率为 10%。伯内特"确定这场流行病主要是病毒性流感"[6],并推断病毒在未适应新种群前以温和的形式传代(他估计病毒在人群中传递了 15—20 次),然后变成了剧毒而致命的形式。

在关于 1918 年大流感流行的研究报告中,伯内特总结道,到 1918 年 4 月底,"新病毒株的基本特性已然成形","我们必须假设,造成美国春季流行病的祖先病毒经过了传代和变异……到了法国后这一过程仍在继续。"[7]

致命性植根于这种病毒的遗传可能性之中,这种特殊的变异群较之其他流感病毒可能更具危害性。病毒正通过传代打磨屠刀,它令自身适应了周遭环境,在人体内的自我复制日益高效。传代,锻造了一座屠杀炼狱。

1918 年 6 月 30 日,英国货船"埃克塞特城市"号(City of Exeter)在海关检疫站短暂停留后就在费城码头靠岸了。致命的疾病也随之而来,但外科主治医师、美国公共卫生部部长布卢并未发布过有关海事服务部门如何处理携带流感船只的指示。因此货船未被扣留。

不过,船员的情况实在骇人听闻,英国领事不得不提前安排货船停靠在一个空置的码头,码头上救护车随时待命,司机们都戴上了外科口罩。大量"奄奄一息"的船员立即被送往宾夕法尼亚医院。医院方面已为他们隔离出一个专门病房以应对传染。[8] 施滕格尔(Alfred Stengel)博士早年在竞争宾夕法尼亚大学一个炙手可热的教授职位时败给了弗莱克斯纳,不过弗莱克斯纳离开后他就接任了该职,之后他又担任了美国内科学会的主席。作为传染病方面的专家,他亲自视察了海员们的护理情况。施滕格尔甚至抛开与弗莱克斯纳之间的宿怨,找来了后者的门生刘易斯征询意见。虽然如此,船员接二连三死亡,数量与日俱增。

他们看似死于肺炎,但据一位宾州医科生的判断,肺炎只是并发症,他的根据是一些奇怪的症状,包括鼻出血。一份报告记录道:"人们达成的共识是,他们患上的是流感。"[9]

1918 年的所有传染病都是令人恐惧的。美国人已经意识到,"西班牙流感"已经严重到足以拖延德军的进攻。有流言说这些船员也是死于西班牙流感,全城人心惶惶。控制战争宣传机器的人不希望任何有损士气的新闻出现。有两名医生斩钉截铁地向报纸声明,这些人并非死于流感。他们隐瞒了真相。

疾病没有扩散。货船在检疫时的短暂逗留已足以让船员们在靠岸时丧失传染性。这种具有特殊毒性的病毒由于找不到新鲜养料，已经将自身耗尽。费城躲过了一劫。

到那时，病毒已经在人体内经历了许多次传代，甚至在医学杂志尚在对这种疾病的温和性质交口评论时，世界各地已遍布预示它将恶性爆发的种种迹象。

在伦敦，7月8日的那个星期就有287人死于流感性肺炎，伯明翰则为126人。一名进行过几次尸体解剖的医生记录道："肺部病变，存在复合病灶或者变异病灶，它与过去20年所解剖的上千个病例的普遍特征都极不相同。它不像是通常所见的普通支气管炎。"[10]

美国公共卫生部每周的《公共卫生报告》(*Public Health Reports*)最终注意到了事态的严重性，认为疾病已经相当严重，于是向国家公共卫生官员发出警告："一场流感爆发……据称已在英国伯明翰出现。疾病已迅速蔓延开来，在其他地方也已发现疫情。"[11] 报告同时还警告存在"致死病例"。

早先时候，有一些医生坚持认为这种疾病不是流感，因为它太过温和。现在另一些人也开始质疑它是流感的可能性——不过这次的疑点是它似乎太过致命了。患者有时会面临严重缺氧而呈发绀症状——身体部分或全部变为蓝色，有时甚至蓝到发紫。

8月3日，一位美国海军情报官员接到一封电报，立即为其加盖了"绝密"印章。他认为消息来源是"可靠"的，于是报告说："我被秘密告知……现在流行于整个瑞士的疾病就是通常所说的黑死病，但对外宣称是西班牙流感。"[12]

诸多关于流感大流行的历史记载都将这场致命疾病的爆发——第二波的重磅炸弹——描绘成突如其来，并在全球各个分散地同时出现，这显得不合情理。事实上，第二波是逐渐发展起来的。

壶中之水将要沸腾时,底部会先出现一个泡,随后升至表面。接着是又一个泡,然后水泡三三两两同时出现,再是六七个一起。如若温度不降,没多久整壶水就会骚动起来,水面则剧烈地翻滚。

1918年每一次的早期致命性爆发(尽管似乎都是独立的),都像是快要沸腾时升上表面的第一个泡。火焰在哈斯克尔点燃,并且激起了第一次爆发。然后,在一个小型基地的又一次突发,令5%的**所有**法国新兵死亡,还有路易斯维尔、"埃克塞特城市"号上的死亡以及在瑞士的爆发。所有这些都是致命疾病的爆发,焦躁不安的水泡正要浮出水面。

这次大流行过后不久,流行病学研究的相关著述就认识到了这一点。一份记录中写道:美国的军营中,"被报告为流感的病例在1918年8月4日前一周内开始持续增加,并在8月18日之前一周内开始出现流感性肺炎病例。如果这是这场大流行来袭的真正发端,我们可以预期,将这串数据绘制到对数刻度表上,几周来的增长曲线就呈一条直线。通常的传染曲线就是呈对数增长的……实际情况也完全符合这条在对数坐标纸上绘制出来的差不多呈直线的增长曲线。"[13]

报告还发现,夏季发生在美国和欧洲的"愈加严重的明显爆发,与秋季那一波混杂在一起而无法区分"[14]。

8月初,一艘从法国驶往纽约的轮船上的船员遭遇了流感的猛烈袭击,照戈加斯办公室一位流行病学家的说法,"所有的水手都病得不轻,使得船不得不停靠到哈里法克斯"[15]。直到足够多的船员康复后,他们才继续开往纽约。

8月12日,挪威货轮"伯根斯佛尔德"号(Bergensfjord)抵达布鲁克林,之前已海葬了死于流感的4人,而船上仍有200人身染流感,救护车将其中大部分人送进了医院。

纽约市卫生部部长科普兰(Royal Copeland)和港口卫生官员联合发表声明,说"绝无爆发流行病的危险",因为流感很少攻击"一个营养充足的人"[16]。（即使他说得没错，他所在卫生部门的调研也发现，城中有 20% 的学童营养不良[17]。）他没有采取哪怕一丁点行动以防止感染扩散。

一份海军公报警告公众留心 8 月 14 日、15 日抵达纽约的三艘轮船：两艘来自挪威，一艘来自瑞典，船上都有流感病人。[18]8 月 18 日，纽约的报纸报道了"罗尚博"号（Rochambeau）和"新阿姆斯特丹"号（Nieuw Amsterdam）上的流感爆发情况，两艘船上的人都被送入了圣文森特医院。

8 月 20 日，科普兰终于让步了，承认流感在纽约出现，但他宣称，这次流感并不严重，而且绝不会传染开来。

病毒的致命变种开始在人类身上安家落户。现在，几乎是同时，在彼此远隔重洋的三个分开的地方——布雷斯特、塞拉利昂的弗里敦、波士顿，致命的沸腾蠢蠢欲动，即将翻滚起来。

200 万抵法的美国士兵中，有近 40%——791 000 人——在布雷斯特登陆，那是一个可同时容纳多艘船只的深水港。来自世界各地的军队都在此登陆。布雷斯特像其他许多城市一样，在春季经历了一场流感的爆发，不过同别处一样，遭遇的也是一场温和的流感。7 月，伴随高死亡率的流感在来自阿肯色州派克军营的一支美军后备特遣队中首度爆发。[19]他们驻扎在一个单独的兵营中，并且爆发在初期看似不紧不慢。但事实并非如此。8 月 10 日，就在英国军队宣布流感已经过去的当天，许多驻扎在布雷斯特的法国水手因流感和肺炎被送进了医院，人数之多令当地的海军医院人满为患而不得不关闭，病患死亡率也开始剧增。[20]

8 月 19 日，《纽约时报》刊载了另一次爆发的消息："有相当一部分美国黑人上岸后搭乘马队前往法国，他们感染了西班牙流感，最后因肺炎死于法国医院。"[21]接下来的几周内，布雷斯特的周边地区全被殃及。美国军队继续川流不息地涌入城市，随后撤出，和同在周边地区训练的法国军队交相混杂。当两军士兵离开这里时,他们都成了病毒散布者。

塞拉利昂的弗里敦是非洲西海岸一个主要的供煤港,为从欧洲驶往南非和东方的船只提供燃料。8月15日,英国皇家海军军舰"曼图亚"号(Mantua)带着200名患流感的船员抵达这里。在一些船员的指挥下,汗流浃背的黑人工人将几吨煤炭装进了这艘船。

当这些工人回到家中时,他们带回去的不只是报酬。不久,流感通过这些装煤工扩散开来。这可不再是那种温和的流感了。8月24日,两个当地人死于肺炎,还有许多人病倒。[22]

8月27日,英国皇家海军军舰"非洲"号(Africa)驶入港口。它也需要装煤,但塞拉利昂煤炭公司的600名工人中有500人那天没有上班。[23]船员们只得与非洲工人们一起并肩劳动,帮着装煤。船上共有779名船员。几周内,近600名船员病倒,51人死亡——这意味着全体船员的7%病亡。[24]

英国皇家海军运输舰"切普斯托城堡"号(Chepstow Castle)从新西兰运送军队上前线,于8月26日、27日途经弗里敦加煤;三个星期内,船上1150人中有900人因流感病倒,死亡率达38%。[25]

"塔希提"号(Tahiti)同时在那加煤;在它与"切普斯托城堡"号同一天抵达英国前,船上有68人病亡。靠岸后,两艘船上的患病者增加了800多名,而死亡人数则增加了115人。[26]

官员们不久就估计出,塞拉利昂因流感而亡故的人数占非洲总人口的3%,几乎所有死者都是在短短数周内死去。而近来更多的证据表明,实际死亡率极有可能要高得多——大概是这个数字的两倍,甚至更高。

在大西洋彼岸的波士顿联邦码头*,海军拥有一艘"接收船"。这个

---

* 位于波士顿南部,曾用于停泊大型船只,现为展览会议中心。——译者

名字有些名不副实。它实际上是一个兵营,运送的多达7000名水手在此船上吃睡,海军自己称它为"极度拥挤的"[27]军营。

8月27日,两名水手患上流感。8月28日,又有8人病倒了。8月29日,58人被确诊患病。

就像在布雷斯特、弗里敦和船上的人一样,患病者开始陆续死去。50人很快被转移到了切尔西海军医院,罗西瑙少校和他年轻的助手基根(John J. Keegan)上尉在那里工作。

水手们遇到了救星。基根后来成为内布拉斯加医学院院长。罗西瑙是当时的天才之一,他强壮结实,脖子粗粗的,看起来咄咄逼人、信心十足,给人以摔跤选手俯视对手的感觉。但他一向都彬彬有礼、乐于助人,人们都喜欢在他手下工作。他是创办美国公共卫生部卫生学实验室的最初推动者,后来又担任美国细菌学家协会会长,以撰写教科书《预防医学与卫生学》(*Preventive Medicine and Hygiene*)而闻名遐迩,这本书被誉作陆军和海军卫生官员的《圣经》。[28]就在几个星期前,罗西瑙还与韦尔奇、戈加斯以及沃恩一起讨论如何预防和控制新的流行病。*

罗西瑙和基根立即将这些水手隔离,并竭尽全力控制病情,他们上溯这些病人曾经接触过的人,并将这些人也隔离起来。但是,这种疾病的爆发性太强了。他们将注意力转向细菌学调查,寻找致病菌,这样他们就可以制备疫苗或者血清。他们的研究结果不尽如人意。几周后,他们开始在来自海军军舰的志愿者身上进行试验,检验是否由一种病毒引发了该

---

* 罗西瑙与弗莱克斯纳长年进行着友好的竞争。1911年,罗西瑙指出弗莱克斯纳犯了一个重大的错误。两年后,也就是1913年,罗西瑙因为"证明"蝇类可以传播脊髓灰质炎而获得了美国医学金奖。弗莱克斯纳在1915年证明那个发现是错误的。但他们相互尊敬,而且相处融洽。战前不久,由于哈佛对医学研究提供的资金不足,弗莱克斯纳写信给罗西瑙,"获悉你实验室的预算如此之少,我感到非常惊讶并且痛心",并迅速为他安排了一笔洛克菲勒基金。他们频频合作,例如,罗西瑙在1918年初曾请求弗莱克斯纳:"请火速将足够四名病患使用的脑膜炎抗血清送至切尔西海军医院。"

疾病,这是世界范围内的第一次人体实验。

很长一段时间内,任何控制这种疾病的希望都破灭了。9月3日,一个患上流感的平民住进了波士顿市立医院。9月4日,哈佛的海军无线电通讯学院的学生也病倒了,学校所在的剑桥与波士顿仅以查尔斯河一水相隔。

接着,病魔来到了德文斯。

德文斯军营坐落在波士顿西北约 60 公里处一片绵延起伏的山地上，占地 2000 多公顷，包括纳舒华河沿岸优良的农场，还有近期开垦留下的密密麻麻的树桩。如同这个国家的其他军营一样，它以惊人的速度拔地而起——平均每天新建 10.4 栋房屋。1917 年 8 月军营投入使用，可容纳 15 000 人，但那时它并未完全建成——基地的污水是直接排入纳舒华河的。

德文斯同其他大多数军营一样遭受了麻疹和肺炎的侵袭。它的医务人员是一流的，上级的一次视察也给予了医院很高的评价，甚至连厨房都受到了表扬："司务长消息灵通而且反应敏捷。"[1]

的确，德文斯的医务人员非常优秀，罗素准备依靠他们开展一些新的重大科学研究，其中一项是研究健康士兵们口腔中存在链球菌同喉部链球菌感染之间的相关性；另一项则是探索黑人的肺炎发病率远高于白人的原因；还有一些研究则与麻疹有关。夏末，德文斯的萨拉德斯（Andrew Sellards）少校用素瓷滤菌器从一个新近麻疹病例感染物中分离出了病毒，随即用它接种了四只猴子，8 月 29 日开始，又接种到了一批志愿者身上。[2]

德文斯唯一的弊病是其最大设计容量只有 36 000 人。9 月 6 日，德文斯的士兵数量已经超过了 45 000 人。不过，可以容纳 1200 人的军营医院目前只有 84 名病人入住。[3] 医院具备足以同时开展好几项研究的医务人员。这样一个高度称职的医疗团队和一个几乎空着的医院,看上去似乎能够应对各类突发事件。

然而,事与愿违。

就在港口出现疫情报告的前一周,波士顿公共卫生权威人士担心地说:"在 8 月的第三个星期,德文斯军营上报的肺炎病例呈现迅猛增长的趋势,这更证实了先前那个地区流感已在士兵中流行的怀疑。"[4]

德文斯爆发的流感可能来自海军联邦码头,也可能是独立发展起来的,甚至可能已经从德文斯蔓延到了波士顿。至少,在 9 月 1 日,德文斯又有 4 名士兵被诊断为肺炎并入院治疗。在接下来的 6 天内又确诊了 22 个新的肺炎病例。然而,这些病例中没有一个被认为是流感。

9 月 7 日,一位来自第 42 步兵团 D 连的士兵被送进医院。他已神志不清,连轻微的触碰也会令他痛得失声尖叫。医生诊断他得了脑膜炎。[5]

第二天,该连的十几名士兵被送进医院并都被怀疑患有脑膜炎。诊断结果合情合理,发病症状与流感并不相似,而且数月之前军营经历过一次小规模的脑膜炎流行。没有一位医生妄自尊大,他们甚至求助于罗西瑙。罗西瑙不仅亲自前来,同行的还有 6 位细菌学家。他们几乎不眠不休地工作了 5 天,鉴别并隔离了 179 名病毒携带者。罗西瑙离开军营时,对军队医疗条件感慨万分,尽管他和他的同伴们已做了大量的工作,他对海军首脑说,海军不可能达到与陆军相同的医疗水平。

之后没几天,其他单位也开始报告流感疑似病例。医务人员还是原来那些优秀的医务人员,但他们没有立刻将这些不同的病例联系起来,也没有将之与联邦码头的流感爆发联系起来。他们没有要隔离这些病人的意思。最初几天,院方甚至没有保存任何流感病例的记录,因为他们认为"这些是春季侵袭了众多兵营的流行病病例"[6]。在拥挤不堪的军营和食堂里,感染者混杂其间。一天过去了。两天过去了。然后,突然之间——
"简言之,流感……如爆炸般出现了"[7]——一份陆军报告如是说。

流感确实爆发了。只一天时间,德文斯军营里的 1543 名士兵患上了
流感。9 月 22 日,整个军营的 19.6% 的人都上了患者名单,名单中几乎
75% 的人住进了医院。接着,肺炎和死亡接踵而来。

9 月 24 日一天就有 342 人被确诊患上肺炎。德文斯平时有 25 位医
生。现在,随着军方和平民医护人员不断涌入军营,有 250 多名医生投入
治疗。医生、护士和勤务兵每天凌晨 5:30 开始工作,持续到晚上 9:30 才
能睡觉,日复一日。到了 9 月 26 日,医疗人员已不堪重负,许多医生和护
士被感染甚至死亡,因此他们决定,无论病人病情有多严重,他们不再接
纳更多病人了。

红十字会也因疾病在平民中的扩散而遭受沉重打击,他们设法找了
12 名护士前去增援,但收效甚微。这 12 人中有 8 人因患流感病倒,2 人
殉职。[8]

这不是普通的肺炎。医院的一位军医格里斯特(Roy Grist)在给同事
的信中写道:"这些人开始时的表现似乎患的是普通感冒(La Grippe)或流
感(influenza),而当他们被送入医院后,病情迅速恶化成闻所未闻的恶性
肺炎。入院两个小时后,他们的颧骨上开始出现褐红色斑点,几个小时
后,病人显著出现发绀现象,症状从他们的耳朵一直扩散到整个面部,以
至于都分不清到底是白人还是黑人。"[9]

动脉中携氧的血液呈鲜红色,静脉中的血液因几乎不含氧而呈蓝紫
色。患者因肺脏无法同血液交换氧气而导致肤色变青的现象被称作发
绀。1918 年患者的发绀症状非常严重,他们的肤色变得非常深——整个
身体都呈现出近乎人们腕部静脉的颜色——这令谣言四起,说这种疾病
根本不是流感而是黑死病。

格里斯特在信中继续写道:"这只是死亡前几个小时内的变化……太

令人毛骨悚然了。也许眼见一个、两个或者 20 个人死去,你还可以忍受,但现在只能眼睁睁地看着这些可怜的家伙临死前悲惨万分……平均每天有 100 人死去……在几乎所有的病例中肺炎都意味着死亡……我们已经损失了数量巨大的医护人员,从埃尔小镇的情况就可见一斑。那里为了运送尸体而开设了专列。有一阵子棺材供不应求,尸体就像小山般堆在一起……那场景比法国战场上尸横遍野还要触目惊心。一个加长的兵营被腾出来做停尸房。穿戴整齐的士兵尸体放置两旁,任何见到此情此景的人都会惊恐不已,小心翼翼地走过这排长长的队列……再见了,老朋友,愿主与我们同在。"[10]

韦尔奇、科尔、沃恩和罗素现在都是上校,他们刚刚结束对南方陆军基地的巡察。这不是他们的第一次巡察,如同以往一样,在获悉某个兵营出现爆发性流行病后,他们就要视察军营,寻找并纠正任何有助于流行病生根发芽的陋习。他们也花了大量的时间来研究肺炎。在离开佐治亚州的马肯军营后,他们前往南方最著名的避暑胜地(即北卡罗来纳州的阿什维尔)休息了几天。范德比尔特(Vanderbilts)家族在这里修建了全国最奢华的几座庄园之一。韦尔奇的老同事霍尔斯特德在距其不远的山上建造了一座真正的城堡(今天霍尔斯特德的故居成了旅游胜地,被称作大汉普顿城堡)。

在阿什维尔城最优雅的地方之一——葛洛夫公园旅馆,他们听了一场音乐会。韦尔奇刚点燃一支雪茄,一名侍者就告诉他这里不允许吸烟。于是他同科尔退到走廊去交谈,又来了一名侍者请他们在音乐会期间保持安静。韦尔奇遂拂袖而去。

其间,罗素写信给弗莱克斯纳:"我们都很好。韦尔奇、沃恩、科尔和我经历了一次非常有益的旅行并且开始相信,免疫"——这里他指为了利用免疫系统而作的努力——"是肺炎中最重要的一件事,就像在其他传染病中一样。它提供了一个很好的假设,我们会用秋、冬两季的时间努力在实验室、病房甚至战场上将其攻克。祝你好运。"[11]

这群人于某个周日的早晨气定神闲、神采奕奕地返回了华盛顿。但他们下了火车后,心情陡然逆转。一名护卫已经在等待他们,脸上写满了焦虑。护卫将他们带到军医署长的办公室。戈加斯本人这时身在欧洲。他们一进门,戈加斯的副手抬头就说:"你们立即启程去德文斯。西班牙流感侵袭了那个军营。"[12]

8个小时后,他们在冰冷的细雨中抵达德文斯。整个军营混乱不堪,医院成了战场。的确,战争归来了。他们一迈进医院便看到一条从兵营蜿蜒至医院的队伍,队伍中的士兵们披着毯子,要不就被人搀扶着。

沃恩记录下了这个场面:"数以百计的身着各国军装、原本身强力壮的年轻人,以10人或更多人为一组的方式来到医院病房。他们被安置在帆布床上,所有的床位都被占满,但仍有病号源源不断地涌入。他们面色青紫,剧烈地咳嗽,不时吐出血痰。"[13]

病人几乎得不到任何照料。基地医院的设计容量为1200人,最多能容纳——据韦尔奇估计,即使拥挤到甚至"超过它所能容纳的最大可能"——2500人。但现在其负荷超过6000人。[14] 所有床位都一直满员。每条走廊、每个备用房间、每个门廊都塞满了帆布床,床上躺着病患或垂死之人。放眼望去,没有物品是灭过菌的,也没有护士。韦尔奇到达的时候,200名护士中已经有70人病倒,并且每过一个小时又会有人倒下。他们中的大部分人都没能康复。医院内充满了恶臭,那些不能起床或无法自理的病人的排泄物,把他们的床单和衣物搞得刺鼻难闻。

到处都是血迹——被单上、衣服上,一些人咳血,还有一些人从鼻子甚至耳朵往外冒血。许多士兵还是十几岁的孩子或者二十多岁的青年,他们本该健康红润,现在却面色发青。他们身上的颜色就像是死亡打下的烙印。

即便是韦尔奇和他的同事们，看到这幅场景也不由地倒吸了一口冷气。更令人胆寒的是看到尸体被胡乱丢在停尸房周围的走廊上。[15] 沃恩记载道："早上，尸体像一捆捆的木头一样被堆放在停尸房附近。"据科尔回忆："他们被杂乱无章地丢置在地上，我们不得不从他们中间穿行才能进入用于解剖尸体的房间。"[16]

在尸体解剖室内他们看到了最令人心寒的景象。解剖台上躺着一个差不多还是孩子的年轻人的尸体。哪怕最轻微的移动，液体也会从他的鼻孔里涌出来。他的胸腔被打开，肺脏被取了出来，其他器官也经过了仔细检查。显而易见，这并不是普通的肺炎。其他几例解剖也得到了类似的异常结果。

科尔、沃恩、罗素以及科学小组的其他成员都百思不得其解，并备感忧虑。他们转而向韦尔奇求助。

韦尔奇青年时代师从于世界上最伟大的学者。他启迪了美国一代优秀的科学家。他曾经造访中国、菲律宾和日本，并研究美国从未有过的疾病。他很早就开始阅读多种语言的医学期刊，关注非正规途径获得的来自世界顶尖实验室的情报。毋庸置疑，他定能告诉他们些什么，他也定会有自己的想法。

韦尔奇并未令他们安下心来。科尔站在他身旁，心想自己还从未见过如此焦躁，或者说如此激动的韦尔奇。事实上，科尔感到相当震惊："我们这些人感到困扰还不足为奇，但令人惊诧的是，事态之严重，起码在此刻也难住了韦尔奇博士。"[17]

韦尔奇说："这一定是某种新型的传染病或者瘟疫。"

韦尔奇走出解剖室，给波士顿、纽约和华盛顿各打了一个电话。波士顿的电话是打给哈佛教授、波士顿最大的布里格姆医院的首席病理学家沃尔巴克(Burt Wolbach)的,韦尔奇请他来进行尸体解剖,也许能从中发现这个怪病的线索。

但韦尔奇也明白,任何治疗或者预防这种疾病的方案还得靠实验室工作。他从纽约的洛克菲勒研究所召来了埃弗里。埃弗里曾申请加入洛克菲勒军队编制,但因是加拿大人而未获批准。不过,8月1日他入了美国籍。无巧不成书,就在韦尔奇致电给他的当天,埃弗里从二等兵升为上尉。更为重要的是,他已经开展了一项研究工作,这项工作将从根本上变革生物科学。流感将证明他的工作是正确的。

当天晚些时候,埃弗里和沃尔巴克抵达军营,当即各司其职。

韦尔奇的第三个电话打给了华盛顿的理查德(Charles Richard),他在戈加斯上前线时代理军医署长一职。韦尔奇详细描述了这种疾病,并估计了疾病在德文斯和别处的发展进程。因为这种疾病将要传播开来,韦尔奇催促道:"必须立即扩大各个军营医院。"

理查德迅速响应,他命令医护人员立即隔离、检疫所有病例,并阻止士兵同营外平民接触:"当务之急是要将流感堵在军营之外,根据以往经验……疾病的流行能事先预防,一旦流行起来则一发而不可收拾。"[18] 但他也承认了面临的困难:"很少有疾病具备流感那么强的传染性……潜伏期的病人可能就已经是传染源了……这场战争中再没有一种疾病像它那样,对军医的判断力和决心进行苛刻的考验。"

他也警告陆军副指挥官和参谋长:"新兵几乎个个都会被感染。从德文斯军营调过来的兵员也会将致命疾病传播到其他基地……在疾病流行期间,德文斯不应有任何人员的调动。"[19]

第二天,理查德接到其他军营也有疾病发作的报告,为了使参谋长对这种疾病的致命性有个具体印象,他讲了韦尔奇所说的情况:"德文斯军营的死亡人数将可能超过500人……德文斯军营的遭遇很有可能会在其他大军营中重演……这些军营无一例外地人口密集,这种情况会增加'接触'感染的机会,增强疾病的毒性,提高死亡率……预期它可能会向西部扩散,并席卷它所经过的军事基地。"他敦促彻底停止军营间的人员调动,除非有最"紧急的军事需要"。

戈加斯开始了他的战争——防止流行病在军营间爆发,但他失败了。

8月27日,即联邦码头出现第一个患病水手的当天,"哈罗德沃克"号(Harold Walker)由波士顿启程前往新奥尔良,途中有15名船员病倒;船在新奥尔良卸货时将三名船员留在了岸上。这三人死了。这时"哈罗德沃克"号已驶往墨西哥。

9月4日,新奥尔良海军医院的医生在城内军人中诊断出第一例流感,这是一名来自东北部的水手。同一天出现了第二个流感病人,一位在新奥尔良服役的军人。在接着入院的42个病人中,有40个感染了流感或者肺炎。

9月7日,来自波士顿的300名水手抵达费城海军码头。他们中的许多人与其他几百名水手一起,被立刻调往普吉特湾海军基地。其他来自波士顿的水手则去了芝加哥北部的五大湖海军训练基地,那是全世界最大的海军训练基地之一。

9月8日,罗得岛州的纽波特海军基地有100多名水手患病。

病毒沿着海岸向南行进,从内陆跃至中西部,横跨整个国家,到了太平洋。

与此同时,在切尔西海军医院,罗西瑙和他的医疗队也遭受了沉重的打击,他们十分清楚会有更大的疫情到来。甚至在埃弗里到来之前,他和基根就已开始了全国——可能也是全世界——首个制备免疫血清来对抗这个新的嗜血病魔的尝试。同时,基根向《美国医学会杂志》(*Journal of the American Medical Association*)投送了一篇详细描述这种疾病的文章,警告人们：这种疾病"必将迅速扩散至整个国家，它会侵袭全国30%—40%的人，而且来势汹汹"[20]。

．　　　．　　　．

基根唯一说错的地方是将他的估计局限于"整个国家"，他应该说"整个世界"。

这个流感病毒、这个"突变群"、这个"准种"一直维持着自己的杀伤力，并不断致人于死。现在，散布世界各个角落的该种病毒在人体中传过的代数大致相同。这种病毒在世界各地适应着人类，并将自己的杀人本事发挥到了极致。在每个地方，它都在向致命型转变。

从波士顿[21]到孟买(像其他许多城市一样，孟买在6月经历了较温和的流行病)，全世界的致命病毒几乎同时爆发，其死亡率是1900年那场黑死病大流行时的两倍多。

病毒在行动，而人们也分两路迎敌。

一场对战覆盖全国。在每座城市、每个工厂、每个家庭、每家商店、每个农场，沿着铁轨，沿着河流，沿着公路，低至矿坑，高至山脊，病毒无孔不入。接下来的几周，病毒将考验整个社会和其中的每一分子。社会要么紧密团结起来应对这场考验，要么就土崩瓦解。

另一场战斗则要依靠一个紧密的科学家团体。它的成员，如韦尔奇、弗莱克斯纳、科尔、埃弗里、刘易斯和罗西瑙这些人，已被强行拉入了这场竞赛。他们明白需要的是什么，他们知道自己必须解决的困难。他们并非孤立无援，他们拥有一些有效的工具。他们也明白，一旦失败将要付出惨重的代价。

但是，他们的时间所剩无几。

爆　发

9月7日，来自波士顿的300名水手抵达费城海军码头。¹自此之后，费城所发生的一切常常被当做其他地方类似情况的一个范例。

费城在战时所经历的一切都很典型。当时，每个城市都有大量人口涌入。在费城，仅造船业就新增了几万名工人。大片沼泽在数月内被改造成世界上最大的船坞——霍格岛造船厂，与熔炉、钢铁和机器为伴的工人有35 000名，而附近的纽约造船厂的码头上有11 500名工人，其他十几个造船厂的工人数量低则300，高有5000。一些大型工厂也导致城市人口稠密：几家军需品工厂集中在一处，每家都雇佣了几千人；每小时就生产一辆电车的布里尔公司有4000名工人；米德维尔钢铁厂有10 000人；而鲍德温机车厂有20 000人。

战前的费城已是一个过度拥挤的城市，大量的工作机会又吸引了更多劳工来到这里，城市人口增长到了175万，可谓人满为患。1918年，一份面向社会工作者的全国性刊物评价了费城贫民窟的生活条件：大部分居民仍是几十户人家共用一个厕所，²比纽约下东区的恶劣条件有过之而无不及。黑人所处环境则更加恶劣，况且费城的非洲裔美国人比任何一个北部城市（包括纽约和芝加哥）的都要多。

由于住房供给非常紧张,童子军*甚至要对该地区实行地毯式搜索,以便为刚到此处从事战争相关工作的妇女找到房子。两三个甚至四个大家庭挤在一套两室或三室的公寓里,大大小小的孩子睡在一张床上。住在公寓里的工人们不仅要共用房间,还要共用床铺,常常像换班工作一样换班睡觉。费城的卫生部门坦言,在 1917 年与 1918 年交接之冬,"死亡率……因生活费过高和煤炭匮乏而有所增长。"[3]

费城为穷人提供的社会福利就是费城医院,曾以"布鲁克利"**著称,算是救济院兼作收容所。除此无他,甚至连一个孤儿院也没有。的确有社会贤达与改革派多多少少开展了一些慈善活动,但哪怕是常规服务设施(如学校)也是僧多粥少。费城是富兰克林(Benjamin Franklin)功成名就之处,也是宾夕法尼亚大学***所在地,但其教育经费在全美 20 大城市中排名倒数第二。整个费城南部居住着几十万意大利人和犹太人,但直到 1934 年,那里才有了第一所高中。[4]

所有这些都使得费城成为了流行病滋生的沃土,当然还由于费城政府在应对危机时的无能。新闻记者斯蒂芬斯(Lincoln Steffens)称费城是"美国管理最混乱的城市"[5],此言不虚。

1916 年,主张改革的当权者任期结束,费城领导集团又重掌政权,他

---

* 11—15 岁男性青少年的世界性组织,目的在于培养公民道德、勇敢精神及进行各种野外活动的技能训练。童子军 1907 年成立于英国,美国童子军则成立于 1910 年。——译者

** 曾经的布鲁克利公立救济院,也是城市医院、孤儿院、精神病人收容所。在费城历史上,布鲁克利是悲惨、肮脏和苦难的同义词。——译者

*** 宾夕法尼亚大学由美国著名人士富兰克林于 1740 年创建,其前身为费城学院,1779 年易名宾夕法尼亚大学,从而成为美国第一所称作 University 的学校,在美国高等教育发展史上享有若干个"第一"的荣誉:世界上第一所开设现代文理课程的学校(1756 年),1765 年成立了美国第一所医学院,1874 年设立第一所教学医院,1881 年成立第一所商学院,1887 年建立了第一座大学博物馆。——译者

们对权力的滥用即便是纽约的坦慕尼协会*也相形见绌。费城管理者是共和党的州参议员埃德温·瓦雷（Edwin Vare）。对自认高他一筹而看轻他的沃顿（Wharton）、比德尔（Biddle）和沃纳梅克（Wanamaker）等人**，他都予以重击和嘲弄。瓦雷身材矮小粗壮、大腹便便，绰号叫"小家伙"。他出生于费城南部并在那里长大，当时尚未有移民涌入那个地方。他的家在一个养猪场内，那块地方当时是乡下，被称为"颈弯"。发迹后他仍旧住在那里。他的财产来源与其政治活动密不可分。

所有的政府工作人员必须将一部分薪水交给瓦雷集团。为确保无人漏网，政府工作人员领薪既不在工作的地方，也不在市政厅（一座非常华丽的维多利亚式建筑，弧形的塔肩，窗外掩映着垂柳），而是在市政厅街对面的共和党总部。市长本人也要从工资里交出 1000 美元。

瓦雷也是城里最大的承包商，他最大的承包项目是清扫街道，签下了差不多 20 年的合同。在那个 3000 美元就够一个家庭惬意生活一年的时代，瓦雷仅 1917 年一年在这项生意上的收入就超过了 500 万美元。这倒不是说所有的钱都进了瓦雷的口袋，但即使是留下来的部分也要由他经手并征税。然而，费城街道的肮脏程度却是出了名的，尤其是在城南——那里是最需要打扫的地方。比如水沟，说是水沟，却塞满了其他乱七八糟的东西，污水根本无法排放，有时污水就淤积于内。瓦雷的势力在那里最为根深蒂固。

极具讽刺意味的是，城市公共设施的极度匮乏反而加固了瓦雷集团的势力，因为他们能提供这个城市所不能提供的东西：穷人的食物供给、

---

* 坦慕尼协会是美国历史上最著名的、也是影响最大的政治机器，1855 年至 1925 年掌控着纽约。1930 年代坦慕尼协会的权力和影响被大大削减，但仍苟延残喘了几十年，最终于 20 世纪 60 年代解体。坦慕尼协会依托黑帮对纽约实行统治的时代，是美国历史上很重要的一个时期。可参见电影《纽约黑帮》（*Gangs of New York*）。——译者

** 当时费城上流社会的几大家族。

工作机会和援助,甚至能动用警力来提供帮助——警长和许多治安长官都在瓦雷的掌控之中。人们用投票来报答这些恩惠,瓦雷就如同中世纪的炼金术士一般,点票成金。

瓦雷集团中饱私囊,于是埃德温·瓦雷和他的兄弟[众议院议员威廉·瓦雷(William Vare)]摇身一变成了慈善家,他们给位于莫亚门斯大街和莫里斯街交汇处的教堂捐了一大笔钱,教堂便以他们母亲的名字重新命名成了阿比盖尔·瓦雷(Abigail Vare)卫理公会纪念教堂。以普通人命名的教堂为数不多,这是其中之一。

然而,瓦雷集团和圣洁二字毫不沾边。1917年的大选初选日,瓦雷的几个手下乱棒攻击某对立派的两位领导人,然后又将一名干预此事的警察殴打致死。这一事件在费城引起了轩然大波。1918年,瓦雷的首席助理是托马斯·B·史密斯(Thomas B. Smith)市长。在其首任任期内,他因三次互不相干的控告被起诉,次次都无罪释放,其中包括谋杀那个警察的同谋罪。但就是这次大选使得瓦雷完全控制了市议会(市立法机构),并对州立法机构施加了很大影响。

克鲁森(Wilmer Krusen)博士是费城公共卫生和慈善部门的领导人,这是个政务官性质的职位,根据市长的喜好而委任,其任期随市长卸任而自动结束。克鲁森的职务实际上就相当于由瓦雷集团指定。他是一个正派人,其子后来成为梅约医学中心的外科医生,但他并无公共卫生方面的背景,也缺乏对公共卫生事业的奉献精神。换言之,他对公共卫生问题一窍不通。况且他生来就是那种认为大部分问题都会自行消失的人,从不贸然行事。

他当然不会向集团施加哪怕一丁点压力以改善公共卫生状况。身为妇科医生,他在大规模的全国反卖淫运动中却拒绝助军方一臂之力。即使是卖淫合法化的新奥尔良都迫于压力关闭了红灯区斯托里维尔,费城依旧岿然不动。尽管卖淫在费城是非法的,但没有什么能阻碍当地肉体产业的发展。因此,据一份军方报告称,海军在军事基地外"实质上也全盘控制了警方事务"[6]。

这座城市的政府正在被腐败拖垮,而且瓦雷(选区负责人和企业家双重角色)和市长之间还存在权力分化。市府不愿有所行动,而且即便它想做也力不从心。

波士顿来的水手抵达海军码头四天后,19 名水手被报告出现流感症状。

费城海军辖区的首席卫生官普卢默(R. W. Plummer)少校也是个医生,他对流行病在联邦码头和德文斯的猖獗及其在马萨诸塞州平民间的传播情况很了解。他决心控制疾病的爆发,于是下令立即对这些水手兵舍实行隔离,并对他们接触过的东西进行彻底消毒。

可是,事实上病毒已经逃逸了,而且并不仅仅是逃进了城市。一天前,334 名水手已经离开费城前往普吉特湾,[7]他们中的许多人在抵达那里时就已病入膏肓。

普卢默立即召来了刘易斯。

刘易斯也一直在期待着这个电话。

他热爱实验室胜过一切,并且深得韦尔奇、西奥博尔德·史密斯和弗莱克斯纳的信任。刘易斯作为一名青年科学家曾先后在他们手下工作过,他凭借自己的出色表现赢得了他们的信任。他成就卓著,前途不可限量。他感受到自己的价值所增添的压力,但并不为此沾沾自喜,而是感到责任重大,在前途和雄心壮志上都是如此。是请他来创办并掌管新的菲普斯研究所——菲普斯与合伙人卡耐基一起借美国钢铁业发展成了百万富翁,也和卡耐基一样成了著名的慈善家——的一个邀请,让刘易斯从洛克菲勒研究所来到了费城。新研究所附属于宾夕法尼亚大学,刘易斯以洛克菲勒研究所为模板来建设菲普斯研究所,不过菲普斯研究所将更专注于研究肺病,尤其是肺结核。

毋需任何人向刘易斯解释情况的紧迫性,他知道死于7月初的英国水手们的详细情况,而且很可能尝试过从他们身上提取细菌进行培养来制备血清。在获悉海军码头出现流感后不久,刘易斯就赶到了那里。

刘易斯要负责病原体追踪和血清及疫苗的开发,这通常是一个循序渐进、缜密缓慢的过程。可是,现在已经没有时间按照惯常的科学程序来进行工作。

第二天,87名水手患病。到9月15日,刘易斯与助手们在宾大和海军医院进行实验室工作的同时,病毒已经令600名水手和水兵病重入院,而患病人数每过几分钟就有增加。海军医院床位告罄。海军开始把病号送往位于第八街和斯普鲁斯街的宾夕法尼亚医院。

9月17日,平民医院的5位医生和14名护士突如其来地病倒了。没有人预先表现出任何症状,前一秒钟还感觉良好,后一秒钟就痛苦不堪、被抬上病床。

来自波士顿的海军人员还被调派到了其他地方。距芝加哥50多公里的五大湖海军训练基地像费城一样爆发了疫情。西奥多·罗斯福在1905年创办了这个基地,并宣称它将成为全世界最大最好的海军训练基地。从拥有45 000名水手来看,它的规模的确是最大的,并已开始书写光辉历史。"海蜂"*海军修建营诞生于此,战争期间,苏泽(John Philip Sousa)上尉在这里组建了14个团的乐队,并不时在罗斯菲尔德举办有1500名演奏者的齐奏,几万人聚集一堂观看他们表演,此景颇为壮观。当病毒横扫基地后,那里不再有那般人群云集的景象了——无论是演奏者或是听众。流感使这个基地的兵营裂解,其破坏力同爆炸相差

---

* 原文为 seabee,是 construction battalion(海军修建营)的首字母 c、b 发音拼写 cee、bee 的变体,因此得名。——译者

无几。

刚被征入海军不久,约翰(Robert St. John)便成了最早的受害者之一。他被安置在一个训练大厅内的一张帆布床上,不久后,那里将要容纳几千名无人照顾的病员——这还只是一个厅的情况。他后来回忆:"从没人给我们量过体温,我连一个医生也没见过。"他交了海军里的第一个朋友——邻床的男孩,他已虚弱到连水都够不着。为了帮他从水壶中喝水,约翰自己也耗尽全力。第二天一早,一个勤务兵拉上毯子盖住了他朋友的脸,两个水手把尸体放在担架上抬了出去。[8] 当时医疗部门已经报告"海军医疗供给仓库需要 33 具棺材"[9]。不久后所需要的棺材数量将远超出 33 具。

曾在五大湖工作过的一个护士日后被噩梦苦苦纠缠。病房只有42 张床,担架上的人在地板上等着床上的人死去。每天早晨,救护车抵达,搬运担架的人把病号抬进来,再把尸体抬出去。她还记得在流行病的顶峰时期,护士不止一次把尚未断气的病人包进裹尸布里,并把脚牌挂在这些人左脚的大脚趾上。[10] 这样确实节省了时间,而护士们照样累得筋疲力尽。脚牌就是货运标签,上面标着水手的姓名、军衔和籍贯。她记得"停尸房内的尸体像薪柴垛一样从地板一直堆到天花板"。在噩梦中她还在思忖:"位于停尸房堆得如薪柴垛的尸堆底部的那个人会是什么感觉。"[11]

流行病以同波士顿不相上下的猛烈程度横扫费城海军基地。但在费城,费城公共卫生主管克鲁森对波士顿的消息、五大湖情况以及费城海军码头的事件置若罔闻,没有采取任何行动。

并非所有的费城公共卫生人员都对威胁无动于衷。安德斯(Howard Anders)是一位出色的公共卫生专家,他蔑视并且不信任瓦雷领导集团,在第一个水手患病的次日,安德斯写信询问海军医疗部门负责人布雷斯特德(William Braisted),"海军(联邦)医学方面的权威人士是否可以直接介入,并在流感入侵的威胁下,坚决捍卫他的士兵并且间接地保护所有费城人民……?"[12](布雷斯特德拒绝了。)

克鲁森公然否认流感会对城市造成任何威胁。他对此似乎深信不疑,因为他没有安排任何应急措施以备不测,没有贮备供给,没有列编应付紧急事件的医务人员名单,即使26%的费城医生是隶属军方的,这个比例在护士中更高。事实上,即使有强大的压力来自刘易斯、安德斯、全城医生以及宾大和杰斐逊医学院(流行病爆发时,该院没有批准6名想去军队当志愿者的医生离开[13])的教职工,直到9月18日,疾病在城市现身整整一周之后,克鲁森才将与普卢默、刘易斯及其他一些人的会晤排进时间表。

在市政厅15楼克鲁森的办公室里,他们相互确认了事态的危急性。马萨诸塞州有近千人死亡,几万人染病,马萨诸塞州的州长刚刚呼吁邻近地区支援医生和护士。在费城,已有几百名水手入院。尽管还没多少迹象表明疾病已经蔓延到平民中,但刘易斯报告说,目前他的研究同样还未有任何结果。

就算刘易斯成功研制出疫苗,要生产出足够的量还得花上几个星期。因此,只有采取极端措施才能防止流感在整个城市中扩散。禁止公众集会、关闭商店和学校、对海军码头和平民病例进行彻底隔离,所有这些行动都是明智的。前车之鉴就在眼前。三年前,克鲁森的前任(在改革派市长任期内)在脊髓灰质炎流行爆发时就强制执行了严格的隔离措施。刘易斯比世界上任何人都了解这种疾病,他当然希望执行隔离。

然而,普卢默是刘易斯的顶头上司。他和克鲁森都持观望态度,担心采取任何类似行动会引起恐慌并对军事行动造成干扰。维持民心稳定是他们的宗旨,在实行有关脊髓灰质炎隔离措施时毕竟国家尚未卷入战事。

这次会议除了继续监控事态发展之外没有作出任何决定。克鲁森倒是保证会发起一场针对咳嗽、吐痰和打喷嚏的大规模公开行动，但那样也需要数天去组织，而且克鲁森及海军官员对危险的轻描淡写与此也格格不入。

在华盛顿，戈加斯很可能已经收到了刘易斯的信，对事态的发展深感不满。那时又有两个军营——中间夹着费城的新泽西州迪克斯军营和马里兰州米德军营——爆发了流感。刘易斯与费城肺结核学会保持着密切联系，戈加斯要求该学会印发两万份大型海报，用以警示流感并说明了一种简易的预防措施——它至少能起到一定作用——"当你忍不住要咳嗽或者打喷嚏时，务必用手绢、纸巾或布一类的东西捂住面部。"[14]

与此同时，《费城晚报》(*Evening Bulletin*)* 向它的读者们保证，流感不会引发危险，流感是一种由来已久的疾病，而且通常是伴随着大量瘴气、污浊空气以及虫灾等而来的，但这些从未在费城发生过。普卢默向记者保证，他和克鲁森会"将疾病控制在目前的范围内，而且我们必将成功。海军官兵中还没有人发生不幸。不管是海陆两军的医生还是民间权威人士，都并未对此感到忧心"[15]。

翌日，两名水手死于流感。克鲁森向海军开放了市立传染病医院，普卢默则向大众宣告："疾病差不多已达到了顶峰。我们相信局势已很好地被控制住了。从今往后疾病将会减少。"

克鲁森向记者强调，那些死者并不是遭到了流行病的毒手。他说他们死于流感，但强调这种流感只是"旧式的流行性感冒或者普通感冒"。次日，又有 14 名水手死亡。当天在南三十四街派恩路口的费城综合医院，"一名身份未经确认的意大利人"也死了，他是病死的第一位平民。

接下来的一天有二十多名受害者被送进了停尸房。其中一名叫艾玛·斯奈德(Emma Snyder)。她是负责看护第一个因流感住进宾夕法尼

---

* 费城当地著名的报纸，创立于 1847 年，当时名为《卡明斯电讯晚报》(*Cummings' Evening Telegraphic Bulletin*)，1982 年停刊。——译者

亚医院的水手的护士,死时年方 23 岁。

克鲁森面对公众时仍然镇定自若。他现在承认"平民中出现了一些病例",卫生检查员正在寻找平民病例以便"将流行病扼杀在摇篮中",但他并没说要如何为之。

9 月 21 日这个周六,卫生局将流感定为"需要上报"的疾病,要求医生向卫生官员通报他们治疗的所有病例。这可以提供疾病扩散的信息。卫生局在星期六还在工作,这本身就非同寻常。尽管如此,卫生局还是向市民保证,"克鲁森局长发表的关于目前流感还没有在市民中流行的声明是绝对可信的。此外,卫生局坚定地认为,如果民众能认真严格地遵从如何避免感染流感的建议,那么流行疾病就能被成功地预防。"[16]

卫生局的建议是:注意保暖,保持足部干燥及大便通畅,最后一条遵循了希波克拉底的传统。它还建议人们避免集会。

7 天后,即 9 月 28 日,一场计划销售几百万美元战争公债的大型自由公债游行被安排在那天举行。这次游行已经筹备了几个星期,它将是费城历史上规模最大的一次游行,有几千人参加,而旁观人数将达到几十万。

这是一个非常时期,是第一次世界大战的产物。我们不能脱离历史背景去看这场全国流行的流感。威尔逊已经实现了他的目标,美国全面打响了战争。

已有 200 万美军开赴法国,估计至少还需增援 200 万。国家的每一分子,从农民到小学教师,无论愿意与否,都将被征召参战。对威尔逊而言、对克里尔而言、对整个的行政部门而言,以及对同盟或敌方而言,控制信息都是至关紧要的。广告业将会作为一个产业出现:汤逊(J. Walter Thompson) * ——

---

　* 美国智威汤逊广告公司创立者,长期位居世界广告公司规模最大者之列。——译者

他的广告代理公司已开始为国家服务,而他的代理人也成了克里尔的高级助手——提出理论认为,广告业会改变人们的行为;战后,广告业声称其具有"左右所有人思想"[17]的能力。赫伯特·胡佛也说"世界靠警句为生"[18],并称公共关系是"一门精密的科学"。

全面战争总免不了牺牲,而高涨的士气令人们能接受牺牲,也因此使牺牲成为可能。日常生活的不便也算是牺牲之一。为了给战争事业作贡献,全国民众一周要过几次"无肉之日",还有每天一顿的"无麦之餐"。所有这些牺牲理所当然地都出于自愿,完全自愿——尽管如此,胡佛的食品管理局还是有权利让那些不"自愿"合作的企业关门大吉。"无汽油周日"那天,人们应"自愿地"避免驾车,如果有人选择开车出行,那他一定会被充满敌意的警察拦在路边。

威尔逊政府想让全国上下凝聚一心。威尔逊告诉童子军的首领:卖公债可以为"每个童子军提供一个绝佳的机会,使他们能够在'一个童子军救助一名士兵'[19]的口号指引下为国家尽自己的一份力量"。克里尔的15万名"四分钟男人"——这些演讲能手为包括电影、歌舞表演在内的几乎所有公众集会发表开场白——也在鼓动人们要作出贡献。如果靠这些鼓舞还不能奏效的话,就会有其他压力施于大众。

保持士气本身就成了个目标。倘使士气动摇了,其他的一切也可能随之动摇。于是人心惶惶,这种情况比麦卡锡时代、比之后的第二次世界大战时期、比南北战争期间(那时候林肯被反对者辱骂简直是家常便饭)都更为严重——谁都不敢妄论国政了。政府拥有20万名美国保护联盟(APL)的成员,他们监视邻居和同事,并且向隶属司法部、由J·埃德加·胡佛(J. Edgar Hoover)*领导的新的国家安全局汇报。克里尔的组织向市民建言:"如果有人说自己知道些'内幕消息',就要套他说出来。

---

* 美国联邦调查局局长,担任局长职务长达49年。——译者

告诉他,帮助你找到他言论的源头是尽他的爱国义务。如果你在追查中发现了不忠之人,就要把他的名字、地址上报华盛顿的司法部。"[20]

社会主义者、德国侨民,特别是激进的世界产业工人联合会(IWW)会员所受待遇则更糟。《纽约时报》宣称:"IWW 的煽动者不容小觑,他们也许就是德国间谍。联邦当局应该除掉这些美国的叛国贼。"[21] 政府确实也依言行事,在工会大厅进行了搜捕,有近 200 人在伊利诺伊、加利福尼亚和俄勒冈州进行的大审判中被判有罪,所有反对者也被施加了无情的压力。就在克鲁森与海军官员第一次讨论流感的同一天,费城德语报纸《日报》(Tageblatt)的 5 名工作人员被投入大牢。

政府不做的,就由义务警员代劳。在亚利桑那州,1200 余名 IWW 成员被锁进货车车厢,扔在了沙漠中的铁路侧轨上。在蒙大拿州的巴特市,IWW 成员利特尔(Frank Little)被绑在汽车后面,在街上拖曳至膝盖骨碎裂,之后被吊死在铁路栈桥上。生于德国的普拉格(Robert Prager)曾努力想加入海军,因为他说了些自己祖国的好话,就在圣路易斯市外被一伙人围攻,他们对他拳打脚踢,把他扒光后绑上美国国旗,最后将他私刑处死。在这伙人的首领被宣告无罪后,有陪审员呐喊道:"我想现在没人敢说我们是不忠诚的了!"[22] 同时,《华盛顿邮报》(Washington Post)发表社论:"尽管私刑有些过分,但它是国家内部一种大有裨益的觉醒。"[23]

社会主义者德布斯(在 1912 年的总统大选中获得将近 100 万张选票)因反战被判处 10 年监禁;而在另一起审判中,威斯康星州的众议院议员伯格尔(Victor Berger)因同一原因被判入狱 20 年。众议院开除了他,并且在他的选民重新选他当议员时,众议院坚决不同意给他席位。所有这些都是为了捍卫美国精神。

费城的上流社会,如比德尔和沃顿家族,其奢华即便是美国上层人士也少有人堪同比拟。但《费城问询报》(Philadelphia Inquirer)还曾以赞许的口吻报道说：在"一次梅因莱恩＊的宴会上，12 个人围坐桌前，在交谈中，他们对政府处理问题的方式颇有微辞。主人站起来说：'先生们，你们要谈什么与我无关，但今晚在座人士中有四个特勤局的密探。'圆滑得体地结束了他不感兴趣的话题。"

与此同时，财政部长麦卡杜（William McAdoo）认为，南北战争期间政府没有向民众出售公债是犯了一个"基本错误"。他说："任何大战都必须是一场全民运动。它是一场圣战，而且像所有圣战一样，借浪漫主义洪流冲掉一切。（林肯的财政部长）萨蒙·蔡斯（Salmon Chase）没有努力去将民众的情感变作资本。而我们要直接走向大众，要走向每一个人——商人、工人、农民、银行家、百万富翁、教师以及劳工。我们要借助爱国主义这种深远的推动力。正是凝聚力将一个国家团结在一起，它是人类最深厚、最强大的推动力之一。"[24] 他更进一步地推行他的政策并且声明："如果谁拒绝捐款或是保持这种态度而影响到别人捐助，他就是亲德派。除了当面告诉他这点，我想不出更好的办法。不能以 4% 的利率每周借给政府 1.25 美元的人不配当美国公民。"[25]

自由公债运动仅在费城一处就得筹集几百万美元，这是需要完成的配额，而完成配额至关重要的一步就是定于 9 月 28 日的游行。

一些医生——执业的医师、医学院的公共卫生专家和传染病专家——力劝克鲁森取消这场游行。安德斯想方设法制造舆论压力来阻挠此事，他告诉报纸记者，集会将传播流感并可能致命。没有报纸复述他的警告——毕竟这样的评论会有损士气，于是他强烈要求至少得有编辑刊出警告：集会是聚集"大量现成的易燃物来引发一场熊熊大火"[26]。编辑也拒绝了。

＊ 位于费城西郊的富人区，得名于费城向西的主要铁路干线。——译者

　　流感是一种会在人群中传播的疾病。"避免人群聚集"是克鲁森和费城卫生局给出的建议。为了防止人群聚集,费城捷运公司还限制了每辆电车的乘客数。

　　军营已经被流感拖垮了,9月26日,克劳德(Marshal Enoch Crowder)司令取消了下一轮征兵。同一天,马萨诸塞州的地方长官麦考尔(Samuel McCall)正式向联邦政府请求帮助,还希望邻州施以援手,派遣医护人员并提供补给品。

　　如果说流感对费城的攻击还仅仅是开端的话,事实上它已经怒吼着席卷了海军码头。1400名水手因为感染这种疾病而入院治疗。红十字会将位于第二十二街和沃纳特街交叉处的联合服务中心改建成了一个有500张床位的医院,只供海军使用。克鲁森已看到这些报告,并且收到了那些想要取消游行的人的来信,但他好像并不打算采纳这些意见。他所做的只是禁止城内任何团体或私人开设宴会款待士兵或者水手,但军方人员仍然可以逛商店、乘电车、看歌舞表演以及去电影院。

　　9月27日是游行的前一天,费城的医院又接收了200名感染流感的病人,其中123人是平民。

　　克鲁森感受到了人们要求取消游行的与日俱增的强大压力,这些压力来自医界同行,来自从马萨诸塞州传出的消息,来自军队取消了征兵的事实。是进行还是取消的决定好像全得由他做主。不过,即便他想要征询市长的意见,他也会一无所获。因为一位地方法官刚刚签署了逮捕市长的许可令,市长正在同律师密谈,心烦意乱,不可能见他。早些时候,为了城市的利益和战争事业,瓦雷集团和费城上层人士曾达成了一个权宜的休战协议。爱德华·比德尔(Edward Biddle)的遗孀是市民公会的主席,现在嫁给了美洲银行创始人的后裔并辞去了市长委任她的委员会职务。由此结束了休战协议,加重了市政厅的混乱。

　　克鲁森也听到了一些好消息。刘易斯认为自己在鉴定引发流感的病原菌上已有所进展。若如此,研制血清和疫苗的工作就可以立刻展开了。报纸头版头条登载了这个好消息。但是报纸没有提及的是,刘易斯这位审慎的科学家对自己的发现并无十足把握。

克鲁森宣布自由公债游行及相关集会将如期进行。

费城的五大日报没有刊登过任何表露出对目前形势怀有忧虑之情的内容,就算有记者就举行游行是否明智而质询过克鲁森或卫生局,报上也未曾提及只字片语。

9月28日,参加这次费城历史上规模最大的游行的人们昂首挺胸地行进着。游行队伍延伸了三公里多,乐队、彩旗、童子军、妇女后备队、水兵、水手和士兵排满了这三公里。几十万人簇拥在游行线路上,他们推来搡去,都想看得更清楚些,后排围观者鼓励的叫喊声越过人群传递到那些勇敢的年轻人面前——那的确是一个盛大的场面。

克鲁森向他们保证过他们不会有任何危险。

流感的潜伏期是24—72小时。游行过后两天,克鲁森发布了一份严峻的声明:"现在,平民中出现了流感,而且流感表现出的类型同在海军训练站及基地发现的一样。"

要理解这份声明的全部含义,必须清楚地了解军营中正在发生的事情。

德文斯军营遭受到流感的奇袭,其他兵营及海军基地则没有。戈加斯的办公室已经发布了流感的紧急警报,全国上下的医务人员都已格外留心了。即便如此,病毒还是杀气腾腾地先行赶到这些军营,并对那些挤在行军床上取暖的年轻人发动了攻击。格兰特军营的情况既不是最糟的,也不是最轻微的。的确,除了一起极特殊的不幸个案外,那里的情况颇具代表性。

格兰特军营散布于伊利诺伊州罗克福德市外的罗克河旁,那里地势平缓起伏,土壤肥沃,草木茂盛。军营首任司令曾下令在基地种植了近6000平方公里的甜玉米、"肥猪玉米"、牧草、小麦、马铃薯和燕麦。那里的新兵大部分是来自伊利诺伊州北部和威斯康星州的农家男孩,他们大都有麦色的头发,红润的脸庞,是种庄稼的能手。

尽管整个军营建造得有些仓促,但看起来还是十分井然有序。成排的木质营房显得非常整齐,还有数量更多的一排排巨大的帐篷营房,每顶帐篷里住18个人。但是,所有的道路都肮脏龌龊,夏末时到处尘土飞扬,每逢下雨路上更是泥泞不堪。医院位于军营一隅,有2000张病床,同时收治的病人最多时是852位。还有几个医务室分散在基地各处。

1918年6月,韦尔奇、科尔、罗素以及美国国家研究理事会的皮尔斯——此人常常忙于协调研究工作,很少离开华盛顿——一行人曾视察过格兰特军营,对其印象深刻。韦尔奇对军营卫生官米基(H. C. Michie)中校的评价是"能干而且精力充沛",医院实验室则"非常精良",病理学家"很称职",而科尔的好友、医院负责人之一卡普斯(Joe Capps)"显然是一位极为出色的主管",[1] 就连负责几百匹马和多种牲口的兽医也给他们留下了良好的印象。

整个6月之行期间,肺炎一直是他们的全部话题。卡普斯已经用凯斯(Preston Kyes)制造的血清(与科尔的血清不同)开始临床实验。凯斯是芝加哥大学一个很有前途的研究者,韦尔奇曾说:"时刻关注他的发展是非常值得的。"[2] 卡普斯和科尔曾交流过。卡普斯提到自己发现了一种令人不安的趋势,即出现了"另一种肺炎……其临床表现毒性更强、致死率更高……在尸检中常发现大面积的实变……以及多处肺泡出血"[3]。

随后,卡普斯向他们演示了自己已经尝试过的一种新方法:给呼吸道疾病的患者戴上纱口罩。韦尔奇说这种口罩"非常好,为预防飞沫传染作出了重要贡献"[4]。他鼓励卡普斯以此在《美国医学会杂志》上发表文章,并建议皮尔斯指导进行口罩效果的研究。科尔对此也表示认同:"这是一件与预防肺炎有关的非常重要的事情。"[5]

离开这次巡视的最后一站时,韦尔奇提出了两点建议。他更坚定了自己的想法,要让所有兵营的新兵先到专门建造的隔离营待上三星期;这些人必须在一起吃、住、军事操练(也就是一起被隔离),以防止与军营中现有人员发生交叉传染。其次,他希望将卡普斯的口罩推广至所有军营。

卡普斯后来确实给《美国医学会杂志》写了文章,文中说口罩的使用非常成功,于是实验不到三星期,他就中止实验而直接将其作为一种"常规措施"。他还得出了一个更为普遍的观点:"控制传染最重要的措施之一"[6] 是避免人群过度集中。"要增加营房中床与床之间的间隔,睡觉时相邻士兵的头脚方向应相反,帐篷内两床之间须用帘子隔开,餐桌上的食物得加盖罩子,这些都已被证实是非常有效的。"

为了防止少数刚到营地的人将疾病传遍整个军营,卡普斯再次强调了韦尔奇对调遣部队实行隔离的建议。格兰特军营里就有这样的"新兵旅"(用来隔离新兵和调遣士兵的营房)。这个营房的楼梯建在显眼之处,便于卫兵加强对隔离的监控。不过,军官们是不住这种营房的,只有小兵才住。

卡普斯的文章刊登在1918年8月10日出版的那一期《美国医学会杂志》上。

8月8日,夏加多恩(Charles Hagadorn)上校接管了格兰特军营。夏加多恩个子不高,是个喜欢沉思的军官,毕业于西点军校,51岁依然孑然一身,他将一生奉献给了军队和他的士兵们。夏加多恩毕生都在备战,坚持不懈地通过实战经验、兵法研读来学习战略战术。在一份报告中,他被评为"正规军里最杰出的一线专家之一"[7]。他曾在古巴与西班牙人作战,在菲律宾打击游击队,一年之前还在墨西哥追击维拉(Pancho Villa)*。他有时会下达一些看似冲动,甚至费解的命令,但这些命令的背后都深藏玄机。他决心教给他的部下求生和杀敌的本领,而不要轻易送死。他爱护自己的部下,喜欢和他们打成一片。

摆在夏加多恩面前的难题似乎与战争无甚关系:军营里已经人满为患。韦尔奇6月来访的时候那里只有三万人,但现在已经超出了四万人,而且没有任何减少的迹象。士兵们被赶入帐篷,数周后寒冬就要来临——伊利诺伊州北部去年的冬天创下了历史上最冷的纪录。

陆军条例中明确规定了营房中每个士兵应有的空间尺寸。这些规章制度并非是为了让人住得舒适,而是出于公共卫生的考虑。9月中旬,夏

---

* 一支印第安农民起义部队的首领,领导反抗外国殖民者,是墨西哥历史上著名的开国功臣。——译者

加多恩决定不顾有关不可过度拥挤的规定,让更多的人搬出帐篷住进营房。因为此时夜晚已经很冷,士兵们睡在营房里会好一些。

然而,此时戈加斯的办公室已经发布了流行病的警报,[8] 警告流感已经逼近到五大湖海军训练基地 160 多公里开外了。而在格兰特军营,医生们密切关注着首例患者的出现。他们甚至对第一例患者会出现在哪里都作了预测。许多军官都是刚从德文斯营过来的。

在夏加多恩打算增加拥挤程度的问题上,军营高级医务官同他发生了冲突,虽然这次会议没有留下任何记录。这些医生都是韦尔奇和科尔极为倚重的人,曾任之职也都是高高在上,总是授令于人而非为人指使。这次会议势必火药味十足。看在上帝的分上,他们一定警告过夏加多恩,罗克福德市已经出现了零星的流感病例。

但夏加多恩相信疾病是能够控制的。除了自己的赫赫战绩之外,他还管理过运河区 *,亲眼目睹戈加斯控制住了那里的热带病。此外,夏加多恩对医务人员也抱有极大的信心,甚至比他们自己还要信心十足,让他们想起曾经成功躲过了在许多军营中流行的麻疹。9 月 4 日,格兰特军营的流行病学家提交了一份报告:"本军营的流行病情况还远未到令人担忧的程度……麻疹、肺炎、猩红热、白喉、脑膜炎和天花等都只是零星地出现。这些病症也没有一样曾以流行病的形式出现。"[9]

现在面临的不过是流感而已。尽管如此,夏加多恩还是作出了不少让步。9 月 20 日,他下达了几条关于保持军营卫生的命令。为了防止尘土飞扬,所有的路面都要铺上沥青;出于对流感的考虑,他同意采取一种实质性的隔离:"在接到司令部进一步通知以前,除了出于最紧急的原因并经本部门批准,不签发任何军官或士兵离开军营的通行证或许可令……"[10]

---

　　* 沿巴拿马运河从大西洋岸至太平洋岸、宽 16 公里的狭长地带,面积 1432 平方公里。——译者

不过,当天他又下达了另一项命令(如果米基和卡普斯知道夏加多恩利用他们俩的职权证明自己正确时一定会尤为气恼):"军队里人群密集绝对是有其军事必要性的。在这种情况下军医批准了营房的人群集中……可以超过规定容量……这项条例将被立即执行,因为房间不久前都已被占满。"[11]

9月21日,也就是夏加多恩发布命令的第二天,中央步兵军官训练学校——一个有军官来自德文斯营的机构——有几个人病倒了。他们立即被送往基地医院实施隔离。

然而收效甚微。当天午夜,步兵学校和邻近的部队共有108人生病住院,每个病人都戴上了纱口罩捂住口鼻。

人们将这两个部门同军营其他地方隔离起来,这两个部门里的人相互间也被不完全隔离开来。每张床四周都挂上了床单,每人每天要检查两次。所有的公共集会——看电影、基督教青年会(YMCA)的集会等诸如此类的活动——都被取消了。人们被明令禁止"在任何时候以任何方式与其他部门的人来往……相关地区也不准任何外人来访……一旦出现数个病例,该营房将整个被隔离,营房内人员也绝不准再与其他营房人员接触"。[12]

警卫严格地执行隔离命令。然而,被流感感染的人在自己感觉不到任何症状以前就可以感染其他人,所以这些措施都为时已晚。48小时之内,军营里所有部门都有人感染上了流感。

接下来的一天中住院人数增至194人,第二天是371人,再过一天则是492人。发现首例患病军官四天后,开始有士兵死亡。[13] 接下来的一天之内又有2人病亡,住院士兵人数达到711人。6天内医院被占床位从610张升至4102张,几乎是以前治疗时最多人数的5倍。

相比之下,用于运送病人入院的救护车太少了,只好用骡子拉救护用的手推车,直到骡子也累得筋疲力尽不肯前行为止。床单不够,红十字会不得不从芝加哥调运来6000床床单。病床也不够用,于是数千张帆布床被塞到走廊、储藏室、会议室、办公室以及阳台的各个角落里。

这还不够。先是医疗队员们搬进了帐篷,他们腾出的营房就改建成有500张床位(或帆布床)的医院。军营各处共有10座营房被改成了医院。这些仍旧不够。

所有战争和杀敌训练都停止了。现在,他们要为阻止死神的脚步而战。

健康的士兵都被委派以这样或那样的方式帮着照管病号。320人被派往医院做一般支援人员,后来又增加了260人。另有250个人就做一件事:把干草塞进袋子里做成床垫。几百人负责从一长串满载医疗补给物品的有轨电车上卸货。还有几百人协助搬运病号或清洗衣物(待洗床单和自制口罩)或准备食物。与此同时,一场危险的雷暴迫在眉睫,100个木匠要赶在这之前将39个阳台用油毡封围起来,以免几百个病人暴露在恶劣天气之下。卡普斯引以为豪、韦尔奇嘉许过的纱口罩已经没法再做了,卡普斯已经用光了材料,而且也没有人手去做这件事了。

医务人员本身也已经被过度的工作压垮了——而疾病又雪上加霜。流感爆发5天以来,有5位医生、35个护士和50个卫生员病倒了。这个数字之后还会增长,这些医务人员也将付出死亡的代价。

疫情爆发7天后,尚能工作的士兵又将9栋营房改建成医院。药品开始短缺:阿司匹林、阿托品、洋地黄、冰醋酸(消毒剂)、纸袋、痰盂还有体温计都不够了——能用的体温计还会被精神恍惚的病人弄坏。

为了应对紧急情况,40多个护士赶来增援,分配到了383医院。增援还远远不够。基地的所有来访者,尤其是去医院的人——"除了极为特殊的情况"[14],都已经被禁止入内,而那些极为特殊的情况现在已变得稀松平常,米基写道,"受病危电报的召唤……"而来的造访者大批涌入。前一天就处理了 438 封电报。

数字依然在飞速攀升,为了处理很快就变成四位数的每天的电报和电话,红十字会搭了一个大帐篷,铺了地、供暖供电,还装上了独立的电话交换机,以及像观众席一样成排的椅子,那是病危士兵的亲属等候探望的地方。因为要洗每个来访者穿过的白大褂和口罩,所以需要更多的人手和洗衣装备。

医务人员根本忙不过来。望不到边的病人咳嗽着,躺在血迹斑斑的亚麻布上,苍蝇在周围飞来飞去——有规定"往痰盂里倒上福尔马林以驱赶苍蝇"[15],还有夹杂着呕吐物、尿液和粪便的奇怪味道,有时候让那些来访的亲属比病人还要绝望。他们给能见到的任何健康的人——包括医生、护士或者卫生员——塞红包,拜托他们照顾好自己的儿子或者爱人。事实上,他们是乞求医务人员收下红包。

米基坚决地予以回应:"禁止对任何情况不严重的人给予特殊的私人照顾,看护人员一旦发现有人提出对某个士兵予以关照的特殊要求,应立即上报指挥官。"[16]

但这不是全部,还有更糟的事情在后头。

格兰特军营有第一个士兵死亡的那天,一支 3108 人的队伍正从那里乘火车出发,前往佐治亚州奥古斯塔市外的汉考克军营。

他们离开之际,格兰特军营数百公里以外的一位平民卫生官员要求隔离整个军营,甚至禁止护送死者归乡。[17] 他们的离开,让人想起当年载着感染麻疹士兵的火车,当时戈加斯和沃恩曾大力反对让这些士兵"把病毒散布到其他营地里和火车上。在那种情况下,世界上没有什么能阻止麻疹的传播"[18]。然而,抗议无效。他们离开之前,司令已经很有预见地取消了下一批调拨方案;戈加斯的办公室也已紧急下令,停止所有被感染与未被感染军营间的调遣。

军队确实已下令,在军营或者被隔离的基地之间不准有"流感感染者的转移",但这条军令也晚到了几天——在耽搁一天就要付出几千条生命的代价之时晚到了几天。这条命令还规定:"非感染者的官兵调遣依令立即执行。"[19] 然而,看似健康的人却可能已经成了流感携带者,而且还能在未出现任何症状时就传染他人。

乘火车离开格兰特军营的人在车厢内挤作一团,几乎没法挪动。火车横跨美国缓缓移动了近 1600 公里。这些人就像夹在大三明治中一般,层层叠叠压在一起,开始可能还挺兴奋的,因为调遣本身就会让人激动,之后就慢慢觉着沉闷了,度日如年。这段旅途变成待在一个约高两米、宽三米、沉默逼仄的世界里,烟味和汗味四处弥漫,每节车厢里都有数百人,比任何营房都更为拥挤,而且也更不通风。

火车前进的时候,车上的人就探出窗外呼吸新鲜空气,但也不过就像吸烟那般抽一小口。接下来,有人猛咳起来,有人则开始不断冒汗,还有人突然间鼻子流血不止。一些人因为害怕而退避三舍,而另一些人要么因突发高烧或神志不清而病倒,要么就是鼻子或耳朵开始往外冒血。整辆火车充斥着恐慌。火车停站加油补水的时候,士兵们争先恐后涌出车厢伺机逃跑,和工人、平民混作一团,之后又在军官的命令下不情愿地回到车厢内,回到那行驶着的"棺材"之中。

火车抵达目的地时,700 多号人——将近车上总人数的 1/4——被直接送进了基地医院,接着又有几百人被送进去;3108 名士兵中有 2000 人因流感而入院。[20] 其中的 143 人死亡,之后统计结果同来自汉考克营(病毒也被运送到了那里)的士兵数据混在了一起,于是再也无法继续监测了。不过几乎可以肯定的是,死亡率已然逼近甚至可能超出了全车人数的 10%。[21]

夏加多恩所做的工作几乎已变得同管理军营毫无关系了。他对医务人员百依百顺，做他们吩咐做的所有事情，为他们准备好一切所需资源，但似乎没什么能阻挡疾病的前行，哪怕只是令其脚步放缓。

10月4日这天，格兰特军营的单日死亡人数头一次过百。有近5000人患病，每天新增加病号数百人。感染人数的图表曲线几乎是直线上扬。

不久之后，单日内就有1810人患病。在另一些军营中，甚至有更多人几乎同时病倒。的确，在密歇根州巴特尔克里克市外的卡斯特军营里，据报告称在短短一**天**之内就有2800人感染。[22]

在此次流行开始之前，卡普斯就已开始检测凯斯从鸡身上制备的肺炎免疫血清了。凯斯的理论是，由于鸡对肺炎链球菌不易感，让它们感染强毒性的肺炎链球菌就可能产出非常高效的免疫血清来。卡普斯设计了一套"精确控制的"[23]实验。因为现在没什么别的可以试了，所以血清一到他就给所有的患者注射。似乎起了点效果。234名肺炎患者接受了血清治疗，死亡率只有16.7%。[24]而在没有接受血清治疗的人中死亡率过半。**然而，血清的供应量短缺**。

为了保护军队不受这种疾病（或者至少是不受其并发症）的威胁，人们索性背水一战。[25]士兵们的口鼻中都被喷入消毒药水。上级下令，士兵们必须用杀菌的漱口水每日漱口两次。人们还用碘甘油尝试进行口腔消毒，将含有薄荷的凡士林软膏涂抹于鼻腔内，还用液体白凡士林清洗口腔。

无论人们作出何种努力，死亡率仍节节攀升。死亡率攀升之快令人们不胜其烦——厌烦了撰写文书，甚至厌烦了鉴定病人的死活。米基被迫发布警告令："在遗体左前臂中间缠一圈橡皮膏药，写上姓名、军衔、单位以作标记。外科病房的职责就是要在遗体离开病房前检查清楚……遗体证明上的很多名字都难以辨认……这些证明应该打印……或者用印刷体书写清晰……与此事相关的人员若漫不经心将当做渎职处理。"[26]

米基还要求所有人员"不要把本医院死者的亲朋带到基地医院太平间去……处理死者的财物已经成了一桩艰巨的任务"[27]。

就在此时,在鼓舞全国士气的重要之战中,《芝加哥论坛报》(*Chicago Tribune*)报道了来自格兰特军营的好消息。"流感被制服了!"成了报纸的头条,"由米基中校带领的一支专家小组已经奋力制止住了流行性肺炎……肺炎患者虽有死亡,但有 100 多人从死亡线上被拉了回来……还有 175 个战胜了病魔的人已经病愈出院了。"[28]

那时,格兰特军营中的死亡人数已经达到 452 人,而且死亡速度并没有减慢的迹象。抱着能够稍微减少甚至防止交叉感染的一线希望,米基和卡普斯重申了把患者抬到户外的要求:"必须把病房里病人集中的数量减到最小……一定要最大限度地利用阳台。"[29]

也许这让夏加多恩想起了早先他批准的准许过度拥挤的命令。也许那时他已经知道有上百个年轻人死在了开往佐治亚州的火车上,这和上述命令一样也是经他批准的——因为"军事需要"。也许这些事情让他的心头蒙上了一层阴影——这就可以解释为什么他会突然下令隐瞒所有死于流感的士兵的名字,或许这多多少少能让他从记忆中抹去那些亡魂。

军营里死亡人数突破 500 的第二天,还有数千人挣扎在死亡线上。"这场大流行究竟能传播多远显然只取决于它赖以生存的媒质",一位军医这样写道。"在流行病消失之前预测结局或者估量损失都为时过早。"[30]

死者中孩子要多于成人,这是些 18—21 岁、正值青春年少、脸上还带着狡黠微笑的男孩子。夏加多恩这个单身汉把军队当做自己的家,士兵就是他的亲人,他的生活就是被这些年轻人所包围。

10 月 8 日这天,米基在夏加多恩上校的司令部向他报告了最新的死亡人数。上校听完汇报,点了点头。一阵尴尬的沉默之后,米基起身离开了。夏加多恩让他把门带上。

他的四周弥漫着死亡,在他桌上的文件中、他所听到的报告里,他甚至闻得到空气中的死亡气息,就像一个信封要将他封缄。

他拿起电话命令警卫员离开这幢楼,并将司令部内所有人员带走,去楼外站岗。

这是个古怪的命令,警卫员通知了杰森(Jisson)上尉和拉歇尔(Rashel)中尉,他们虽摸不着头脑但还是服从了。

约摸半个小时之后,从楼内传来一声枪响,划破寂静。

夏加多恩没有被计算在流行病导致的死亡人数之中,他的死去也并未令流感停止。

在费城自由公债游行两天之后,克鲁森发布了一则严峻声明:市民中发生的流行病"可能与海军基地和军营中发现的类型相同"。

流感的确在这座城市爆发了。游行结束后的 72 小时内,全城 31 家医院里的病床全部爆满,开始有患者死亡。在没有任何医生或警察指令的情况下,医院开始拒收病人——给护士塞 100 美元的红包也会被拒绝。[1] 然而,人们还是排长队等待入院。一名妇女回想当年,她的邻居们"赶到离第五大街和伦伯德大街路口最近的费城医院时,门外一排长龙,医生们都在忙,药品也已短缺,所以这些身体还算强壮的人只好回家了"[2]。

医疗措施也无济于事,乔治·图利奇(George Tullidge)医生的女儿玛丽·图利奇(Mary Tullidge)在病症甫现后 24 小时内病亡。西奈山医院的实习护士艾丽丝·沃洛维茨(Alice Wolowitz)早上当班时感觉到不舒服,12 小时后就死了。

10 月 1 日是游行后第三天,仅这一天内死于流感的人数就超过了100——共 117 人死亡。这个数字后来增长到两倍、三倍、四倍、五倍、六倍……不久,每日死于流感的人数超过了费城平均**每周**所有其他原因(包括各种疾病、事故及犯罪等)导致的死亡人数之和。[3]

10月3日,克鲁森批准游行后不过5天,他禁止了费城所有的公共集会(包括进一步的自由公债集会),关闭了所有教堂、学校和剧院,甚至连公共葬礼也不允许举行。唯一继续开放的公共集会场所是瓦雷集团的重要赞助商沙龙。第二天州卫生专员将这些场所也关闭了。

第一个收纳病患的临时设施是城内的救济院赫梅斯堡。它被称为"一号急诊医疗站",卫生委员会知道更多的医疗站将紧随其后。一天之内,医疗站的500张病床就被占满了。最后,一共开设了12家相似的大型医疗站以满足全市需求,其中三家在经改造的南费城共和党俱乐部里。医疗站是人们经常跑去寻求帮助的地方。

10天之内——**仅仅10天!**——流行病就从每天有几百个平民患病、仅死亡一两例,发展成每天都有成千上万人患病、几百人死亡。

联邦、市政府还有州立法庭都关闭了,满街都是巨幅布告,警告公众避免公共集会,告知人们打喷嚏、咳嗽时要用手帕掩口。还有一些布告上写着:"吐痰等于死亡。"一天之内,就有60人因在街上吐痰而遭逮捕,报纸报道了这些逮捕行动——但仍在将病情最小化处理。医生自己也在劫难逃,一天有三人病亡,再一天有两人,第三天有四人。报纸报道了这些死亡——连同其他讣告一同刊登在内页。即便是这种时候,报纸仍在将病情最小化处理。医疗工作者和市政府工作人员一直戴着口罩。

我该怎么办? 人们惴惴不安,心存恐惧。**还会持续多久?** 每天人们都会发现一周,甚至一天前还好好的朋友和邻居,第二天就不在人世了。

费城当局和报纸还在对危险遮遮掩掩,《大众纪事报》(*Public Ledger*)竟荒谬地声称克鲁森有关公共集会的禁令不是"一项公共卫生措施",并重申"没有任何惊乱或恐慌的理由"。

10月5日,医生们报告当天死于此次流行病的有254人,于是报纸援引公共卫生局的话说"流感已达最高峰"。而当第二天费城又有289人死亡时,报纸又说:"卫生官员们信心十足,确信流感的高峰已经过去了。"

接下来的两天时间里，每天死亡人数都在 300 以上。克鲁森再次宣布："死者人数已经达到了这场天灾的最高位，我们有理由认为，从现在起到流感结束，死亡率将会不断下降。"

结果第二天有 428 人死亡，每日死亡人数在很长一段时间内还将持续攀升——在如此巨大的基础上几乎还要翻一番。

克鲁森说："不要受夸大报道的影响而恐惧害怕。"[4]

但克鲁森的保证再也不能让人们安心了。

但凡听过刘易斯对某个问题发表观点的人，一定能体会到他的丰富学识以及领会问题、设想可能的解答与洞悉其后果的能力。费城的科学家虽没有顺从他的意见，但关注着他的动态。

刘易斯致力于流感问题的研究已逾三周，他呆在实验室，几乎寸步不离，他的助手只要没有病倒也都在坚持工作。费城的每一位科学家都在实验室里争分夺秒地工作着。

与家相比，实验室绝对是刘易斯更喜爱的地方。通常，他工作中的一切能令他感到安宁。实验室带给他安宁，包括他热衷的神秘事物。他让自己习惯于这种环境，就像一个竭力穿破海上浓雾的人，那浓雾让人觉得自己伶仃一人，但仍是世界的一部分。

但这回的工作没有给他安宁，说是由压力造成的并不确切，是压力打乱了他原来的节奏，迫使他不能再以科学的方式推进。他建立了一种假说并致力于此，但这种仓促建立假说的过程令他忧心忡忡。

死亡的消息同样令他不得安宁。青春、活力和憧憬，都随着年轻的死者长埋于地下，这怎不叫人震惊。他担心自己辜负人们的期望，于是他更加勤奋地工作。

艾辛格（Arthur Eissinger）去世了，他是宾大 1918 级的学生会主席和优等生。斯瓦斯莫学院的橄榄球明星珀金斯（Dudley Perkins）也死了。几乎 2/3 的死者年龄都在 40 岁以下。

1918 年，在门上挂一块绸布暗示家里有人去世已约定俗成。费城到处都是绸布。安娜·米拉尼（Anna Milani）回忆说："如果死者是年轻人，便挂白绸；如果是中年人，就挂黑绸；如果是老人，就挂灰色绸布。那时我们还是孩子，总是兴奋地去找接下来是谁死了。我们盯着门看，原先挂着绸布的是不是挂上了新的，原先没挂的是不是开始挂起绸布。"[5]

总是不断有门口新挂上绸布。"人们像苍蝇一样死掉，"[6]克利福德·亚当斯（Clifford Adams）说，"在春天花园大街上，几乎每隔一所房子就会有一扇门罩着绸布，表示他们家有人死了。"

西奈山医院的安娜·拉文（Anna Lavin）说："我的叔叔死了……我的婶母先于他去世，他们的儿子才 13 岁……许多刚结婚的年轻人最先离世。"[7]

然而，流感最可怕的一面乃是不断堆积起来的尸体。殡仪员劳病交加，筋疲力尽。他们找不到地方安置尸体。而掘墓人不是病了，就是拒绝埋葬死于流感的人。费城监狱的主管曾让犯人去挖墓穴，但不久就撤销了这项决定，因为没有健康的警卫来监管犯人。没有掘墓人，尸体便无法埋葬。殡仪员的工作区已堆满了，他们只好在礼堂里、在自己的住所中堆放棺材——许多人就住在自己和死人打交道的地方。

不久，棺材开始短缺。少数还能用的棺材猛然变得无比昂贵。多诺霍（Michael Donohue）家里是开殡仪馆的，"殡仪馆外堆满了棺材，我们不得不派人看守它们，因为人们开始偷棺材……这其实和盗墓没什么两样。"[8]

不久后，就算想偷棺材也没得偷了。阿普奇斯（Louise Apuchase）对棺材的奇缺记忆犹新："一个七八岁的邻家小男孩死了，人们习以为常地用床单把他卷起来放到推车上。孩子的爸妈**尖叫道**：'让我用个通心粉的盒子'[当棺材]——通心粉,那是一种意大利面食,这种盒子能装近 9 公斤——'求求你们让我把他放在通心粉盒子里,不要就这样带走他……'"[9]

据克利福德·亚当斯回忆,"成堆的尸体……堆在那儿等候埋葬……人们却没办法埋葬他们。"[10] 积压的尸体越堆越多,房内全被堆满,不得不放置到门外走廊上。

费城的太平间通常能停放 36 具尸体,结果那里塞了 200 具尸体。骇人的恶臭使人不得不开着门窗通风。那里再也容不下更多的尸体了。在家里死掉的人的尸体就停放在家里,他们死时鼻孔或嘴里总是渗出血水来。家人将冰块铺在尸体上,即便如此尸体仍会腐烂并发出恶臭。廉价公寓没有走廊,也很少有安全通道。人们把放尸体的屋子隔离起来,但锁了门并不能使人忘记门后放着什么,也无法抹去人们的恐惧。费城的住房条件比纽约还要紧张,这里大部分地区的人们没有可以隔离起来的空间。尸体被裹进床单,推到角落,通常一放就是好几天,恐怖的沉重感与时俱增。人们病重到不能做饭,没法洗漱,也无力将尸体搬下床,只能同尸体躺在同一张床上。死人被放在那里好几天,活人就同死人一起生活,因为这些尸体而感到恐惧。但也许更可怕的是,活人慢慢习惯了和死人在一起。

死者的症状非常可怕,七窍流血。有些死尸的表情极度痛苦,另一些人则是被精神错乱夺走了生命。

通常每家会有两人死掉,一家死了三口的情况也不稀奇,有的家庭遭受的打击更为沉重。史沃德(David Sword)住在杰克逊大街 2802 号,10 月 5 日那天他们家有 6 个人死于流感。同时《北美》(*North American*)报道说,这个家庭中还在住院的其他三位成员"也可能会死于这场瘟疫"[11]。

瘟疫。大街上的人都在窃窃私语谈论着这个词。这个词有一次不小心在报纸上出现了。"士气"问题、自我检查、编辑们的意图——把每一则新闻都以最积极的内容展示出来,这些都意味着没有任何报纸会再用这个词了。然而,人们根本用不着报纸去谈什么黑死病。有些尸体几乎变成了黑色,人们亲眼目睹后,就再也不轻信报纸的言论了。一名年轻的医学院学生曾被召来治疗过上百名病人,他回忆说:"紫绀达到了我闻所未闻的强烈程度。的确,关于黑死病又回来了的谣言沸沸扬扬。"[12] 报刊引用了利奥波德(Raymond Leopold)医生的话,听起来合情合理:"这种谣言有充分的理由……确实有许多人的身体颜色发黑,并在死后发出强烈的气味。"但他也向人们保证:"关于黑色瘟疫的断言是假的。"[13]

他当然是正确的,但还有多少人相信报纸?即使黑死病并未来到,还是有一场瘟疫降临了,随之而来的是恐惧。

战争已经打到家里来了。

·   ·   ·

早在夏加多恩自杀之前,早在费城游行者开始沿街游行以前,流感就已经沿着国家的边境种下了病源。

9月4日,随着波士顿的三个水手——不久后这三人都死了——被送往"哈罗德沃克"号外的医院,流感到达了新奥尔良。9月7日,随着水手们从波士顿迁来,流感抵达了五大湖海军基地。接下来的几天,大西洋和墨西哥湾海岸——包括纽波特、新伦敦、诺福克、莫比尔和比劳克斯等地的港口和海军基地,也相继报告了这种新流感。[14]1918年9月17日,弗吉尼亚州彼得斯堡的李军营周围报告有"类似流感的疾病大范围流行"[15]。同一天,早些时候从费城出发的数百名水手到达了普吉特海湾,其中11个人是用担架从船上抬到医院的,从而把新的病毒带到了太平洋。

病毒横贯整个国家,在大西洋、墨西哥湾、太平洋、五大湖上建立了据点。它并没有立即以流行病的形式爆发,而是暗暗撒下病源的种子,随后种子开始慢慢发芽,最终怒放出绚烂的花朵。

病毒沿着铁路和河流到达内陆,从密西西比河上游的新奥尔良进入整个国家的内部,从西雅图到达东部,从五大湖海军基地到芝加哥,然后沿着铁路向多个方向辐射。病毒从每个源头向外不均匀地延伸,就像四溅的火花,经常从一个较近的地点一下子跳到很远的地方,例如从波士顿传到纽波特,然后退回布洛克顿和普罗维登斯及其中间地带,遍及其间各地。

9月28日,当自由公债游行者走过费城大街小巷时,洛杉矶仅报道有7例患者,旧金山只有两例,但病毒很快就会传播到那里。

与此同时,恐惧降临费城并驻留在那里。死亡随时都可能对任何人下手。走在人行道上的人们尽量避开其他人,避免谈话;如果说话,他们也要把头扭到一边,防止和对方有呼吸接触。人们相互隔离起来,恐怖的气氛愈演愈烈。

得不到支援使隔离变得更困难了,850名费城医生及更多护士还远在军营之中。更多的人生了病,费城总医院有126名护士,尽管严加防范,尽管戴着外科口罩、穿着白大褂,8名医生和54名护士——医护人员总数的43%——自己也需要住院治疗。仅这家医院就有10名护士死亡。卫生委员会恳求退休的护士和医生提供帮助,只要他们还能记得"哪怕一丁点"专业技术。

当护士、医生或者警察真上场的时候,他们戴着那如鬼魅般的外科口罩,人们见到他们扭头就逃。在每个有人病倒的家庭里,人们都会揣测病人是否会死。事实上,每家都有人生病。

费城有5所医学院,统统解散了班级,让三年级或四年级的学生到设在学校和城内各处空楼里的急诊医疗站充当帮手。费城药学院也关闭了,学生们去给药剂师帮忙。

宾夕法尼亚大学医学院的学生在去医院补充人手之前,听了斯滕格尔的一个讲座。斯滕格尔是传染病专家,很久以前治疗过"埃克塞特城市"号船上的人员。斯滕格尔点评了医学期刊上的许多前沿进展,各类消毒的漱口剂、药品、免疫血清、伤寒疫苗、白喉抗毒素等等。然而,斯滕格尔的评语很简洁:**这没有用,那也没有用,什么都没有用。**

"他对治疗的建议太消极了。"斯塔尔(Isaac Starr)回忆说。他是当时宾大的学生之一,后来成为一名国际知名的心脏病专家,"斯滕格尔对任何治疗方法都没有信心。"

斯滕格尔是正确的,他们当时用的东西都无效果。斯塔尔来到位于第十八大街及切瑞大街路口的二号急诊医疗站。他确实从一个多年未行医的老医生那里得到了帮助——如果这算得上是帮助的话,后者让斯塔尔了解到那些所谓救命药最差的一面。斯塔尔没有忘记那些古代的净化术、静脉切开放血术(切开病人静脉的古代医术)。但在大部分情况下,他和其他的学生一样必须靠自己,连护士都不能给他们提供什么帮助,因为护士实在太稀少了。在红十字会提供给 10 家急诊医疗站的护士里,只有一名有资质的护士还有空监督来做志愿者的妇女。而那些志愿者来做过一次之后,要么因为害怕,要么因为太累,都打了退堂鼓。[16]

斯塔尔负责一家急诊医疗站的一整个楼层,他开始以为他的病人们只是得了"某种轻微的疾病……除了发烧没什么其他症状。不容乐观的是,许多临床特征不久后都开始发生变化"。最惊人的还是紫绀,他的病人有时候全身发黑。"急喘数小时之后,他们变得神志不清,大小便失禁,淡血色泡沫有时会从鼻子和嘴巴涌出,在奋力清除他们气管中的这些泡沫时,许多病人没能挺过来。"[17]

他所在的医院**每天**要死掉近 1/4 的病人。如果斯塔尔回家后第二天再来,他会发现医院里 1/5—1/4 的人已经死了,取而代之的是新的病人。

事实上,费城有数十万人生了病,他们以及亲戚朋友都非常恐惧,无论开始的症状多么轻微,有一种外在力量在驱动着,这是一种激烈的、会散布的传染病,一种活的生物试图接管他们的身体——并可能置他们于死地。他们周围的人恐慌极了,既为这些病人担心,也为自己感到害怕。

整个城市笼罩着恐惧,如死一般的冷寂。斯塔尔住在离医院20公里远的栗子山上,回家的路寂静异常。在冷清的回家路上他开始数经过的车辆。有天夜里,他一辆车也没遇上。斯塔尔想:"这个城市的生命几乎已经停滞了。"[18]

第六部

瘟　疫

第二十章

这是流感,仅仅只是流感。

这种新的流感病毒像大多数新流感病毒一样,传播迅速而广泛。正如已引用的一位现代流行病学家观察到的,**流感是传染病中的一种特例。这种病毒的传播如此高效,使得它能将易感寄主消耗殆尽。**这意味着在美国已有几千万人受到这种病毒感染(许多城市中,超过一半的家庭至少有一人罹患流感;圣安东尼奥的患病人口过半),而全世界的流感患者则有上亿人。

但这是流感,仅仅只是流感。被感染的大多数病人都康复了,他们在忍受过时而温和、时而剧烈的疾病发作后痊愈了。

这种病毒以流感病毒惯有的方式侵袭了这些病人。他们经历了一段不太好过的日子(身体的不适因他们担心自己会出现严重的并发症而加剧),然后在10天内康复了。疾病在这几百万人身上所表现出的病程令医学界相信,这种疾病确实只是流感。

然而,在一小部分病例中(但也不算太少),这种表现为流感的病毒并未遵循流感惯常的模式,不像以往出现过的任何流感,它的病程与普通流感差异相当大,这令韦尔奇起初也担心它是一种新的传染病或瘟疫。如果连韦尔奇都为此感到担忧,那病患的恐惧就更不用说了。

在西方国家,该病毒通常在 10%—20% 的病例中表现出极强的毒性,或者导致肺炎。在美国,这一比例就意味着两三百万个病例。而在其他地方,主要是在一些与世隔绝的地区,当地人很少接触到流感病毒——如在阿拉斯加因纽特人聚居地、在非洲丛林村落、在太平洋岛屿,病毒表现出极强毒性的病例远高于 20%。将这个数字换算到全世界,就极可能有高达几亿的严重病例,而当时的世界人口还不到今天的 1/3。

这仍旧是流感,仅仅只是流感。当时最常见的症状现在也为人们所熟知。鼻、咽部和喉咙的黏膜开始发炎。眼结膜(覆盖眼睑的柔软的膜)也有炎症。患者头痛、浑身痛、发烧——这些就够呛了——还有咳嗽。正如一位知名临床医师 1918 年观察到的那样,这种疾病"表现出两组症状:首先是急性温病的基本反应——头痛、全身疼痛、寒战、发烧、萎靡不振、疲惫不堪、厌食、恶心或呕吐,其次是鼻黏膜、咽黏膜、喉黏膜、气管黏膜、眼结膜以及整个上呼吸道严重的充血"[1]。另一份报告说:"病人开始发病时表现为筋疲力尽和寒战、发烧、头痛、结膜发炎、背部和四肢疼痛、面部发红……经常不停地咳嗽,上呼吸道不畅。"第三份报告则是:"在非死亡病例中……体温在 100—103℉(37.8—39.5℃)浮动。非死亡病例通常在患病一周左右后就康复了。"[2]

接下来就是那些被病毒猛烈侵袭的病例了。

对于那些承受着疾病猛烈发作的人而言,他们经常会感到痛苦,那是苦不堪言、无处不在的痛苦。这种疾病还隔离了他们,把他们推入一个孤独的"集中营"。

在费城,克利福德·亚当斯说:"我不考虑任何事情……我已经到了对自己是死是活毫不关心的程度。只有呼吸时我才觉得自己还活着。"[3]

华盛顿特区的萨尔多(Bill Sardo)回忆道:"人们都认为我活不下来了,就像每个患上流感的人一样……你病得一塌糊涂,尽管没有昏迷但正处于疾病的危险期,你无法正常思考,也不能正常反应,有点像神经错乱的状态。"[4]

伊利诺伊州林肯镇的麦克斯韦尔觉得:"当我躺在楼上那个小房间时,时间对我来说是模糊的,我……对白天及黑夜已经没有了概念,我觉得疲乏而空虚。我听到姑妈打来电话,我从妈妈接电话的惊慌中知道了一切……我听到妈妈说:'威尔,哦,不,'接着又说,'如果你想让我……'眼泪从她脸上滚落,一切都不言而喻。"[5] 在五大湖海军训练基地当护士的乔西·布朗(Josey Brown)工作时病了,感觉不舒服,"心跳急促而又猛烈,简直就要跳出"胸口一样,她还发着严重高烧,"浑身发抖,弄得冰袋吱吱作响,就连系在床尾的记录本也跟着颤动。"[6]

库辛(霍尔斯特德的门生,已颇有成就但仍孜孜不倦)当时在法国服役。1918 年 10 月 8 日,他在日记中写道:"我的腿出了毛病,就像个脊髓痨患者一样"[7]——患上一种慢性萎缩性疾病的人,像艾滋病人一样,他们要靠拐杖走路——"我站不稳,早上摇摇晃晃起床时都感觉不到地板的存在……这就是流行性感冒的结果。如果它真是如此沉重地打击了德军(在其进攻期间),那我们可真要感谢它帮我们赢得了这场战争。"他的情况看起来主要是神经性的并发症。10 月 31 日,经过了卧床三周的头痛、复视和双腿麻痹,库辛观察到:"这是一件奇怪的事情。毋庸置疑,它还在发展……伴有一定程度的肌肉萎缩……那是一种似曾相识的感觉——好像我在梦中曾[与其]相遇过。"四天后,"我的手已经赶上我的脚了——如此麻木、笨拙,刮脸成了危险活,扣纽扣也很吃力。当四肢受到如此影响时,大脑也变得迟钝和不灵活了。"

库辛痊愈无望。

战线那端,德国军官宾丁(Rudolph Binding)形容自己的病类似于"某种伤寒,伴有肠中毒的可怕症状"[8]。一连几个星期他"高烧迟迟不退。有几天我感觉轻松了,但虚弱又一次击垮了我,我只剩把自己拖到床上毯子里的力气了，一身冷汗。随后疼痛袭来，我已不在乎自己的生死了"。

安妮·波特（Katherine Anne Porter）* 当时是《落基山新闻》（*Rocky Mountain News*）的记者。她的未婚夫——一名年轻的军官——病故了。他是在照料波特时染上的病，她也曾被人认为已无药可救。她的同事甚至已将讣告都排好版了，但她活了下来。在《灰色马，灰色的骑手》（*Pale Horse, Pale Rider*）**中，她描绘了自己步近死亡的历程："她躺在深渊上面一片狭窄而凸出的岩石上，她知道那是个无底的深渊……像遗忘和永远这种精心形成的温和的词儿是挂在虚无前面的帘子……她的脑子又摇摇晃晃、东倒西歪地乱动起来，接着连底折断了，像一个脱落的车轮在沟里旋转……她不出声了，毫不费力地在黑暗中越沉越深，最后她像一块石头似地躺在最遥远的生命底层，知道自己又瞎又聋，说不出话，不再感觉到自己身子的各个部分，完全摆脱对人生的一切关心，然而头脑特别清醒和有条有理；一切理性的概念、合理的疑问，一切血肉的联系和七情六欲都从她身上渐渐消失，化为乌有。只剩下一颗微小而光线强烈的生命的火星，它只知道自己，只依靠自己，不依靠其他任何物体提供力量；它不受任何感染或者引诱的影响，完全由一个独一无二的动机、执着的生存意志所组成。这颗静止不动的火星毫无援助地全力抵制着毁灭，挣扎着活下去，狂热地追求着生存，除了这唯一的决不放弃的目的以外，既没有动机，也没有计划。"9***

然后，当她从那个深渊爬回来时，"痛苦又来了，一阵像烈火那样强烈地折磨人的痛苦在她的血管里流动，她的鼻孔里充满腐烂的臭气，烂肉和

---

* 美国著名小说家。——译者
** 《灰色马，灰色的骑手》（1938年）是波特最为喜爱的作品，这篇小说正是以她在《落基山新闻》当记者时的经历为素材创作的。该小说的中译文收录在上海译文出版社1997年出版的同名小说集中。——译者
*** 此段译文参考了上海译文出版社1997年出版的同名小说集，鹿金等译。——译者

脓水散发着令人恶心的、甜滋滋的气味;她睁开眼,只见一片苍白的亮光透过一层粗白布照在她的脸上,知道死亡的气味在她自己的身体里,接着她勉强举起一只手。"*

这些患者表现出多种多样的症状,这些症状要么从未在流感病人身上出现过,要么就以前所未有的强度出现。最初,医生们——那些优秀的、聪明的医生,努力筛选一种疾病以便与眼前的症状线索相吻合(流感不符合这些线索),但结果通常都是误诊。

病人若因关节处疼痛难忍而扭曲打滚,医生就会将其诊断为登革热,也称为"断骨热"。

病人若是发高烧、打寒战,战栗着、哆嗦着蜷缩在毯子下,医生会将其诊断为疟疾。

纽约市威拉德帕克医院——同帕克**的实验室临街相望——的医生贝格(Henry Berg)担心,病人"横膈膜上方灼痛"[10] 的病症是霍乱的征兆。另一位医生则记录:"许多人有呕吐现象;一些人的腹部一触即痛,这预示着腹内疾病的存在。"[11]

在巴黎,一些医生也把这种疾病诊断为霍乱或者痢疾,[12] 而其他医生将头痛的强度和集中性归因于伤寒。传染到了晚期,巴黎的医生仍然固执己见,不愿将其诊断为流感。西班牙的公共卫生官员也宣称那些并发症是源于"伤寒",它"遍及整个西班牙"。[13]

但是,无论伤寒还是霍乱、登革热还是黄热病、瘟疫还是肺结核、白喉还是痢疾,都不能解释其他症状。没有一种已知的疾病可以解释。

在《皇家医学会会刊》(*Proceedings of the Royal Society of Medicine*)中,

---

* 此段译文参考了上海译文出版社 1997 年出版的同名小说集,鹿金等译。——译者

** 本书第四章中提及的人物,纽约市卫生部门的专家,研发抗血清。——译者

一位英国医生记录了:"我以前从未见过的一种情况——皮下气肿",空气在皮肤下积聚形成气泡——"从颈部开始扩散,有时遍及全身。"[14]

那些通过破裂的肺部泄漏出来的气泡使病人在翻身时发出劈啪声。一位海军护士后来将这种声音比作爆米花,[15]她对这种声音的印象如此清晰,以至于她在余生中一直无法忍受有人在她旁边吃爆米花。

极度的耳痛屡见不鲜。一名医生发现,中耳炎(中耳发炎的特征是疼痛、发烧和头晕眼花)"以惊人的速度发展,有时在疼痛发作几小时后就会出现鼓膜破裂"[16]。另一位医生写道:"有41个病例发生中耳炎。耳科医生夜以继日地值班并且对所有膨胀的鼓膜进行紧急穿刺术[插入针以排出液体]……"[17]还有人写道:"外耳排脓已非常多见。尸体解剖显示实际上每例中耳炎都做过穿刺术……这种鼓膜的破坏在我看来与肺部组织的破坏很相似。"[18]

阵阵头痛深入颅骨,患者感觉就好像是他们的头要裂开了,像是一把大锤砸着个楔子——不是敲进脑袋里而是从脑袋里打出来。眼眶后方尤为疼痛,当病人想要转动眼睛时,那种疼痛几乎难以忍受。有些区域丧失了视觉,原先正常的视野一片黑暗。眼睛肌肉麻痹的现象也时常发生,据德国的医学文献记载,眼睛被殃及的比例非同一般,有时在流感病例中占了25%。[19]

嗅觉也受到了影响,有时会持续几个星期。[20]还出现较为少见的并发症,如急性——甚至是致命的——肾衰竭。雷氏综合征*侵袭病人的肝脏。后来一份军方摘要做了简单陈述:"症状的程度及种类都多种多样。"[21]

死亡和这些症状都在散布着恐慌。

---

　* 流感病毒感染时的一种严重并发症,常见于2—16岁的儿童。病情开始时患者出现恶心、呕吐,继而出现中枢神经系统症状,如嗜睡、昏迷或谵妄,并出现肝脏肿大,但无黄疸。——译者

　　这是流感，仅仅只是流感。然而对一个待在家里的外行来说，对一个照顾丈夫的妻子来说，对一个照顾孩子的父亲来说，对一个照顾姐妹的兄弟来说，这些闻所未闻的症状令人惊恐。当一名童子军为一个丧失劳动力的家庭递送食物时，他被这些症状吓坏了；当一名警察进入一间公寓想查明房客是已经死亡还是奄奄一息时，他被这些症状吓坏了；当一个男人自告奋勇将自己的车充当救护车时，他被这些症状吓坏了。这些症状使外行人胆战心惊，随症状而来的恐惧之风也吹得他们胆战心惊。

　　整个世界一片黑色，盖因紫绀使然。开始，病人可能表现出少许其他症状，但医生和护士一旦观察到紫绀，那么他们就会像对待晚期病人、像对待活死人一样来治疗他们。如果紫绀变得很严重，那么就必死无疑了。紫绀极为常见。一名医生报告道："程度强的紫绀是一种令人惊骇的现象。嘴唇、耳朵、鼻子、面颊、舌头、眼结膜、手指，有时甚至是全身都呈现出一种暗黑的铅灰色。"[22] 另一名医生则说："许多病人在入院时表现出显著的强烈紫绀，嘴唇部位尤为明显。那不是通常在轻度肺炎中所表现出来的微暗的蓝色，而是一种更深的蓝色。"第三个医生说："在左右肺都病变的病例中紫绀非常显著，甚至呈现出一种靛蓝色……灰白尤其是个坏兆头。"[23]

　　然后就是血，血从身体中涌出。血从某个人的鼻子、嘴巴甚至耳朵或者眼睛周围滴淌或是喷射出来，这景象令人不寒而栗。出血的可怕之处不在于它意味着死亡，而在于甚至连医生，甚至连那些习惯将身体视作机器并努力去了解疾病过程的人，也对这样的先前与流感无关的症状感到不安。当病毒变得暴虐时，鲜血随处可见。*

---

　　* 许多机制可以引发黏膜出血，[24] 流感病毒导致出血的确切途径仍未知。某些病毒也直接或者间接地攻击血小板（凝血的必需成分），而免疫系统的因子也会在无意中攻击血小板。

美军军营中,在院治疗的士兵中有 5%—15% 患上了鼻衄[25](鼻出血),就像感染了出血性病毒(如埃博拉病毒)。有时血液会从鼻子中喷射出来,力量之大,可以溅出几米。医生们无法解释这些症状。他们能做的只有记录下来。

"15% 患鼻衄的……""病例中,大约一半病人在头被放低时,一股带血的泡沫状液体就会从他们的口鼻涌出……""出现鼻衄的病例数量很可观,有一个人的鼻孔中涌出了近 500 毫升的鲜血……"[26]"这些病例早期的一个显著特点就是身体的一部分出血……6 个病人吐血;其中 1 人死于失血过多。"[27]

究竟是怎么回事?

"最显著的并发症就是黏膜出血,尤其是鼻黏膜、胃黏膜和肠黏膜。耳部出血和皮肤的淤点状出血也会发生。"

一位德国研究人员记录,"出血发生在眼内的不同位置"[28],并且非常频繁。而一位美国病理学家则记录如下:"有 50 个病例结膜下出血[眼睛内膜出血]。12 个病例真正在咳血,鲜红色的血液不带有任何黏液混合物……三个病例则是肠出血……"[29]

"女患者的出血性阴道排出物先被认为是经血,但后来被解释为子宫黏膜出血。"[30]

究竟是怎么回事?

这种病毒所带来的从来不是单一症状。纽约市卫生部门的诊断专家总结道:"病患的剧烈疼痛使其从表象和行为上看都像是登革热……鼻子和支气管出血……多痰且痰中可能带血……由于大脑或者脊柱(病变)导致的局部麻痹或者瘫痪……对行为能力的损伤或严重或轻微,或永久或暂时……身体虚弱、精神不振。病重以及长时间卧床导致癔病、精神抑郁以及精神错乱,甚至意图自杀。"[31]

患者精神状态受到影响是最普遍也是最显著的后遗症之一。

就美国而言,在这次传染病流行期间,在由各种原因(癌症、心脏病、中风、肺结核、事故、自杀、谋杀和其他所有原因)造成的死亡中,有47%(接近半数)归咎于流感及其并发症[32]。流感的杀伤力令美国人均寿命期望值[33]降低了十多岁。

即便没有传染病流行,有些死于流感和肺炎的人原本也会死亡。毕竟肺炎是致死的最主要原因,因而关键数字实际上是"额外死亡"的人数。现今的调查者认为,在1918—1919年的大流感中,美国的额外死亡人数大约是675 000人。同2006年的3亿人相比,当时的全美人口约1.05—1.10亿。所以这个数字换算到今天就是约175万人会死亡。

还有一些东西甚至比这个数字更能让人们体会1918年大流感的恐惧,它将这种恐惧带进每个家庭,带进最有活力的家庭之中。

普通流感几乎总是选择杀死社会里最弱的人,那些最幼小和最老迈的人。它伺机而动、恃强凌弱。它几乎总会让那些最健壮、最健康的人生还——比如年轻人。肺炎甚至被称为"老者之友",因为它总是加害老人,其杀人方式却相当平静、没有痛苦,甚至还留给人们道别的时间。

但是,1918年的流感却没有这种优雅,它连年轻健壮的人也不放过。世界范围的研究得出了同样的结论。年轻人(这部分人群中最健康、最强壮的人)是最有可能死亡的。遇难者正是那些拥有最多生活资本的人——精力充沛、健康强壮、活力四射、养育着年幼孩子的人。

在南非的城市中,年龄为20—40岁的死难者占到了死亡人口的60%。[34] 在芝加哥,20—40岁的死亡人数几乎是41—60岁的死亡人数的5倍。[35] 一名瑞士医生"没有见到50岁以上的重症病人"[36]。在美国的"登记地区"(拥有可靠统计数据的州和城市),人口不论性别按5岁为一年龄段进行分组,死亡人数最多的是25—29岁那组,其次是30—34岁那组,位于第三的是 20—24 岁的一组。这几组中**每一组**的死亡人数都比 60 岁以上的**总**死亡人数要多。

流感的死亡率—年龄关系曲线图总是——确切地说，除了 1918 年和 1919 年——以一个代表幼儿死亡率的波峰开始，然后进入波谷，随即再上升，在 65 岁出头的地方出现第二个波峰。以死亡率为纵坐标、年龄为横坐标，死亡率曲线图会呈 U 字形。

然而，1918 年是一个例外。当年幼儿死亡人数固然很多，老人死亡的也不少，当年最大的峰值却位于年龄的中段。1918 年，死亡年龄图就像字母 W。

这张图表讲述的是一出彻头彻尾的悲剧。在法国，甚至在最初的时候，库辛就意识到了这个悲剧并称死难者为"英年早逝的双重死亡"[37]。

仅美国军队中，与流感相关的死亡总数就超过了在越南战争中死亡的美军人数。每 67 名士兵中就有一人死于流感及其并发症，几乎所有人都是在 9 月中旬发病，并持续 10 周。

当然，流感不仅仅杀死军人。在美国，死于流感的平民数量是军人的 15 倍。另一项在年轻成年人中进行的人口统计数据也很显著。那些最易受流感攻击的、在死亡高危人群中最有可能死去的人是孕妇。上溯到 1557 年，观察者们将流感与流产及孕妇的死亡联系起来。1918 年流感大流行期间对住院治疗的孕妇进行的 13 次研究中，死亡率从 23% 到 71% 不等。[38] 而在幸免于难的孕妇中，也有 26% 的人失去了孩子。[39] 由于遇难妇女极有可能在此之前已经有了孩子，因而有一批数目未知但是数量庞大的孩子失去了母亲。

科学上最意味深长的一个词是"令人感兴趣的"（它表示新的、令人迷惑并具有潜在意义的某些东西）。韦尔奇要求沃尔巴克——位于波士顿的被称为"布里格姆"的大医院中最有才华的首席病理学家—— 去研究德文斯军营的病例。沃尔巴克称其为"我有过的最令人感兴趣的病理学经验"[40]。

这次流感的流行病学是**令人感兴趣的**,那些异常的症状是**令人感兴趣的**;尸体解剖(一些症状只有在尸体解剖后才能显现出来)也是**令人感兴趣的**。这种病毒造成的伤害及其流行病学呈现出一个难解之谜。解释自然会有——但姗姗来迟了数十年。

同时,这种流感(因为它毕竟只是流感)几乎使所有的内脏都受到了影响。另一位著名的病理学家记载道:大脑表现出"显著充血"——大脑充满血液,可能是由一种失控的炎症反应造成。他还补充说:"大脑的沟回变平而脑组织明显干燥。"[41]

也有人记载,这种病毒会使心包(由组织和液体构成的液囊,对心脏起到保护作用)和心肌发炎,或者影响它们。心脏也经常会"松弛而软弱无力(与'强壮'形成强烈对比)。在所有死于大叶性肺炎的病人尸检中,几乎都会发现左心室感染"[42]。

肾的损伤程度不一,但至少有些损伤"几乎发生在每个病例中"[43]。肝有时也会受到损伤。肾上腺则出现"坏死区域,有明显出血现象,时而伴有脓肿……当还没有到出血阶段时,它们通常表现出一定程度的充血"[44]。

病理学家还注意到,经过内部中毒过程和外部咳嗽压力的双重作用,附着胸腔的肌肉被扯裂,许多肌肉"坏死"或者"蜡样变性"。

试验甚至还表明,"非常显著的变化……出现在几乎所有病例中……很难理解为什么肌肉和睾丸会发生如此严重的毒性损伤……"

最后,就轮到肺了。

医生们见过这种情况的肺,但并非来自肺炎病人。只有一种已知疾病——腺鼠疫的一种特别致命的形式,被称为肺鼠疫,其致死率约为90%——通过与这种疾病相同的方式将肺撕裂。还能做到这一步的就是战时的武器了。

一位军医总结道:"只有在肺鼠疫及毒气导致的急性死亡中看到的情况才可与之相提并论。"[45]

流感大流行 70 年以后,基尔伯恩(Edwin Kilbourne)——一位将毕生精力投入流感研究、受到人们敬仰的科学家,确认了上述观察。他评论说,这些肺脏的情况"与其他病毒性呼吸道感染不同,它使人联想起吸入毒气后所见到的损伤"[46]。

但是,这里的病因并非毒气,也不是肺鼠疫,仅仅只是流感而已。

　　1918 年流感突然来袭,许多受害者仍记得他们得知自己患病那一刹那间的事。全世界都充斥着某人从马上跌落、某人瘫倒在人行道上的新闻。

　　死亡也来得很快。著名流行病学家、耶鲁大学教授温斯洛(Charles-Edward Winslow)写道:"我们已发现,一些病例中,原本很健康的病人在 12 小时内死了。"[1]《美国医学会杂志》报道:"一个健康人下午 4: 00 时首次显露出症状,于次日上午 10: 00 死亡。"[2] 在《西班牙女郎*之灾:1918—1919 年流感大流行》(*The Plague of the Spanish Lady: The Influenza Pandemic of 1918—1919*)中,作者科利尔(Richard Collier)这样记述:在里约热内卢,医科学生达库尼亚(Ciro Viera Da Cunha)正在等公车,有个人用听上去很正常的声音向他问讯,但突然就倒地身亡了。在南非的开普敦,就在查尔斯·刘易斯(Charles Lewis)登上公车时,售票员突然瘫倒,死了。[3] 接着,在他回家的 5 公里途中,车上有 6 人死亡,其中包括司机。

---

　　* 如前文所述,由于西班牙并未参与第一次世界大战,报纸上对流感的报道相对参战国来说就占据了更多的篇幅,从而令许多人误以为西班牙是流感的发源地。《真理报》在第一次报道流感时就用了"西班牙女郎来了!"这样的标题。"西班牙女郎"后来就演变成了"西班牙大流感"的诨名。——译者

刘易斯只好下车，步行回家。

肺脏首先引起了病理学家的注意。医生和病理学家曾多次见过那些肺炎死者的肺部。许多死于流感肺炎的人看起来确实酷似得的是普通肺炎。患者死前拖得越久，类似于普通肺炎、细菌性肺炎的尸检结果的比例就越高。

那些很快就死掉的人——在症状初现一天甚至更短的时间内就死亡——极有可能就是死于压倒性的大量的细菌入侵。细菌破坏了大量的肺部细胞，阻断了氧气交换。仅仅这一点就非同寻常且令人困惑。但在流感症状初现后的二三天或四天后才死亡的人，无论男女，其肺部与普通肺炎毫无相似之处。它们更加非同寻常，也更令人困惑。

4月，一位芝加哥病理学家给一个研究所所长送去了一些肺部的组织样本，请他"将之视作新疾病检查"[4]。身处法国的一些英国病理学家在那年春天已就奇怪的尸检现象发表观点。卡普斯在6月时向韦尔奇、科尔和调查团的其他成员反映过他发现的肺部异常。韦尔奇自己在德文斯军营的解剖室里所见的那些肺，也使他担忧这是一种全新的疾病。

呼吸道的唯一功用在于：将空气中的氧气传递给红细胞。我们可以将这整个系统画成一棵倒置的橡树。气管从外界输送空气至肺，它就相当于树干。然后，这个树干分成两大支，都称为"主支气管"，它将氧气输送入左、右肺。每根主支气管进入肺部后又反复分支，越分越细，直至变为"细支气管"。（支气管有软骨，软骨赋予肺部一种支撑结构；细支气管则没有软骨。）

每个肺又分成几个肺叶——右肺分为三叶，左肺分为二叶。这5个肺叶又进一步分成19个更小的肺段。在这些肺段内，丛生的小囊像叶子一样，从小支气管和细支气管底端萌发出来，这些小囊被称作肺泡。它们极像微小而多孔的气球，平均每个人有3亿个肺泡。肺泡的作用就像叶子在光合作用中的作用一样。肺泡是氧气真正扩散入血液的场所。

右心室将几乎不含氧的血液泵入肺脏,在那里血液流入毛细血管(最细小的血管,细到血细胞只能一个一个列队行进)。毛细血管环绕着肺泡,氧分子穿过肺泡组织的膜,当有红细胞循环流经时氧分子就附到它们的血红蛋白上。携氧后,血液流回左心房,在那里血液通过动脉被泵向全身。(全身的血氧供应每分每秒都通过肺在进行。)

在动脉中,红细胞携带着氧气,是鲜红色的;在静脉(比如那些手腕上能看见的血管)中,同样的红细胞由于几乎不携氧而呈暗红色。当肺不能再为血液供氧时,部分身体(在有些病例中甚至是整个身体)就会变蓝,导致紫绀。无论多么短暂的缺氧都会造成体内器官的损伤并最终坏死。

健康的肺部组织很轻,柔软多孔而富有弹性,比水轻很多,还是个很好的隔音器。医生敲击一个健康者的胸腔时基本听不到什么声音。当正常肺组织受到挤压时,它会"劈啪作响":空气从肺泡中溢出时,会发出劈啪的噪声,很像头发相互摩擦发出的声音。

充血的肺发出的声音则与健康的肺不同:实心的组织会将呼吸音传至胸壁,所以能听到"啰音"*——劈劈啪啪或呼哧呼哧的声音(尽管也可能是浊音或者鼓音)。如果淤血足够稠密,范围又足够大,肺就会"实变"。

在支气管肺炎中,细菌(许多种细菌都可以)侵袭肺泡。免疫细胞,还有抗体、体液和其他的蛋白质及酶都随细菌到了那里。这些东西充斥于被感染的肺泡,使肺泡无法转运氧进入血液。"实变"使支气管周围出现斑块,而感染通常都是相当局部化的。

在大叶性肺炎中,整个肺叶都发生实变,成为一个像肝脏一样的团块——因此用"肝样变"这个词来形容它。一个肝样变的肺叶可变成不同的颜色,主要取决于所处病变的阶段。例如,灰色的肝样变表示有各种各样的白细胞涌入肺中抵抗感染。一个患病的肺还含有细胞分解后的碎屑

---

* 由于疾病而产生的异常呼吸声。——译者

以及各种蛋白质,如纤维蛋白和胶原蛋白,这两者在身体修补损伤时发挥部分作用。(这些修补也会带来它们自己的问题。当过多的纤维蛋白干扰到肺的正常功能时,就会发生"纤维化"。)

约有2/3的细菌性肺炎,甚至更高比例的大叶性肺炎都是由一类细菌引起的,即肺炎球菌的各种亚型。(肺炎球菌也是脑膜炎的第二大病原菌。)致死性肺炎球菌可在数小时内扩散至整个肺叶。即使在今天,在20%—30%的大叶性肺炎病例中,细菌也是通过血液扩散而感染身体的其他部位,许多患者还是会死亡。大叶性肺炎中也会出现一定程度的紫绀,但大部分肺看起来还算正常。

1918年,通过尸体解剖,病理学家肯定已清楚了解了由普通大叶性肺炎和支气管肺炎造成的常见损伤。但是,那些在大流感中迅速死亡者的肺,那些甚至令韦尔奇都迷惑不已的肺,与此不同。一名病理学家说:"体征令人费解。很少发现典型的实变。"[5] 还有的说:"以器官损伤为区分依据的旧分类已不适用了。"[6] 还有一位说:"肺泡壁受到原发性毒性损伤,又有血液和体液渗出。在这些病例中很少能找到细菌作用的证据。"[7]

在《美国医学会杂志》发表的一篇讨论中,几位病理学家达成共识:"病理学情况是惊人的,不像在这个国家通常见到的任何类型的肺炎……肺部损伤复杂而多样,在近20年来进行过的数千例尸检中,任何一例都与其有较大差异,这是令人震惊的。"

一般而言,当肺从尸体中取出时,会像放了气的气球一样塌瘪。但现在不是,现在它们是充胀的,里面充满的却并非空气。在细菌性肺炎中,感染通常会蔓延至肺泡中,进入这个最小的囊里。1918年,肺泡有时也会被侵染,而肺泡间隙被大量物质充盈。占据肺脏大部分区域的肺泡间隙充满了被分解的细胞碎片和免疫系统的各种组分——从酶到白细胞。它还充满了血液。

还有一个观察者则推断,"急性死亡"——他在肺部见过迹象——"是一种在其他类型的肺部感染中没有发生过的损伤。在流感中的损伤是特异性损伤。"[8]

·　　　·　　　·

患者的肺之所以会被撕裂,事实上是免疫系统攻击病毒所造成的间接伤害。因为呼吸道必须允许外界空气进入身体最深处,所以得有极完善的防御措施。肺成了入侵者和免疫系统的战场。这个战场已是一片狼藉。

远在肺之前,免疫系统就开始了它的防卫工作。第一道防线就是唾液,里面的酶能杀死一些病菌。(包括艾滋病病毒,它在大部分体液里都能生存,但在唾液里不行,那里的酶可以杀死它。)然后,它又启用物理屏障,如用鼻毛滤除大颗粒,并利用喉咙的急转弯使吸入的空气碰撞到呼吸通道的边壁。

黏液遍布于这些通道中,困住一些有机体和刺激物。在黏液层下面覆盖着一层"上皮细胞",它们的表面伸展着类似细小毛发的"纤毛",它们像小船桨一样以每分钟1000—1500次的速度不断地扫动。这个扫动的动作把外来生物体从它们能容身和发起感染的地方赶出去,一直赶到喉部。如果什么东西能在上呼吸道找到立足处,身体首先会努力用更多的液体将它冲出——最典型的就是流鼻涕,然后用咳嗽和打喷嚏将它排出。

这些防御就像下意识抬臂去挡住攻击一样自然而然,对肺不会造成任何伤害。即使身体反应过度,通常也不会产生严重伤害,尽管不断增多的黏液会阻塞气管并令呼吸更加困难(在过敏反应中,免疫系统反应过度也会出现同样症状)。

还有更多攻击性的防御。巨噬细胞和"自然杀伤"细胞——搜寻并破坏所有外来入侵者的两种白细胞,它们和只会攻击一种特定威胁的免疫系统的其他成分不同——会在整个呼吸道和肺部巡逻。呼吸道中的细胞分泌的酶能够攻击细菌和一些病毒(包括流感病毒),或可阻止它们附着到黏液下的组织上,这些分泌物还引导更多的白细胞和抗菌酶投入反击。如果入侵者是病毒,白细胞还会分泌干扰素,它可以阻止病毒感染。

所有这些防御措施都行之有效,所以尽管肺部直接接触着外界空气,但通常能保持无菌。

当肺被感染后,其他的防御——那些致命而猛烈的防御——就开始启动了。免疫系统的本质就是一台杀戮机器。它会锚定感染物,再动用一个组合武器库发起攻击——其中一些武器杀伤力极大,压制或者杀死入侵者。

然而,杀伤与过度杀伤、反应与过度反应之间的平衡非常微妙。免疫系统可以像特种部队一样将人质连同绑匪一起杀死,也可以像军队一样为拯救村庄而将之整个毁掉。

尤其是在1918年,这个平衡问题在病毒和免疫系统之间的战争、在生与死的对峙中扮演着至关紧要的角色。病毒对肺部的侵染实在高效,于是免疫系统不得不发动大规模的应答来对抗。在数日内夺取年轻人生命的并非病毒,罪魁祸首正是大规模的免疫应答本身。

病毒通常将自己附着在上皮细胞上,后者像电子管上的绝缘体一样排列在整个呼吸道直至肺泡上。在流感病毒入侵身体15分钟内,它们的血凝素刺突就绑定了上皮细胞的唾液酸受体。一个接着一个,这些刺突附上受体,而每个受体就像锚形抓钩一样将病毒越绑越紧。一般在病毒入侵一个细胞10小时后,这个细胞就会爆裂开,释放出1000—10 000个可以侵染其他细胞的病毒。即使在最小复制速率的情况下——1000乘以1000再乘以1000,以此类推——我们也很容易理解为什么患者在上一秒还感觉良好,下一秒就突然瘫倒,这时病毒的第五或第六代已经成熟并且开始侵染细胞。

同时,病毒还在直接攻击免疫系统,破坏身体的自我保护能力。病毒抑制干扰素的释放，[9] 而干扰素往往是人体用以抵抗病毒侵染的第一件武器。1918 年，病毒的这种抑制免疫系统的能力是显而易见的，研究者们（即便是被大流感弄得焦头烂额的时候）注意到了流感患者对其他刺激的免疫反应也很弱，[10] 他们用了一些客观实验来证明这一点。

即使最温和的流感病毒也能完全彻底地令上呼吸道的上皮细胞脱落，使上呼吸道失去保护，让喉咙酸痛起来（修复过程数日内就会开始，但需要几周才能完成）。

一旦感染立住脚，免疫系统的最初应答就是出现炎症。免疫系统可以令被感染处发炎，使那里发红、发热并且肿大，抑或通过发热引发全身的炎症反应，抑或两者同时发生。

炎症的实际过程包括特定白细胞释放被称为"细胞因子"的蛋白质。有许多种白细胞，一些种类攻击入侵的生物体，其他"辅助"细胞控制攻击，还有一些则产生抗体。细胞因子的种类更多。一些细胞因子直接攻击入侵者，如攻击病毒的干扰素；一些如信使般携带指令。例如，巨噬细胞会释放"GM CSF"粒细胞巨噬细胞集落刺激因子；GM CSF 刺激骨髓产生更多的巨噬细胞以及粒细胞，后者是另一种白细胞。一些细胞因子还传递信息到一些通常被认为不属于免疫系统的部位；某些细胞因子还可以影响下丘脑，而下丘脑就像是身体的自动调温器。当这些细胞因子结合到下丘脑的受体上时，体温就会上升；整个身体就会发生炎症反应。（发热是免疫应答的一部分；温度升高后，一些病菌就难以正常生长。）在流感中，发热经常会使体温攀升到 39.4℃，甚至更高。

然而，细胞因子本身也有毒副作用。呼吸道外的典型流感症状（头痛和体痛）就不是由病毒而是由细胞因子造成的。例如，细胞因子的一个副作用就是会刺激骨髓产生更多的白细胞，这很有可能就使骨头疼痛。

细胞因子也会引发更加严重和持久的损伤。举个例子，"肿瘤坏死因子"(TNF)是一种细胞因子,因其具备杀死癌细胞的能力而得名——在实验室的实验中,暴露在 TNF 下的肿瘤完全消失了。它亦可帮助提高体温并且刺激抗体的产生。但是,TNF 具超强的致命性,不仅针对患病细胞,它还能摧毁健康细胞。TNF 是一种毒素,并且是引发中毒性休克综合征的主要原因。它并不是唯一有毒的细胞因子。

通常,病毒在肺部建立稳固的立足之处以前就应当被身体击退了。可是在 1918 年,病毒常常能成功地感染上皮细胞,不只是上呼吸道上皮细胞,而是整个呼吸道直至肺最细枝末节处的肺泡的上皮细胞。这是病毒性肺炎。

免疫系统的组分跟随病毒进入肺部并且在那里展开了战争。在这场战争中免疫系统毫无保留,它用上了所有的武器。它开始杀戮,尤其是采用"杀伤性 T 细胞"进行杀戮,这是一种白细胞,以被病毒感染的身体细胞为靶标,它的杀戮方式有时被称作"细胞因子风暴",是一种将身体拥有的所有武器用尽的大规模攻击。

负载血液流经肺泡的毛细血管同样也投入攻击。毛细血管膨胀,向肺中释放出液体、各种白细胞、抗体、免疫系统的其他成分和细胞因子。这些细胞因子和其他一些酶实质上将毛细血管摧灭。更多的液体流入肺里。贴附肺泡内壁的细胞被摧毁了,因为病毒正是借助它们而存活。粉红色玻璃状的膜(被称为透明膜)构成了肺泡的内层。一旦这种膜形成,"表面活性剂"(一种光滑的类皂蛋白,可降低表面张力而使氧输入红细胞变得容易)就会从肺泡中消失。更多的血液涌进肺里。身体开始产生纤维状的结缔组织。肺区被细胞碎片、纤维蛋白、胶原蛋白和其他物质所缠绕。蛋白质和液体则充满了细胞间隙。

诺贝尔奖获得者伯内特形容了肺内的情况:"急性的发炎充血……支气管以下尤其是最细小的细支气管的大部分上皮层的迅速坏死……实质性的肺泡壁毒性损伤和血液、液体渗出……小支气管已堵塞的区域内持续渗出液体,最终会造成真空区域。"[11]

免疫系统随年龄改变。在人群中,年轻的成年人拥有最强的免疫系统,最有能力发起大规模的免疫应答。一般而言,这让他们成了人群中最健康的一部分。然而,在特定条件下,这个强项却变成了弱点。

1918 年,年轻人的免疫系统就对病毒发动了大规模应答。那些免疫应答令肺部充斥着液体和碎片,使肺无法进行氧气交换。免疫应答成了致命的东西。

1997 年,香港爆发流感,那时一种新病毒从鸡跳到了人类身上,仅 6 人死于这次流感,而病毒也没有适应人类。超过 100 万只鸡被宰杀以防止流感发生,人们对这次爆发已经进行了很多研究。病理学家在尸体解剖中注意到了极高的细胞因子水平,发现甚至连骨髓、淋巴组织、脾——参与免疫应答的一切——及其他器官,都受到了"叛变"的免疫系统的攻击。他们认为这证明了"症状不同于先前描述过的流感症状"[12]。实际上,1918 年的研究者已经看到了同样的事。[13]

这仍是流感,仅仅只是流感。

20 世纪 70 年代,医生开始认识到,肺部的一个病理学过程可以有许多原因,但这个过程一旦开始,就会有相同的表现并可得到相同的治疗。他们称其为 ARDS(急性呼吸窘迫综合征)。几乎任何对肺施加极端压力的东西都会引发 ARDS:溺水、吸入烟尘、吸入毒烟或毒气……或者流感引发的病毒性肺炎。如今的医生若看到 1918 年的肺部病理学报告,立即就会将该情况归入 ARDS。

一位肺部研究专家形容 ARDS 为"肺内的烧伤",它实质上是肺组织灼伤。病毒性肺炎引发这种情况,于是免疫系统的毒素就准备摧毁入侵者,这实际上就是在肺内燃烧,灼伤组织。

无论 ARDS 的诱因是什么,一旦瓦解肺部的过程开始,即使是在今天也无法停止这个进程。唯一能做的医护工作是支持并维持患者活着直到他有能力康复。这要求结合所有的现代重症监护技术。不过,即使拥有最好的现代医护(如有比 1918 年更加高效和有效的输氧),在不同研究中,ARDS 病人死亡率处于 40%—60%[14]。若无重症监护——医院重症监护病房一般只有几张床位——死亡率接近 100%。

(2003 年,一种新的冠状病毒引发的 SARS,即"严重急性呼吸道综合征"在中国出现,并且迅速扩散至全世界。冠状病毒引发了约 15%—30% 的感冒,并且像流感病毒一样感染上皮细胞。引发 SARS 的冠状病毒所导致的死亡,总是通过 ARDS 来实现,因为该病毒复制要比流感病毒慢很多,ARDS 在症状初现后几周才会造成死亡。)

ARDS 中造成死亡的原因有很多。肺外器官因为缺氧而衰竭。肺部充斥过多的液体而右心室不能将它抽空,因此患者窒息而死。而试图泵出肺部血液的巨大负担会引发心脏衰竭。或者患者完全就是死于极度疲劳:他必须快速呼吸以获得充足的氧气,这使肌肉筋疲力竭。呼吸就停止了。

ARDS 决不能解释 1918 年和 1919 年的所有流感死亡,退一步说,连其中的大多数都不能解释。它只能解释那些数日内的死亡,解释为什么那么多年轻健康的人会死亡。虽然我们几乎可以肯定,流感是以一种几乎跟肺无关的方式令一些人死亡的——例如,有些人心脏很弱,无法承受对抗疾病而产生的额外压力——但绝大多数的非 ARDS 死亡都是因为细菌性肺炎。

上皮细胞的损坏使得呼吸道中的清扫动作被破坏了——这原本可以除去呼吸道中的大部分细菌,而病毒破坏和耗尽了免疫系统的其他部分。这令口腔中的正常菌群可以毫不受阻地进入肺部。近期研究也表明,[15] 流感病毒上的神经氨酸酶可以使一些细菌更容易附着于肺组织,病毒和那些细菌之间产生了一种致命的协同作用。在肺中,那些细菌开始生长。

患上流感(包括表面上温和的流感)后一两周或者三周,细菌性肺炎开始发展。流感患者貌似康复,甚至返回工作岗位了,又突然因为细菌性肺炎再次病倒,这种情况屡见不鲜。

已不可能知道死者中有多大比例是死于病毒性肺炎和 ARDS 的,也不可能知道多少人死于细菌性肺炎。一般而言,记述过这次大流感的流行病学家和历史学家认为,绝大多数的死亡是由于继发感染,是由于能对抗抗生素的细菌性肺炎导致的。

陆军肺炎委员会的结论所给出的暗示在今天看来令人生寒。这个委员会由美国最好的 6 位科学家组成,他们都进行了尸体解剖并且看过其他人的病理学报告;在几近一半的尸体解剖[16] 中都发现了今天称之为 ARDS 的症状。由温特尼茨(韦尔奇的门生,后来成为耶鲁医学院院长)进行的一项限于该病病理学的独立研究也得出了相同的结论。[17]

夸大死于 ARDS(实际死于流感并发的病毒性肺炎)的患者比例是因为军方的研究只针对死亡的士兵,这些人不仅年轻而且健康,他们极有可能是被自己的免疫系统杀死的。在整个人口中,由病毒性肺炎和 ARDS造成的死亡比例并不高。大部分死亡几乎肯定是来自继发性细菌感染,但也许没有设想的那么多。但是,对于担心下一次流感大流行的人而言,这应该是个小小的安慰。

1957 年的大流感比 1918 年的温和得多,可仍有 25% 的人死于病毒性肺炎;其中 3/4 是因为并发症[18](一般是细菌性肺炎),虽然当时处于抗生素的黄金时代。从那以后,细菌的抗药性成为医学上的一个主要问题。今天,随流感而来的细菌性肺炎的死亡率仍然达到 7% 左右,[19] 在美国的一些地方,35% 的肺炎球菌对选定的抗生素具有抗药性。[20] 当金黄色葡萄球菌(因其对抗生素具有抗药性而成为医院里尤为麻烦的一种细菌)成为继发性感染菌时,死亡率——时至今日——还高达 42%,这比 1918 年细菌性肺炎总致死率还要高。

第七部

竞　赛

是自然决定了 1918 年这场浩劫,也是自然将这场浩劫交由流感病毒来完成。这意味着自然第一次以一种为人熟悉的、近乎连环漫画的形式在世界蔓延开来。它乔装而来,再脱去伪装,露出嶙嶙白骨。

随着病原体从军营扩展到城市,再在城市中扩散开来,然后从城市转移到小镇、乡村和农场,医学科学也开始行动,并以前所未有的速度和决心与病原体展开了赛跑。

科学家们没有想当然地认为他们能够控制这场天灾,但也从未放弃过研究控制其造成损失的方法。他们依然努力在拯救生命。

这场战役和竞赛牵涉到全世界。在美国,这场战役依靠韦尔奇、戈加斯、科尔及其同事,还有他们所建立的研究所以及所培养的人才的并肩战斗。这些研究所及其人员从未经受过如此考验,他们也从没想过他们会经受如此考验,但是任何影响疾病进程的可能性都掌握在他们手中。

为了拯救生命,他们至少得回答出下列三个问题中的一个。一种可能是:即使只有一个大致的近似答案都会给他们足够的信息,在疾病的一些关键部位加以干涉和阻断;但也有另一种可能:就算他们能获得所有三个问题的详细答案,可能仍旧全然无助。

首先，需要了解流感的流行病学，即它会如何表现又如何传播。甚至在开发出疫苗或疗法之前，科学家们已然知晓疾病的流行病学而控制霍乱、伤寒、黄热病、腺鼠疫及其他一些疾病了。

其次，需要了解流感的病理学，即它在体内做了什么以及疾病的精确过程。这很可能让人们以某些方式介入而拯救生命。

第三，需要知道病原体是什么，即哪一种微生物导致了流感。这可以让人们找到一种方法来刺激免疫系统预防或治疗该疾病。当然，可以想见的是，即使不知道精确过程，科学家们也有可能开发出血清或疫苗。

关于流感最容易回答的问题是它的流行病学。尽管一些有名望的研究者仍然相信瘴气理论——他们认为流感在人和人之间传播太快要归咎于它，大部分研究者坚信它是一种风媒的病原体，吸入这种病原体可能导致流感。他们并不清楚确切精准的细节，如飘浮于空气中的病毒能在散布后的一小时至一天时间内到处感染人（湿度越低，病毒存活时间就越长）。但是，他们的确知道流感是"一种群聚疾病"，最容易在拥挤的人群中传播。

他们也作了一个精确估计，发现感染流感的人"散发"病毒——能感染其他人的病毒——通常是从他们被感染后的第三至第六天开始的。

他们也确信，人们不仅通过吸入，而且还通过手与口或鼻的接触而感染流感。他们确实想过，例如，病人在咳嗽时可能以手掩口，几小时后又同另一人握手，然后这第二个人可能在思考时摸下巴、揉鼻子或用手塞块糖到嘴里，于是被传染了。类似地，病人也可能捂着嘴咳嗽，然后去碰一个硬物表面（如门把），将病毒传递到下一个旋转门把的人手上，之后又通过手传到脸上（事实上，病毒在硬物表面上能维持感染力长达两天）。

流感的流行病学知识在当时基本没有什么用。只有彻底隔离和检疫能影响流感的进程，但科学家和公共卫生机构都无权采取这样的行动。一些地方权力机构可能采取了一些措施，但没有国家机关这么做。即使军队也无视戈加斯中止部队转移的紧急号召。

科学家们对流感的病理学及其自然进程也有了较多的认识。他们主要认识到自己对一些严重病例几乎一筹莫展,如已发展到病毒性肺炎和ARDS 的病例,甚至连输氧似乎都不起任何作用了。

不过他们相信,如果他们能对继发性感染菌作出快速判断,并对其引发的恶化较缓慢的肺炎进行预防和治疗的话,他们就可以拯救生命。某些预防措施仅包括给予适当的指导,如感染流感后卧床休息,或给予悉心照料。但随着病患人数的增加,随着医护人员也自身难保,这也变得愈发不可能了。

但如果他们能找到病原体的话……他们已经有了工具,能够操纵免疫系统,也能预防和治疗一些肺炎——包括最为常见的肺炎,细菌性肺炎的攻克似乎就在科学触手可及之处,就在科学家们可以望及的边缘——或堪堪超出。只要他们能够找到病原体……

所有的科学力量都接受了这一挑战。

韦尔奇本人将不会站出来接受这一挑战。他从德文斯军营直接回到了巴尔的摩,既没有在纽约停留,也没有向华盛顿的美国公共卫生部部长办公室报告。这个义务可由别人去履行,而他已在电话中说了他必须说的。

在此期间,韦尔奇一直自我感觉欠佳。毫无疑问,他曾试图对此置之不理,但他毕竟刚结束了一段艰辛的旅程。就在去德文斯之前,他、科尔和沃恩已经议定了军营视察的最新路线,刚到北卡罗来纳州的阿什维尔准备休息数日。他甚至考虑辞去委员会的职务。某个周日,他们又突然受命去军医署长办公室,然后就动身直接赶往德文斯营,在那里发现了这种可怕的疾病。

因此,韦尔奇完全有理由感到疲倦与不适,很可能他对自己也说过类似的话。火车的哐当哐当声令他心神不宁,加剧了他的头痛症状。像他这样的大块头,在火车上无论怎样都很难感觉舒适。

随着火车南行,他感觉越来越糟,也许是因为突发的剧烈头痛及干咳(咳嗽时无痰排出)并伴有发烧,他冷静、客观地对自己进行检查并作出了一个正确诊断——患上了流感。

他的确切诊断过程并没有记录在案。整个巴尔的摩、整个东海岸已陷入流感的汪洋大海之中。霍普金斯大学本身也受到了病毒的猛烈侵袭,于是它关闭了医院,只对自己的教工和学生开放。霍普金斯医学院死了三名学生、三名护士和三名医生。[1]

韦尔奇没有去医院。将近70岁的他,比死亡率最高的年龄段要大出约40岁,他刚刚逃离德文斯的恐怖,深知这一病毒的强大,即使是在设备齐全的霍普金斯,护理也很可能起不到作用,他后来说:"那时我做梦都没想过要去医院。"[2]

他没进医院,而是马上就在自己房间卧床休息并待在那里。[3]他知道现在这样比硬撑要好:感染这种疾病后还硬撑很容易让继发性感染菌乘虚而入而导致死亡。在家卧床10天之后,他觉得自己已经好到完全可以旅行了。为了恢复得更好,他彻底退出了工作,前往他最钟爱的位于大西洋城的丹尼斯宾馆,这个艳俗的地方就是他的避难所。

周围一片混乱,而他回到了这个令他心绪平静的老地方。他一直喜欢这个地方的什么呢?也许是贯穿其间的喧闹生活吧。疗养胜地令他觉得乏味,他形容孟汉克——一个距纽约150公里的山区度假胜地——"有点像双湖胜地,可以在宽敞门廊间和达雷斯小姐一起坐在摇椅上……那里没有9点上班的概念,人们都是老老实实地在床上睡觉……彩色领带也不允许戴。"但看看大西洋城!"最可怕、最神奇、最令人毛骨悚然的莫过于过山车了[4]……它就造在伸入大西洋的一个长码头上……你从二十多米高处往下冲……头向下脚朝上,若它不是飞速前进的话,你就会从车内甩出。这样一圈转下来的感受真是难以言表……许多人在一旁围观，纷纷说即便给 1000 美元他们也不会作此尝试。"

是的，大西洋城的生活是热闹的——青年男女以及他们的嬉闹声、汗水、浪花、海水、在海上和海边木板路上朝气蓬勃的身躯，所有这些——让人觉得不可以仅仅做个旁观者而要投身于此。但现在大西洋城一片寂静。10 月成了淡季，这个度假胜地悄然无声。这里同其他地方一样也爆发了流感。同其他地方一样，这里医生短缺、护士短缺、医院短缺、棺材短缺。学校关闭了，公共娱乐场所也关闭了，就连过山车也未能幸免。

韦尔奇在床上又多待了几周以进一步恢复。他告诉侄子，这个病"似乎已逗留在我的肠道里了，也许是我运气好，它并没有在呼吸道里停留"。他还坚持要他的侄子(后来成了美国参议员)保证，如果家里有人出现了任何流感症状，在"体温恢复正常并稳定三日"[5] 之前一定要卧床休息。

韦尔奇原打算参加洛克菲勒研究所举办的一个关于流感的会议，但抵达大西洋城近两周后，也就是在第一次患病的一个月后，他取消了这个计划。他还没有恢复到能去参加会议的状态。他将不再插手这次流行病发展的医学研究，也将不再参与寻求流感的解决方案。他已有好些年头没接触实验室工作了，但知人晓事的他，常能提供一个极为有用的渠道，就像异花间传粉的媒介一样，能看出某个研究者的工作可能会是另一个的补充，直接或间接地为这两人牵线搭桥。不过，现在即使是这样的角色，他也不再充当了。

无巧不成书，当流感在美国爆发的时候，弗莱克斯纳和戈加斯因各自的事务都到了欧洲。改造美国医学的这一代已经撤出了这场竞赛。倘若科学上有什么需要突破，他们的精神追随者会继续前进的。韦尔奇离开了马萨诸塞州。其时，沃尔巴克正在做更多的尸检，罗西瑙已经开始在志愿者身上做实验，而埃弗里则着手细菌调查。其他一些杰出的科学家也已经投入了这个问题的研究——纽约的帕克和安娜·威廉斯、费城的刘易斯、芝加哥的凯斯以及其他一些人。如果这个国家幸运的话（的确非常幸运），那么他们中的某个人可能很快就能找到有用的东西。

在任何紧急情况下，研究者都不能让自己乱了方寸，混乱只会让人一无所获。他们应从自己所知道的和能够做到的入手。

他们能杀灭体外的病原体。有多种化学药品能对房间或衣服进行消毒，他们精确了解所需化学药品的剂量以及对一个房间熏蒸消毒所必需的持续时间；他们知道如何消毒器材、如何培养细菌、如何将细菌染色使其能在显微镜下观察到。他们知道被埃尔利希称为"神奇子弹"、能杀灭感染病原体的东西是存在的，他们已经开始顺藤摸瓜去寻找这些"神奇子弹"了。

可是人们被困在这场危机中，满目皆是死亡，知识百无一用。熏蒸和消毒是规模庞大而又耗时耗力的工作，找到这种"神奇子弹"需要的知识超出当时所能。研究者们很快意识到一般药物毫无帮助。

不过，即便还没能完全掌握，医学界也已知道如何去利用一种工具：免疫系统自身。

研究者们了解免疫系统的基本原理。他们知道如何利用这些原理来预防和治愈一些疾病，知道如何在实验室培养细菌，知道如何减弱或增强其活性，以及如何在动物身上刺激免疫应答。他们也知道如何制备疫苗，知道怎么制备抗血清。

他们了解免疫系统的特异性。疫苗和抗血清也只对特殊致病因子、特殊病原体或致病毒素见效。当朋友、家人和同事身染疾病之时，很少有研究者会去关心他们的实验有多么出色。但怀着以疫苗预防或以血清治疗疾病的美好愿望，研究者们需要分离出病原体。他们最先要回答的一个问题，也是一个最重要的问题（几乎可以说是唯一存在的问题）——是什么导致了这种疾病？

25 年前，菲佛就相信自己已经找到了这个问题的答案。他曾是科赫研究所最有才华的学生之一，是柏林传染病研究所的科学主管，也是一名德军上将。1918 年他已经 60 岁，变得有点傲慢了。纵观其职业生涯，他参与过一些重大医学问题的研究，并作出了无与伦比的贡献，无论用什么标准来衡量他都堪称巨擘。

1889—1890 年流感大流行期间及其后——1918—1919 年除外，是近三个世纪中流感最严重的时期——菲佛一直在探究着病因。虽然取自流感病人的细菌形态时常略有不同，他还是细致而艰苦地从流感病人身上分离出了微小而细长的、两端圆形的杆状细菌。他发现，这种细菌是单一存在的生物体形态，并且"数目惊人"[6]。

虽然这种病菌具有致人于死的能力，但它在动物身上引发的疾病与人类流感并不十分相似。因此，有人就以不符合"科赫法则"* 来反对它。然而，人类病原体通常不会令动物致病，或者不会在它们身上引发不同症状，而且很多病原体虽不完全符合科赫法则但也已被公认为致病原因了。

菲佛确信自己已经找到流感的病因了，[7] 他甚至命名了这种细菌——流感杆菌。今天，这种细菌被称为流感嗜血杆菌（*Hemophilus influenzae*）。

这种病菌在科学界很快就以"菲佛氏杆菌"而闻名，也带给了菲佛理所当然的名誉，几乎没人怀疑这个发现的正确性。

---

　　* 从 18 世纪末起，"科赫法则"一直是医学界公认的证明微生物与疾病关系的铁律，即：1. 在同样的特定疾病中能发现同一微生物；2. 能从特定疾病中分离出纯培养的微生物；3. 这种纯培养的微生物接种易感动物可以引起相同的疾病；4. 能从实验动物中重新获得微生物。——译者

确定是力量之源。确定能给人借以依赖的东西,而不确定则使人软弱。不确定若不令人畏惧也会使人犹豫,即使行走在正确的方向上,战战兢兢的步伐也是无法跨越重大障碍的。

成为一名科学家不仅需要智慧和好奇心,而且需要激情、耐心、创造力、自足和大无畏精神。不是无畏地闯入未知领域,而是敢于接受——事实上是拥抱——不确定。正如19世纪法国伟大的生理学家伯纳尔所言:"科学教我们怀疑。"

一名科学家必须接受一个事实:他(或她)所有的工作,甚至是信念,可能会因一个独立的实验室发现而崩解。就像爱因斯坦在自己的预言被检验之前一直拒绝接受自己的理论一样,一个人必须寻求这样的发现。说到底,一名科学家能相信的就只有探求知识的过程。为了积极有力地前行——即使面对的是不确定——需要比不怕牺牲更甚的信心和力量。

所有真正的科学家都是冲在前沿的。他们中哪怕最没野心的也在涉足未知领域,只要能超越已知;最出色的则深入对他们来说知之甚少的空白领域,而能用来扫除这片空白领域里的迷雾并厘清其脉络的技术工具偏偏并不存在。他们在那里进行训练有素的探究;单单前行一步就能使他们透过窥镜观察到一个截然不同的世界;只要他们有几分正确,他们的探测就如同结晶一样,促使混沌趋于有序,进而出现形状、结构和趋势。当然,单单一步也可能使人走入死胡同。

在这一空白领域,科学家必须创造……**一切**! 这是一项艰苦而乏味的工作,首先要判断需要哪些工具,然后才能制造它们。铁铲可用来挖土但无法穿透岩石;那么用鹤嘴锄好还是炸药好呢——而炸药是否毫无选择地破坏一切呢? 如果岩石很难穿透,而炸药可能破坏岩石本貌,有没有另一种方法可以得到岩石的信息呢? 有一条溪流穿过岩石,可否通过分析穿过岩石的水来揭示有用的信息呢? 又该如何进行分析呢?

最终,如果研究者取得成功,就会有大量的同行在这条小路的基础上铺设大路,这些道路有序而平直,后来者只需几分钟就可以抵达前人花几个月甚至几年才能到达的地方。还能购买到理想的工具,就像现在能通过供应商定购实验用小鼠一样。

不是所有的科学研究者都能够自如地应付不确定性,那些能够应付的研究者也可能不具备足够的创新能力来理解和设计实验去阐明某个问题——知道在何处以及如何去观察。另一些人则可能缺乏坚持的信心。实验不是随随便便就能见效的。尽管做了设计和准备工作,实验——尤其是在最初,当人们基于合理猜测而着手实验时——很少能得到想要的结果,而研究者却必须让实验见效。可是,由于知之愈少,研究者需要操控的东西就愈多,甚至强迫着实验得出一个答案。

这就可能导致另一个问题:人们如何知道自己已经知道了呢?接下来这又会带来更多实际问题:人们如何知道何时该继续推进实验呢?又如何知道何时该放弃某个线索(比如一个错误迹象)呢?

对事实感兴趣的人从不会曲解数据本身,但一名科学家能够(也应当)对实验加以拷问而得到数据,进而得到结果,这在研究一个新领域时尤为重要。一个科学家能够(也应当)寻求任何方法来解答一个问题:如果用小鼠、豚鼠和兔子不能获得一个满意的答案,那就用狗、猪、猫和猴子试试看吧。如果某个实验显露出能得到某个结果的迹象,如信息基线上最为微小的波动,科学家就能聚焦在这个波动上而设计下一步实验,为得到尽可能多的此类波动创造条件,直到这些波动一致并具有意义,或者证明起初的那个波动只是无意义的随机扰动。

这样的操作有一些限制。即使在曲解的情况下,自然也不会撒谎,也不会得出一个稳定的、可重复的结果,除非事实就是如此。但是如果被太过曲解,自然也会误导人们;它会承认有些事情只在一些特殊情况下——研究者在实验室创造的条件——是真实的。这样的事实是人造的,是一个实验事实。

科学的一个关键之处是工作是否**可重复**。其他实验室的人做同样的实验得到了同样的结果，这样的结果才可靠到能作为他人进一步工作的基础。而最该谴责的是草草处理一个"不可重复的"发现，由此引发的问题不仅是能力上的，而且是职业道德上的。

然而，如果一个可重复的结果来自对自然的曲解，它就没有用处。一个有用的结果不仅是可重复的，还必须……可能该叫做**可拓展的**。人们必须有能力扩展这个结果，探索它、从中学到更多，并能以此为基础建立结构。

这些发现在事后都很容易辨别，但当时人们怎么知道何时该坚持、何时该继续尝试实验工作、何时又该做调整、何时该最终放弃错误的或以现有技术无法解决的思路呢？

人们又如何知道何时该做何种工作呢？

这个问题是一个判断力的问题。科学上的区分因素不是智力而是判断力，也许只是简单的运气问题。斯滕伯格没有继续其肺炎球菌的发现，也没有继续其白细胞吞噬细菌的发现，因为这样做将使其偏离对黄热病的研究，而当时他对黄热病的研究还未成功。以他的能力，倘若他将注意力置于其他两个发现中的任何一个，他的名字将被广为熟知而不是被科学史所淡忘。

判断是如此之难，因为一个阴性结果并不意味着假设错误。10个或100个也同样不能说明问题。埃尔利希相信"神奇子弹"的存在，即化合物能治愈疾病。他的推理引导他尝试用某个化合物对付对应的某种感染。他一共尝试了900多种化合物。每一次实验都是满怀希望地开始，小心翼翼地进行，结果均以失败告终。最后，他终于发现了奏效的化合物。他的结果不但催生了治疗感染的第一种化学药物，还确立了一条引导成千上万同行的推理路线。

人们如何知道自己已经知道了呢？当人们已经唾手可得时却不自

知,那就只能靠试验了。

赫胥黎建议:"的确,有时需要遵从指导,有时又需要进行各种风险尝试。"[8]里弗斯是军队肺炎调查团中一个来自霍普金斯的年轻人,他后来——只是几年后——定义了病毒和细菌的区别,成为世界杰出的病毒学家之一,并继科尔之后担任洛克菲勒研究所医院的院长。他以洛克菲勒的两位同事萨宾(Albert Sabin)和奥利茨基(Peter Olitsky)为例,说明人要知道自己已经知道有多么困难。里弗斯回忆道,萨宾和奥利茨基"证明脊髓灰质炎病毒只存活于神经组织。完美的工作,令人心悦诚服。每个人都相信这一结论"。

每个人都相信这一结论[9]——更确切地说,除了恩德斯(John Enders)之外。恩德斯因在其他组织中培养出了脊髓灰质炎病毒获得了诺贝尔奖,这项工作使人们可以直接得到脊髓灰质炎疫苗。而萨宾和奥利茨基研究的这个病毒已在实验室使用了很长时间,已产生了突变,似乎只会在神经组织上生长。萨宾的职业生涯几乎因这个失误而毁于一旦,但他继续开发了最好的脊髓灰质炎疫苗;奥利茨基做得也非常好。然而,假设恩德斯坚持自己的直觉而发现自己是错误的,那么他大部分的职业生涯就会白白虚掷。

菲佛坚信自己已经找到了流感的发病原因及致病因子。他自信满满,甚至已将其命名为流感杆菌。他卓有成就,地位仅次于巴斯德、科赫和埃尔利希。诚然,他比战前任何一个美国科学家的名望都要高。谁会向他发起挑战呢?

他的名望使他的发现具有相当的分量。全世界许许多多科学家相信他的结论。事实上,一些人将之视作公理:没有这种细菌就不会有流感。"由于这些病例中没有找到流感杆菌"[10],一位欧洲研究者如是作出结论,因此这种疾病"不是流感"。

各地实验室研究全都转向了流感。巴斯德的学生鲁（曾在白喉抗毒素研究方面与德国同行竞争过）领导着巴斯德研究所的工作。英国阿姆洛斯·赖特的实验室里几乎每个人都在研究流感，包括弗莱明*（Alexander Fleming），不久之后他发现了青霉素并将其首次应用于研究菲佛所称的流感杆菌上。在德国、意大利，甚至在因革命而分裂的俄国，孤注一掷的研究者们都在寻找答案。

但是，这些实验室在1918年秋天之前只能发挥很小的作用。研究方向被扭转，集中于战争、毒气或毒气防御措施、预防伤口感染、预防使战斗力下降的疾病（如"战壕热"，一种与斑疹伤寒有关的传染病，其本身并不严重，但是比其他疾病更能削弱战斗力）。实验动物变得愈发短缺，军方要利用它们进行毒气试验或类似的目的。战争像一个无底洞，不断将技术人员和年轻研究人员卷入其中。

欧洲和美国的实验室都受到影响，但欧洲遭受的损失要大得多。他们的工作不仅受人员短缺所限，而且从取暖用的煤到买培养皿的资金，样样都很匮乏。美国人至少还有这些资源。况且，即便美国的研究人员数

---

　　* 英国细菌学家，在第一次世界大战期间开始着手抗菌药物的研究，1928年在英国伦敦圣玛丽医院任职时发现青霉素，1945年获得诺贝尔生理学医学奖。——译者

量上仍落后于欧洲，但质量上已绝不再比欧洲的差了。洛克菲勒研究所也许已经成为世界上最好的研究所，在那里工作的为数不多的几位科学家中，当时已有一位获得了诺贝尔奖，还有两位后来也获此殊荣。在最相关的领域（肺炎研究）中，洛克菲勒研究所毫无疑问已遥遥领先于全世界，而且在美国做着这些世界级工作的也并不只有洛克菲勒的科学家。

对韦尔奇、密歇根大学的沃恩、哈佛的查尔斯·艾略特、宾大的威廉·佩珀以及其他几位努力推动变革的同行来说，他们取得了成功。他们改变了美国医学，即使那场改革仅仅开始，才刚刚上升到欧洲的水平，新近的转变已赋予其蓬勃的生命力。而且，可以这样说，这个国家还未像欧洲那样民疲财尽，它并未流露出一丝倦态。

当流感的魔爪伸向全国并开始践踏生命之时，几乎每个恪守职责的医学科学家——以及一些自认为爱好科学的普通医生——都在寻找治疗方法。他们决意证明科学是可以创造奇迹的。

说实话，他们中的大部分人水平有限，毫无成功解决这一问题的希望。不过，他们至少努力了。他们进行了无畏的尝试，这需要的不仅仅是科学研究的能力，还要有身体力行的勇气。他们在死者和垂死者中穿行，将棉签伸入已病入膏肓的病人口内和鼻腔中；他们浸淫在解剖间的血液中，对尸体进行深入的研究，努力从棉签擦拭物、血液和组织中培养这个杀死人数多得史无前例的病原体。

这些研究者中有一些——可能就那么几十个人——是足够聪明、足够有创造力、足够有学识、足够熟练，也掌握了足够资源的，他们所做的事情并非徒劳，他们来对抗这种疾病至少有成功的希望。

在波士顿，罗西瑙和基根继续在实验室研究这种疾病。陆军肺炎委员会的大多数人受命去了阿肯色州的派克军营（当时韦尔奇正抵达德文斯军营），在那里开始研究"一种新型支气管肺炎"[1]。韦尔奇带去德文斯的洛克菲勒小组已返回纽约继续研究，玛莎·沃尔斯坦（Martha Wollstein,

一位受人尊敬的细菌学家,同洛克菲勒研究所合作过)加入了小组。自1905年起,她就开始研究流感杆菌了。芝加哥的传染病纪念研究所的赫克通投入了这项工作。梅约医学中心的罗斯诺(E. C. Rosenow)也在做相同的事。唯一的非军方政府研究机构,即公共卫生部的卫生学实验室及其主任麦科伊(George McCoy)也参与进来了。

在美国所有进行这项研究的人中,最重要的也许就是洛克菲勒的埃弗里、纽约市公共卫生部的帕克和安娜·威廉斯以及费城的刘易斯等人了。

他们各自都有一种解决问题的独特风格,一种搞科研的独特方式。对帕克和威廉斯而言,这项工作就像处理重大危机中的事务一样近乎例行公事。尽管他们对流感研究如何沿正确道路前行会有所帮助,但就个人意义上看,他们的努力不会对自己的生活产生任何影响。对埃弗里而言,这项工作为他确定了一个将为之奋斗几十年的研究方向。这几十年间,先行到来的将是巨大的挫折,但随之而来的会是重大的发现*——事实上,正是这项发现开启了一扇通往一个领域的大门,直到现在人们也才刚刚开始探索这个领域。对刘易斯而言——虽然他当时可能还不知道——他在流感上的工作是他生命的一个转折点,这将导致一个巨大的悲剧,对科学、对他的家庭以及他自己而言都是如此。

对纽约市公共卫生部实验处而言,现在还不是正面对抗这个严重威胁的时候。威廉斯就在帕克领导的局里工作。他们面临一个特殊的问题:纽约市的政治。

1918年1月1日,坦慕尼协会收回了对这个城市的控制权。首先是官员的委任。创建公共卫生部的元老比格斯一年前已离职担任州卫生委

---

* 埃弗里以毕生的精力不屈不挠地探索肺炎球菌肺炎的控制问题。正是通过肺炎球菌实验,他第一个证明了DNA是储存遗传信息的分子。——译者

员。比格斯并未受到影响，因为他拉拢了坦慕尼协会的一名高层领导，这名领导在坦慕尼协会前的掌权时期庇护着整个卫生部。然而，比格斯的继任者并无这种特权。海兰（John Hylan）市长在坦慕尼协会控制城市两周后撤换了他，但卫生部的大部分职位不在其任命权范围内。于是，为了制造空缺，坦慕尼协会开始诋毁这个世界上最好的市立卫生部。不久，海兰就下令解雇部门领导，并且开除顾问委员会内最受人尊敬的医生。

甚至坦慕尼协会新委任的卫生部长也对此表示抵制而辞职不干了，卫生部陷入无政府状态。一次，市长正站在市政厅外的人行道上，他的一个亲信给他引荐了科普兰，此人说科普兰是忠于坦慕尼协会的人，并建议市长任命他为新的卫生部部长。然而，科普兰是一个顺势疗法医学院的院长，甚至还不是医学博士。

尽管如此，市长还是同意任他。这三个人随即登上台阶进了市长办公室，科普兰随即宣誓就职了。[2]

世界上最好的市立公共卫生部现在归一个没有任何现代医学科学信念的人指挥，而且他对公共卫生没有任何抱负而对政治却野心勃勃。当然，如果坦慕尼协会想要忠诚的人来填补空缺，这个人倒可以满足他们。（科普兰曾简单地向坦慕尼协会解释他的忠诚："人是社会动物，不能没有协作而工作。组织是必不可少的，我的组织就是坦慕尼协会。"[3] 几年之后，坦慕尼协会将他送进了美国参议院，以此来回报他的忠诚。）所以，科普兰贯彻着该领导集团的意图，继续瓦解这个部门。最好的一个部门主管先是被威胁以刑事指控，奸计不逞后又指责他"渎职、无能而不称职"，将之逼去搞行政事务。

帕克自1893年开始管理卫生部的实验部门，从未涉足政事，他自己也未受到任何波及，在这场混乱中，他继续做着卓越的研究。在埃弗里和科尔等洛克菲勒研究所人员研发出抗Ⅰ型和Ⅱ型肺炎球菌的血清后不久，帕克开发了一套将肺炎球菌"分型"的方法。这套方法非常简单，任何像样的实验室在 30 分钟内就能完成，[4] 随后可以立即使用正确的血清予以治疗。

但是，现在他不得不去捍卫卫生部。他帮着筹划了保卫之战，这场保卫战蔓延到了全国。来自纽约市、纽约州以及巴尔的摩、波士顿、华盛顿的批评如倾盆大雨一般砸向坦慕尼协会。韦尔奇以及几乎所有医学界的重要人物都抨击坦慕尼协会。美国公共卫生部部长布卢则公开要求市长辞职。

坦慕尼协会有所收敛，科普兰开展公关活动以弥补自己及其"组织"的坏影响，并打着爱国精神的旗号压制批评。夏天结束前，公众的怒气平息了，但是原本是世界最好的公共卫生部也元气大伤。国际知名的公共卫生教育局的局长辞职了。在职 20 年的卫生部副部长辞职了，市长用自己的私人医生顶了空缺。

9 月 15 日，纽约市出现第一例流感致死病例。在此之前，这种疾病从海军和陆军基地传播到马萨诸塞州的平民中已有很长一段时间了。

在过去 10 年的两次脊髓灰质炎流行中，公共卫生官员就差没封锁整个城市了。但现在科普兰什么都不做。三天后，当医院中开始充斥流感病人时，他才将流感和肺炎定为要上报的疾病，同时声明："大多数报告患上了流感的病人得的应该是其他支气管疾病，不是流感……"[5]

又过了些日子，甚至连科普兰都不能再回避事实了。疾病已经无处不在。最后，他只得对患者实行强制隔离，并发出通知："卫生部门已时刻准备着将那些可能对人群造成威胁的病人强行送入医院。"[6] 他还向所有担忧的人保证："疾病仍在卫生部的控制之中，而且正在逐渐减弱。"

帕克则深谙此事。1890 年，他在维也纳求学时就眼见流感夺走了他一位教授的生命。他写道："我们哀悼他，也哀悼着自己。"[7] 如今，他和实验室的其他人几个月来一直关注着疾病的进展。他清楚地知道"埃克塞特城市"号已变成一座漂浮的停尸房,他也了解7月和8月在纽约港停靠的轮船上爆发的那些严重病例。这些病例做了一件好事:它们解除了实验室所受到的政治压力,使他和实验室能够集中精力进行研究。

8月底,帕克和威廉斯开始将全部精力投入这种疾病的研究。9月中旬,他们被召到长岛的阿普顿军营。疾病刚刚抵达那里,未造成多少死亡——尚未造成而已,但在一个满是马萨诸塞州士兵的兵舍中,已有2000名患者了。

帕克和威廉斯已经合作二十多年了,他们是绝佳的拍档。帕克有着一双棕色的眼睛,彬彬有礼而稍显矜持,甚至可以说具有贵族气质。他完全可以进入上流社会,他父亲的祖辈在1630年、母亲的祖辈在1640年迁到美国。他也有一种使命感。他的三位祖姑母都是传教士并被埋葬在斯里兰卡,与他很亲近的一位表兄成为了一名牧师,而他自己则考虑过做一名致力于医学传播的志士。

他有一个虔诚的目的,这个目的绝非由好奇心所驱使。在他看来,他在实验室探求知识的行为,是在满足上帝要求的层面上达到自己的目的。他将自己作为纽约大学细菌学教授的薪水捐给了实验室,或者给他的一些技工,他们正在城市最低生活水平线上苦苦挣扎。他也直接同病人打交道,经常在实验室街对面的市立威拉德·帕克医院的白喉病房工作。那家医院是一个崭新的、看上去还不错的地方。每个病房有35张铁床架,有盥洗室和带瓷衬的大理石浴缸,磨光的硬木地板每个早晨都要用1:1000的二氯化汞溶液刷洗,病人在入院和出院时也要用这种溶液洗澡。

他有条不紊,又有些古板,无疑是高明官僚的最佳诠释。他领导卫生部实验处数十年,并且一直在寻觅令该部门发挥作用的途径。他的驱动力是希望将实验室研究用于病人,他是个实用主义者。歌德说,人们总是寻求光明。一些科学家尽力创造不同以往的光明去照亮问题;帕克不是那样的人,他的长处是用现有的光明去作彻底的探查。

正是他和威廉斯的工作使得人们可以大量生产低价的白喉抗毒素,正是他的工作标志着美国的科学水平已同欧洲不相上下,那时的国际会议公认,他关于肺结核的认识在科赫之上。他的科学论文虽不够简洁,但非常精确,这种精确是与其深入的探测和细致的头脑相一致的。

正是这种精确性和传教士般的是非观,导致他几年前与弗莱克斯纳及洛克菲勒研究所在脑膜炎血清问题上发生公开争执。1911 年,帕克创建了特殊疗法和研究实验室,至少部分原因是为了对抗洛克菲勒研究所。现在的他又老了几岁,但丝毫没有软化。他和弗莱克斯纳仍然对彼此"相当尖酸"。一位对他们两人都非常了解的科学家说,"他们间毫无友爱可言"[8],但一旦有需要,他们都能摒除个人恩怨而相互合作,而且毫无保留。

(这种开诚布公与其他一些实验室——包括巴斯德实验室——的氛围大相径庭。巴斯德本人有一次曾建议一名学生不要与外人分享信息,他说:"不要透露你解剖的尸体的信息。"当威廉斯造访时,某种肺炎抗血清尚未公布,实验室拒绝向她提供关于该血清的任何信息,并要她保证离开后不会透露她所见到的一切,直到它们被公开。即使在发表的文章中,巴斯德实验室的科学家们也有所保留。正如比格斯写给帕克的信中所说:"马莫雷克(Marmorek)已经教了她怎样做——当然那是个秘密。通常他在文章中都会省略实质性的东西。"[9])

如果说帕克近乎古板的话,那么威廉斯则为实验室注入了野性的、异想天开的创造力。她喜欢乘坐特技飞行的飞机(就第一次世界大战前的飞机而言,这简直是不计后果),并且喜欢突然急转以及失速下降。她喜欢驾车并且总是超速行驶,碰上交通堵塞时她往往就径直开到逆向车道上继续行驶,有一摞交通罚单可以为证。一次,她上了机修工课程,便决定把自己的别克车发动机拆开——但却无法让它恢复原状了。她在日记中写道:"从我记事以来,我就是那种想有所成就的人。当我还无法达成时我就梦想着,其他孩子都不会怀有如此疯狂的梦想。"[10]

尽管——或者更可能正是因为——她野性未脱,她还是成为了美国首屈一指的女医学科学家。为了这个成就她也付出了相当高的代价。

她总是郁郁寡欢,也非常孤独。她在 45 岁时写道:"今天有人对我说,没有密友是很可悲的。"[11] 她和帕克共事几十年,但他们谨慎地保持着距离。她在日记中倾诉道:"任何事都有个度,包括友谊……我的友谊中没有多愁善感,也很少有温情。"[12] 宗教没能减轻她的痛苦,她想从中索取的又太多。她告诉自己,耶稣清楚他自己的痛苦是暂时的,而以此换得的就是拯救世界。"这个认知……如果我们肯定,哦! 还有什么是我们不愿忍受的呢?"[13] 当然,她并没有那种认知。她只能回忆"所有我学会的美好的事情……就像它们当真发生过"。

最终,她虽然嫉妒那些过着普通生活的人,但仍喜欢"不满足比用无知换得的快乐要好"[14]。反过来,她用"有很多可以令我激动的事情"[15] 来满足自己。进行自我剖析后,她在日记中写道,她更在乎的是"对知识的热爱"、"对欣赏的热爱"、"对成功的热爱"、"对嘲笑的恐惧"以及"去实行、去思考新事物的力量"。

这些不是帕克的动力,但令她和帕克缔造成了一个强有力的组合。在科学中,确实有一些可以令她激动的事物。

1918 年,她 55 岁,帕克和她同岁。从曼哈顿到阿普顿军营是漫长的旅途和崎岖的道路,就算帕克迁就她让她开车,也毫无刺激可言。在军营中,了解德文斯营情况的军医们恳求他们的指导。

帕克和威廉斯是疫苗治疗的专家。他们在脊髓灰质炎大流行期间做出了非常出色的科学工作——哪怕只是从反面来证明。当时,帕克曾试图发展一些疗法,反过来却证明了一些疗法是无效的。这次他们有所期许了,他们关于链球菌和肺炎球菌的工作(与洛克菲勒研究所的工作相似)是有希望的。但是,帕克和威廉斯现在仍给不出意见,[16] 在阿普顿他们只能从病人喉咙和鼻孔内取样,然后返回实验室继续进行研究。

他们也从另一个来源获取材料,这是威廉斯永远难忘的——她第一次解剖流感死者的尸体。她后来写道,那是"一具来自得克萨斯州的英俊青年"的尸体,青年同她一个姓。她站在那里凝视着他清秀的容貌,思量着他的情况,甚至想到了他是否会是自己的远亲⋯⋯她就这样一直揣测着这些无关紧要的事情。"死亡来得如此迅速,除了肺部之外,病魔几乎没有留下任何痕迹。"[17]

她本不可能看到他完美的容貌,那么完美——若不是因为死亡,她也不会去思忖这个国家将要经受怎样的劫难。他们驾车回纽约,车上载满了沾有黏膜和唾液的棉签,以及一种神秘致命疾病的组织标本,车内交替出现热烈交谈和肃穆无声的气氛——当他们计划实验时就交谈,而当他们明白会有什么在实验室中等待他们时就默然无语了。

事实上,全世界还没有哪个实验室堪同帕克的相比。站在楼外的街上,帕克自豪地仰望这栋六层建筑,仰望实验室的每一层楼,他知道是自己的成功造就了它们。他一手创办的实验室倾力于诊断试验、制备血清和抗毒素以及医学研究,它坐落于东十六街的尽头,不远处就是东河熙熙攘攘的码头。

街道上车水马龙,混杂着肥料和汽油、机油的气味。这里有纽约市所有的汗水、野心、失败、勇气和金钱,所有这些构成了这个城市的过去和现在。

在这栋建筑内,帕克指导的几乎就是一个工厂。有200多个人为他工作,近半数是科学家或技术员。实验台彼此紧挨着,横列成几排,每张桌上的煤气灯几乎从未熄灭过,桌上的架子里堆满了玻璃器皿,沿墙的架子上也是如此。实验室里时常响起灭菌高压锅散发出蒸汽的嘶嘶声。

任何其他一个实验室,无论是研究所的、大学的、由政府主办的或药厂附属的实验室,都不会像这个实验室一样,整合了科研、流行病学和公共卫生技术以及开展实用性研究的力量,他们将所有的资源集中在一个问题上,不管某个发现是多么诱人和重要,都不偏离原先的研究。

帕克的实验室也能在极端危机中行使职责。先前它就是这样做的:预防霍乱和伤寒的爆发、攻克白喉以及在脑膜炎大流行中发挥作用。它帮助的不只是纽约市,还有整个国家。一有需要,帕克就会派遣人手去对抗疾病的爆发。

还有一种能力使这个机构鹤立鸡群。它一旦找到解决办法,就能以和世界上任何制药厂一样快的速度实现血清和疫苗的工业化生产——而且质量更好。确实,它在抗毒素生产上曾取得的成功,使制药商和医生们曾经联手动用所有力量来限制该产品。不过,现在帕克可以很快获得后援。由于被陆军委派去制造血清,他将用于制备血清的马匹数量翻了两番。[18]

因此,帕克从阿普顿军营回来后不久,就毫不意外地接到国家研究委员会医学部部长皮尔斯的电报。皮尔斯从法国人、英国人,甚至德国人那里搜集任何他能得到的信息,将之分发给各地的研究者们。他把流感问题分成几块,然后请几名研究者每人集中解决其中一块。他想从帕克那里知道的是:"导致所谓西班牙流感的病原体的本质……[还有]该致病微生物的纯培养物(若能获取的话)……你的实验室愿意承担这些必需的细菌学研究并且尽快向本人汇报吗?"[19]

帕克立即回电:"愿承担工作。"[20]

这就好像实验室也投入了战争,而帕克对胜利充满信心。当他浏览了世界各地实验室发表和未发表的关于该疾病的零散数据后,他没有发现什么有价值的东西,他对大部分资料不屑一顾。[21] 他肯定自己的实验室能做得更好,并认为其他人毫无条理至少一部分要归咎于他们对该疾病不了解。于是,帕克制订了极富挑战性的计划。除了要找出病原体,除了要制备疫苗或血清或两样都得到,除了大批量生产该药物,除了告诉其他人具体的制备程序使他们也能生产,他想实现的还有很多。他想对曾经爆发的所有疾病进行最为彻底的研究,他选了一个很大的样本人群,在他们大部分不可避免地患病后,用尽可能尖端的实验室和流行病学方法对他们实施监控。工作量是巨大的,但是他相信自己的研究部门能够掌控。

但是,在几天内,几乎就在几小时内,疾病开始压垮这个部门。帕克已经开始通过分析每个系统、优化装置效率(如在 15 分钟内可以装3000 管不同剂量疫苗的真空泵[22])甚至改变记述方式以弥补这场奋战中的人力损失。但现在,流感一下子侵袭了第一个人,也许是看门人或技术员或科学家,然后是 4 个,再后来是 15 个,实验室里乱成一团。就在不久前,卫生部对一次斑疹伤寒爆发进行过排查,其间有 4 名工作人员死于斑疹伤寒——很有可能是实验室感染。现在,帕克自己实验室的人也病了,有一些已经奄奄一息。

流感很快挫败了帕克的锐气。他收回了自己对别人工作的蔑视,也放弃了自己那野心勃勃的计划。现在,他正努力地弄清一件事情,一件重要的事情。**病原体是什么?**

与此同时,世界看来正饱受着蹂躏。对于帕克和威廉斯以及在其他实验室全速工作以寻求答案的人而言,他们看到这场大灾难在步步逼近,自己却被困在原地一动不能动,对击败或是避开它无能为力。就像潮水卷来时你的脚却被潮水坑中的岩石卡住一样——水漫过了膝盖,就快要涨到腰了,你深吸一口气加倍努力想把脚抽出来,但无论怎么挺直身体,水还是没到脖子了,一个巨浪打来,水就没过了你的头顶……

纽约城陷入了恐慌。

当时,科普兰对所有的病患强制执行严格的隔离。确切地说,有几十万人同时患病,他们中很多人已经无药可救了。单纽约一个城市的死亡人数最终都达到了 33 000 人,这个数字还只是保守的估计,因为后来统计员擅自停止了对大流行死难人数的记录,[23] 可是人们还在按照流行病速率死去——几个月后仍然有人死亡,死亡率高居全国之首。

找医生已是不可能的了,而找护士更是难上加难。谣言四起,说护士们被恐惧而绝望的病人强行羁留在家,无论如何不让她们离开。确切点说,护士们就是被绑架了。[24] 实验室看似已无法承受更多压力了,但更多的压力还是接踵而至。

除了放弃雄心壮志之外,压力还迫使帕克放弃了更多东西。他一向严谨,从不妥协,他在科学上的大部分声望是源于揭露别人工作的缺陷。帕克总是小心翼翼地前行,将自己实验的基础建立在非常确定的前提上,并且尽可能少作假设。他总是说:"在实验事实的基础上,我们证明了……"[25]

现在,帕克没有时间去证明了。如果他要对大流行的进程施加影响的话,他就不得不去猜——而且要猜对。帕克在报告中说,他实验室的人将会"只专注研究经我们的程序证明更具优势的一些类型……我们意识到我们的方法……不曾考虑到……此前未知的微生物,而它们可能是这些感染的病因"[26]。

实验室只有两样是稳定且充分的,其一就是源源不断供应的样本:仍活着的病患的取样棉签、血液、唾液、尿液以及来自死者的器官。"我很难过地说,我们有充足的材料。"[27]威廉斯简洁地评述道。

另外,他们有自己的惯例,只须恪守纪律就能让实验室摆脱无止境的混乱。这个工作没有丝毫令人兴奋之处,充满了沉闷和单调。但是,这里的每一个步骤都会接触到致命的东西,每一步也都需要热情。技术人员从医院病人那里取到痰样本,要立即(哪怕是一小时他们也不能等,否则来自病人口腔的细菌会渗透入痰从而造成污染）开始研究。第一步是"洗脱"：将每一块球状的黏液放入一瓶无菌水中，再取出，重复这个步骤5次，然后打碎黏液，再次清洗，用一个接种环（铂金制成的细环，就像用来吹肥皂泡的环）蘸取洗脱液，将它转移进试管，再取另一个环并重复这个步骤6次。每一步都需要时间，这是人们挣扎在死亡线上的宝贵时间，但他们别无选择。每一个步骤都是必需的，必须稀释细菌以防止同一培养基上长出太多的菌落而混杂在一起。随后，他们要花费更多的时间、更多的步骤来分离这些培养物。

每一样都事关紧要，即使最沉闷的差事也是要紧的。清洗玻璃器皿也很重要。被污染的器皿可以毁掉一个实验、浪费时间、让人们付出生命的代价。在这项工作中，需要消毒的试管、瓶子和烧瓶数量有 220 488 个之多。[28] 每一样都事关紧要，但却没人知道每天谁会来上班，谁又不会来上班——还有谁会被突然抬到街对面的医院去。而且若有人不能来工作的话，就连一些简单的工作（如从培养箱中取出培养物）也无法跟上节奏了。

培养细菌有几十种方法，但对特定种类的细菌来说，通常只有一种是有效的。某些细菌不能在氧气中生长，另一些只有氧气充足时才能生长；有些需要碱性的培养基，有些则需要酸性的；有些极为敏感，而有些就比较稳定。

培养病原体的每一个步骤、每一次尝试都意味着要付出努力，付出努力就意味着要耗费时间。培养菌群的每一个小时都意味着时间。他们没有时间了。

从皮尔斯那里接下任务后的第四天，帕克发电报说："迄今为止仅有的真正重要的结果[29] 来自两个致命的病例，一个是来自布鲁克林海军码头的人，还有一个是波士顿海军医院的医生。两个病例都感染了急性败血性肺炎，并在第一次感染发作后的一周内死亡。他们的肺部都表现出了肺炎的初期症状,涂片上观察到非常大量的链球菌……两个肺内完全没有流感杆菌。"

没有发现"流感杆菌"令帕克快要发疯了。生产疫苗或者血清的最大希望就是找到一种已知的病原体,而最有可能的罪魁祸首就是菲佛曾命名过的流感杆菌。菲佛从先前到现在一直确信就是它引发了这种疾病。如果不能为流感杆菌找到令人信服的证据,帕克就该果断地将之排除,但他对菲佛又尊敬有加。工作在这种只能孤注一掷的环境下进行,他更想去确认而不是推翻菲佛的结论。他希望答案就是菲佛氏杆菌。那会给他们一个机会,一个生产出某些东西来拯救成千上万生命的机会。

流感杆菌是一种尤其难以分离的细菌。即使以细菌的标准来看,它的形体也很微小,通常单个或者成对出现而不会大量成团。它需要含有特定因子(包括血液)的培养基供它生长。适合流感杆菌生长的温度范围非常窄,它的菌落微小,透明,没什么结构。(大部分细菌会形成具有特定形状和颜色的与众不同的菌落,这些特点非常明显,有时只靠看菌落就可以分辨它们,这和根据蚁丘的外形来识别某些蚂蚁是一样的道理。)流感杆菌只在培养基的表面生长,因为它非常依赖氧气。它也很难被染色,因此难以在显微镜下观察到它。除非特地去寻找它并且借助极好的技术,否则它很容易成为漏网之鱼。

在实验室的其他人搜索其他微生物时,帕克让威廉斯集中精力寻找菲佛氏杆菌。威廉斯开始了寻找,坚持不懈地寻找。最终她完善了技术,并立即在威拉德·帕克医院80%的样本中、海员医院的每一个样本和儿童之家98%的样本中找到了它。[30]

尽管他希望威廉斯是正确的,但帕克不会让自己的欲望玷污科学。他向前迈了一步,进行"最精细的鉴定测试……凝集反应"[31]。

"凝集反应"就是一种抗体在试管中与细菌的抗原结合并形成凝块的现象,这种现象非常明显,肉眼可见。因为抗体和抗原的结合是特异的,故流感杆菌的抗体只会结合流感杆菌而不结合任何其他细菌,这是鉴定的精确确认。凝集测试毋庸置疑地证明:威廉斯找到了菲佛的流感杆菌。

在第一次失败报告后不到一周,帕克就给皮尔斯发电报说,流感杆菌"似乎是这个疾病的起始点"[32]。他也意识到自己的方法并不是很彻底的,所以补充道:"当然一些未知的滤过性病毒是起始点的可能性也是存在的。"

报告有了结果。帕克的实验室开始赶工生产针对菲佛氏杆菌的抗血清和疫苗。不久,他们就培养出一升又一升的细菌。卫生部在城市以北100多公里处有一个占地约0.7平方公里的农场,里面养着用作实验的马匹,细菌被运送到这个农场,用以给马匹注射。

但要确定是流感杆菌导致了这种疾病的唯一办法是它得遵循科赫的基本法则:分离出病原体,用它在实验动物身上重现疾病,然后从这个动物身上再分离出病原体。这种杆菌确实可以杀死用以实验的大鼠,但它们的症状并不像流感。

结果(像它们暗示的一样)并不完全符合科赫法则。在这件事中必需的实验动物是人。

人体实验已经开始了。在波士顿,罗西瑙和基根正试图让一所海军监狱里的志愿者感染疾病。

这些志愿者还没有一个感染上疾病。从事这项研究的一位医生倒是感染上了。事实上他死于流感。然而,从科学意义上来说,他的死没有说明什么。

就在帕克在纽约想方设法要生产出一种对抗疾病的抗血清或者疫苗的时候，费城已濒于崩溃了。它的遭遇也即将在全国许多城市中重演。

在费城，刘易斯同样在寻求答案。没什么人——包括帕克在内——比他更有可能找到答案。刘易斯是一名医生的儿子，在密尔沃基长大，曾就读于威斯康星大学，并于 1904 年在宾大完成其医学训练。甚至在离开医学院之前，他就知道实验室是自己最想度过一生的地方，出身很快就给了他一个好名声，而他也确实实至名归。他最初是在韦尔奇、奥斯勒、比格斯和其他一些洛克菲勒研究所科学顾问团成员的手下做初级研究员，从事肺炎研究。刘易斯给所有人留下了深刻印象，其中西奥博尔德·史密斯对他印象最深。史密斯是世界一流的细菌学家，当时刘易斯正在波士顿为他工作。其后，史密斯将刘易斯推荐给弗莱克斯纳，他说哈佛资源不足，无法让刘易斯发挥才能，还说"他一心扑在研究上"[1]。

史密斯给了他至高的赞誉，而这样的评价对刘易斯而言毫不为过。他似乎是为实验室而生，至少那是唯一一个使他快乐的地方。他不仅热爱工作本身，还爱实验室这个环境，爱将自己藏身于实验室并沉浸在思考之中。用"爱"这个词都还不够，他将所有的情感都投入了实验室。在洛克菲勒研究所，刘易斯正着手实现自己的想法，但一场流行性脊髓灰质炎爆发了，弗莱克斯纳请刘易斯与自己一起研究那场疾病，刘易斯同意了。这是一次完美无缺的合作，他们有关脊髓灰质炎的工作堪称高效高质的典范。他们不仅证明了脊髓灰质炎是一种病毒性疾病——迄今仍被认为是病毒学上的里程碑，而且还研制出一种疫苗，当时就能令猴子对脊髓灰质炎 100% 免疫。之后，研制用于人的脊髓灰质炎疫苗耗时近半个世纪。这一研究使刘易斯成为世界领先的病毒专家之一。

弗莱克斯纳宣称刘易斯是"全国最出色的人之一……一个天才的研究员"[2]。这样的说法都还略嫌轻描淡写。肖普(Richard Shope)是美国科学院院士，同许多世界上最杰出的科学家(包括弗莱克斯纳、韦尔奇、帕克、威廉斯和诸多诺贝尔奖获得者)相识，他在 20 世纪 20 年代曾与刘易斯共事，他称刘易斯是他所认识的人中最聪明的。[3] 宾夕法尼亚大学的获奖科学家约瑟夫·阿龙松(Joseph Aronson)也曾在巴斯德研究所工作过，他给自己的儿子取了刘易斯的名字，他也和肖普一样，说刘易斯是他所遇见过的最机灵的人。

战争开始时，国家研究理事会的官员皮尔斯告诉刘易斯，他们打算让他"参与同流行病有关的特别工作"[4]。这话皮尔斯只向国内四五位科学家说过。

刘易斯已准备就绪。他接受了海军的委任，并告诉弗莱克斯纳自己"并无繁重的日常事务"[5]。他的实验室能力更为重要。他还在与科尔和埃弗里合作进行肺炎血清的研发工作，如同他告诉弗莱克斯纳的一样，他也对染料进行实验，"因为考虑到它们有能力抑制"[6] 引发肺结核的细菌的生长。染料可以杀死细菌的想法并不是刘易斯最先提出的，但他在这个领域进行着世界级的工作，而且他对此予以重视的直觉是正确的。20 年后，多马克(Gerhard Domagk)获得了诺贝尔奖，他将一种染料变成了最早的抗菌药——最早的磺胺类药物。

可是眼前，这个城市并不需要深入阐明科学的实验室突破，需要的是直接可见的成功。刘易斯作出关于脊髓灰质炎结论的速度极快——大概一年,那是可靠的、开创性的结论,但他目前只有几周,甚至只有几天时间。他眼看着尸体堆积在海军码头医院的停尸房中、平民医院的停尸房中、殡仪馆中,或者就在家中。

刘易斯还记得弗莱克斯纳在一次脑膜炎大流行期间所做的工作。弗莱克斯纳解决了问题并借此为洛克菲勒研究所赢得了声誉。其后,弗莱克斯纳又成功地解决过类似问题。也许刘易斯也能像弗莱克斯纳一样吧。

刘易斯琢磨会不会是一种滤过性微生物引发了流感。可是要寻找一种病毒,刘易斯就不得不在黑暗中摸索。这是科学,是最好的科学——至少在微光中探寻时,但他现在进行的不只是科学工作,他要**立刻**尽力去拯救生命。

他必须去寻找光明之所在。

首先,他们在对免疫系统的钝力性利用上发现了一线光明。即使他们找不到病原体,即使他们不能遵循常规程序用病原体感染马匹并从马匹身上提取血液,还是有一种动物正在遭受这种疾病的肆虐——这种动物就是人类。

大部分感染了这种疾病的人劫后余生,甚至大部分感染了肺炎的人也可以逃过一劫。他们的血液和血清中极有可能含有抗体,这些抗体可以治疗或预防其他人身上的疾病。刘易斯和弗莱克斯纳于 1910 年用这种方法对抗脊髓灰质炎时取得过一点成功。波士顿海军医院的瑞登(W. R. Redden)医生记述道:"脊髓灰质炎康复期血清的实验证据由弗莱克斯纳和刘易斯提供。"当时,瑞登和一个同事抽取了流感康复者的血液,析取血清,并从 10 月 1 日开始,轮流给 36 名流感病人注射。这并不是一个具备对照的科学实验,而且从科学意义上看这些结果也不能证明任何问题。但是,截至他们 10 月 19 日在《美国医学会杂志》报道结果为止,已有 30 名病人康复,5 名仍在治疗,只有 1 人死亡。[7]

同时采用肺炎康复者全血和血清的实验在费城开始了。这些同样不是科学实验,只是为拯救生命而采取的孤注一掷的尝试。如果有任何迹象表明这种方法有效,那么科学研究就会随后跟上。

刘易斯让其他人来做这项钝力性工作,它不需要任何真正的特殊技术,其他人也能干得与他一样好。他的时间要花在四件事情上,他没有按顺序去做这些事情,而是同时进行,同时推进几种不同的思路——设计实验来验证每个假说。

首先,他试图用对付脊髓灰质炎的方法来研制一种流感疫苗,这比注入流感康复者血液或者血清的钝力性方法更为复杂,至少他怀疑是一种病毒[8]引发了流感。

第二,他在实验室中追随着一道微光。帕克已经推论过,所以刘易斯也进行推论。研究可以找到细菌,菲佛已经指出某种杆菌就是肇因所在。刘易斯和他实验室的每个人毫不懈怠地工作了几天,只睡几小时,一道工序接着一道工序——凝集、过滤、转移培养物、注射实验动物。他的团队也在寻找细菌,他们对第一个患者取了更多的喉咙和鼻部擦拭物,将其置于培养基上,然后等待;他们高强度地工作着,24 小时一班;他们等待着,然而细菌在培养基上生长所需的时间、受污染培养基的数目、干扰他们进程的每件事,都令他们灰心丧气。

在最初的 15 个病例中,刘易斯没有找到流感杆菌。具有讽刺意味的是,疾病却迅速扩张,蔓延到医护人员中,于是除了唾液样本外,刘易斯手上没什么东西了:"医院的[工作人员]损耗严重……我已没有解剖材料了"——除了四具"严重腐烂"[9]的尸体,它们都因为死后过久而没法再用了。

随后,刘易斯像帕克和威廉斯一样调整了工艺,真正开始了有规律的杆菌发现之路。他将信息传达给了卫生官员克鲁森。《费城问询报》和其他报纸——他们都急切想报道一些积极的内容——宣称他找到了流感的起因并且"以终极真理武装了医学界,这为他们战胜疾病奠定了基础"[10]。

刘易斯并没有这种终极真理,他也不认为自己掌握了这种真理。客观地说,他是分离出了流感杆菌,但他也分离得到了一种肺炎球菌和一种溶血性链球菌。直觉将他引向了另一个方向,他沿着第三和第四条线索开始了调查。第三条线索引导他的染料实验由杀灭肺结核细菌转向试图杀灭肺炎球菌。

但是,死亡环绕着他,笼罩着他。他将注意力重新投向了生产那唯一一种**立刻**就能见效的东西上。危机突发之后,一旦有什么方法见效,他就能够回到实验室,通过细致缜密的实验来了解并证明它的效力。

因此,他将自己和别人发现的细菌列为靶标。从他见到那些垂死水手的一瞬间起,他就知道自己要**立刻**开始为之工作。因为即使他猜对了,即使他正在做的可以成功,那也需要一定时间。所以,在他的实验室和全城所有其他的实验室中,研究者们不再研究了。他们只是尽力去大量生产。没有什么可以肯定他们生产的东西会有效,只剩下希望。

刘易斯从用蛋白胨牛肉汤添加血液配制培养基开始,培养他们从病例中分离出的病原体——流感杆菌、Ⅰ型和Ⅱ型肺炎球菌以及溶血性链球菌。他亲自制备了一小批针对这些微生物的疫苗,并给 60 个人注射。这 60 人中只有 3 人感染了肺炎,无人死亡。[11] 对照组则有 10 例肺炎,3 人死亡。

这看上去大有希望,但没有证据。许多因素都能解释结果,包括随机概率,但他不能坐等解释了。

他的实验室没有能力生产所需的大量疫苗,那要靠工业化操作。他们需要大桶来培养这些东西,不是培养皿也不是实验室烧瓶。他们需要的是类似于酿酒厂用的大桶。

他将这个任务分配给城里的其他人,包括市立实验室的负责人,而生产足够几万人使用的量则需要时间。

即便在高速运转的状态下,整个过程至少也要耗时三周。每隔几天加大剂量的系列注射实施到成千上万人身上又要耗费时间。所有这些时间投入之后,疾病将被铲灭。

同时,刘易斯开始了第五项工作,研制一种可以治愈这种疾病的血清。这个工作更加棘手。他们可以用"鸟枪法"制造疫苗,混合几种微生物一并预防它们。今天的白喉、百日咳——突发性的咳嗽——和破伤风几种疫苗已合并在一针之中,打一针就可以预防麻疹、腮腺炎和风疹也已是儿童的常规预防;今天的流感针剂包括了针对几种流感病毒亚型的疫苗,而抗肺炎疫苗正是从洛克菲勒研究所 1917 年完成的工作直接发展而来。

血清只能针对一个特异靶标,如果它能生效,它也只针对一种微生物。为使一种血清有效,刘易斯必定要选择一个靶标。如果他不得不瞄准一个靶标,那么他只能选择菲佛发现的杆菌——流感杆菌,当时它仍是这种疾病最可能的病因。

研制一种针对这种微生物的血清相当困难。当刘易斯还在洛克菲勒研究所时,弗莱克斯纳曾试图与玛莎·沃尔斯坦合作研制这种血清。尽管弗莱克斯纳没有像对其他人那样敬重她,但沃尔斯坦仍不失为一位优秀的科学家,她从 1906 年开始几乎不间断地进行流感杆菌实验。然而,弗莱克斯纳和她没有取得丝毫进展,他们不仅没能研制出用于人的血清,甚至没能研制出治愈实验动物的血清。[12]

刘易斯未曾搞清楚弗莱克斯纳的尝试错在哪里,尽管这肯定是那个著名餐厅(在里面提出过诸多科学问题的解决方案)里曾经多次谈及的主题,但当时他没有时机去深思这个问题,没有时机全面思考解决的办法,也没有时机提出一个具说服力的假说并验证它。

刘易斯只能希望弗莱克斯纳的失败是出于技术上的纰漏,那很有可能。弗莱克斯纳在实验室里有时候是有些草率。他有一次甚至承认："在技术方面,从重视细节和完全精准的意义上来说我没有受过很好的训练。"[13]

因此,刘易斯希望是一些技术错误——也许是培养基的制备,也许是杀灭细菌的方法太过粗糙,也许是其他什么地方——能够说明弗莱克斯纳的问题。也许如此。举个例子,多年后一名年轻的研究生走进一间实验室,他发现一位有声望的哈佛教授正在水槽边清洗玻璃器皿,而他的技术员在工作台边进行复杂的工作。这名学生问教授为什么不是技术员来洗玻璃器皿,教授回答道:"因为我总是做实验中最重要的部分,而这个实验最重要的就是器皿的清洁。"[14]

刘易斯将他所有的注意力都转向了清洗玻璃器皿,转向了最为寻常的工作,他要确保工作本身没有错误,同时运用任何从弗莱克斯纳的失败中学来的关于菲佛氏杆菌的知识。

刘易斯清楚地知道,他所做的事中只有很少一部分是真正的科学,它全部或近乎全部都要以有事实根据的猜测为基础,他只得更加努力地工作。

就在他工作的时候,社会正徘徊在崩溃的边缘。

　　韦尔奇第一次去德文斯营观察尸体解剖期间，在验尸房外打了三个电话：一个打给哈佛的一位病理学家，请他来指导进一步的解剖工作；一个打给戈加斯办公室，警示流行病即将到来；还有一个打给了洛克菲勒研究所的埃弗里，让他乘下一班火车从纽约赶来。韦尔奇希望埃弗里能鉴定导致德文斯营士兵死亡的病原体。

　　埃弗里立即离开实验室，穿过几个街区走回家换衣服，然后就去了宾夕法尼亚车站，那是一座宏伟高耸的建筑。火车穿过康涅狄格州的乡村，经过一连串的车站——纽黑文、普罗维登斯、波士顿，直至德文斯。一路上他就开始准备，琢磨解决这个问题的最好方法。

　　韦尔奇曾经向埃弗里说过自己的担忧：尽管临床症状看起来类似流感，但它可能是一种新的疾病。埃弗里的第一步仍然是寻找流感杆菌的存在，每个人都认为它是流感病因的首要嫌疑犯。埃弗里很了解菲佛氏杆菌，包括它培养起来有多困难，而化学性质又令其难被染色，从而很难在显微镜下的涂片上看到它。这种细菌的化学性质和代谢引起了他的兴趣。他想弄清楚如何让这种细菌生长得更好，如何让它更容易找到，如何让它更容易鉴定。对他来说，做任何事情（包括清洗玻璃器皿）都要追求精确和专业。

那天下午的晚些时候,埃弗里抵达了军营,立即开始在实验室做实验。他几乎完全不受周围混乱的影响。到达验尸房之前,他像韦尔奇、科尔、沃恩、罗素以及调查团的其他成员一样,要跨过地上那些裸露着的或者由血迹斑斑的被单覆盖着的年轻尸体,但他丝毫未受影响。

出师不利,革兰氏染色实验的结果令人困惑。在这个实验中,用结晶紫给细菌染色、碘液媒染、酒精脱色,然后再用一种对比染料染色,最后呈蓝紫色的细菌被称为"革兰氏阳性菌",反之则为"革兰氏阴性菌"。革兰氏实验的结果就像是证据,证明一个攻击者是清白还是有罪。但这个答案只排除了一部分细菌的嫌疑。

与其他研究者不同,埃弗里并未发现任何革兰氏阴性菌。而流感杆菌是革兰氏阴性菌。这个实验不容置疑地否定了流感杆菌的可能性,也排除了所有革兰氏阴性菌的哪怕一丝一毫的可能性。埃弗里重复了实验,仍未发现革兰氏阴性菌,一个也没有。

不久埃弗里就解开了这个谜团。他发现实验室里所有标识为"酒精"的液体实际上都是水。显然,是士兵们喝完了这些酒精然后以水代之。他重新使用酒精后便得到了预期的实验结果——他发现了革兰氏阴性菌。

埃弗里开始了坚定不移的探索。他从尸体入手,那些人都刚死不久,有些尸体摸上去甚至余温尚存。通过戴着手套的双手,他仍能感觉到依旧温热的肺部及呼吸道上潮湿的海绵质。他找出最明显的感染区域,并从上面切下组织样本,研究脓包,寻找导致死亡的微生物。这个瘦小的男人被年轻士兵的尸体所包围,兴许会有点害怕,但他有勇气。他也不是在"猎兔",他对抓兔子可没有兴趣。

几种可能的病原体在涂片上现身了,它们都有可能是杀手。埃弗里需要知道哪一个才是真凶。

埃弗里在德文斯待了很久,好让自己有时间培养细菌。像帕克和刘易斯一样,他最初也遇到了一些困难,但他也发现了菲佛氏杆菌。在实验的30具士兵尸体中,他在22具上发现了流感杆菌,他将这个结果报告了韦尔奇。这时,哈佛病理学家沃尔巴克也应韦尔奇之邀来德文斯营助一臂之力,他发表了更为有力的声明:"每个病例都表明,流感杆菌的纯培养物在很多情况下是来自一个或多个肺叶……而混合培养物(通常和肺炎球菌一起)则来自有显著支气管扩张的地方……因而近期出现的流感杆菌纯培养物通常存在于上叶中。"[1] 在《科学》的一篇文章中,另一位令人尊敬的研究者也写道:"病原体被认为是菲佛氏杆菌。"[2]

9月27日,韦尔奇、科尔和沃恩从德文斯营致电公共卫生部部长:"已经确定德文斯军营的流感由菲佛氏杆菌引发。"[3]

然而,事情并未完全确定,至少对埃弗里来说是这样。尽管他尊敬沃尔巴克,对帕克、威廉斯和刘易斯更是敬重有加——他们几乎在同一时间得到相同的结论,但埃弗里只将结论建立在自己的发现上,而这一发现还未使他自己确信。在7例尸体解剖中,他没有发现任何细菌入侵的迹象,但肺部受损。而且,他在一例中发现了潜在的致命细菌,但那细菌却未有菲佛氏杆菌的特征,在约一半的病例中他找到了菲佛氏杆菌和其他微生物,包括肺炎球菌、溶血性链球菌和金黄色葡萄球菌。金黄色葡萄球菌虽是一种致命微生物,但却很少引发肺炎。

可以从几个角度来诠释这些发现。它们可能意味着菲佛氏流感杆菌并不是这种疾病的肇因,但这又是唯一有可能的结论。菲佛氏杆菌也许就是病因,其他细菌在它感染受害者后尾随而来并趁免疫系统之虚而入,这也不是没有可能。找到几种病原体也许能更加确定菲佛氏杆菌的元凶身份。当有其他细菌——尤其是肺炎球菌或溶血性链球菌——存在的话,菲佛氏杆菌在实验室培养基上的生长就较差。所以,当它在所有培养物中与其他微生物还能共存时,这种存在可能就表明了流感杆菌曾在患者体内大量存在。

埃弗里在大脑中系统地梳理了这些思路。10 月初,他返回洛克菲勒研究所,听取了来自全国和全世界几十位同样在寻找流感杆菌的研究者的报告,其中也有一些寻找流感杆菌失败的报告。人们一般很容易把找不到菲佛氏杆菌的原因归咎为技术上的失误而敷衍了事,因为它毕竟是最难培养的微生物之一。况且,光埃弗里自己的发现就留下了太多未解之谜,让他自己也无法定论是不是真有危机存在。与帕克、威廉斯和刘易斯不同,埃弗里甚至连一个推测性的结论都无法作出。是的,菲佛氏杆菌可能引发流感,它的确可能,可他并不那么确信。埃弗里没有在任何报告中声称找到了流感病因,也没有在任何电话或电报中宣称与用培养物感染马匹生产血清或疫苗有关。

埃弗里比在德文斯时更为努力地鞭策自己——他一贯努力鞭策自己。他吃在实验室,同时进行几十项实验,少眠不休,与罗西瑙还有其他人在电话中交流看法。他像钻孔机一样钻入实验之中,将它们钻裂,在数据的每条裂缝中寻找线索。然而,如果他逼迫自己工作,就无暇顾及下结论了。

他并不那么确信。

埃弗里行事独特。比起压力来,工作方向受限对他的困扰更甚,如果他不能沿着线索(无论它会指向何方)追踪下去的话,他就不能按自己的步调行进,不能从容地**思考**。所谓的权宜之计有悖于他的天性。他的工作就像站在悬崖之巅。钻研一件事时他就直潜入最深处,沿着最窄的通路并进入最小的穴口,不会遗留悬而未决的枝节问题。他人生的方方面面都是居高临下的、目标明确的、严密的,而且是受控的。

他准备……**每一件事**,想要控制每个结果。甚至在为数不多的几份演说稿上,他也标记出哪些词要强调,哪里要改变语调,哪里要作微妙的表达,甚至连即兴谈话中的每一个措辞、每一次停顿,都像是认真准备过、权衡过,也许还排练过。他毗邻于实验室的私人办公室也反映了他的兴趣所在。著名科学家迪博称其"小而简陋,空无摆设,没有相片、纪念品、图画、闲书和其他用来装饰并堆满办公场所的令人愉快的物什。这种简朴也就意味着,为了完全集中于一些选定目标,他在生活的方方面面放弃了多少东西"[4]。

由于投入得太深,埃弗里不希望受到干扰。他不是粗鲁、苛刻或者胸襟狭窄的人,远非如此。在他手下工作的青年研究人员一律都成了他最忠实的拥趸,但他在自己创造的世界中越钻越深,这是一个他能够定义并且对其加以一些控制的世界——虽然狭窄。

不过,狭窄并不就意味着小。埃弗里的想法丝毫不见小。他将信息作为一块跳板、一个起跳点,可以让其思想自由地徜徉。确切地说,是自由地——甚至是毫无顾忌地——直奔推测。麦克劳德(Colin Macleod)和迪博一样是埃弗里的得意门生,他说,每当实验得到了出乎预料的数据,埃弗里的"想象力立刻就被点燃了……他会竭尽全力去探究理论上的线索"[5]。

迪博则换了一种说法来形容埃弗里。他认为在处理社会关系中的混乱问题时,埃弗里会感到无所适从、无能为力,但他认为埃弗里在对付自然的混乱问题时游刃有余。埃弗里之所以能做到这一点,是因为他具有"能直击要害的敏锐得不可思议的感觉",以及"对事实富于想象的观点……他有一种将那些事实组合成意味深长、优美流畅结构的创作冲动……确实,他的科学工作与艺术创作有许多共同点——并不仿效现有的事物,而是超越了它们并将其本质阐明"[6]。

大流行过后若干年,埃弗里的同事和朋友多兹获得了科伯奖章(Kober Medal)[*],埃弗里早年也曾获得过这个奖项。在贺辞中,埃弗里描

---

[*] 美国医师协会颁发的一个奖项,授予对医学作出突出贡献的人物。——译者

述了多兹的工作准则,他也可能是在描述自己:"结果……不是偶然观测的随机产物。它们是经年累月审慎的思考、客观的判断和细致的实验所取得的成果。我从未见过他的实验台有堆满培养皿并把试管插得如森林般密密麻麻的时候,线索会在这堆东西中消失,而研究者则迷失在混沌思想的茂密丛林之中……我从未见过他参与漫无目的的竞赛或者志在必得的研究。但我常常看见的是,当他周围所有的人非常活跃地像布朗运动的微粒一样飞来掠去时,他冷静地坐着,陷入沉思中;然后,我看见他回过神来,微笑着漫步到桌边,拿出一支移液管,借来几盒培养基,或者一罐冰,开始做一个能解答问题的简单实验。"[7]

此刻,在致命的大流行期间,围绕着埃弗里的一切事和人——甚至包括来自韦尔奇的压力——将思考束之高阁、把观察和准备挤到一旁,取而代之的是埃弗里最为蔑视的方式:布朗运动——液体中微粒的随机运动。其他人憎恨流感,因为它夺走人的生命。埃弗里当然也因此产生憎恨,但他的憎恨还源于流感对他个人的攻击,对他的正直施加的攻击,他是不会向流感低头屈服的。

关于埃弗里做实验的情况,一个同事说:"他的态度与猎手寻找猎物时的情形很相似。对猎人而言,所有的元素——岩石、植物、天空——都蕴涵了信息和深意,让他融入到猎物的世界中去。"[8] 埃弗里具有猎手的耐性,他可以埋伏守候一小时、一天、一周、一个月、一个季度。如果这个猎物足够紧要,他可以等待一整季,然后继续一季又一季地等下去。但他并不只是等待,他不会浪费任何一个小时,他计划着、观察着、学习着。他研究猎物的逃脱线路,随后将之封锁;寻找最佳的制高点;把猎物途经之地圈起来,并将范围逐渐收小直至猎物自投罗网;他还会设下陷阱。例如,通过皮肤擦伤将肺炎球菌导入来进行研究,尽管免疫系统轻易控制住了皮肤的细菌感染,但这也给了他在试管之外进行细菌实验的机会。他曾告诫道:"假如跌倒,就要捡起点什么。"他还常说:"失望是我的家常便饭,我从中汲取营养。"[9]

他不会贸然行事。他背负着压力,人人都背负着压力,但他不会贸然行事。在洛克菲勒,他并不是唯一一个将全部精力投入流感的人。玛莎·沃尔斯坦几年前与弗莱克斯纳合作研制针对菲佛氏杆菌的血清,但没有成功,她当时也在康复者的体内寻找抗体。多兹正在对咽喉进行深入研究。其他许多人也都在研究这种疾病,但他们的进展甚微。10月中旬,科尔向戈加斯办公室报告:"我们得照料医院和研究所内出现的流感病例,这些病人占满了我们所有的空间。"[10]因为治疗这些病人要花时间,他补充道:"迄今为止,我们没能增加多少关于这种疾病的知识。"

巨大的压力无所不在。大流感爆发时,另一位霍普金斯的毕业生、时任陆军肺炎委员会中校的奥佩正在阿肯色州的派克军营。奥佩曾在麻疹流行期间去过那里,因为派克军营的肺炎发生率居全国军营之首。[11]现在,他接到的命令就是全心研究流感。罗素替戈加斯传话,要求"每日……一份报告,说明你的发现并对此加以解释"[12]。他**每天**都要汇报。如果发现了任何事关进展的蛛丝马迹,他必须要知会戈加斯——并且是马上,这样信息才能被共享。奥佩并不缺乏实验材料——派克军营有6万人,在大流行的顶峰时有13 000人需要同时住院治疗。[13]

研究者们努力想发现一些——随便是什么——有帮助的东西,可以抑止这场爆发性疾病。虽然没有人找到确定的东西,但费城的刘易斯、纽约的帕克、芝加哥的梅约诊所,每个实验室都各循其道,生产着足够几十万也许几百万人用的疫苗和血清,同时一批数目庞大的疫苗从波士顿横跨全国运至旧金山。10月3日,华盛顿的戈加斯办公室向总部全体人员提供了抗肺炎球菌疫苗,[14]科尔和埃弗里对这种疫苗寄予了极大的希望,该疫苗当年春天已在阿普顿军营接受过了检验——而且非常成功。

即便受困于死亡和压力，埃弗里也不会贸然行事。更多的研究者找不到流感杆菌的报告从全球飞来。这本身说明不了什么。这差不多就是对细菌学家在实验室培养菲佛氏杆菌技术的检验。例如，在艾奥瓦州的道奇军营，细菌学家只在 9.6% 的尸体解剖中发现菲佛氏杆菌。一份官方的陆军报告指责他们："低检测率毋庸置疑要归咎于处理培养物的技术太差……这个军营的……细菌学方法……很不可靠。"[15] 格兰特军营实验室的主任在疾病爆发前三个月刚被韦尔奇夸为"出类拔萃"，他进行了 198 次尸体解剖，也只发现 6 例有菲佛氏杆菌。[16] 即便如此，他的报告还说："我们倾向采取的立场是，该研究并未证明菲佛氏杆菌和大流行之间关联不充分，这是由实验技术不规范产生的。"[17]

也许这就是原因。也许是技术错误阻碍了道奇和格兰特军营及其他地方的研究者们鉴别出这种杆菌。或许，菲佛氏杆菌本来就不存在，又如何鉴别呢？

埃弗里遵循他常用的系统方法，采取最可能解决这个问题的步骤。这并不是激动人心的一步，他全力去完善工具，寻找更容易培养流感杆菌的方法。如果他成功了，那么所有人就能知道，之所以找不到杆菌是因为能力问题还是因为这种细菌不存在。

他在实验室里摆满培养皿，用几十种不同方法来准备培养基，孤立不同的因素，并且观察哪个培养皿中的细菌长得最好。然后，他增加每个可能促进生长的因子的量。在每个单独实验的背后都有一个假说。比如，他已经知道肺炎球菌会抑制菲佛氏杆菌的生长，所以，他要阻止一切肺炎球菌的生长。他比当时的任何人都更了解肺炎球菌的化学性质和新陈代谢。他在培养基中加入一种化学物质，即油酸钠来阻止肺炎球菌的生长，见效了——在有油酸钠的培养基中，肺炎球菌果然不再生长，而菲佛氏杆菌则生长得更好。

经过几周时间，埃弗里的工作取得了显著进展。菲佛氏杆菌的生长还需要在培养基中添加血液,这并不罕见,但血清会令油酸钠失活。于是他离心分离血液,用分离出的红细胞培养杆菌。他的实验表明,往培养物中加入接近体温的血液会抑制杆菌生长。埃弗里发现,**热的**血液(如在培养基中加入 34℃的血液)使流感杆菌生长旺盛。

埃弗里立即发表了该培养基(后来以"巧克力琼脂"而闻名)的配方。他在《美国医学会杂志》发表的文章中写道:"也许分离和培养这种微生物的技术困难要为不同实验室的糟糕结果负部分责任……使用这种培养基会使实际病例和康复期患者的流感杆菌阳性检出率增加。"[18]

有了这个信息,有一定能力的科学家就可以培养和鉴定这种细菌。至少现在他们知道了,如果还不能找到菲佛氏杆菌的话,是因为没有这种杆菌存在。

埃弗里仍然不会贸然行事,不会讨论一个他还没打算支持的结论。然而,基于埃弗里的工作,科尔告诉罗素:"我越来越不倾向于将原发感染归因于流感杆菌——虽然在流感的真正病因被找到之前,还不能排除这种可能性……对于抗肺炎球菌疫苗接种能够迅速推行我抱有很大希望。而抗流感接种疫苗"——这里他的意思是抗流感杆菌的疫苗——"在我看来仍有疑问,我们已经有很好的证据可以证明抗肺炎球菌疫苗接种会有很大帮助。"[19] 他补充道:"我觉得流感大流行为这种疫苗的研发提供了机会,否则它不可能完成。"

除了研制抗肺炎球菌疫苗,研制抗肺炎球菌血清也很困难,在参加试验的 29 名感染 I 型肺炎球菌病人中,有 28 人用该血清治愈。[20] 制备疫苗花费了两个月的时间,[21] 这两个月的过程是非常艰难的:要制备 300 升肉汤——肺炎球菌在普通肉汤中常会溶解,这就意味着要添加一些稍后必须分离出来的化学成分——将其浓缩,用酒精使其沉淀出一部分,分离出添加剂,将之标准化。埃弗里和洛克菲勒研究所的其他研究人员在培养基制备上作了一个重要的改进:通过调节培养基中葡萄糖的含量,将产量增加了 10 倍。但是，他们用离心机一天仍然只能处理 25 升，[22] 这远远不能满足需求。

与此同时，疾病的杀戮仍未停歇。

第八部

丧　钟

在科学对抗自然之时，社会也开始对抗自然的影响。这超出了任何个体或单个团体的应对能力，所以，要想有机会来缓解流行病的破坏，必须做好组织、协调和实施。这需要有一个领导阶层，同时也要求各机构服从领导。

机构是一种群体和个人的奇异混合体。它们是抽象的，其运转遵照一套规则，而不取决于个人判断以及人和人交往时产生的情感反应。建立机构的行为使机构失却人性而机械化，在人与人之间造成一种主观专断的障碍。

然而机构也一如人类，能反映出其内在的逐渐养成的个性，尤其是领导力。遗憾的是，它们倾向于镜射人性不怎么光彩的一些特性——扩张、保护一己之私乃至勃勃野心。机构几乎从不作出牺牲。由于依规则而生存，机构又缺乏自发性，它们与艺术家和科学家不同，并不是借助于产生体系和规律的既定视角来规整混乱，而是通过封锁和隔离不适合自己的东西达到此目的，这使得它们变得非常官僚。

最好的机构会通过两种途径来避免官僚化最糟的方面。它们中有些根本算不上真正的机构，仅是个体组成的一个松散的联盟，每个个体很大程度上是自由行动的，他们的成就与这个机构无关，但他们可以凭借联盟来分享其中的利益。在这种情况下，机构仅提供一个行政单位来扶持个人,让他/她茁壮成长,而合众之力往往超过个人之力的总和(洛克菲勒研究所正是这样一个机构)。另一些机构则通过凝练一个明确目标来避开官僚化最为有害的因素。它们的规则同指挥体系这样的程序性问题无关,而是集中于如何实现某一特定的结果、如何基于经验提供有效的指导。在这种机构中——无论它有多开明——创造力毫无用武之地,但它们执行和完成日常事务的效率却很高。它们像专业人员一样工作,尽责完成任务。

在1918年,联邦政府机构拥有的力量在它的历史上是空前的——在某些方面甚至也是绝后的,但它正将全部的精气集中到另一个方向。

1917年4月,美国几乎没作什么准备就投入了战争,不过全民总动员花了点时间。尽管如此,到1918年的夏天,威尔逊已经把政府精神渗透到了国民生活的每个角落,并创建了强大的官僚工具将全国的注意力和热情都集中于战争。

威尔逊建立了控制和发放粮食的食品管理署、负责配给煤和汽油的燃料管理署以及监控整个经济的战争产业部。除了铁路实际控制权没有到手之外,他接管了一切。他创立了联邦资助的河流驳船线,将贸易重新引入了密西西比河,那里的贸易曾因竞争不过铁路而一度中止。他建造了许多军事设施,每一个都配备至少数万名士兵或水手。他开创的产业使数十万劳工和在建的几百艘船只一同挤在全美的造船所,还要挖掘新煤矿产煤以满足工厂需要,这些工厂令美国再也不用受制于英、法两国的武器和军需品了——因为,和第二次世界大战时不同,美国还不是民主国家的弹药库*。

---

* 罗斯福于1940年12月29日曾发表过一次关于第二次世界大战的演说,标题是《民主的大军火库》(The Great Arsenal of Democracy)。美国对第二次世界大战最重要的贡献,就是作为同盟国的"兵工厂",在物资上给予各国巨大的支援。——译者

威尔逊建立了巨大的宣传机器、国内间谍网、深入居民区的债券发行机器。他甚至成功地限制了言论自由,1918 年夏天不仅逮捕、关押了激进的劳工领袖和德语报纸编辑——其中有些被羁押十多年,还有一些头面人物,甚至包括一位国会议员。

威尔逊用史无前例的方式将政府影响渗透到了国民生活之中。联邦政府的权力扩张于 1918 年春到达极点,置流感侵袭的浪潮已经漫过了一个又一个军营于不顾,政府仍把征召男性入伍的年龄范围从 21—30 岁扩大到了 18—45 岁。就在 1918 年 5 月 23 日那天,负责监察征兵的克劳德司令下达了"要么工作,要么战斗"的命令,要求没有受雇于支柱产业的人必须入伍——这项命令导致美国职业棒球大联盟缩短了赛季并让许多球员赶紧去做"必须"的工作,并期望"扩招年龄段内的所有男性将于一年内被征召入伍"。政府说的**所有**男性,据估计有 1300 万人,在 9 月 12 日按规定登记注册。克劳德吹嘘自己"在一天之内做到了普鲁士独裁政府用了近 50 年去完成的事情"[1]。

所有这些都来势汹汹、指向明确、势不可挡。

连对和平的期盼都无法扭转这股势头。8 月中旬,当这股致命的流感浪潮愈发强大的时候,奥地利已经在探询和谈条件了,但威尔逊彻底回绝了。当流行病的势头积聚到顶峰之时,距和平仅几周之遥了。9 月 29 日,保加利亚签署了停战协议。30 日,德皇威廉(Kaiser Wilhelm)准许德政府实行议会制;同一天,鲁登道夫警告政府说,德国方面要是再不推进和平试探,灾难——一场马上就要爆发的灾难——将接踵而来。德国外交官表达了求和意向,但威尔逊不予理睬。同盟国——德国和它的盟国——之间同时断绝了来往,内部也开始瓦解。10 月的第一周,德国和奥地利分别向协约国发出和平试探。10 月 7 日,奥地利正式向威尔逊递送了一份外交文书,愿以威尔逊提出的任何条件来寻求和平。10 天——一段充满战争和死亡的日子——之后,这份文书没有得到任何回复。

早些时候,威尔逊曾谈及一种"没有胜利的和平",并相信只有这种和平才能持久。但现在,他没有给出任何战争快要结束的迹象。尽管战争已经结束的传闻曾散播全国,令民心大振,但威尔逊很快就予以否定。他也毫无怜悯之心,与其说是在拼死作战,不如说他只是为了杀戮而战。**要战斗,你必须残忍无情。**他说,**武力!**他命令着,**把武力用到极限!不给武力加任何限制!正义和成功的武力将成为世界的绝对法则,会将所有自私的统治打倒在地。**

自由公债集会的残暴和愤怒毫无中止之意,煤矿和造船厂狂热的生产压力从来不曾松懈,社论和新闻也从未有过停顿,激励着人们坚决要求德国完全、彻底地投降,所有这些都有着威尔逊意志的影子,尤其是在政府内部,一切都从未停止过。与之前所言不同,威尔逊要施加影响,竭尽全力地施加影响——动用整个国家的力量——来大获全胜。

如果连对和平的期望都不能令威尔逊和他的政府回心转意,那他们就更不可能被一种病毒动摇了。美国政府不情愿、无力、或者说彻底地拒绝转移目标,将导致更多的人死亡。关于那场疾病,威尔逊未对公众作出任何解释,政府的重心也不会转移。对流感受害人的救济得不到食品署、燃料署或铁道署的一点支持。无论是白宫,还是任何高级管理层,都不会出面予以领导,也不会做出任何确定重点、协调卫生福利工作的尝试或是下放资源的举动。

军队(尤其是陆军)将直接面临病毒的威胁。戈加斯已经尽其所能、尽任何人所能来为紧急情况作准备,但军队没有给予平民任何支援。相反,它甚至动用了更多的民间资源。

就在韦尔奇踏出德文斯营尸体解剖室、致电戈加斯办公室的当天,他的警示报告就已送达参谋长,强烈要求:除非有绝对的必要,否则必须停止任何人员的转移,而且在任何情况下都不得从已受感染的军营中转移人员。该警告称：**德文斯营的死亡人数很可能将超过 500……德文斯营的情况很可能在其他大军营中重演……新兵十有八九会染病。**

戈加斯的上级无视这则警告。不管怎样，军营之间的来往仍在继续；直到数周之后，随着一个个军营的瘫痪，毫不夸张地说，是当垂死或者已死的士兵达到数万名时，军队才有些调整。

尽管如此，有一个人的确起了作用。9 月 26 日，虽然还有很多训练营尚未出现流感病例，克劳德司令取消了下一批征兵（在这之后的一批征兵也被其取消了）。这次征兵原先是要安排 142 000 人到军营中的。

这真是大胆的一步！克劳德不顾统领美国远征军的潘兴（John J. Pershing）将军尚未消退的欲望，为人类做了件好事。在法国，潘兴正在奋力作战，同一天早些时候还大举进攻了默兹—阿尔贡地区。当美国人跳出战壕开始猛攻时，德国人早就阵脚大乱了。命令手下投降的德军将领冯·加尔维茨（Max von Gallwitz）在官方记录中写道："我们再也没有烦恼了。"[2]

不管怎么样，克劳德的当机立断很可能拯救了数千条生命，但他取消征兵不是为了拯救生命。他这么做只是因为他意识到这是一场让人无力抵抗的疾病，会制造混乱，将军营搅个天翻地覆。疾病过去前将不再有训练。他相信让更多的新兵卷入这场混乱只会使混乱更甚，延误秩序的恢复及士兵的训练。在《大教堂谋杀案》（*Murder in the Cathedral*）中，T·S·艾略特（T. S. Eliot）称之为"最大的背信弃义：以错误的理由去做正确的事情"。那些因克劳德而保住性命的人也许并不会赞成他的观点。

然而，克劳德的决定以及戈加斯领导的军医团队所作的努力，是联邦政府反应中仅有的亮点，其他的军方决策都没这么好。潘兴不断要求征募新兵以代替阵亡或负伤的人，代替因流感而死或还在恢复的人，或者仅仅是代替前线那些需要换哨的人。协约国所有国家都迫切需要美国的生力军。

军队必须决定在流感期间是否继续向法国输送士兵,他们知道代价是什么。这一点军方心知肚明。

9月19日,戈加斯还在欧洲,美军公共卫生部代理部长理查德致信美军司令官马奇(Peyton March)将军,规劝他:"已经染病或者接触过疾病的部队不得赴海外服役,直到疾病在该部队内自然消除为止。"[3]

马奇表示收到了戈加斯部门的警告,但他没有采取任何行动。弗吉尼亚州纽波特纽斯装载港的总医官重申了——更为强调地——这项警告:"[运兵舰上的]情况如同一个火药库,对未受到前次[流感]发作保护的士兵而言,火星迟早会引发大火。而受到前次疾病发作保护的军队就好比火药库中的火药已被移走一样安全。"[4]马奇依旧视若无睹。戈加斯部门极力主张,前往海外的军队要么在离开前隔离检疫一周,[5]要么避免船上过度拥挤,但马奇什么也没做。

与此同时,"海怪"号(Leviathan)正在装载兵员。"海怪"号曾经是德国客运舰的骄傲,当时叫"祖国"号(Vaterland),是世界上最大的船,同时也是所属种类中速度最快的船之一。美国刚参战时它正停靠在纽约,船长不忍心破坏或凿沉这艘船。因而在所有被美国征用的德国船只中,它是唯一没有遭到破坏的。9月中旬,在从法国返航的途中,有数名船员及乘客死于流感,被葬入大海。其他人到达纽约后开始生病,其中包括海军部长助理富兰克林·罗斯福(Franklin Roosevelt),他是被担架抬上岸的,[6]然后被救护车送到位于东六十五街的母亲家里。他在那儿卧床数周,病重到甚至无法和他最亲近的顾问豪(Louis Howe)说话,而后者几乎每过一小时就要和罗斯福的医生联系一次。

在接下来的几周内,"海怪"号和其他运兵舰向欧洲输送了约10万士兵,这一趟趟的横渡酷似火车运送3100人从格兰特军营到汉考克军营去的情况——它们都成了死亡之渡。

尽管军队对医疗部门反映的大部分请求视若无睹,但还是在出海前调走了所有出现流感症状的人。为了将流感限制在船上,士兵们被隔离起来,并有军警持枪加强监控——"海怪"号上就配备了 432 名军警。士兵们被封闭在船上一个个分隔的区域内,封闭在紧锁的甚至不透水的门后,他们挤在狭窄的角落里,除了躺在铺位上或者在一点小空地上掷骰子、玩扑克外,几乎无事可干。他们害怕被潜艇攻击,一到晚上人们就紧闭舷窗,即使在白天,紧闭的大门和拥挤的人群也使通风系统形同虚设。不许到甲板上去接触户外,数百人的汗味和体臭——每个房间基本上要容纳 400 人——在封闭的小空间里很快变成恶臭。各种声音在钢床、钢地板、钢墙、钢天花板间回响。他们简直就像笼中的动物一样活着,慢慢发展成了幽闭恐惧症,神经始终紧绷着。然而,这至少是安全的——他们这样认为。

将人分成隔离组的安排有一大缺陷。他们需要吃饭。这群人在吃饭时是混在一起的,他们呼吸着相同的空气,他们的手会接触到自己的嘴和几分钟前别人刚刚摸过的桌子,还有门。

尽管在离开之前出现流感症状的人都没有上船,离港后 48 小时内被流感击倒的士兵和水手还是挤满了医务室。病床上一个挤一个,到处都是病人,咳嗽、出血、神志不清,一房又一房的健康者渐渐地变成了病人。护士们也病倒了,恐怖随之降临。

佛蒙特州第 57 团团长吉布森(Gibson)上校记录了他们团在"海怪"号上的经历:"船上挤满了人……当时的环境使流感以极快的速度扩散……病人的数目急剧增长,华盛顿方面清楚当时的情况,但那时协约国军队求人若渴,我们不得不继续前行,而不计可能为之付出的巨大代价……很多医生和护士都生病了,所有尚能工作的医护人员都苦苦支撑,到了极限。没有见过那时夜间情景的人是绝对无法想象的……受到惊吓的呻吟和哭泣混杂着患者求救的呼声,看起来就是真正的人间地狱。"[7]

其他船上的情况也好不到哪里去，地板上到处是出血病人的斑斑血迹，健康者踩着走过去，[8]弄得甲板上湿滑不堪。最后，医务室的房间不够用了，临时房间也不够用了，某段时间里，医护兵和护士不得不将病人抬到甲板上去，他们在那一躺就是几天。当时在"大不列颠"号上的华莱士（Robert Wallace）记得，他们躺在甲板上时遭遇到暴风雨，船不停地摇晃，海水冲刷着排水孔，冲刷着他们的身体。他们浑身都湿透了，衣服、毯子也都湿透了，这令他们不停地咳嗽，唾沫四溅。每天早上勤务兵都要搬走好多具尸体。[9]

最初，每死亡一人还会间隔数小时。"海怪"号的日志上写着："下午12：45，汤普森（Thompson）、4252473号士兵、厄尔（Earl），未知连，死于船上……下午3：35，士兵奥里德（O Reeder）因大叶性肺炎死于船上……"[10]离开纽约一周之后，值日官不再费力记下"死于船上"，也不再费心鉴定死者属于军队哪个部门，更不再费事记录死因，而仅仅记下一个名字加上一个时间：凌晨2：00有两个名字，2：02又一个，2：15又有两个，整晚都是如此，日志上的每个符号都是对死亡人数的简单重复。到第二天早上，7：56死亡一人，8：10一人，8：10又一人，8：25一人。

海上葬礼开始了。没过多久，与其说这是葬礼，更不如说变成了大扫除。甲板上尸体一具挨着一具，说几句话，念一个名字，一具尸体就从船上落入大海里。"威廉敏娜"号（Wilhelmina）上的一名士兵注视着从他们护航的"格兰特"号抛下一具具尸体，没入浪花中，"我承认我感觉喉头哽咽，几乎要潸然泪下。就这样成了海底的孤魂野鬼，这种死亡的形式实在太糟糕了"。[11]

运兵船变成了漂流着的棺材。此时法国虽未达到美国军营里的那种程度，但流感也在慢慢瓦解着军队。10月下旬，在默兹—阿尔贡战役期间——那是整场战争里美国发动的规模最大的一场进攻，第三师因流感而撤出前线的人比因伤撤出的人还要多。[12]（美国和欧洲国家的军队人数差不多，但欧洲国家死于流感的人数仅有美国的一半。一种可能的解释是，前线士兵接触到早期较温和的流感病毒，因此产生了部分免疫力。）一位军医在10月17日的日记中写道，由于流感，"一些医院甚至根本不开门，114号战地转运医院里没有任何医官，却有数百名垂死的肺炎患者"[13]。

运送那些亟需治疗的人到战场上去已经没有什么意义了。那一趟趟航行究竟令多少士兵丧命已无从计算，况且还有无数在船上感染而到岸上才死去的人。能知道的是，每一人死去至少对应有四五个人病重得数周之内都没有任何行动能力。这些人在欧洲与其说是帮手，还不如说是负担。

威尔逊没有作任何关于流感的公众发言。他不会转移他的重心，一秒钟都不会。然而，他信赖的人和他谈到了这场疾病，特别谈到在运送士兵途中那些无谓的死亡，其中最主要的人当然是海军上将格雷森（Cary Grayson）博士，他是威尔逊的私人医生，在西奥多·罗斯福和塔夫脱任总统时就当过他们的私人医生。能力很强的格雷森已经成为威尔逊的心腹，并慢慢担当起顾问的角色（1919年威尔逊中风后，他被指控与威尔逊的妻子联合控制着整个国家）。格雷森对戈加斯和韦尔奇信心十足并同他们关系甚佳。很可能有军医报告了格雷森，格雷森劝马奇将军停止向欧洲运送军队，[14]但马奇拒绝了他。

10月7日，格雷森说服威尔逊将马奇召到白宫来讨论这个问题。那天晚上威尔逊说："马奇将军，有一些能力和爱国心都绝强的人向我提出请求，我应该在这场流行病得到控制以前停止向法国运送军队……而你拒绝停止输送。"[15]

马奇对戈加斯部门给他的建议丝毫不提，他坚持说已经做好了所有可能的防范：上船前，士兵都被筛选过，生病的人已从运送名单上剔除，有些船只甚至在真正横渡大西洋开始前,在加拿大哈利法克斯省和新斯科舍省将病重的人送上了岸。无论因为何种缘故,如果美军不能到达法国,德军就会士气大振。马奇说,的确,航行途中有人死在船上,但"每个这样的士兵同战死法国的战友一样已经尽到了自己的职责"[16]。

再过一个月战争就会结束,流行病使军营所有的训练都无法进行。议会——不是皇帝——已经接管了德国政府,并发出了和平试探。德国的同盟国已经开始崩溃、投降,或者正如奥地利那样任威尔逊开出和平条件,但马奇坚持说:"无论为了什么原因都不应该停止运送军队。"

马奇后来写道,威尔逊在他的椅子里转了个身,注视着窗外,面带忧伤,轻轻叹了口气。在大流感面前,最后只有一种军事行动没有停止过,那就是运兵舰向海外运送士兵的航行。[17]

在有关流感的事情上,若说威尔逊为军队做的是关心了一下运兵前往欧洲情况的话,那他为民间所做的更是少之又少。关于流感,他在公开场合还是什么也不说,也没有任何迹象表明他私下里说过什么,或者就政府的公务部门能为抵抗疾病做些什么询问过什么人。

威尔逊任命了一些强硬分子进入政府,这些人可以起到决定性的作用。他们主导整个国家的思想,支配国家的经济,但他们中没有一个人负责国民健康事务。公共卫生部部长布卢虽然负责国民健康,但他却不是一个强硬角色。

布卢长着一张方脸,拥有厚实的运动员身材,还是一名业余拳击手,其体格即便在步入中年后还非常强健。但他在许多要紧的事情上却不显强硬,比如领导能力。当他进入一个崭新的领域,那个有无数同行以各色方法开辟新路的领域时,他既毫无起步之意,也没有显示出专业精神,甚至连一点热情都没有。即便他不算蠢材,他也缺乏提出重要问题的真正严谨性或者创造力。他从未在公共卫生方面表现出任何特殊才能或远见卓识。

就公共卫生事关科学的问题而言,医学领域真正的领军人物都认为布卢不能胜任。韦尔奇和沃恩甚至不信任由他提名公共卫生部门的代表进入国家研究会,于是他们选了一个他们自己尊敬的公共卫生部的科学家。[18] 格雷森压根不把布卢当回事,开始着手建立另一个国家公共卫生机构(坦慕尼协会接管纽约市卫生部的时候,他放弃了这个计划[19])。布卢成为公共卫生部部长仅是因为他能妥善完成受命,证明了他的老谋深算、精于外交并善于把握人生良机,除此之外,无他。

布卢在 1892 年完成医学学业后立即加入了公共卫生部,在那里度过了他的整个职业生涯。他接手的任务令他常常奔波于各个港口之间,包括巴尔的摩、加尔维斯敦、新奥尔良、波特兰、纽约和诺福克。他在各地的医院和检疫站工作,忙于卫生事务。1903 年旧金山爆发了一场腺鼠疫,他的机会也随之降临了。另一位公共卫生部官员,同时也是一位很受人尊敬的科学家与当地政府及商贾展开了一场争论,因为那些人拒绝承认旧金山市存在腺鼠疫。并不是布卢证明了腺鼠疫的存在——而是弗莱克斯纳。为了解决这场争端,作为科学小组的一员,弗莱克斯纳在实验室里证实了鼠疫杆菌——但在布卢的争取下,当地权势勉强同意与其合作来控制这场疾病。这并非易事,布卢既要监督对家鼠的杀灭,又得“让州内各部门的利益得到充分协调”[20]——某篇赞颂的报道这么说。

这次成功令布卢结识了一些有权势的盟友。(尽管如此,他在阻止瘟疫从家鼠扩散到野生啮齿类动物身上并非很成功。目前瘟疫存在于松鼠、草原土拨鼠,还有通向亚利桑那州、新墨西哥州、科罗拉多州的大部分大西洋海岸和内地的其他动物身上。)1907 年,当瘟疫再次现身旧金山市时,布卢被召了回来,这又一次的成功为他赢得了势力更强大的朋友。1912 年,他被提拔为公共卫生部部长。同年,国会扩大了公共卫生部的权力范围,布卢以公共卫生部部长的身份全力争取国家医疗保险,这是当时医学界所大力提倡的。1916年,他当上了美国医学会主席。他在就任演说中宣布:"有明确的迹象表明,健康保险将是社会立法下一阶段的重要内容。"[21]

威尔逊对选一个新部长本不操心,但当战争开始的时候,他却将公共卫生部纳入了军队。公共卫生部主要由检疫站、海军医院和卫生学实验室等组成,检疫站负责检查将要到达的船只上的情况,海军医院则负责商船的水手和一些联邦工作人员。现在,公共卫生部要对国民的健康负责,这样国家才能制造出更多的军需品。布卢在这项工作上毫无长进。

在流感爆发之前,戈加斯想尽各种可能的方法来保护上百万名士兵免受疾病之苦。相比之下,海军医疗部门负责人布雷斯特德就做得少多了,根本无法与戈加斯相提并论,不过他还是支持了波士顿的罗西瑙和费城的刘易斯这些人的工作。

相反,布卢的所作所为比撒手不管还要糟——他阻碍开展相关研究。1918年7月28日,布卢拒绝了麦科伊申请一万美元用以肺炎研究的请求,后者是卫生实验室的主管,那项研究原本计划完成洛克菲勒研究所的工作。虽然国会在1912年批准了他们研究"人类疾病及影响其传播的条件",布卢还是作了这样的决定,认为麦科伊的"研究对法律实施而言并非当务之急"[22]。

布卢清楚美国爆发流感的可能性。8月1日,《孟菲斯医学月刊》(*Memphis Medical Monthly*)刊登了他对此发表的评论,警告公众流感的存在,但他对流感却毫无防备,甚至当流感开始显露出致命的迹象时,甚至在科尔催促他所在的部门赶紧去收集资料时,布卢或他的部门都没有收集有关世界各地这场疾病的任何信息,也没让公共卫生部门作任何应对危机的准备。

布卢的下属也多为庸碌无为之辈。8月底,联邦码头爆发了流感;9月9日的报纸报道,流感的受害者占满了"波士顿港所有医院的病床";

德文斯营都已有 3500 个流感病例；马萨诸塞州的医院里也挤满了市民。然而，地方公共卫生部官员后来却执意说："官方首次了解到疾病的存在是在 9 月 10 日。"

病毒于 9 月 4 日到达新奥尔良，9 月 7 日传至五大湖海军训练基地，9 月 12 日扩散至新伦敦和康涅狄格。

公共卫生部直到 9 月 13 日才发表公开评论："由于欧洲国家的混乱情况，目前还没有关于该疾病本质和流行趋势的官方信息。"[23] 同一天，布卢对所有检疫站发布了检查到达船只流感情况的通知，但"在地方卫生当局得知之前"[24]，这则通知不过是建议延缓受感染船只入港而已。

后来，布卢为自己未采取更多积极措施进行辩解，他似乎是这么说的：**"这是流感，仅仅只是流感。加强严密的隔离检疫其实毫无根据。"**[25]

无论如何，海运隔离没有一次成功，病毒已经到这了。但布卢的话证明了他为公共卫生部整装迎接这场冲击所做之少——其实他根本就毫无作为，而他为整个国家作的准备就更是少得可怜了。

9 月 17 日，病毒传播到普吉特湾。

9 月 18 日前，布卢甚至没有过问美国哪些地区受到病毒感染。

9 月 21 日，星期六，华盛顿出现首例流感死亡，[26] 死者是乔雷（John Ciore），他是一位铁路制动员，四天前曾在纽约接触到流感病人。同一天，弗吉尼亚州彼得斯堡市外的李军营中有 6 位流感患者死亡，新泽西州迪克斯军营里有 13 名士兵和 1 名护士死亡。

布卢几乎还是无动于衷。9 月 22 日，星期天，华盛顿的报纸报道，就在华盛顿市外的汉弗莱斯军营（现今的比弗堡）有 65 人死亡。

最终，在紧挨着这些报道的一栏中，地方报纸终于发表了政府对疾病的首次通告：

公共卫生部部长对预防流感的建议：[27]

避免不必要的拥挤现象……

咳嗽和打喷嚏时掩口……

用鼻而非口来呼吸……

记住保持三清洁：清洁的口腔，清洁的皮肤，清洁的衣服……

食物是战胜疾病的武器：仔细挑选并细嚼慢咽……

饭前洗手……

及时排便……

衣物、鞋子、手套要宽松，让大自然做你的战友而不是凶手……

如果空气清新，尽可能深呼吸。

公众已经了解到疾病正在扫荡一个又一个军营，杀死了无数士兵。上面这些口号性的说白实在难以令人安心。三天后，华盛顿出现第二例流感患者死亡——简斯（John Janes），和第一位死者一样，简斯也是在纽约受到感染的。那天，陆军、海军和红十字会的高级医务人员在华盛顿会面，探讨如何帮助个别州来应对疾病。布卢没有与会，公共卫生部也未派遣任何代表列席这次会议。当时已有 26 个州报告发现了流感患者。

布卢依然没有拿出任何与这场疾病作战的组织计划，他只采取了两项行动：发表他对避免染上流感的建议以及要求美国科学院鉴定病原体。他写道："考虑到流感爆发将影响战争生产，公共卫生部希望能做到十全十美……如果研究会能够安排合适的实验室来进行研究的话，我部将把它视为非常有价值的工作……关于该传染病有机体的本质。"[28]

克劳德取消了征兵，可布卢还是没有为应对紧急情况采取任何行动。相反，负责华盛顿有关事务的公共卫生部高级官员还对新闻界重申，没必要惊慌失措。

兴许布卢在公共卫生部职权之外考虑过进一步的行动，反正在他的领导下，这个部门就是一个官僚机构，那里的官僚政治没起过一点好作用。10 年之前，他在新奥尔良就任的时候，黄热病流行还袭击了那里，这是美国历史上最后一次流行黄热病。[29] 公共卫生部命令该市预支250 000 美元给联邦政府，作为政府帮助那里击垮流行病的开销的补偿。仅仅数周之前，他刚拒绝了卫生部首席科学家和洛克菲勒研究所的科尔以及埃弗里关于肺炎研究资金的申请。

地方长官和市长们都在要求支援，向华盛顿的所有人恳求帮助。马萨诸塞州的官员特别请求州外的支援，请求州外的医生、护士和实验室的援助。马萨诸塞州的死亡人数已经升至数千人，地方长官麦考尔向其他州的州长们发了电报，寻求他们能提供的任何帮助。9 月 26 日，他正式向联邦政府提请帮助。

医生和护士人手不够，特别是护士。正当疾病像韦尔奇、沃恩、戈加斯以及数十位私人医生警告过的那样扩散开来时，终于，布卢参与进来了，国会开始起作用了。省去了听证或辩论的过程，国会向公共卫生部拨款 100 万美元，这笔钱足够布卢雇用 5000 名用于应对紧急事故的医生工作一个月——如果他找得到那么多能担当此任的医生的话。

每天——实际上是每小时，病毒的爆发性扩散和致死性都在增长。布卢好像突然被吓到了似的，认为那笔钱太少了。他没有向国会抱怨这笔数目，没有记录显示他曾经要求过更多的钱。但在国会同意拨款的那天，他私下里向红十字会的战争委员会寻求经济上的帮助，[30] 还有援助。

虽然红十字会与政府的合作很紧密，他们还是没有得到政府的资助或指导，包括支付公共卫生的开销。早在布卢要求之前，红十字会就已经拨出了一部分钱用于同流行病作斗争，并以一己之力去做这些事——而且规模很大。红十字会护理部门已经开始动员"家庭防卫护士"——这些都是职业护士，均为女性，她们由于年龄、能力或者婚姻原因而无法从役。红十字会把全国划为 13 个区，要求各区负责人去发掘所有接受过哪怕是一丁点护理培训的人，不仅是那些职业护士或从护理学校辍学的人——

红十字会已经查过了所有的护理学校,还有那些上过红十字会的课、学过在家里看护病人的人。红十字会要求各区至少要有一支机动力量,时刻准备前往最需要的地方。在政府内有人求助之前,红十字会的战争委员会就已经建立了一个临时基金"以应对西班牙流感爆发时的应时之需"[31],现在该委员会不假思索地批准了远高于应急费用的支出。

最后,布卢开始整顿公共卫生部了。医生和护士是人们所需要的,没错,就是医生和护士。但是,那时病毒已经横贯全国,在边界、海滨地区扎根,慢慢向内陆扩展,到达丹佛、奥马哈、明尼阿波利斯、博伊西,侵入阿拉斯加,并跨过太平洋到了夏威夷,病毒已经登陆波多黎各,正向西欧、印度、中国和非洲进发。

《科学》杂志(当时同现在一样,是一本由科学家写给同行看的杂志)登载的文章写道:"流行病总是突如其来,而且就像一股强大的、无法控制的洪流,产生着猛烈怪异的影响。这种疾病的传播从来不是小心翼翼的,无论何时它突然现身,都令人措手不及。"[32]

10月,而非4月,将成为最为残酷的月份。

没有什么能够阻挡流感横扫美国和世界其他地方的势头——但执行彻底的干预和隔离可能已经切断了它的进程,暂时出现了一个防火带。

同样彻底的措施在 2003 年控制一种新型疾病爆发时也被采用,而且发挥了较好的作用*,这种新疾病就是被称为严重急性呼吸道疾病的 SARS。人们无法像控制 SARS 那样控制流感,流感的传染性要强得多,好在流感传播一旦被切断就会产生显著的影响,因为病毒的毒性是与日俱减的。只要能延迟它到达某个社区的时间或者减缓其传播速度——哪怕是这样微小的成功——都能拯救成千上万条性命。

这种措施也有过先例。仅在大流感爆发的两年前,东海岸的一些城市就曾以最严苛的措施来应对一场脊髓灰质炎大爆发,凡受到脊髓灰质炎威胁的地区公共卫生当局丝毫不敢懈怠。可那是在美国参战以前。没有什么前车之鉴可用来对付这次流感。更不用说布卢了,他对那些战争事务从不涉足。

不过,公共卫生部和红十字会依然有一个机会争取好一点的结果。10 月初,秋天的首轮爆发已经开始,回顾一下春季的情形,看得出这种病

* 更多关于 SARS 的内容请见后记。

毒是周期性进行攻击的。在民间,从出现第一例患者开始约 6 周达到高峰期,然后会慢慢减弱。军营内由于人口高度集中,大概三至四周就能攀至顶峰。流行病式微之后,还会有病例陆续出现,但数量已不会大到让所有部门都应接不暇了。因此,红十字会和公共卫生部的筹划者都期望流感会像它交错感染各地那样交错发作,在全国各地达到顶峰的时间也能错开。因为流行病爆发到顶点时,单个团体的人员可能难以应对,无论他们的组织性多么好,都将遭到沉重的打击。但如果红十字会和公共卫生部能够把医护人员及各种补给集中到最需要帮助的地方,那么只要疾病一消退,他们就能撤出救助队,再转移到下一个需要帮助的地方,依此类推。

为了达到这样的状态,布卢和珀森斯(Frank Persons)分头工作。后者是民间救助领导人和红十字会新组建的流感委员会的会长。公共卫生部想找到所有的医生,付他们工资,给他们指派任务。公共卫生部还负责决定在何时为何地提供护士和供给,护士们又归谁管理,以及同州、地方公共卫生当局打交道等事宜。

红十字会要寻找护士并提供酬劳,在地方当局无法照应的地方为急救医院提供医疗补给,还要担起所有事务的责任,包括发布消息。红十字会界定了自己的职责范围,它无须满足军营的需要。但这条规定很快被抛诸脑后,不久之后连红十字会也给军队开起了绿灯。与此同时,红十字会的战争委员会命令它附属的 3864 个地方分会要各自建立一个流感委员会,甚至——事实上是尤其——是在疾病尚未染指的地区。红十字会指导那些委员会做好组织工作,并规定"每个社区都要最大程度地依靠、利用自己内部的资源"[1]。

珀森斯手中有一个范例:马萨诸塞州。新英格兰地区在没有任何预警的情况下遭到了前所未有的疾病打击,鉴于这种情况,那里的红十字会分部主管詹姆斯·杰克逊可谓是做了相当惊人的工作。正当各分会忙于制作纱布口罩时——不久,那种口罩就随处可见,成了这场流行病的一个标志——杰克逊首次尝试靠自己的力量提供医护人员。他虽未达到目标,但组建了一个特别保护机构,将国防委员会、国家公共卫生部、州和地方公共卫生当局以及红十字会的资源集中起来,一旦需要的时候就分派到各镇去。

杰克逊从普罗维登斯、纽黑文、纽约,甚至哈利法克斯、多伦多引进护士,这样至少成功地减轻了人员短缺的现状。不过,马萨诸塞州还是受惠于它的好运气。流行病在那里爆发时,其他地区都还不需要帮助。流行病爆发第四周,杰克逊报告说:"我们还没达到任何社区都能派出护士和提供补给的程度。德文斯营里……有 40 位护士病倒,其中多人染上肺炎。"[2]

杰克逊还向华盛顿的红十字会总部建议:"在这场危机中,最重要的是要让更多护工尽快走进每家每户,救助家庭。因此,我已经给我所有的分会发了两次电报,内容是动员受过急救训练或家庭护理训练的女性以及任何愿为别人服务的志愿者。"[3] 据他透露:"联邦的公共卫生部门已经无法应付整个局面了……他们开始撒手不管了。"[4]

杰克逊发电报时正值 10 月。在那个时候,所有人都很清楚现在正需要护士或者将急需护士;在那个时候,所有人也都很清楚现在正需要医生或者将急需医生;现在还需要资源。人们最大的任务就是寻找医生、护士和资源,三者缺一不可。

在这场全国性的流行病面前,医生们也并非束手无策。他们仍能救死扶伤——前提是,他们要有精湛的医术、合适的资源、恰当的帮助以及充足的时间。

的确,没有任何药物或疗法能减缓病毒感染。那些死于流感病毒强烈的侵染、死于由病毒性肺炎恶化而来的成人呼吸窘迫综合征(ARDS)的人们,注定难逃死亡的厄运。1918 年时,ARDS 的死亡率几乎是 100%。

但还存在着其他的死因,目前为止最常见的就是由继发性细菌感染引起的肺炎。

病毒初袭的十天半月——有时甚至长于半个月——之后,在患者稍感好转之后,在似乎开始恢复之后,情况却突然急转直下,病人生命垂危。病毒在病人肺部大肆掠夺,免疫系统几乎形同虚设。近期研究表明,病毒还使某些细菌更容易滞留于肺部组织。细菌趁机侵入到肺,置人于死地。人们开始明白,医生开始向病人建议,连报纸也开始刊登警告,说的都是同一件事情:即便好像开始康复了,好像感觉不错、很正常,甚至可以回到工作岗位上的时候,患者还应该继续休息,继续卧床,否则就是在拿自己的生命开玩笑。

再回溯 6 年,当时的医学几乎不起什么作用,在关于医学实践的经典教材的最新版中,奥斯勒还在说治疗肺炎患者就该放血,但当时的医学已经能为某些发展成继发性细菌感染的人做些什么了。最先进的医学手段、最高明的医生就能帮上忙——如果他们有资源和时间的话。

埃弗里、科尔还有洛克菲勒研究所其他一些人开发的疫苗在阿普顿军营的春季测试中展示了令人心怀希望的结果,军医学院正在大量生产这种疫苗。埃弗里和科尔还研制出了抗血清,能够显著降低 I 型和 II 型肺炎球菌引起的肺炎致死率。在正常情况下,I 型和 II 型肺炎球菌导致占总量 2/3 甚至更多的大叶性肺炎。现在的事态非比寻常,几乎从来不引起肺炎的细菌如今正在势如破竹般地入侵肺部,在那里生长、繁殖。但许多种肺炎仍由 I 型和 II 型肺炎球菌引起,在这些情况下,这种免疫血清就可以发挥作用。

另有研究者开发了其他一些疫苗和免疫血清,有些并没什么用,如梅约医学中心的罗斯诺开发并在芝加哥使用的那种,而另一些则确有一定作用。

医生们还有其他能够利用的武器,外科医生在这次流行病期间开发了引流肺部积脓(在肺部形成并对人体有害的一包脓液)的新技术,这些技术一直沿用到今天。医生们还有些药物,可用于减轻病症或增强心脏活力;大型医院里拥有了辅助诊断和筛选优先治疗患者的 X 射线照相设备;一些医院还开始让病人吸氧以缓解呼吸困难——这项措施既没有广泛应用,使用时也没有想象中那么有效,但它本身确实有些作用。

然而,对任何一个要使用这些资源的医生而言,他必须得拥有它们——当然还要有时间。物质资源非常难以取得,而时间就更难争取了。没时间了,所以洛克菲勒免疫血清必须严格精确并且大剂量地发放;没时间了,病人塞满了病房,门厅和走廊上的临时病床也人满为患,连医生自己也病倒,和病人一起占着病床。即使他们有资源可用,他们也用不了了。

公共卫生部找到的医生们既缺乏资源又缺少时间。其实找到这些医生也已不容易。军队至少就占用了 1/4——在一些地区甚至达到了1/3——的医生和护士。不论情况有多么糟糕,由于军队受到了病毒猛烈的攻击,绝不可能让他们的医生去给平民看病了。

公共卫生部约有 10 万医生可调遣——但他们的确能力有限。国防委员会让地方医学会秘密地给他们的同行分等级,那些委员认为有将近7 万名医生不适合为军队效力,其中大部分人是因为欠缺能力。

政府得制订一个计划从剩下的那些人里鉴定出最好的一批来。1918 年,作为全国总动员的一部分,国防委员会发起了"医疗服务志愿者"活动,这项服务致力于召集全美所有医生,尤其是年轻的女医生或有残障的医生——换言之,要找那些有出色能力但被军队拒收或未网罗到的医生。

这场大规模搜寻医生的行动成功了,8 个月内,72 219 名医生参与了进来。[5] 不过,他们仅仅是为了证明自己的爱国心而加入进来的,并非出于要做些什么的责任心——而参与之后他们也没被要求做什么实质性的事情,倒是收到了一张吸引人的文书,非常适合向人展示。

然而,从这批人中鉴定筛选出优秀医生的计划却失败了。病毒无孔不入,到处都需要医生,有责任心的医生都不会丢下他(也有少数情况是她)手中需要帮助的病人,那些急需帮助的病人。此外,联邦政府每周愿意支付的报酬仅为50美元——甚至在1918年都如此抠门。在10万民间医生中,有72 000人已经加入了医疗服务志愿者组织,仅有1045人答复了公共卫生部的请求。一些相当年轻的医生尚未参加过任何实践或者正在等待被征召入伍,这个团队中的许多人是全国能力最差或极度缺乏训练的医生。的确,为公共卫生部工作的医生实在是太少了,以至于在原本唯恐不够的百万美元拨款中,布卢还有115 000美元的盈余退还给了国库。

公共卫生部派了那1045名医生到根本没有医生的地方去,到那些被疾病彻底破坏、对任何一点帮助都求之若渴的地方去。但这些医生几乎没有分到任何可用的资源,当然没有洛克菲勒疫苗和免疫血清或者如何去生产它们的培训,当然也没有X射线照相,没有氧气或者能制氧的手段。庞大的工作量压得他们喘不过气来,使他们备感忧虑,并且不停地奔忙。

他们诊断疾病,他们用各种药物治疗病人,然而实际上除了建议之外他们无能为力,而最好的建议就是卧床。然后,医生们奔走于病床之间,奔走于村庄之间。

现在比医生更有用的是护士,护理能减轻病人的压力,让病人清洁、放松、平静,为病人提供最好的营养,给高烧病人降温。护理能给病人最大的存活机会。护理能够救命。

然而,护士比医生还要难找,开始时护士人数还不到后来的1/4,早先掌控着护理专业的女性拒绝大批量训练急救护理或有实际经验却无正式训练的护士,这就使得培养大批后备力量的计划泡了汤。原先的计划是培养数千名这样的急救人员,后来虽成立了陆军护士学校,但结果是到目前为止它仅培养出了 221 名护士生,连一名毕业护士也没有。

就在流行病发动侵袭之前,法国的战局紧张起来了,因此军队对护士的需要也越来越迫切。到了 8 月 1 日,变成了极度需要,戈加斯为了满足当时的需要,从美国军队里调动了 1000 名护士到法国的医院中去,并同时下达了一项命令:8 周内"每周召集 1000 名护士"。

红十字会是军队(尤其是陆军)获取护士的惯常渠道,现在它已经开始全力为军队招募新护士。在戈加斯的命令下达之后,红十字会发起了更加热烈的招募活动。每个部门、每个部下属的每个分会都有指标。红十字会的工作人员知道,假使任务不能完成,他们的事业就岌岌可危。招募人员手中有全国护士的名单,上面有她们的工作和居住地址。那些招募人员向护士们施压,让她们放弃原来的工作而加入到军队中去;他们向医生们施压,让他们放护士们走;他们让有钱的病人觉得还保留私人护士就不爱国;他们还逼迫私人医院解雇护士。

这场征调取得了成功,它抽走了绝大部分原本在民间自由工作、不受任何家庭或其他责任约束的护士,让她们放弃了原来的工作。这场征调是如此成功,差不多夺走了医院的全部劳动力,[6]让全国许多私人医院由于缺少人手而不得不关门,直到战争结束。有一位红十字会招募人员写道:"国家总部的工作从未如此艰难过,我们现在已经不堪重负……[我们搜索着]从美国的一头到另一头,从这些护士的藏身之处找出每一个人……如果我们以这种速度继续寻找的话,民间最后将一名护士都不剩。"[7]

这位招募人员是在 9 月 5 日写下这段话的,三天后,德文斯营中的病毒爆发了。

费城在流感的攻击下摇摇欲坠,孤立无援。这里没有得到国家红十字会或公共卫生部的任何援助——公共卫生部招募的医生没有一位被指派来这里,红十字会征召的护士也没有一位派往费城。这些机构未给这里提供任何支援。

每天,人们都会发现一周前——甚至一天前——还好好的朋友或邻居就死掉了。**我该怎么办?**人们惊恐而绝望。**这种状态还要持续多久?**

在流行病刚开始几天就被逮捕的市长自己也得了病,他对这场疾病压根儿未采取任何措施。费城的 5 份日报:《快讯》(*Press*)、《费城问询报》、《每周快报》、《大众纪事报》和《北美》上从未登载过任何一则该市长关于此次危机的言论。整个市政府什么都没做。费城卫生局长克鲁森不再对他们心存期冀。必须有人去做点**事情**了。

刘易斯感受到了压力,感受到了四周死亡的威胁。"埃克塞特城市"号船员的死亡似乎已过去很久了,但那时他已或多或少感到了一些压力。9 月初,在出现流感症状的费城海军中,5%的人被流感夺去了性命,于是压力更为紧迫了。从那时起,刘易斯和助手基本上不出实验室、不回家了。寻找流感杆菌的任务非但没有结束,反而成了他真正的工作。

刘易斯从未如此强烈地依恋实验室。他已开始用肺炎球菌做实验;

他也开始探究滤过性病毒引起流感的可能性;他继续观察流感杆菌,并与其他人研制出了一种疫苗,还想制造一种免疫血清。这些事都是同时进行的,因为他缺少一样东西:时间。没人有足够的时间。

如果说刘易斯在科学上存在软肋的话,那就是他太容易接受他所尊敬的人的指引了。有一次他希望得到弗莱克斯纳更多的指导,但弗莱克斯纳婉拒他说:"我更愿意让你来安排……我没有针对你的时间作过计划,更愿意将领导权交给你。"[1] 刘易斯尊敬弗莱克斯纳,也很敬重菲佛。

刘易斯埋首于大量病例中,寻找菲佛的流感杆菌——用药签从病人身上、从解剖的肺中取样。他并不单单只是在寻找,或出于无奈去寻找,也不总是在寻找。虽然没有确切的证据,但越来越多的迹象使他相信这种细菌确能致病。迫于时间压力,他放弃了对滤过性病毒引发流感可能性的研究。

然而,刘易斯热爱这项工作。尽管他憎恶病毒,但他热爱自己的工作。他相信自己为此而生。他喜欢在成排的玻璃器皿间工作到深夜,监测上百个烧瓶和培养皿中细菌的生长,用交错方式进行多个实验,还喜欢像个交响乐指挥家那样去协调那些实验。他甚至还喜欢意想不到的结果,即使那会让他推翻一切。

刘易斯对工作唯一不满的是,身为机构领导,为了获得捐助,他不得不和费城的一些大家族搞好关系,参加他们举办的宴会,扮演着他们的科学家宠臣的角色。实验室才是他永远的归属,现在他每天都窝在那里。他觉得自己在和费城那些大家族打交道上已浪费了太多光阴。

其实,费城的那些家族理应获得更多的礼遇。他们将主持大局。

作家莫利(Christopher Morley)曾经说过,费城处于"比德尔和德雷克斯勒两个家族的汇合处"。这差不多就是1918年费城的写照。

在美国的大城市中,费城堪称是最"美国化"的。与纽约、芝加哥、波士顿、底特律、水牛城等同级别城市相比,这里土生土长的美国人比例最高,移民的比例最低。费城仍由最古老、最富有的家族控制着慈善团体、社会服务机构——包括地方红十字会在内——以及宾夕法尼亚州国防委员会,这再寻常不过了。但现在,由于市政府形同虚设,这些家族把主持宾州国防委员会视为己任,这就非比寻常了。

战前,国防委员会曾是威尔逊制订计划控制经济的渠道,用它来整合全国工厂、运输业、劳动力、自然资源的信息。但每个州都有自己的国防委员会,而且通常又受威尔逊的政敌所控。于是,当战争一爆发,威尔逊就建立了新的联邦机构,将委员会打入冷宫,它也就失去了权力。然而,宾州国防委员会虽没什么官方权力,对一切事务却保持了特别的影响力,范围从铁路时刻表到该州各大公司的利润和工资——即便该机构的运作者还是威尔逊的政敌。它能拥有现在的权力,完全要归功于乔治・沃顿・佩珀(George Wharton Pepper)的领导。

没有人比佩珀具有更显赫的血统。佩珀的曾曾祖父曾是美国独立战争期间州国民军队的领袖,妻子是富兰克林的后代,叔叔威廉的雕像就静坐在费城市区的自由图书馆正门台阶旁。威廉曾与韦尔奇密切合作,对医学教育进行了改革,并且将弗莱克斯纳引进宾夕法尼亚大学。佩珀本身也很有能力。作为全国最大的 6 家公司的董事会律师,他倒并不是个心狠手辣的人,但他知道如何将一切掌控于手。几个月前,康涅狄格州哈特福德市的三一学院颁发了三个荣誉学位,其中一个就是颁发给他的,这也表明了他所取得的成就。荣誉学位的另外两名得主是金融巨头摩根(J. P. Morgan)和即将担任最高法院审判长的塔夫脱。

宾州国防委员会费城办公室由法官 J・威利斯・马丁(J. Willis Martin)管理。他的妻子伊丽莎白(Elizabeth)组织了全国第一个园艺俱乐部,是绿化改造费城利顿豪斯广场的主要负责人。她还领导国防委员会的妇女部以及紧急援助中心——这个城市最重要的民间社会机构。

几乎所有的社会机构都由女性管理。这些女性富有智慧和能力,行事干练,出身中上流社会,却被除慈善之外的所有事务拒之门外。市长建立了一个妇女社会委员会以应对突发事件,其中包括佩珀的妻子和约翰·沃纳梅克(John Wanamaker)夫人;爱德华·施托特斯伯里(Edward Stotesbury)夫人,其丈夫是费城首屈一指的银行家、德雷克斯勒商号 * 的负责人;还有市民俱乐部的部长爱德华·比德尔(Edward Biddle)夫人,她的丈夫是第一美国银行创立者尼古拉斯·比德尔(Nicholas Biddle)的后裔。对其死对头安德鲁·杰克逊而言,美国银行代表了这个国家罪恶的金钱势力。这些女性对瓦雷集团不屑一顾,她们之前进行合作只是为了表现战时的团结。由于市府官员对流感什么都不管,她们便辞去了职务,实际上也就是解散了委员会。伊丽莎白在给市长的信中写道:"您的委员会没什么实际目标……因此我不想再同它有什么瓜葛了。"[2]

现在,佩珀、马丁家族以及他们的同僚已经接替了费城市政府的部分责任。10 月 7 日,他们将几十家私营团体的领导召集到位于沃尔纳特街 1428 号的紧急援助中心总部,该总部由妇女们管理,佩珀从旁辅助。为了出售战争债券,她们几乎已经发动了整个城市,深入到每个街区,寻找每个居民区的所有女性,"无论她是何种国籍,都可以是合格的领导者"——如爱尔兰居住区的爱尔兰妇女、非洲裔美国人居民区的非洲裔美国妇女,诸如此类。

他们打算通过紧急援助组织[3]来分配从医护到食物的一切东西,打算为这场混乱和恐慌注入组织与领导思想。费城的红十字会与别处不同,它愿为这个更大规模的紧急援助组织出一份力。于是,该组织与红十字会协力呼吁护士们的加入,他们宣传说:"仅是费城的单日死亡数就比整个驻法美军的单日死亡人数要多。"[4]

---

* 当时摩根企业下属的投资银行。——译者

宾州国防委员会已汇总了一份本州医生的完整名单,包括那些还没有实际经验的人。马丁的特别委员会急切地向名单上的每位医生求助。委员会有的是钱,并且还能拿到更多的钱来支付医生的报酬。它在麦桥百货公司里设立了一排 24 小时电话*,电话费则由百货公司捐助;报纸和布告鼓励人们拨打 24 小时热线"菲尔贝特 100"咨询信息和转诊介绍。它把已关闭的公立学校食堂变成救济难民的流动厨房,为成千上万病得不能煮饭的人准备食物。为了节省时间,它将整个城市划成 7 个区域,按照地理位置来指派医生,这意味着这些医生不能给自己的病人看病了。

与此同时,它也向愿来服务的志愿者敞开大门。有近 500 人愿意提供私家车作救护车,或给医生当司机——他们可以拿到比其他车辆优先通行的绿色旗子。此外,自由公债运动的组织者援助了 400 辆车。数千人向紧急援助总部打电话,表示愿意做些需要做的事情。

克鲁森没有参加这些私营团体 10 月 7 日的集会,在此之前他的行动总是慢一拍,现在他有所改变了。也许是那些生命的逝去最终令他动容,也许是其他人来主持大局使他按捺不住了。不过,他似乎突然对瓦雷集团、战争债券、官僚政治抑或权力之争都失去了兴趣,而只想中止这场疾病。

克鲁森将支配所有护士(整个城市约有数百人)的权力让了出来。[5]虽然有悖于城市宪章,他还是扣押了 100 000 美元紧急资金和另外 25 000 美元战争紧急资金,用于支援急救医院以及雇用医生,付给他们高于公共卫生部两倍的薪水。他将这些医生派往费城南部各个警察局,那是最难触及的地方。他还给陆军和海军发电报,要求在流感减轻之前不要征召费城医生入伍,还要求允许那些已被征召但尚未报到的医生留在费城,因为

---

* 由志愿者经营用于拉选票、募捐等的电话。——译者

"上周的死亡率创下了本市历史新高"[6]。

美国公共卫生部在费城没什么势力，也无所作为。布卢在这场灾难中为这座城市所做的唯一一件事是致电海军公共卫生部部长，请他们"大力支持"[7]克鲁森的请求，那些死亡人数远比布卢的话更有说服力。军队同意了，让费城留着自己的医生。

克鲁森还清理了街道，费城南部的街道散发着腐物和粪便的恶臭。肮脏的街道本身就与疾病相关，维多利亚时代的人们都将之视若公理。最现代的公共卫生专家——普罗维登斯的蔡平和纽约的比格斯等——却坚决抵制这种观念。但是，《大众纪事报》于 10 月 10 日在头版刊发了安德斯博士的言论："肮脏的街道和残留的垃圾成了细菌充斥和疾病滋生的温床，[8] 然后随着狂风而四散——这就是造成此次骇人的流感的最大原因。"[9] 之前他曾警告过人们，自由公债游行会将流感病毒传播开来，但被新闻界忽视了。

于是，克鲁森安排了卡车和人手，每天派人喷水，派清道夫打扫。这是瓦雷集团白拿了好多钱却从未做过的事情。克鲁森、急救部门和天主教教堂集结起来，还要做一件最重要的事——开始清理尸体。

尸体堆在殡仪馆，占据了每一寸空地，并向住宅蔓延；医院太平间里的尸体放满了走廊；市停尸房里的尸体则已经漫到街道上去了。很多尸体被退回家，搁在走廊上、储藏室中、角落里甚至床上。孩子们从大人们身边悄悄溜过去，盯着那些尸体，去碰碰他们；有的妻子躺在死去的丈夫身边，不愿与他分离。秋老虎尚未离去，这些冰冷的尸体时刻提醒着人们死亡的存在，让人们感到惊骇或悲恸。亡魂久久不散，恐惧压抑着整个城市，人人自危。最终，费城得尽其所能去赶上尸体出现的速度。

克鲁森派警察清理每家每户放置超过一天的尸体，将它们堆放在巡逻车上。但警察们的工作跟不上死亡的速度，他们被远远抛在了后面。

警察带着可怕的外科手术口罩,人们避之唯恐不及,但这种口罩对病毒不起任何作用,到 10 月中旬,已有 33 名警察病死,之后还有更多罹难者。克鲁森在第二十街和坎布里奇大街处的冷藏厂开设了一个"编外停尸房",后来又设立了 5 个这样的停尸房,他还向军队的尸体防腐人员求助。佩珀和马丁则说服生产有轨电车的布里尔公司做了数千个简易箱子当棺材,他们聚集起防腐学校的学生和从 150 公里以外赶来的殡仪人员。铁路运来了更多的棺材,由持枪人员看守。

接下来就是挖掘墓地。由死者家属拿起铁铲挖土,汗水、泪水夹着尘土顺着脸颊流淌,因为掘墓者已经罢工。费城官方年报中记录着:"由于尸体已经腐烂,承办殡仪事务的已找不到愿意搬运尸体的人。"[10] 安娜·拉文的姑妈去世时,"尸体运到墓地,爸爸带着我和一个也得了流感的男孩,他裹着毯子——我爸爸抱着他——到墓地为死者作祷告……家人不得不亲自挖掘坟墓,这实在太糟糕了"[11]。

佩珀和马丁每天支付给愿意处理尸体的人 10 美元,但这还不够,尸体堆积如山呢!神学院的学生自愿帮忙挖掘坟墓,但仍跟不上速度。城市和大主教辖区的人员转而借助于施工设备,用蒸汽铲挖掘壕沟当做集体坟墓。殡仪工多诺霍说:"他们把蒸汽铲运入圣十字公墓后开始挖掘……然后他们把棺材一具具运进来,按照义务就在壕沟旁作祷告,再把棺材排列起来,一个挨着一个放进去,这就是他们为每家料理后事的过程。"[12]

那些曾让一个个家庭泣不成声的尸体,那些在太平间堆叠成患的尸体,终于入土为安。

数周前刚刚就任的大主教多尔蒂(Denis Dougherty)——后来他成了那个大主教辖区的第一位红衣主教——派牧师到各个街区去帮助搬运尸体,他们加入到了警察和其他一些也在做这些事情的勇敢的人当中。

他们有时用卡车收集尸体,"死人太多了,有关人员告诉人们找个木箱装上尸体,放在前门廊上"[13]。费雷尔(Harriet Ferrell)回忆道:"一辆敞篷卡车穿越小区,沿路收集那些尸体。车上已经无处可放,一点空间都不剩了。"

有时,他们还用四轮马车来收集尸体。埃普(Selma Epp)的兄弟丹尼尔(Daniel)死了,"尸体被放在这些马拉的车上,我的姑妈眼睁睁地看着那些马车过来,丹尼尔就放在那上面。每个人都已虚弱得无法抗议,那车上没有一副棺材,死去的人就用麻袋布裹着,车上一个摞着一个,然后马拉着车就把他们带走了"[14]。

看见那些载着尸体的卡车和马车(裹着布的尸体胡乱压在其他尸体上,胳膊、腿伸在外面,运往墓地后成堆地埋在壕沟里),或是听见哀悼者的恸哭及对死者的召唤,无论谁都会不由自主想起另一场瘟疫——那场中世纪的瘟疫。

通过初步的努力,整个城市似乎开始注入新的力量,能够有力地、勇敢地应对,领导部门及各种机构似乎也都已就位了。

但是,流行病并没有减弱,至少就流感的状况而言,街道清洁工作没有收到任何成效。验尸官——瓦雷集团的人——责怪由于政府禁售酒精饮料而使死亡率逐渐增长,他声称酒精是对付流感的最好的处理手段。

几乎每家都有人生病,人们开始回避和他人谈话,万不得已时就别过头去,相互隔离。电信局加剧了人们之间的隔离。由于有 1800 名员工不能工作,电信局只准许人们拨打急救电话,接线员随机听取电话,把那些拨打日常电话的线路切断。隔离加剧了恐怖感。克利福德·亚当斯回忆道:"他们禁止人们交流、上教堂,还关闭了学校……关闭了所有的酒吧……死寂一片。"[15]

很可能有 50 万——或者更多的——费城人得了病,但无法得到更准确的统计。尽管新颁法规要求报告病例,但医生们已经忙得不可开交,他们根本没时间给所有病人看病,护士也一样,所以根本无法进行统计了。

人们需要帮助。尽管急救部门、国防委员会和红十字会竭尽所能,但人们还是无法得到帮助。

《费城问询报》用大字标题写道:"科学的护理能够控制流感。"[16]

然而,没有护士。

在某个派遣护士组织的日志中有一段未加标记的话:"接到的求助电话:2955 个,没能提供服务的电话:2758 个"。注意:**接到的求助电话是 2955 个,没能提供服务的电话是 2758 个!**[17] 这份报告还指出,那些数字——93%未得到帮助,7%得到了帮助——还是保守的说法,因为"'接到的电话'……并不代表需要护士的数量,许多电话都是需要几个护士到同一个地方去,还有两个电话分别需要 50 名护士"。

人们迫切需要护士。对 55 名没有住院的流感患者的研究显示,他们没有一人看过医生或得到过护士的照顾,其中 10 人死掉了。[18]

现在看起来就像流行病爆发前那里不曾有过社交生活一样,这场疾病将城里每个人的活动都公之于众。

大主教派修女去医院(包括犹太医院)服务,并允许她们打破清规,可以在修道院外过夜,也可以打破沉默誓言,但她们并未能缓解人们的迫切需要。

此时,早些时候一腔热诚前来帮忙的志愿者纷纷退出了。那些工作不是太令人厌恶,就是太辛苦;或者这些志愿者本身也生了病,还可能他们也被吓倒了。每天报纸上都登载需要新的志愿者的信息,迫切地请求志愿者的帮助。

仅仅 10 月 10 日**一天**,费城就有 759 人死于流感。在流感爆发前,所有因素——包括疾病、事故、自杀、谋杀等——造成的死亡数也不过**每周** 485 人。

恐惧开始在城市各个社区蔓延。人与人之间的信任土崩瓦解，人们开始急躁，甚至愤怒起来。在这场大灾难面前，人们不再仅仅指指点点或保护自己的利益，而是开始极端地自私自利。成千上万的病人变成严重拖累费城的累赘，整个城市陷入混乱和恐惧之中。

恳求志愿者帮助的呼声变得越来越让人痛心，也越来越尖锐。各份报纸在大字标题"急救部门需要业余护士"[19] 下印着马丁夫人的请求："在这场艰难的危机之中，急救部门召唤所有……家中没有病人需要看护、自身身体状况良好的人……请在星期天早上来沃尔纳特街 1428 号报到，越早越好。办事处全天开放，招募的人将被登记造册并立即投入急救工作。"

克鲁森公告道："志愿加入急救工作是费城每个身体状况良好、能够放下自己工作的女性的职责。"

但现在还有谁听他的话呢？

马丁夫人号召所有"拥有一双手并愿意工作"[20] 的人加入。

来者无几。

10 月 13 日，儿童卫生局公开请求乡邻接纳——至少暂时接纳——那些父母垂死或已双亡的儿童，但回应者几乎为零。

伊丽莎白·马丁恳求道："我们现在只是需要更多志愿者的帮忙……我们已经不再照料流感的普通病患了……这些人几乎已经到了死亡的边缘。费城每一个有能力的女性，无论是否有过护理经验，难道就不能来帮帮我们吗？"[21]

应者依旧寥寥。

现在不仅需要医疗护理，还有普通的照料。有些家庭所有成员都得了病，没人能给他们做饭。克鲁森公开求助："费城每个有空的健康女性都能为打败流感出力。"

但在那时，整个城市已经听够了求助，人们现在都为自己而活。人们不再相信,不再信任。没有了信任,人与人之间的关系也就土崩瓦解了。

专业人员还在继续工作。费城医院的一位女医生说,如果留下来她一定会死,于是就逃走了。但这种情况只是少数。医生死了,其他人还在继续。护士死了,其他人还在工作。费城医院有从维萨来的 20 名学生护士,已经死了 2 名,但其他人"一直工作得非常勤勉……他们说他们会更加努力地工作"[22]。

别的专业人员也在工作。警察们的表现十分英勇,而在流行病到来之前,他们看起来总像是一支效忠于瓦雷集团的私人军队。当海军打击其驻地旁的卖淫行为时,警察无所事事。然而,当警察局接到需要 4 名志愿者帮助"从床上搬运尸体,并把它们放入棺材,抬上运输车"[23] 的命令,并且得知许多尸体已经腐烂的情况时,仍有 118 名警员前来响应。

但是,市民一般已经停止了支援,许多妇女已经向急救医院报告要求换班,她们再也没有回来,有些人在换班的过程中就消失了。10 月 16 日,费城最大一家医院的护士长对顾问委员会说:"病房内的志愿者毫无用处……他们都很害怕,有很多人报名当志愿者,可是拒绝做任何与病人有关的事。"[24]

即使在志愿者不用和病人接触的地方——比如厨房——情况也好不了多少,马丁夫人的口气最终变得痛苦而轻蔑:"数百名妇女作壁上观……她们还梦想自己是仁慈天使,而且虚幻地臆想自己具有伟大的牺牲精神。现在似乎什么都不能唤醒她们。她们都知道,有些家庭里的所有人都得了病,因为没人为他们做饭,孩子们几乎快要饿死了。死亡率这么高,她们还是踌躇不前。"[25]

在急救医院做志愿者的苏珊娜·特纳(Susanna Turner)留了下来,每天都去医院工作,她记得:"人们内心的恐惧使他们畏首畏尾……他们害怕出门,害怕做任何事……你只是天天苟活,做必须做的事,根本不考虑未来……如果你向邻居求助,他们不会帮你,因为他们不想冒险。如果他们家还没有人生病，他们绝不想把病带进来……人们不像平时那样有善心，会在别人生病的时候施以援手，那时他们只顾着自己。那真是一个被恐惧击垮的年代。"[26]

那时的专业人员才是英雄。医生、护士，还有医学院学生、学生护士，他们面临着大批人的死亡，但毫不退缩。还有其他一些人。艾拉·托马斯（Ira Thomas）是费城运动队的棒球接球手。在克劳德"要么工作，要么战斗"的命令下，棒球赛季被缩短了，因为运动被视为可有可无的工作。托马斯的妻子身高近两米，大骨架，很健壮，他们没有孩子。托马斯日复一日地用自己的车把病人送到医院去，而妻子则为急救医院工作。[27]当然还有别人和他们一样，但为数不多。

"帮助别人？"苏珊娜·特纳说，"他们不会冒这个险，因为他们被吓坏了，所以拒绝做这些事。他们确实被吓坏了，目睹这么多的死亡，他们害怕自己的亲属也会死掉，而他们的确也难逃一死。"没人还能买到东西。货店、煤店、食品店都关了门，"因为来购物的人要么生了病，要么很害怕，他们也有理由害怕。"

仅在10月16日所在的那一周，费城就有4597人死于流感或肺炎，流感还间接杀死了更多人。那是流感期间最为惨烈的一周，但当时没人意识到这点。克鲁森说过太多次"高峰期已经过去了"，新闻界也太多次谈过流感已经被打败。

尽管巨大的宣传活动告诉工人胜利就依靠他们的生产，但连战争产业部门也大量缺员。安娜·拉文说："我们不工作，不能工作，没有人来干活。"连那些没生病而"留下来的人也吓坏了"。

鲍德温机车厂、米德维尔钢厂和太阳造船厂每家都有数千名员工，但20%—40%的工人都旷工了。几乎每个大老板手下都有相当多的人不能工作，宾夕法尼亚约3800名铁路工人脱离了自己的工作岗位。巴尔的摩和俄亥俄州铁路局沿线设立了自己的急救医院。大西洋中部地区的整个运输系统都被撼动了,全国大部分工业生产陷入危险的境地。

　　费城正在崩溃。孤儿已经成了一大难题。那些曾尝试但未能解决食物分发并运送病人去医院等问题的社会公益服务机构,现在又开始考虑孤儿的问题了。

费城的遭遇是全国的缩影。在这个人口密集的城市里，斯塔尔驾车从家中到市中心，在长达 20 公里的路上却连第二辆车都没见到。世界的另一端正重复着相同的经历——死亡、恐惧、拒施援手，以及一样的寂静。新西兰惠灵顿的霍洛斯（Alfred Hollows）说："我被派往亚伯史密斯街的一家急救医院，那是个礼堂……工作人员都是女性志愿者。"医院里有 60 个床位。"我们那儿的死亡率真的是骇人听闻——差不多每天 12 个吧——不久，那些女志愿者就不辞而别，再不露面……某个工作日的下午两点，我站在惠灵顿市中心，连个鬼影都看不到——没有电车来往、没有商店营业，路上只有一辆有篷货车，车一侧系着一块白布，上面印着一个巨大的红十字，用以充作救护车或灵车。那可真是一座死亡之城啊！"[1]

在纽约的长老会医院，每天早上阿奇利（Dana Atchley）医生查房时都会惊骇地发现，就在前一夜，重症部所有的病人都死去了。[2] 这一幕天天上演，仿佛永无休止。

任何一个有点理性的人都不会相信联邦政府给予的指导。地方政府差不多也都是半斤八两。他们留下了一个真空，恐惧将其占据。

政府每次试图保持"士气"的大力举措都加剧了人们心头的恐惧。因为从战争甫始，士气——以最狭隘、最肤浅的方式定义的——就是公众舆

论中的首要话题。正如加利福尼亚参议员约翰逊(Hiram Johnson)1917年
所说的:"战争一降临,遭难的首先是真理。"[3]

那时,"激战"一词就意味着一支部队中至少有50%的人员伤亡。那
时,1916年出版的一位前线护士的自传在美国参战后被出版商撤出市场,
因为该书披露了战争令人憎恶的真相。那时,这边报纸坚持说"美国有充
足的汽油、石油可供汽车使用"[4],那边政府却命令加油站在夜间和周日
"自愿地"停业,并发起一场全国性的"无汽油周日"禁车运动——警察会
把那些不"自愿"服从的驾车者强行拉到路边。那时就是这样一个年代。

报纸对这场疾病的报道也或真或假、或直言或曲解、或坦陈或欺瞒,
报道其他事也是如出一辙——没有一个国家官员站出来公开承认流感的
危险。

然而,医学界已经产生了深深的忧虑。韦尔奇当然也是,尽管不久后
他认识到这是流感,最初他还是很担心这可能是一种新的疾病。德国和
瑞士许多严谨的病理学家则在考虑发生瘟疫的可能性。[5]贝勒弗医院实验
室的负责人则揣测,"世界面临的"会不会并不是一种极端致命的流感病
毒,而是一次轻度瘟疫,他说:"这两种疾病的临床特征在很多方面都非常
相像,还有除肺脏外某些器官的病状也令它们更为相近。"[6]这段话发表于
《美国医学会杂志》上。

医生们在悄悄讨论病理学家发表在医学杂志上的言论,而外行人只
好眼睁睁地看着丈夫或妻子的肤色愈发暗黑*。在这片土地上弥漫着的
东西令人心生寒意,那是令人从心底感到恐惧的寒意。

与此同时,帕克正埋首于实验室的培养皿、解剖的小鼠以及病菌培养
物中。引用笛福(Daniel Defoe)**在《瘟疫年纪事》(*Journal of the Plague*

---

   * 前文提到过,流感病症和黑死病的很像,随着病情的加重,病人的肤色也会愈
发暗黑。——译者

   ** 英国小说家,《鲁滨孙漂流记》(*Robinson Crusoe*)的作者。——译者

Year)中的话:"照我说,整体而言,事物的面貌改变巨大;悲恸和哀伤浮现于每一张脸;虽然还有些地方未被击垮,但所有人看起来都非常忧虑;因为我们看到它显然正在步步逼近,每个人都认为自己和家人正陷于极度的危险之中。"[7]

·　　　·　　　·

这场流感本身就够可怕了,而新闻界令事态更糟。正是对流感知之甚少令人们心生恐惧。官方和报刊所说的与人们看到的、接触到的、闻到的以及承受的风马牛不相及。人们无法相信他们读到的东西,不确定伴随着不信任,接踵而来的是害怕,这样下去,恐惧就尾随而至。

当流感攻击马萨诸塞州时,附近的《普罗维登斯日报》报道说:"波士顿港所有医院的病床都被流感病人占满了……德文斯营有 3500 例病人。"然而,报纸却断言:"这些报告其实更该让人安心而非令人担忧,医生们要求那些士兵或水手卧床休息,就如同要他们奉命站岗一样。他或许并不认为自己生了病,而且他也可能是对的,但军医的命令不容置疑。在这个时候,军医如同一个独裁者,不允许他负责的年轻军人冒任何风险。"[8]

正当病毒在五大湖海军训练基地大量滋生时,美联社报告称:"为了平息夸大的流言所造成的全国恐慌,司令官莫法特(W. A. Moffat)上校今天发出通告,虽然基地 45 000 水兵中约有 4500 人患上流感,但总体情况已经大为改观,死亡率仅 1.5%,低于东部。"[9]

这则报告原打算安抚人心,可惜还是收效甚微,就算它刻意隐瞒了有些训练基地——毗邻的大湖航空军营及附近的谢里丹堡陆军兵营——正在实行强行隔离的事。把这些军营算在一起,相当于全国最大的军事集结地。军方理所当然要对附近居民和国家保证"流行病正在慢慢消退"[10]了。

数百种报纸再三强调布卢的保证,日复一日以这样或那样的形式反复出现："如果采取适当的防范措施就没有恐慌的理由。"[11]

美国造船厂的卫生官员多恩（Philip Doane）上校对美联社说："所谓的西班牙流感和老式的流行性感冒没什么两样。"

这些言论同样被刊登在了数百种报纸上，但人们从中能够嗅出死亡的气息，后来他们就开始亲历死亡了。

派克军营就坐落在小石城外，四天内军营中有 8000 例患者入院，军营司令官不再公布死者姓名。"你今晚该来医院看看，"[12] 派克军营肺炎委员会四名成员之一的布莱克在信中写道，"每条走廊上都摆着长长的两排床，每间病房中几乎都有摆至中间的一排加床，床上都是流感患者。许多军营旁的兵舍也变成了紧急医务室，军营关闭了……那里只有死亡和毁灭。"

派克军营到小石城寻找护士、医生、亚麻布和棺材，当时的《阿肯色公报》（Arkansas Gazette）还以大字标题宣称："西班牙流感就是普通的流行性感冒——一样出现常见的发热和寒战。"[13]

在艾奥瓦州迪莫伊外的道奇军营，流感同样威胁着数百名年轻的士兵。城内有一个被称为大迪莫伊委员会的团体，由紧急事件发生时主持大局的商人和专业人士组成，其中一位曾警告——说是警告，他却以起诉相要挟——出版商的市政府的律师说："我奉劝诸位，若要发表任何有关流感的文章，话题也不能越出简单的防范措施范围——那才是有建设性而非破坏性的内容。"[14] 另一位委员会成员——一名医生——说："如果人们心态端正，他们就绝不会被感染。我相信许多人染上此病都是因为害怕……恐惧是首当其冲要克服的困难，这是战胜流感的第一步。"

纽约布朗克斯韦尔区的《综合通讯报》（Review Press and Reporter）对流感只字未提，[15] 只当全无此事，直到 10 月 4 日才报道"灾难"在那儿造成了首例牺牲者。灾难仿佛从天而降，就算报纸知情不报，大家也都心知肚明。即使当流感已经在布朗克斯韦尔扎了根，报纸还在反对"危言耸听",并警告:"恐惧比疾病还要致命,最先遭殃的就是软弱者和胆小鬼。"[16]

恐惧就是敌人——是的,恐惧!然而,官员们越是想利用半真半假和彻头彻尾的谎言来控制它,它就越快速地扩散开来。

洛杉矶公共卫生主管说:"如果遵守普通的防范措施,就没有理由惊慌。"[17]48 小时后,他关闭了包括学校、教堂和剧院在内的所有公共集会场所。

伊利诺伊州公共卫生负责人私底下——在与伊利诺伊公共卫生官员和芝加哥政客的秘密会议中——建议他们为了救人关闭所有的商业场所。芝加哥公共卫生委员会委员罗伯逊(John Dill Robertson)断然拒绝,认为这样做毫无理由,并会极大地影响士气。他在流行病官方报告中自夸道:"我没有做任何扰乱民心的事。"[18] 之后,他还向其他公共卫生人员解释:"让人们远离恐惧是我们的责任,忧虑会比流行病杀死更多的人。"[19]

库克郡医院所有流感患者——不仅是那些发展成肺炎的人——死亡率达到了 39.8%。[20]

美国发行量最大的期刊之一《文摘》(Literary Digest)忠告:"恐惧是我们的头号敌人。"[21]

几乎全国各家报纸都以大号字体、在标着"预防流感的建议"的专版上写道:"不要害怕!"[22]

《阿尔布克基早报》(Albuquerque Morning Journal)发布了"规避流感"的指导,最突出的建议还是司空见惯的"不要害怕"。几乎每天都会重申一遍"别让自己被流感吓死","别惊慌"。

凤凰城的《亚利桑那共和党》(Arizona Republican)则隔岸观火。9 月 22 日,该报报道:"波士顿卫生部的伍德沃(W. C. Woodward)博士今晚表现出一种乐观的态度……伍德沃博士说今天病人数量的增长并不令人担忧。"迪克斯军营的"军营医疗当局宣称他们已经控制住了流行病"[23]。《亚利桑那共和党》报登载新奥尔良市出现首批流感死者[24]之后两天,新奥尔良自己的日报《消息》(*Item*)才提到该市已有流感患者死亡。

但当亚利桑那的凤凰城自己也出现了第一例流感患者之后,《亚利桑那共和党》报却陷入了沉默,彻底的沉默,[25]对国内任何地区的流感状况开始缄口不提,直到这些新闻变得无法让人继续保持沉默为止。而《亚利桑那共和党》报的竞争对手《公报》(*Gazette*)则争着报道让人放心的消息。报纸引用了当地医生兰德尔(Herman Randall)的话:"10个人处在同样的空气中,接触着同一种细菌。有些人会遭难甚至死亡,另一些人则安然无恙……医生证明,在疾病流行中最为胆小忧虑的人往往最先成为屈从于死神的人。"[26]而在凤凰城,甚至当战争结束之后,于危急之时接管了这座城市的市民委员会继续保持沉默,禁止"该市的商人直接或间接地在其广告中提及流行病"[27]。

与此同时,维克斯伤风膏*的广告铺天盖地,对自家产品的疗效作出保证,称这场流行病"不过是感冒在老戏新唱"[28],变着法子安慰民众。

一些报纸试图通过对流感保持缄默来控制人们的恐惧感,在北卡罗来纳州的戈德勃罗市,一位生还者回忆道:"报纸甚至不愿意发布[死难者的]名单……谁死了的消息都是大家口口相传。"[29]

一位研究内布拉斯加州水牛郡的历史学家这样表达他的迷惑:"该郡的报纸对流感的影响表现出了古怪的沉默,最明显的要算《卡尼中心日报》(*Kearney Hub*)登载的内容了。也许当时的情形实在骇人,于是编辑才降低问题的严重性,以减少民众的恐慌。"直至12月14日,该报还在告知人们不要"惊慌失措",水牛城的官员们就"不会像许多市民那样惊慌

---

* 宝洁公司出产的一种感冒药,一种薄荷脑剂,搽在胸前能够使感冒者呼吸通畅。——译者

失措"[30]。

怎么能让人不惊慌失措呢？甚至在乡邻开始死亡之前，在每个社区新开始堆满尸体之前，每一则消息——除了报上说的——陈述的都是事实真相。即使当布卢念叨着他的咒语——**如果采取适当的防范措施就没有恐慌的理由**——的时候，他还要求地方当局"如果他们的社区受到流行病的威胁，就应关闭所有公共集会地点，这对阻止疾病的传播有很大帮助"[31]。即使多恩上校说**这场流感和老式的流行性感冒没什么两样**，报纸还引用了他的话："每个吐痰的人都是在帮助德国。"[32]

即使布卢、多恩、州长、市长以及几乎所有的报纸坚称这是流感，仅仅是流感而已，公共卫生部还是花了很大力气发布建议——几乎百无一用的建议。它准备好现成的模板，发给一万家报社，它们中的大部分刊登了那些建议。它还准备了——红十字会斥资印刷和分发的——海报和小册子，包括复印了 600 万份同样的传单。教师在学校里发放，店铺、邮局和工厂堆满了这些传单，童子军把它们塞进数万家门内，牧师每次礼拜都要提到它们，邮差把它们投到乡村免费邮递地区的邮箱中，城市工人把它们糊在墙上。

然而，公共卫生部避免集会的通知下达得太晚了，所以没起什么作用。而有任何实际帮助的建议还是同以前并无二致：感觉不舒服就应立即躺到床上去，卧床数天直至所有症状消失。布卢传单上的其他建议都太笼统而毫无意义，全国的报纸还是不厌其烦地刊登："切记保持三洁：口腔清洁，皮肤清洁，衣服清洁……保持肠道畅通……食物是战胜疾病的武器……精挑细选并细嚼慢咽会有所帮助……"[33]

《美国医学会杂志》深谙个中利害，它驳斥了对公众的安抚并警言："在这场流行病中，流感对生命构成严重威胁，必须给每个病人实施最完全的隔离才能保证人们的安全。"[34] 它还抨击"目前官方和其他来源对公众的建议和指导"——布卢的建议、地方公共卫生官员对一切都不予以重视——是没用并且危险的。

"别被吓倒!"报纸如是说。

与此同时,人们常在报纸上(通常是半版的广告中)读到——西部的人在没遭到流感侵袭以前就看到了——红十字会发表的呼吁:"这个国家的安危亟需所有空闲的爱国护士、护士助手或任何有看护经验的人能够听从政府调遣……请医生尽快让照顾患慢性病及其他非重症病人的护士腾出手来做这份工作。催促毕业护士、本科生、护士助手以及志愿者立即……到当地红十字会分会或华盛顿红十字会总部集合。"

"别被吓倒!"报纸如是说。

不要害怕。

但并不是每个人都准备信赖上帝的。

· · ·

2001 年,一场利用炭疽热发起的恐怖主义袭击令 5 人身亡,震惊全美。2002 年,西尼罗河病毒爆发,6 个月内全美有 284 个人死于该病毒,相关新闻占据报纸头条达数周之久,恐惧让人们惶惶不可终日。2003 年,SARS 令全球 800 多人丧生,亚洲经济被冻结,香港、新加坡等地数百万人惊恐不已,上街都要戴上口罩。

1918 年,恐惧犹如船前的艏波,比病毒先行一步。恐惧驱赶着人们,政府和新闻界都控制不了。它们无法控制的原因是因为每篇真实的报道都被谎言削弱了。官员和报纸越想安抚民心,他们就说得越多,比如**若采取适当的防范措施就没有恐慌的理由、这场流感和老式的流行性感冒没什么两样,**而人们则越相信他们已到了岌岌可危的地步,没有人能够信任,只能在死亡之海中随波逐流。

于是,人们注视着病毒慢慢靠近,开始害怕,觉得自己虚弱无力,好像它是一朵无情地逼向自己的毒云。它就在 1000 公里之外,然后是 500 公里、50 公里、25 公里了……

9 月下旬，他们看到了公布的报告，内页中的极短一段写着：安纳波利斯 800 名海军学校学生感染……纽约州规定，如果咳嗽或打喷嚏时不遮住脸将判入狱一年并罚款 500 美元……科罗拉多大学有 30 名学生感染——当然，美联社还是安慰人们，"据说这些患者中没有一位病情严重"[35]。

可是不久，情况**的确**变严重了：费城一日之内死亡 400 人……科罗拉多和新墨西哥州有 20 人死亡……芝加哥已有 400 人丧命……艾尔帕索一天之内举行了 7 场士兵葬礼。情况还在愈演愈烈，所有社会和娱乐活动都暂停了……亚利桑那州温斯洛流感病毒猛然爆发。

在"炮火"夹攻之下，战线从两头推近。

伊利诺伊州林肯镇是斯普林菲尔德市 50 公里以外的一个小镇，麦克斯韦尔觉察到："我对流感的第一感觉是它是发生在军营里的疾病。好像没有什么理由认为它与我们有关。然而逐渐地，它无情地向我们逼近。情况堪忧的流言都已传到了远在中西部的这个小镇……它就像是一个看得见摸得着的东西，越来越近。"[36]

在犹他州距普罗沃 160 公里的梅多，雷伊（Lee Reay）回忆说："我们非常担心我们的城镇，因为流感正沿着高速公路南下，我们就是下一个目标。"[37] 他们眼睁睁地看着流感在佩森肆虐，然后是圣它圭、尼法、勒万、米尔斯，他们眼看着它逐渐逼近。人们在路旁竖起了巨型招牌，命令人们继续前行，切勿在梅多逗留，但邮差总还得在此停步吧。

无论身处这个国家的何地，流感都会逼近——下一座城镇、下一个地段、下一块街区、下一间屋子。图森的《亚利桑那每日星报》（*Arizona Daily Star*）警醒读者们不要染上"西班牙歇斯底里症"[38]！"别害怕！"这是亚利桑那卫生局发布的避免流感的官方最终建议。

别被吓倒！各地报纸都在这么说。**别被吓倒！**这句话回响在丹佛、西雅图、底特律*；回响在分处于佛蒙特州、艾奥瓦州和北卡罗来纳州的三个伯灵顿市；回响在分处于罗得岛州、南卡罗来纳州和密西西比州的三个格林维尔市。每次报纸一说**"别被吓倒！"**人们就都吓坏了。

病毒从东海岸沿水路和铁路向西部及南部移动，以汹涌之势淹没了一座座城市，又穿过这些城镇如巨浪一般滚滚向前，变成狂暴的河流冲毁一个个村庄。它像泛滥的河水涌进居民区，又如潺潺细流渗入每一个独立的家庭。突然，一个浪头吞没了一切，水或深或浅，但仍将万物淹没，形成一片汪洋，将大陆深深淹没后才逐渐平息下来。

加缪（Albert Camus）曾写道："适用于世上一切疾病的道理也适用于鼠疫。它也许可以使一些人思想得以提升。"[39]**

沃德（Ralph Marshall Ward）博士就是人性升华者之一，当时他已经舍弃医学而去经营农场了，而他的弃医从农本也不是为了赚钱。

沃德天资聪颖，对药理学尤为感兴趣，是堪萨斯城的名医，在牲畜交易大厦的底层有一家诊所和一间药房。堪萨斯城是一个主要的铁路终点站，他的诊所附近就是火车的修车场。他大部分的业务是给铁路工人治疗工伤。他施行过大量的截肢手术，似乎总是在处理血肉模糊的、被锐器撕裂的伤员。给这么多遭受巨大痛苦的人做手术也令他感同身受。

他已经当够了医生，而且，在给堪萨斯城北的牛仔治疗放牧所受之伤时，他对牲畜行业已有了足够的了解，于是就在战前不久，他决定买个1000多公里外的小农场，就在靠近墨西哥边境的得克萨斯州圣贝尼托附近。在往南去的漫长旅程中，他和妻子约定，对他曾行医一事决不对外吐露半个字。然而，1918年10月，流感也影响到了他。一些农场工人生了

---

* 这三个城市相距甚远，分别位于美国的西部、中部和五大湖地区。——译者
** 该段译文摘自加谬1947年出版的长篇小说《鼠疫》（*La peste*）的中文版本，由译林出版社1999年出版。——译者

病,沃德开始为他们治疗,消息就这样悄然传开了。

几天后,他的妻子被嘈杂而陌生的声音吵醒。她走出门去,暮霭沉沉中有人影慢慢浮现,有好几百人,几乎是铺天盖地而来。他们慢慢走近,她看出他们是一些墨西哥人,几个人骑着骡子,大部分步行着,女人牵着孩子,男人带着女人,蓬头垢面,疲惫不堪,这群人身心俱伤。她大声叫喊她的丈夫,沃德出来了,站到门廊上。"我的天哪!"他叹道。

这些人什么都没有带,但他们知道他是医生,于是就来了。沃德夫妇后来告诉他们的孙女,当时就和《飘》(Gone With the Wind)里医院的场景一样,成排的伤者和垂死的人痛苦地躺在地上。这些人空手而来,一无所有,他们就快死了。沃德一家把巨大的水罐拿到外面烧水,用他们所有的储备来为他们提供食物,给他们治病。在靠近墨西哥边境空寂的恶劣环境中,他们没有红十字会可以求助,也没有国防委员会。他们尽其所能,当一切结束后他们回到了堪萨斯城,沃德开始重操医生旧业。[40]

还有其他像沃德夫妇这样的男男女女——医生、护士、科学家——恪尽职守,甚至染上流感而殉职,因此而死的人数之多,使得《美国医学会杂志》每周都要数页并发,不登别的,全都是以极小字体印出的简单讣报。[41]几百名医生牺牲了,是几百人啊!还有其他人也在鼎力相助。

但正如加缪所知的,邪恶和危机不会让所有人的人性都得以升华。危机只能让他们暴露自己,其中一些人就暴露出人性的阴暗面。

费城爆发的疾病狂潮开始席卷全国各地,被同种恐惧席卷的街道一片死寂。大部分男人和女人牺牲了,他们不惜冒着生命危险,只是为了他们挚爱的人:孩子、妻子、丈夫。有些人,那些只爱惜自己的人,却是抛下他们,落荒而逃。

甚至还有一些人在那儿煽动恐慌,他们相信将过错推给敌人——德国——能够对战事有所帮助,又或者他们真认为责任就在德国。多恩怪罪"乘潜艇而来的……德国特务"把流感带到了美国。"欧洲的流行病是从德国人那里先开始的,他们没理由对美国特别客气。"[42]

美国其他地方也有人在附和。密西西比州的斯塔克维尔是密西西比丘陵地区一个拥有3000人的小镇,它坐落于锯木厂、棉花田(并不是密西西比河三角洲富饶繁密的种植园,而是一片贫瘠的土地)和密西西比农机学院(今为密西西比州立大学)附近。负责密西西比州东北部的美国公共卫生部官员帕森斯(M. G. Parsons)博士将斯塔克维尔作为指挥部。他不无自豪地告诉布卢说,他已经成功地让当地报纸将他编造的故事公之于众了,他说那个故事能够"帮人们形成一种合适的心态"——这种心态就是恐惧。帕森斯想制造恐惧感,他相信这能"使公众接受并执行我们的建议"[43]。

帕森斯让地方报纸报道说:"德国佬要残杀无辜的平民……他们通过病原体散布疾病和死亡,并已经这么做了……更准确地说,传染病就是他们在法国、英国和美国的战场后方使用的武器。"[44] 布卢对此不置可否。另一个故事说:"病毒就要来了,一场流行性感冒正在传播或者被人传播(我们想知道究竟是哪种情况)"[45]……

类似的控诉加起来足以煽动起公众的情绪,迫使公共卫生部实验室浪费宝贵的时间和精力去调查发动细菌战的可能媒介,如拜耳公司的阿司匹林。帕森斯的管辖范围与亚拉巴马州接壤,而那里正有一个从费城来的旅行推销员,名叫H·M·托马斯(H. M. Thomas),他因被怀疑是传播流感——等同于死亡——的德国间谍而遭逮捕。后来托马斯虽被释放,但10月17日,就在费城有759人死于流感的第二天,他的尸体在一家旅馆的房间中被发现,手腕和喉咙都被割断。警方判定是自杀。[46]

每个地方都和费城一样,面临着两大问题:照顾病人和维持秩序。

马里兰州的坎伯兰市是一个位于煤区中心的交通枢纽和工业城

市——从那儿抛一块石子几乎就能飞过波托马克河掉到西弗吉尼亚。为了防止疾病散布，学校、教堂都已被关闭，公共集会的地点也都贴了封条，商店也被要求早点结束营业。尽管如此，流感还是在 10 月 5 日爆发了。那天中午，当地红十字会主席与红十字会战争基金的财务总管及当地国防委员会领导会面，他们得出结论："局势似乎已经失去控制……某某人因没有医生护士照料而死掉的消息在迅速传播，这真是一场切实的恐慌。"

他们决定把华盛顿街的两栋大楼改成急救医院。这些男人会面后不到一个小时，医院就由几名妇女接管了。这些妇女每人都有一项任务：收集亚麻布、洗漱用品、厨房器具或面粉。她们迅速工作，第二天一早，医院已经挤满了患者。

坎伯兰全城有 41% 的人患病，[47] 而急救医院仅有 3 名护士。组织者恳求能有更多护士相助："我们告诉卫生部，如果想继续干下去，我们必须要有更多的护士……[有护士]才有希望……然而这样的帮助从未成真，到现在……有 93 人加入，18 人死亡。护理人员是个大问题，我们根本找不到人手。"[48]

再回过来看看斯塔克维尔的情况，帕森斯和学院院长及医生见了面，学院院长是学生军团的司令官——所有学生都已被收编入伍，他在给布卢的电报中说："我们就危险和最佳行动方式等问题进行了开诚布公的讨论，他们向我保证，他们会竭尽全力。"[49] 他需要并得到了 15 000 份小册子、海报和传单，比斯塔克维尔、哥伦布和西点的总人数还要多，但他以及他的那帮人并没做成什么事，1800 名学生中将有超过半数的人患上流感。10 月 9 日，帕森斯"发现了难以置信的情况，这对每个当权者都是当头一棒"。那时有 800 名学生患病，并且已有 2% 死去，后来还有许多人步其后尘。帕森斯发现"流感传遍了整个地区、整个城镇、整个村落的每一户人家。人们都相当恐惧，他们也有理由恐惧……"在西点，一个拥有 5000 人口的小镇,1500人几乎同时发病。帕森斯承认:"恐慌开始了。"[50]

在艾尔帕索,一位美国公共卫生部官员对布卢说:"很荣幸由我通知您,10月9日至今,艾尔帕索市民共有275人死于流感,这还不包括受雇于政府以及死在布利斯堡基地医院的人,也不包括士兵……整个城市已陷入一片恐慌。"[51]

在科罗拉多州,圣胡安山脉旁的城镇中没有恐慌。他们变得格外谨慎,他们也有时间准备。莱克城的警戒使整个镇子完全不受流感的侵袭,他们不允许任何外人进入。而拥有2000人的希尔韦顿镇在尚未出现流感患者之前就下令关闭商业区,但病毒还是势如破竹攻了进来。仅一周之内,希尔韦顿镇就死了125人。[52]乌雷镇建立了一个持枪隔离区,[53]雇来警卫禁止希尔韦顿和特留莱德的矿工外出,但流感还是进入了乌雷镇。

流感还没有到达甘尼森,那里地域不小又没有隔离,是个铁路镇,又是该州中西部的供给中心,还是西科罗拉多州立师范学院所在地。10月上旬——早在任何地区出现流感之前——甘尼森和邻近的几个镇发布了公共集会的封闭令及禁令。之后,甘尼森镇决定与世隔绝——甘尼森警方封锁了所有道路,列车长警告所有乘客,如果他们走下列车在甘尼森月台上舒展身体,就会被逮捕并拘留5天。两名内布拉斯加人只是想穿过封锁驾车到下一个小镇,就被投入了监狱。就在此时,附近的萨珍特镇一日之内死亡6人——那里总共才130号人。

回到9月27日,那时还是大流感早期——却好像经过了好几年一般漫长,威斯康星州的《杰斐逊县联合报》(*Jefferson County Union*)就已经揭露了疾病的真相,军队士气维护机构的司令官裁定这篇报道"令士气低落"并将它转给执行官,请他们"采取任何他们认为合适的行动"[54],包括对其提出刑事诉讼。而现在,几周之后——经历了死亡的几周之后,战争结束了,《甘尼森新闻》(*Gunnison News-Chronicle*)并不像全国其他报纸那样视若儿戏,而是发出警告:"不能轻视这场疾病,它可不是开玩笑,而是一次可怕的灾难。"[55]

甘尼森镇逃脱了死神的魔掌，没有一人死于流感。

在美国，战争的阴霾多少已经**过去**了，而流感仍在。

"即使发生过战争，"费城的苏珊娜·特纳回忆，"它不过是同我们擦肩而过，你知道……而另一方面……这恶性的疾病却正站在门外。"[56]

人们害怕并且痛恨这一恶疾，这个突兀地站在他们之间的东西。他们愿意不惜任何代价去铲除它。北卡罗来纳州戈德勃罗市的佟克（Dan Tonkel）回忆："我们甚至害怕呼吸，剧院都关门了，所以你见不到任何聚集的人群……每一步都战战兢兢，甚至连门都不敢出，不能和伙伴、同学、邻居一起玩，不得不待在家中，处处小心。人们吓得不敢离开家半步，不敢和别人谈话，就像在说，别把气呼到我脸上，别看着我把气呼到我脸上……你根本不知道一天天下来谁会是死亡名单上的下一个……真恐怖，人们死得太快了。"[57]

佟克的父亲开了一家商店，8个女店员已死了4个。"农民停止耕作，商人不再卖货，这个国家停止运转、屏息不动，每个人都在屏住呼吸。"[58]他的叔叔本尼（Benny）当时19岁，被征召入伍前一直与他同住，但本尼去布拉格堡基地报到时却被遣送回来了，因为军营不再征召任何新兵。佟克记得那时父母都不想让他进屋。"本尼，我们不知道该拿你怎么办。"他们说。"哎，我能说什么呢？我已经回来了啊！"他叔叔回答。他们还是让他进屋了。"我们怕得要死，真的，怕得要死。"

华盛顿的萨尔多说："它使人们疏远……把你所有的社会生活都搅没了，没有社会生活、没有校园生活、没有教会生活，什么都没有了……它完全破坏了所有家庭和整个社会的生活。人们不敢亲吻别人，不敢与人共餐，不敢同人接触，因为那些都可能让人染上流感。它破坏了那些维系，破坏了人与人之间的亲密……害怕的感觉萦绕着你，因为你会眼见身边的很多人死去,被死亡团团包围……每一天的拂晓时分你都不知道自己是否能活到日落西山。可能从早上开始到晚上睡觉这段时间内,所有家庭成员都死了——一家人无一幸免,而且这还不是偶然事件,邻近街区常有这事发生,这实在是一种可怕的体验。说它是瘟疫也无可厚非,它就是那样的……你被隔离了,你所陷入的状态就是恐惧,它来势迅猛……从早上一睁开眼到晚上睡觉,你就一直生活在一种持续的恐怖氛围之中。"[59]

康涅狄格州纽黑文的约翰·德拉诺(John Delano)也有着同样的被隔离的不安体验:"那段日子里,如果有人病了,长辈们——大叔大妈们——也照例会送点吃的过去慰问,但这次却非常别扭……没人会走进屋里,没人会把食物带进屋去,也没人会入室拜访。"[60]

亚利桑那州普雷斯科特市规定握手是违法的。[61] 在肯塔基州佩里郡的山里,那里的人要么依靠挖煤为生,要么在那块表层仅有十几厘米厚土壤的地面上种地糊口。那里的人辛勤劳作,家庭关系非常紧密,男人和女人都很耿直,会为了尊严和荣誉去杀人。红十字会分会主席求助时说:"在山上有数百名患者,我们却接触不到他们。"接触不到是因为该郡几乎没有公路;旱季里本还有河床可以代路,但当河床有水时就无法通行了。而且,"人们不是因为食物短缺而被饿死,而是因为健康的人出于害怕而不敢靠近病人;在遭难的家里,死人躺在那儿没人管"[62]。有人愿出100美元请医生出来看一个小时的病,医生也不愿来。连红十字会的工作人员布劳纳(Morgan Brawner)亦是如此,他周六才到此地,周日就离开了,[63]他自己都被吓坏了。他有理由害怕——一些地方居民的死亡率已达30%。[64]

一位历史学家多年之后走访了马萨诸塞州诺伍德当年的幸存者。一名在1918年还是个报童的男子记得,经理"让我把钱放到桌上,喷了遍消毒水才拿起来"[65]。另一名幸存者说:"没有什么客人来访,我们就自己待着。"还有一个人说:"他把我父亲需要的所有东西带来,你知道,然后都放到门前台阶上,没人敢走进别人的家。"有人说:"一切都静止了……不许我们走出家门，我们不得不离别人远远的。"有人说："一个警察，一个大块头的家伙……走到房子跟前，准备钉上一块白色的大告示牌，牌上用红字写着**流感**，他们把它钉到了门上。"这块告示牌令这家人更被大家疏远了。还有幸存者说："我走在街上，以手掩目不敢多看，门上挂着绸布的人家实在太多了。"另一个人说："非常可怕，不仅害怕自己也可能病倒，还有看着周围的人死去时那种令人恐怖的感觉。"

密歇根州卢斯县的一名妇女在护理她的丈夫和三个儿子时"自己也病倒了"，红十字会一位工作人员报告说："没有一个邻居进来帮忙。我在那里待了一个晚上，早上给这名妇女的姐姐打了电话。她姐姐来了，敲了敲窗子，但直到我俩之间有个安全的距离后才同我交谈……我为这名妇女做不了什么……除了给她请牧师。"[66]

科罗拉多州的莫纽门特和伊格纳西奥颁布的禁令远不止禁止所有的公共集会，还禁止顾客进出商店。商店仍然营业，但顾客必须在门口喊订单，[67]然后在外边等商品。

科罗拉多州的斯普林斯则给很多人家贴上了写有"疾病"的标志。

造船业的工人接触的都是爱国主义，这是其他行业工人所不能比的，他们的工作状态和前线士兵的战斗一样攸关战争成败。同时，也没有哪里的工人比他们受到更好的照应了。所有造船厂内的普通水杯都被即刻销毁，取而代之的是数以万计的纸杯。医院和治疗设备也都已预先安排妥当，还配备了流感疫苗，这可能是唯一一个还请得到医护人员的行业了。于是一位公共卫生部官员声称："没有理由相信在疾病的恐慌中会有许多工人旷工，因为我们教育他们不必担惊受怕。这些人接受了灌输，认为工作场所比任何其他地方都安全。"[68]

此外，如果不来工作的话自然就没有薪水。然而，新英格兰许多造船厂的旷工数仍很惊人。[69]沙塔克公司有45.9%的工人不上班，吉尔克里斯特造船厂有 54.3%,自由港造船厂是 57%,格尔顿炼铁厂则为 58.3%。

亚利桑那州凤凰城远在 4000 多公里之外,流感刚开始时,那里的报纸和其他地方一样,有关报道很少,都是让人放宽心的话,坚称恐惧比疾病本身更危险。然而病毒在那里久久驻留,徘徊不散,使凤凰城比其他地方受害时间更长,到最后连新闻界都按捺不住担忧起来。11 月 8 日,《亚利桑那共和党》报发出警告:"凤凰城市民正面临着一场危机,[流行病]已经发展到了非常严重的地步,成了摆在人们面前的首要问题……本市几乎每个家庭都遭到了这场瘟疫的打击……无畏的男人和女人[必须]为人类挺身而出。"[70]

距战争结束还有三天,已经显露出不少和平的假象了,而报纸在战争仍在继续之时将流感称为"首要问题",这是极不寻常的。最终,该市成立了一个"市民委员会"来处理与流行病相关的事务。

在亚利桑那州,市民委员会是非常受重视的。一年前,1500 名"市民保护同盟"的武装人员将 1221 名罢工的矿工赶入运牲口的货车车厢,然后丢在横跨新墨西哥州沙漠的铁路侧轨上,没有留下任何食物或水。凤凰城另一个"市民委员会"曾盯牢那些"公债逃避者",把他们的模拟像挂在交通干道上。一个由于宗教原因拒绝购买公债的人的画像被吊了起来,旁边还有布告写着:"塞勒(H. G. Saylor),懦弱的懒鬼……他能,却不愿买自由公债!"[71] 塞勒还是幸运的。该委员会还抓住了一个名叫列阿斯(Charles Reas)的木匠,把他双手反绑,脸涂成黄色,在脖子上架了套索,然后把他拖到凤凰城市区的街上,身上挂的牌子上写着"除了这个人,我们是 100%"。

流感市民委员会同样采取主动,它就像一个特殊的警察部门,召集所有"爱国公民"来加强反流感法令,包括要求所有人在公共场合戴口罩,逮捕任何随地吐痰和咳嗽时不掩口的人,命令(那些还在营业的)商家给每位顾客留出约 35 立方米的立体空间,切断所有进城的交通,只允许那些

"在市内有现行职务"的人进入。不久,《亚利桑那共和党》报这样描述道: "一个戴着口罩的城市,一个和假面狂欢节一样怪诞滑稽的城市。"[72]

然而颇具讽刺意味的是,和别的地方相比,流感其实只是轻轻碰了凤凰城一下。恐慌到底还是来了。狗讲述了可怕的故事,但它们并不是用吠声讲的。有流言说狗身上携带了流感病毒,于是警察开始捕杀街上所有的狗,人们开始杀掉自家的狗,他们曾宠爱过的狗。要是他们自己下不了手,他们就把狗交给警察去杀。《公报》报道说:"照这样的非自然死亡率,凤凰城不久就会一只狗都不剩。"[73]让我们再回到费城,沃尔兹(Mary Volz)住在一座教堂附近,她一直"喜欢听教堂的钟声敲响,那是多么令人欢欣鼓舞的钟声"!但现在每隔几分钟,人们就会抬一副棺材进去,然后离开,"接下来还会有另一副棺材"。每次钟都会敲响。"倾听钟声本是我的乐趣,可现在这'当!当!当!'把我吓坏了,生病卧床时听到那'当!当!当!'的声音,这钟是在为我敲响吗?"[74]

战争的阴霾过去了,流感仍在。战争结束了,流感还在继续。恐惧就像条冰冷的毛毯笼罩着全国。"有人说世界将焚身于烈焰",弗罗斯特(Robert Frost)在 1920 年的诗作* 中写道,"而冰之力量/亦能成此大劫。"[75]

一份美国红十字会内部报告总结道:"对流感的担心和恐慌,像中世纪黑死病的恐怖一样,普遍发生在全国许多地区。"[76]

---

* 美国诗人。原诗为"Fire and Ice": Some say the world will end in fire,/ Some say in ice. / From what I've tasted of desire/ I hold with those who favour fire. / But if it had to perish twice,/ I think I know enough of hate/ To say that for destruction ice/ Is also great/ And would suffice.

电报如雪片般朝红十字会和公共卫生部飞来，要求、请求、甚至是乞求帮助。来自弗吉尼亚州朴次茅斯市的电文说："急需两名有色人种医生。"[1] 肯塔基州凯里市说："联邦煤矿需要紧急流感救援……火速回复。"华盛顿州的斯波坎市则说："亟需四名护士来管理地方红十字分会提供的其他护士。"[2]

这些要求都得不到满足。红十字会的回电如下："没有空闲的有色人种医生"[3]；"各地都需要护士，几乎不可能将护士派出去"[4]；"请在当地征召兼备才能和实际经验的志愿者"。

无法满足这些要求倒不是因为未做尝试，红十字会工作人员也曾挨家挨户地寻找任何一个有护理经验的人。[5] 当打听到有资深护士时，红十字会就会想尽办法找着她。有一天，乔西·布朗正在圣路易斯市某个剧院里看电影，突然灯亮了起来，屏幕变成空白，一个男人出现在台上，宣布："请乔西·布朗到售票处去。"[6] 在那儿，有人交给她一份电报，命她前往五大湖海军训练基地。

《美国医学会杂志》不断重复——有时甚至同一期就要重申两次——发表："紧急号召医生到流行病非常严重的地方去帮忙……此次服役和在陆军或海军的军医团中一样，毫无疑问也是公民的一种爱国特权……因为此次召集非常紧急,建议任何一位认为自己能出份力的医生致电美国公共卫生部部长。"[7]

永远都是供不应求。

与此同时,医生们也尝试了所有的办法——**所有**——来挽救人的生命。这些方法倒是缓解了一些症状。为了解决疼痛问题,医生们尝试了从阿司匹林到吗啡的所有药品;他们用可待因*,据说还有海洛因来控制咳嗽,或多或少有些效果;他们以阿托品、洋地黄、番木鳖碱和肾上腺素作刺激剂,并给病人输氧。

有一些治疗手段已经不属于缓解症状这个范畴了,但是它们有着坚实可靠的科学依据——即便之前那些科学与流感毫不沾边。雷登方法基于刘易斯脊髓灰质炎实验而在波士顿创立,这种方法及其衍生方法在世界各地被一遍又一遍地试验着。

还有一些手段没多少科学根据,但听上去合情合理。它们的确也是合乎情理的,尽管这个"合乎情理"的"情理"是那么令人绝望——是医生事出无奈的"慌不择路",是那些疯狂念头、几千年的实践及近来科学方法的混杂。一流医学杂志虽然会将那些最古怪、最荒谬的所谓"疗法"拒之门外,但他们会发表那些至少貌似有意义的文章,因为没有时间进行同行评审,也没有时间仔细分析。

《美国医学会杂志》发表了一位医生的文章,声称:"如能适当使用[我的]疗法,预防感染就能达到100%。"[8] 他的方法合乎逻辑。他希望通过刺激黏液流动来阻止病原体附着于黏膜,从而帮助机体形成第一道防线。于是他把多种刺激性化学药品粉末混合在一起,吹进上呼吸道内以产生大量的黏液流。这个理论是合理的,也许当黏液在体内流动时确实会有些效果。

---

* 自鸦片中提取的生物碱,可用以镇痛、镇咳、催眠等。——译者

一名费城医生则有另一种想法,不仅合理且更易于操作,他在《美国医学会杂志》上写道:"当系统为碱金属离子充盈时,细菌就难以生长了。"[9] 因此他试着把整个机体变成碱性。"我通过口腔、肠道和皮肤往体内注入柠檬酸钾和小苏打(碳酸氢钠),总能得到不错的结果……病人肯定愿意率先[原文如此]尝试这种通过乙酰水杨酸[阿司匹林]进行缓解的诱人方式……我在这次大流感中取得的成功完全不是意外或特殊情况……我强烈要求这种方法立即投入使用。而实验室或临床的进一步研究随后也要跟上。"

即使医生们已经对免疫反应的特异性非常了解,他们还是给病人注射了伤寒疫苗,[10] 认为——或仅仅希望——它多少能够对免疫系统起到促进作用。一些人宣称这种方法是有效的,另一些人基于此理论把所有已知疫苗用到病人身上。奎宁对疟疾有治疗作用,许多医生万般无奈也给流感患者使用了该药。

还有些医生不关心结果,只坚信自己的疗法能治病。蒙大拿州的一名医生向《纽约医学杂志》(New York Medical Journal)报告,他的实验疗法"效果良好"。他在 6 个病患身上尝试了此种方法,两人死亡,但他仍坚称:"在恢复健康的四人身上,疗效迅速且可靠。"[11]

匹兹堡大学两名研究人员的所谓逻辑也好不到哪去,他们认为自己改良了雷登承袭弗莱克斯纳和刘易斯开发的技术。他们以该法对 47 名病人实施治疗,20 人死亡。[12] 他们去除了 7 个死亡人数,说他们接受治疗已为时过晚。即便如此,47 人里面仍有 13 人死亡,就这样的结果,他们还宣称自己取得了成功。

一位医生给 25 位肺疾严重的病人静脉注射过氧化氢,[13] 认为这样能使氧气进入血液,13 人好转,12 人死亡。同样,这位医生宣称他获得了成功:"对缺氧血症总能有显著疗效,许多例血毒症患者也顺利渡过生死难关。"

他的很多同行还尝试了其他类似的古怪方法,并同样宣称成功,他们中很多人都对自己的方法坚信不疑。

顺势疗法的拥趸认为这场大流行证明了他们相对于"对抗疗法"医生的优势。《美国顺势疗法学会杂志》(*Journal of American Institute of Homeopathy*)中说,由常规医生治疗的流感患者死亡率为28.2%——这完全是谬论,倘若如此,单美国本身就应该有几百万人死亡,还说,由顺势疗法医生用胡蔓藤类草药治疗的26 000名患者,死亡率仅1.05%。许多顺势疗法医生号称,医治的数千名患者,不会有人死亡。[14] 但这些都是他们自己说了算,要减少在他们手上死亡的人数也是轻而易举——比如,将样本中不遵医嘱而服用了阿司匹林(顺势疗法医生认为这是毒药)的病人去掉。

世界其他地方的情况与此无异。在希腊,一位医生用芥子膏让流感患者的皮肤起水泡,将水泡中排出的液体混上吗啡、番木鳖碱和咖啡因,再给患者注射。"效果立见,36—48小时,甚至12小时之内,体温下降,症状有所改善。"[15] 但他的234名病人中,死亡率为6%。

意大利有个医生给病人静脉注射氯化汞。另一人认为腋窝皮肤下的淋巴结是散布全身的白细胞的前沿哨所,于是给病人的腋窝擦木馏油(一种消毒剂)。还有个医生认定,无论年龄大小,只要每12小时用温牛奶加一滴木馏油进行灌肠就能预防肺炎。

在英国,战争办公室在《柳叶刀》上刊登了对治疗的建议,[16] 比美国的任何指导都更具针对性,并且很有希望减轻一些症状:20粒溴化物有助于睡眠,鸦片剂可以减轻咳嗽,氧气能缓解紫绀。建议中还提醒说:用静脉放血术没多少好处;酒精是有益的,却几乎无法通过食物获取;头痛要用安替比林和水杨酸——制备阿司匹林的原料,刺激心脏就要使用番木鳖碱和洋地黄。

　　而在法国,直到 10 月中旬,战争部才向科学院求助。为了预防疾病,一些医生和科学家建议戴口罩,而另一些人则坚称砒霜亦可预防。在治疗上,巴斯德研究所开发了一种惯常的提取自马的抗肺炎血清,以及一种提取自康复病人血液的抗血清(对照表明,科尔和埃弗里研制的血清更为有效)。人们亟需任何能退热的东西。刺激剂被建议用于心脏。用来清除体内垃圾的"诱导法"*也登场了。亚甲基蓝是一种给细菌着色的染料,能使细菌在显微镜下更清晰,尽管其本身是有毒的,人们还是抱着一线希望,尝试用其来杀菌。还有些医生给病人肌肉注射金属溶液,使身体逐渐吸收,或者索性就静脉注射(一位静脉注射这类溶液的医生承认这种治疗方法"有点残忍")。拔火罐也在推荐列表上——在玻璃罩内点火排气从而产生真空,然后把它贴在身体上,理论上能将毒素吸出。还有一位名医提倡,一旦病人出现肺水肿和紫绀症状时,就应"快速放掉"[17]超过一品脱的血,同时施以乙酰水杨酸。他可不是唯一一个给病人开出放血治疗处方的医生。一位建议回到"英勇医学"时代的医生解释道,医生做得越多,病人身体被激发而作出的反应也越大。他说,疾病犹如战争,[18]战士必须主动出击。

　　全世界有数亿人得不到医生的治疗和护士的照顾——单美国很可能就有几千万,只能尝试各种民间土方,或者是只要能用的甚至是假想出来的欺骗性药物。有人脖子上挂着樟脑丸和大蒜,还有些人用消毒液漱口,让冷空气横扫房间,或在关闭的窗上加贴封条,使屋子变得更热。

　　报纸上充斥着广告,有时用了和新闻报道一样小的字,鱼目混珠于其间。有时字又大至通版,触目惊心。但所有的广告都有一个共同点——它们都信心十足地宣称**有办法遏制流感**,认为有办法渡过灾难。有些广

---

　　* 用以减少炎症或增加感染区血液供应的一种对抗刺激。——译者

告简单到就像鞋店的标语："脚底保干燥,流感闻风跑。"[19] 还有些则比较复杂："在易于感染的时候,克利诺斯防毒面具可以帮您抵御西班牙流感。"

有时人们也玩吓唬人的把戏。"如何防止西班牙流感的传染呢……美国公共卫生部部长劝您保持口腔清洁……[使用]几滴 SOZODONT* 液。""给家里消毒并帮助卫生部战胜西班牙流感……来苏尔消毒剂。""为了流感……服用约翰神父的药,你将高枕无忧。""流感香膏预防西班牙流感。""对公众的特别通知:明尼阿波利斯市的医生和业外人士的电话调查及美国各地的来函都很关注本尼托尔**的使用效果……它是对付西班牙流感的强大的保护屏障和治疗手段……"[20] "西班牙流感——是为何物、当如何处理:……常看医生/没必要惊慌……不需要惊慌——流感本身的死亡率非常低……使用维克斯伤风膏。"[21]

到 10 月中旬,顶级科学家研制的疫苗已被广泛使用。10 月 17 日,纽约市卫生专员科普兰宣布:"纽约市实验室主管帕克博士开发的流感疫苗经过充分的测试证明,它的预防效果是有保证的。"科普兰向公众保证:"几乎所有用过疫苗的人都对这种病产生了免疫力。"[22]

10 月 19 日,费城市立实验室的细菌学家 C·Y·怀特(C. Y. White)博士制备了一万份基于刘易斯工作的疫苗,[23] 还有几万份不久后也将下线。它是"多抗体的",由数种细菌的死亡菌株构成,这些细菌包括流感杆菌、两种肺炎球菌和其他几种链球菌。

当日,新一期的《美国医学会杂志》出版,里面满是流感信息,包括对在波士顿使用疫苗情况的初步评价。惠普尔也是由韦尔奇栽培的学生,其后又荣膺诺贝尔奖,他总结道:"大部分我们所能搜集到的统计资料都

---

    * 当时一种牙膏的牌子,这里指的是该厂家生产的漱口水。——译者

  ** 当时的一种消毒剂。——译者

表明,我们正在调查的流感疫苗没有任何疗效。"惠普尔口中的"疗效",指的是那些受测试的疫苗不能治愈疾病。但他接着说:"目前得到的统计资料表明,这种疫苗可能具有一定的预防效果。"[24]

他并没有认可科普兰的观点,但至少给了人们一线希望。

公共卫生部没有为生产和发放疫苗给民众而努力过,他们接到了太多请求,已经精疲力竭了。

华盛顿的军医学院(现为美国军事病理研究所)为制备疫苗作出了不懈努力。他们需要疫苗。军队附属的华盛顿沃尔特里德医院内,并发症肺炎的死亡率已达到52%。[25]10月25日,疫苗准备就绪。公共卫生部办公室通知所有营地医生:"对付某种引发肺炎的更重要病原体的免疫接种治疗的价值可以认为已有定论……目前军队可给所有军官、士兵、军方雇用的平民提供包括Ⅰ、Ⅱ、Ⅲ型肺炎球菌在内的微脂体疫苗。"[26]

接下来的几周内,军队发放了200万支这种疫苗,这标志着大量生产疫苗的成功。早先一位英国著名科学家曾断言,仓促之间英国政府连四万支都不可能生产出来。但这些疫苗依然只能保护人们免受由Ⅰ、Ⅱ型肺炎球菌引发肺炎的侵袭,而且它的出现为时已晚;在那之前,流感几乎已席卷了所有的军营。从纽约到加利福尼亚的民间医生向军队索求疫苗的时候,得到的答复是,军队的确制造了一种"预防肺炎的疫苗,但已没有多余的可向外界发放了"[27]。军队害怕疾病在队伍中复发,他们也确有理由害怕。

军医学院也针对流感杆菌制备了一种疫苗,但对这种疫苗,戈加斯办公室的说法更为保守:"鉴于这种流感杆菌在当前流行病的病原学上的重要性,军方准备了一种疫苗挂针,只提供给军官、士兵以及军方雇用的平民。这种流感杆菌疫苗的疗效……目前仍处于试验阶段。"[28]

军方的声明并未公之于众。而《美国医学会杂志》一篇措辞谨慎的社论亦只在小范围内传播:"很不幸的是,我们目前没有治疗流感的特效免疫血清或方法,也没有预防其发生的特效疫苗。事实就是这样,尽管所有的舆论、新闻或其他的地方宣传员所讲的都恰恰相反……因此,医生们必须保持冷静,切勿轻易作出不合事实的承诺。这则警告尤其适用于那些处理公众关系的卫生官员。"[29] 发布的所有命令几乎都含有相似的警告:"医疗部门不许作出难以实现却可能激起公众希望的承诺,也不能去做那些可能会令公众对医学科学和医疗事业产生失望和不信任的事情。"[30]

《美国医学会杂志》代表了美国医学会,而美国医学会的领导者们为了制定医学科学标准和医学职业化工作了数十载,直到最近才好不容易成功。他们不想让刚刚建立起来的信任就这样被破坏,不想让医学又回到那个不久前还在被人晒笑的境地。

而此时,医生们继续尝试着最铤而走险的方法,疫苗依然在大量生产——单伊利诺伊一个州就有 18 种不同的疫苗。[31] 没人知道它们是否有效,人们只能抱着希望。

俄亥俄州谢尔曼军营中的死亡率是最高的,在疾病流行期间,其内发生的种种事件,成了这场疾病的代表,提醒人们它的存在。那里的医生严格遵照奥斯勒在他最新版教科书中推荐的流感标准疗法——服用阿司匹林、卧床休息、勤漱口以及使用"多佛粉",后者是一种吐根和鸦片的混合物,吐根可以引起呕吐,鸦片则可以镇痛止咳。对于并发但症状标准的普通肺炎,他们遵从"一般建议:规定饮食、通风、休息、温和的催泻……所有病人都接受了洋地黄治疗"——尽可能使用最大剂量的洋地黄来刺激心脏,"并依赖可溶性咖啡因盐类达到快速刺激,皮下注射大剂量番木鳖碱对目前的虚弱有独到疗效"。[32]

尽管如此,他们还是报告,对常见得不能再常见的"急性炎性肺水肿"(今天被称作 ARDS)毫无办法,"这为治疗手段提出了一个新问题。曾被用来治疗伴生于心脏肿大的肺水肿的原则——尽管这样运用是否妥当还有待商榷——被应用于此。洋地黄、双倍剂量的咖啡因盐类、吗啡和静脉切开术"——还有放血——"都没有显著疗效……氧气的疗效也只是暂时的。这种手段实现了排脓,但不能影响到最终结果。由于这种情况与毒气中毒的结果相似,所以有人建议皮下注射垂体制剂,但使用后仍无任何帮助。"[33]

医生们试遍了一切所能想到的办法,直到最后抱憾而止,并摒弃了一些"出于[他们的]大无畏精神"而尝试过的更加野蛮而无用的治疗手段。在此之前,他们已经在垂死士兵身上看到了太多的英雄主义。最终他们更愿让士兵们能平静地死去。对这种情况,他们只能总结道:"没有什么特殊的方法能起作用。"

那个时期,没有一种药品、一种疫苗能够真正预防流感。数百万人佩戴着口罩,但起不到作用,不能预防流感,唯一的办法是避免与病毒接触。如今,尽管疫苗能够提供显著——但绝不是完全——的保护作用,也有几种抗病毒药能减轻病症的严重性,但还是没有任何办法能治愈流感。

与外界隔离的地方,像科罗拉多的甘尼森及一些岛上的军事基地逃过了一劫,但大多数城市颁布的封闭令并未能阻止人们与流感接触,它们算不上是极端措施。封了沙龙、剧院和教堂有什么意义? 人们还是要挤进人头攒动的电车里,还是要继续上班,还是要去杂货店。即便在那些恐惧令商业交易中止的地方,在店主和顾客都拒绝相对而立而只在店外街道下订单的地方,人之间的接触还是太多,不足以令传染链中断。病毒的传染效率太高、太猛,简直无可挑剔。最后它终于得偿所愿,遍布了整个世界。

病毒就像猎人一般,猎杀着人类。它轻而易举地在城市中锁定了目标,但它并不满足于此。它尾随人们直到城镇、村庄,深入每个家庭,搜寻着地球上各个角落的人。病毒在森林里猎捕人类,在荒野中寻觅他们的踪迹,甚至连冰天雪地的地方也不放过。而在那些位于世界角落的边远之处,在人烟稀少的不毛之地,在几乎没有文明的蛮荒之所,人们仍无法逃脱病毒的折磨,甚至更易遭受攻击。

在阿拉斯加州费尔班克斯市的白人们只保护自己。岗哨把守着所有的路口,[34] 每个进城的人都要先被隔离 5 天。而因纽特人就没那么幸运了,一位红十字会的高级官员警告,倘若不能"立即给予这个种族医疗援助",它就有可能"从此灭绝"[35]。

但红十字会和地方政府都拨不出资金。阿拉斯加州州长来到华盛顿,请求国会拨款 20 万美元——与拨给公共卫生部用于全国的 100 万美元有得一拼。一位参议员问为何不能拨用地方财政库中的 60 万美元,该州长回答说:"阿拉斯加的人民认为阿拉斯加白人交的税应该用来改善当地环境。他们非常需要用这笔钱来修缮道路……他们想让阿拉斯加印第安人的待遇与美国其他地区受到政府保护的印第安人相比,变得更加平等。"[36]

他得到了 10 万美元的资助,并且海军方面将"布鲁特斯"号(Brutus)军舰提供给他做一次救援远征。到了朱诺,救援队分成几组登上小艇前往各个村庄。

他们所目睹的一切非常骇人,难以言表。在诺姆,300 名因纽特人中已有 176 人死亡,[37] 而情况之悲惨还远非如此。一名医生探访了 10 个小村落,发现"已有三个村庄惨遭灭顶之灾,其他几个村子平均 85% 的村民都死了……幸存者大多是儿童……亡者中 25% 的人可能是没等到救援而被冻死的"[38]。

在此次救援远征后,红十字会又资助了一次远征。这次的救援队在阿留申群岛分成 6 组,每组有两名医生和两名护士,然后各组成员登上船只分头前进。

第一组在一个名叫米克尼克的小渔村登陆,但他们到得太晚了。只有 6 个成年人还活着。38 个成年人和 12 个孩子已经死了。一所小房子成了 15 个幸存下来的孩子的孤儿院。这个组的成员跨过纳克奈克河到达另一个村子,那里有一个海鲜罐头厂。在流感到来之前,村里有 24 个成年因纽特人,而现在已经死了 22 个。就在救援组成员到达的第二天,又一个人死了。只有 16 个孩子活了下来,他们成了孤儿。彼得森包装公司在努沙加克湾设立了总部和一个仓库。护士们挨家挨户地找上门,发现"流感在这里造成的后果是最严重的,几乎没有成年人幸存。贺里(Healy)和瑞雷(Reiley)两位医生做了一项调查,结果发现活着的只有几个卧病在床的本地居民……医生们竭尽全力救助病人,但因时机延误,最后还是有 5 个病人死去了"[39]。

还有比这更糟糕的。另一个救援小组汇报道:"无数村庄已经空无一人,不存在任何生命的迹象,只有几群饿得半死的狗,已快变成野狗了。"那里的因纽特人住在被称为"巴拉巴拉"(barabara)的建筑里,它的结构是圆形的,2/3 埋在地下,这样做是为了抵御时常如飓风般狂暴而尖啸的大风,普通建筑物会被这种狂风撕成碎片。一个救援人员这样描述巴拉巴拉:"外面草草地抹着厚厚一层草灰泥……其入口是个高约两米的通道,大多数情况下,这条通道是巴拉巴拉采光和通风的唯一途径。在这些房间的墙上戳着架子,上面铺着干草和毛皮以供人们睡觉。"

所有家庭成员——十多个甚至更多的人就群居在这样一个房间里。"一走进这些屋子,麦吉尔卡迪(McGillcuddy)医生和他的组员就看到层层叠叠的尸体堆在地板和架子上,有男有女,有的是孩子,其中大多数尸体已经高度腐烂,无法收殓了。"[40]

流感病毒很可能没有直接夺去他们的生命,但它来势汹汹,一下子击倒一片,甚至没人还有力气去照看其他人,没人给患者拿水递食;那些本来有可能幸存的人身处尸体堆——那些他们所爱的人的尸体旁边,也许已经宁愿随着家人一起死去,也不想独自一人偷生。

然后,成群的狗到来了。

"我们无法估测死者的人数,因为饿红了眼的狗钻墙挖洞,想方设进入屋内,啃噬死者的尸体,只剩下几根骨头和几缕残衣,默默地告诉后人发生过的一切。"[41]

救援队所能做的,就是用绳子捆住那些遗体,将其拉至门外,然后火葬。

大陆另一端的情况也是如此。在拉布拉多,人们怀揣强烈的求生意识,但并不比附着于礁石的海藻坚韧到哪里去——那些海藻在巨浪的冲击下,不堪一击。牧师戈登(Henry Gordon)在10月下旬离开卡特莱特村,10月30日他再度回到那个村里。仅仅几天的时间,他就发现"到处连个人影都不见,只有一片令人不安的死寂"。在返程中,他遇到了一个在哈德森海湾公司工作的人,他告诉牧师:"就在那艘邮船离开后的两天,疾病……如同龙卷风一般席卷了这里。"戈登挨家挨户上门,只看到"每个家庭的所有人都病恹恹地躺在厨房地板上,甚至连吃东西或照看炉火之类的事都做不了"[42]。

这里的100个人中有26个死去了。而在沿海岸更远的地方,形势更加恶劣。

希布伦的220人中有150人死去了。当时天气酷寒,死者僵卧在床,汗水凝结成冰,将他们和床单冻在了一起。从卡特莱特来的戈登和另一些人没有为死者挖墓,而是直接将尸体抛进大海。他写道:"大家对当局的残忍充满了强烈的憎恨,他们的邮船将疾病带给了我们,然后就撒手不管,任由我们自生自灭,人们心中除了憎恨几乎再也容不下其他情感……"[43]

接下来是霍加克。这里原有266人居住,还有很多狗,这些狗几乎都成了野狗。病毒来袭时人们一下子就病倒了,根本无法照顾自己或是喂狗。狗一吃不上东西,便饿疯了,它们互相撕咬,然后又发狂般从窗户和大门冲进房内觅食。牧师阿斯伯(Andrew Asboe)要不是有杆来复枪,差点就葬身狗腹了,被他杀掉的狗有上百条。[44]

牧师佩雷特(Walter Perret)抵达霍加克的时候,266个人中只有59个活了下来。他和幸存者们做了他们在这儿唯一能做的事,"冻土坚硬如铁,挖掘异常艰难。我们大概花了两个星期才挖完,这个坑长10米,宽3米,深2.4米"。之后要做的便是将尸体拖到坑内。他们一共掩埋了114具尸体,[45]每具尸体都裹着棉布,喷洒了消毒液,最后他们将坑道封掩,并压上大石以免野狗来撕咬死者的遗体。

整个拉布拉多,至少1/3的人告别了人世。[46]

流感不仅撕破了北极的寒冰,爬上了人迹罕至的肯塔基山脉,它还穿越了丛林。

西方人中,最不幸的是那些青壮年人口高度密集的地方,无论军中还是民间的情形都一样。大都会人寿保险公司调查时发现,[47]所有25—45岁年龄段投保的煤矿工人——这个基数不仅仅指患流感的矿工——死了6.21%;而在此年龄段投保的所有产业工人中,死亡率为3.26%——这和军队中的最高死亡率不相上下。

在法兰克福,因流感住院治疗的病人——而非所有患肺炎的病人——死亡率高达27.3%。[48]科隆市长阿登纳(Konrad Adenauer)——日后成为欧洲著名的政治家——回忆道:"人们连憎恨的力气都耗尽了。"[49]

巴黎政府只关闭了学校,因为政府害怕过多的措施会动摇民心。一成的流感患者被夺去了生命,而因各种并发症死去的人更是高达半数。一位法国医生在记录中写道:"这种疾病症状严重,从发病到死亡的时间非常短,所以很容易辨识。"[50]尽管法国各地流感患者的症状都很典型,但纵观流感爆发期间,医生们似乎故意将其误诊为霍乱或是痢疾,所以鲜有关于流感的报道。

那些免疫系统未受过锻炼、没经历过任何一种流感病毒侵染的人群死亡率就不止是十之一二了，有时甚至是一个不留。对因纽特人如此，对美国原住民、太平洋上的岛民及非洲居民也都一样。

在冈比亚，8%的欧洲人在流感中死去。当地一位英国游客这样记载："我看到本来有三四百户人家的村子现已空无一人，房屋坍毁，压在尚未埋葬的尸体上。只要两个月，房屋旧址上就野草丛生，彻底抹去了曾有村落的痕迹。"[51]

即使当病毒变异得越来越"温和"时，它依然对那些免疫系统从未应对过流感病毒的人具备很大的杀伤力。"洛根"号美国军舰于10月26日抵达关岛，靠岸的美国水手几乎95%患上了流感，但只有一名水手死亡。[52] 而正是这种病毒，在几周内令5%的当地居民丧命。

南非的开普敦和另外几个城市，从最初报道有病患的短短四周内就有4%的人口死于流感。南非有32%的白人、46%的黑人罹患流感；[53] 0.82%的欧洲白人死去，而非洲黑人的死亡率至少为2.72%，比前者的死亡率要高出许多。

在墨西哥，流感病毒浩浩荡荡地穿过人口密集区和丛林，击垮了矿区里的住户、贫民窟里的房客和房东以及郊区的农民。在恰帕斯州，总人口的10%——不是患上流感的人口的10%——死于流感。[54]

流感病毒横扫塞内加尔、塞拉利昂、西班牙和瑞士，留下一片废墟和绝望。在某些地区，死者人数超过总人口的10%。

巴西的流感病毒——至少相对于墨西哥和智利来说——比较温和，但里约热内卢仍有33%的人遭受了流感侵袭。[55]

在阿根廷的布宜诺斯艾利斯，约有55%的人口经受流感的侵袭。[56]

日本也有超过1/3的人口患上此病。[57]

流感病毒在俄罗斯和伊朗夺去的生命也占总人口的7%。

在关岛，10%的人死于流感。

有些地方的死亡率甚至更高。比如在斐济群岛，**11 月 25 日至 12 月**

10 日这短短 16 天的时间内,就有 14% 的人死去了。[58] 死者都来不及安葬。一个亲眼见到这场景的人这样写道:"卡车昼夜不停地在街上呼啸驶过,满载着要拉去立即火化的尸体。"[59]

全世界只有极少一些与世隔绝的地方完全躲过了这场灾难。这些地方有可能是实行严厉的隔离制度或是由当局强制隔离,才幸免于难的。美属萨摩亚就是这样一个地方,那里没有一个人死于流感。

几公里的大洋以外便是西萨摩亚,战争之初新西兰从德国手中夺下了这片土地。1918 年 9 月 30 日,在"塔伦"号(Talune)将病毒带到这里之前,当地人口数为 38 302;几个月之后,只剩 29 802 人了——**占总人口22% 的人死去了**。[60]

在中国,很多人死于流感,但具体数目不详。例如在重庆,全城约有一半的人患上流感。[61]

最可怕的数字来自印度。和其他地方一样,印度在春季遭遇了一波流感的侵袭。同样,春天的这一次流感相对来说是温和的。9 月病毒卷土重来,回到孟买,但这一回与别处一样,再不是温和的了。

但印度还是与其他地方不同。在这里,流感展现出真正可怕的威力。印度 1900 年时曾经遭遇过黑死病的袭击,其中孟买的状况尤为严重。但1918 年孟买流感的最高单日死亡率几乎是 1900 年黑死病的两倍,[62] 病死率高达 10.3%。[63]

整个印度的土地上只剩下死亡。火车离站时车上还全是活人,到站时车上就满是尸体和垂死之人了,[64] 死尸随后便被搬走。驻印的英军白人士兵的死亡率约为 9.61%,而染上了流感的印度士兵的死亡率却高达21.69%。[65] 德里的一所医院里收容了 13 190 名流感病人,其中 7044 人死掉了。[66]

被流感破坏得最严重的地区是旁遮普。一位医生写道:"医院里挤得满满的,根本无法将尸体迅速地搬出来、及时挪位给濒死的病人。城里的大街小巷到处堆满了死人和将死的人……几乎每一栋房子里都有人在为死者悲泣，四处弥漫着的恐怖气氛压倒了一切。"[67]

尸体通常都是在"火葬石阶"（建在同河岸第一台阶齐高之处）上被焚化，骨灰撒入河内，但柴火很快就用完了，[68] 就连火化也不可能，于是河道被尸体堵塞了。

光是印度次大陆就有 2000 万人死去，[69] 而且死亡的总数很可能超出了这一数字。

当时的军医署官员兼军队传染性疾病委员会负责人沃恩——他也是韦尔奇的老伙伴了——目睹了病毒席卷全球的整个过程。"如果这场流行病继续以这种加速度蔓延，那么，"他写道，"在短短几个星期的时间内……文明将轻易地在地球上消失。"[70]

第九部

苟　延

　　沃恩认为文明社会在流感威胁之下已岌岌可危。事实上,一些疾病确是依赖文明社会而存在。麻疹就是一个例子。由于患过一次麻疹通常就可终身免疫,所以在小镇中,麻疹病毒由于找不到足够的易感个体而无法存活。如果没有新的一批人感染,该病毒就会逐渐消失。流行病学家已经计算出,麻疹病毒至少需要 50 万在生活上有相当密切联系的非免疫[1]人口才能继续存活下去。

　　流感病毒却并非如此,它不依赖于文明社会,因为禽类为其提供了天然家园。就其自身生存而言,人类的存在与否无关紧要。

　　大流感爆发前 20 年,H·G·韦尔斯(H. G. Wells)[*]出版了一本关于火星人入侵地球的小说——《星际战争》(*War of the Worlds*)[**]。火星人驾驶死亡飞船进军地球,令地球人节节败退。他们开始以人为食,探至骨髓深处汲取生命力。人类尽管在 19 世纪成就辉煌、统领世界,此时却突

　　[*] 著名科幻小说家,其另一部著名作品《时间机器》(*The Time Machine*)开创了关于时间旅行的小说的先河。——译者

　　[**] 该小说成书于 1898 年,是外星人侵略地球故事的滥觞,1938 年万圣节美国电台播放该小说后,听众竟信以为真,产生恐慌。此书后来还被改编成音乐剧和电影。——译者

然变得不堪一击。没有一种人类知晓的力量,或者说地球上没有任何一个国家或是个人拥有能阻挡这些入侵者的技术、战略、力量乃至英雄主义气概。

韦尔斯写道:"我隐隐感到有一种意识油然而生,许多天来这种意识一直使我感到很压抑。这是一种被推翻的感觉,感觉自己不再是主人,而是普通动物中的一员……人的威严和特权已不复存在。"[2] 但在人类看似将不可避免地被灭族的当口,自然界插手了。入侵者自己也被侵入了,地球上具有传染性的病原体杀死了它们。自然作用完成了科学力所不能及的任务。

随着流感病毒的行进,自然开始发挥作用。

最初,那些作用使病毒变得更为致命。无论病毒第一次从动物宿主转移到人身上是发生在堪萨斯州或是其他什么地方,反正在人传给人的过程中病毒渐渐适应了新宿主,感染能力越来越强。1918年春天的病毒在第一波病潮时引发的症状还是温和的,到秋季第二波袭来时,病毒已摇身变成暴戾的杀戮者。

而这一旦发生,一旦病毒的传染效率接近顶峰,另外两种自然作用便会参与进来。

其中一种作用与免疫有关。当流感病毒感染过一批人后,这批人至少会对它产生一定的免疫力。被感染者不太会被同种病毒再度感染,除非发生抗原漂变。在1918年的城市或乡镇,从第一例患者出现到该地疫情结束,这个周期大致需要6—8周时间。在军营中,因为人群比较密集,该周期通常为3—4周。

那之后,仍会有个别病例继续出现,但疾病的爆发结束了,并且是戛然而止。病例统计图呈钟形曲线——峰值过后,曲线像陡峭的崖壁一般骤降,新增病例猛然下降,几近为零。以费城为例,到10月16日为止的那一周内,4597人命丧流感。疾病使城不为城,街上空无一人,关于黑死病的流言四起。然而,新增病例的数量降得如此之快,仅 10 天后的 10 月 26 日,关闭公共场合的禁令就撤销了。到 11 月 11 日停战时,流感几乎从费城消失得无影无踪了。病毒之火燃尽了可用资源,便迅速衰竭了。

第二种作用发生于病毒内部。只有流感病毒有这种情况。从本质上讲,流感病毒的确很危险,远比人们所能想见的疼痛及发烧危险得多,但通常情况下它也不会像 1918 年时那样造成那么多死亡。1918 年的大流感是病毒肆虐的巅峰,这在历史上其他大规模流感爆发中是前所未有的。

但 1918 年的病毒同所有流感病毒、所有能形成突变株的病毒一样,突变速度非常快。这里涉及一个称为"回归均值"的数学概念,即一个极端事件后接下来很可能是中庸事件。这并不是一条定律,仅仅表示一种可能性。1918 年的病毒正是这样一个极端事件,任何突变都更可能使病毒的致命性变弱,而非变强。一般情况下,事态都应如此发展。所以,就在病毒几乎让文明社会屈服在它脚下之时,就在中世纪那场瘟疫造成的灾难即将重演之时,就在整个世界快要被颠覆之时,病毒开始"回归"突变,向大多数流感病毒所具的行为突变,随着时间流逝,其致命性慢慢降低。

这一现象在美军军营中初露端倪。美军最大的 20 个军营中,最先受到流感侵袭的 5 个军营中,约有 20% 患流感的士兵并发了肺炎,而其中 37.3% 的人死亡。最惨烈的要数俄亥俄州的谢尔曼军营,那里死亡率最高。[3] 作为第一批爆发流感的军营之一,谢尔曼军营中 35.7% 的流感患者感染了肺炎,其中 61.3% 死亡。谢尔曼军营的医生也因此被人指摘,但军队调查后发现他们与其他地方医生的能力不相上下。其他军营医生所做的,他们也都做了,只是谢尔曼军营碰上了一个极为致命的病毒株。

在最后受到攻击的 5 个军营(平均三周后才爆发流感的军营)中,感染流感的人仅 7.1% 患上肺炎。在这些肺炎患者中,死亡率也只占 17.8%。[4]

情况之所以改善的另一种解释是,军医预防和治疗肺炎的手段提高了,但科学家和流行病学专家却难以找到相关的证据。他们一点证据都没有。军队的首席调查官是索珀(George Soper),后被韦尔奇选派去监督美国首次癌症综合研究项目的协调工作。索珀浏览了所有的书面报告,并会见了许多卫生官员。他总结道,在任何军营中,用以对付流感的唯一有效措施是:不仅隔离个别流感患者,而且(如有必要的话)还要将整个部队隔离。"在那些未认真执行这些措施的地方,预防就没有起到作用"5,但在"严格执行了的地方……起到了一点作用"。他没有找到证据证明还有其他有效措施、其他能影响疾病进程的办法以及其他能改变状况的事物——除病毒之外。流感爆发得越晚,其毒性就越低。

同一规律在每个军营中都适用。在一个军营内,最初 10 天或两周内病倒的士兵死亡率比在流感爆发后期或流感结束后病倒的人的死亡率高得多。

与此类似,第一批受到流感病毒攻击的城市——波士顿、巴尔的摩、匹兹堡、费城、路易斯维尔、纽约、新奥尔良以及一些在同一时期受到攻击的小城市——都遭受了沉重的打击。而在同一地方的流感后期病患,其病情程度和死亡率较之最初两三周的流感患者都要低。

流行病后期受感染城市病人的死亡率也大都较低。在对全州流感情况进行极为缜密的流行病学研究中,康涅狄格州的研究者是这样记录的:"似乎有一种能影响死亡率的因素,那就是同新伦敦疾病原发时间——流感病毒首度传入康涅狄格州的那一刻——的接近程度……病毒首度传入该州时,其致命性最强,或者说最易于传染,之后便日渐式微。"6

同样的模式放之四海而皆准,但它也并非那么精准,病毒从来不按常理出牌。不过,那些后受侵袭的地方更容易被攻入。圣安东尼奥受感染人数的比例在全国最高,而死亡率却最低:总人口的 53.5%患上流感,全市 98%的家庭内至少有一人感染上流感,然而那里的病毒突变倾向于温和类型,因为仅有 0.8% 的流感患者死亡(此死亡率仍为普通流感死亡率的两倍)。孰死孰生,取决于病毒本身,而非所采取的任何治疗手段。

大流感过去 10 年之后,人们对美国乃至全球的调查和统计数据作了一个谨慎而全面的科学分析,并确认:"在大流感后期,原先典型性流感引发的机能障碍或器官损害已不再多见,倒是继发性感染造成的损害更为明显,地域间的差别也突然显著起来……1919 年间,'积水'的肺脏"——这些病患因 ARDS 而很快死去——"相对少见"。[7]

尽管有悖常理,在当时,初期的病毒更加凶猛而致命,成熟后则变得比较温和。流感攻击某地的时间越晚,该地流行病期间人们的患病时间就越迟,而病毒的致命性也越低。不过这种相关性并非绝对。路易斯维尔在春季和秋季就都惨遭猛攻。病毒总是反复无常,但一个地区爆发流感的时间与其致命性之间确实存在一定的关联。即使病毒变得温和,它仍能致人于死,而且死亡率很高,这足以让这个成熟期的病毒堪称史上最致命的流感病毒了——如果毒力更高的早期病毒不算。时机的选择确有关系。

最早爆发流感的东部和南部情况最为惨烈,西海岸相对就没那么糟糕了,中部地区的损失则是最轻微的。西雅图、波特兰、洛杉矶和圣迭戈的死亡人数不像东部地区的那么多,而圣路易斯、芝加哥、印第安纳波利斯的死亡人数又不如西部的。但是,即使西部和中部的死亡人数比不上费城和新奥尔良,死者仍然是成堆成堆的。

到 11 月下旬,除了少数几个地方外,病毒已经一路扫遍了整个世界。第二波浪潮结束时,全世界都已筋疲力尽。人类就要变成猎手了。

即使丧失了部分毒力,病毒仍未被消灭。在疾病似乎烟消云散数周后,正当一座又一座城市为逃过一劫而庆幸的时候——甚至有些地方的人还狂妄地认为是他们击退了病毒,在卫生部和紧急委员会撤销了关闭剧院、学校和教堂以及戴口罩的命令之后,第三波浪潮席卷全球。

病毒再次突变,它变得和以前截然不同。在第二波浪潮中病倒的人应该对疾病的再次发作有相当的免疫力,就如被第一波病毒击倒的人在第二波流感来袭时比其他人的抵抗力更强一样。但这次病毒变异得太厉害,抗原漂变的程度太大,终将流感的星火重新点燃。

有些地方没有遭遇第三波流感的波及,但仍有许多——事实上是大部分——地区不幸中的。12月11日,布卢和公共卫生部发布了一则公告提醒公众:"流感并没有过去,全国许多地方的流感疫情仍然严重……加州,情况正在变糟;艾奥瓦州,显著恶化;肯塔基州的路易斯维尔和较大的城镇都有显著的复发情况,并且和流行病早期阶段成对比的是,现在受影响的还有许多学童;路易斯安那州,新奥尔良、什里夫波特的情况再度恶化,查尔斯湖地区甚至又回复到上次病潮的程度;……圣路易斯三天内的病例已达到1700;内布拉斯加州的情况很严重;俄亥俄州的辛辛那提、克里夫兰、哥伦比亚、阿克伦、阿什塔比拉、塞伦和麦地那等地都有复发现象;宾夕法尼亚州,约翰斯敦、伊利和纽卡斯尔的情况比最先那次还要糟糕。华盛顿州的情况急剧恶化……疾病在西弗吉尼亚州的查尔斯顿也再次爆发了。"[8]

如果不参照第二波病毒的情况,无论从哪个方面来看,第三波流行病的爆发都是致命的。在少数一些边远地区——如密歇根州——12月和1月的情况比10月还糟。凤凰城1月中旬连续三天的新病例数创秋季以来的新高。在疾病看似已然过去之后,佐治亚州的奎特曼市发布了27项于1918年12月13日起生效的流行病法令。[9]1月15日,萨凡纳市下令封闭剧院和公共集会地点——这已是第三次了[10],并且比以往管束得更加严格。同西海岸其他地区一样,旧金山的情况在秋季浪潮中已经开始有些好转,却又受到第三次侵袭的重创。

事实上,在全国各大城市中,旧金山对抗秋季流感的态度最为开诚布公,也最有成效。仅仅在 12 年前,旧金山遭遇大地震,劫后余生并得以重建的经历也许影响了他们现在应对流行病的态度。9 月 21 日,基地或城里都还没有任何发病迹象,公共卫生部主管哈斯勒(William Hassler)就对所有海军基地实行了隔离。他预先进行了全市动员,征召了数百名司机和志愿者,将整个城市划分成若干个区,每个区都配备了各自的医疗人员、电话、运输线和供给,学校和教堂里都设有急救医院。他封闭了公共场所。他们非但没有向民众担保这只是普通"流感",而且在 10 月 22 日时,市长、哈斯勒、红十字会、商会和劳工委员会在报纸广告上还发表了整版的联合声明:"佩戴口罩,性命能保!"他们声称这可以"对流感病毒有99%的抵抗力"[11]。到 10 月 26 日为止,红十字会已经发放了 10 万只口罩。就在当地有关部门加快速度赶制疫苗时,几千份由塔夫斯大学科学家研制的疫苗正由最快的列车运往美国各地。

在旧金山,人们能感受到有条不紊的统筹力量。与其他许多地方令人麻木的恐怖不同,这里似乎更令人鼓舞。历史学家克罗斯比(Alfred Crosby)描绘了城市被疾病围攻下的场景,展现了市民英勇的行为,他们尽管焦虑、恐惧却仍各司其职。学校关闭了,教师们自发去做护士、勤杂工和话务员。[12]11 月 21 日,城里的警报器发出了可以摘下口罩的信号。旧金山已经——到那时为止——挺了过来,死亡人数远少于预期的担忧,市民们都认为口罩是他们的救星。但如果说有一样东西起了作用的话,那应该是哈斯勒预先并适时建立起来的组织。

第二天,《纪事报》吹嘘道:"当战争孳生的瘟疫以其黑暗之翼笼罩整个城市之际,圣弗朗西斯之都*的英勇坚毅将会是它历史篇章中最为惊心动魄的一段插曲。"[13]

---

　　* 即旧金山。圣弗朗西斯科(San Francisco)是西班牙曾统治地区的常见地名,得名自方济会创始人圣弗朗西斯(意大利文"San Francesco di Assisi",英文"Saint Francis of Assisi")。——译者

他们以为**自己**已经控制住了局面,以为**自己**制止了流感。他们错了。口罩没有用,疫苗也没有用,只是这座城市非常幸运而已。两周后,第三波流感来袭。尽管在最高峰时的死亡人数只不过是第二波流感杀死人数的一半,却仍使这座城市的最终死亡率成为了西海岸之最。[14]

至1919年初,除了少数几个与世隔绝的边区村落外,病毒魔爪未曾触及的地方只有一个,那就是澳大利亚。

凭借对进港船只严格的隔离制度,澳大利亚死里逃生。有些靠岸船只上发病率高达43%,死亡率达到**所有**乘客数的7%,但隔离制度把病毒挡在门外,确保了澳洲的安全。[15]直到1918年12月,当时流感在全球已开始消退,一艘载有90名染病士兵的运输舰抵达了澳洲。尽管他们也被隔离了,但疾病却渗透了进来,毫无疑问,为士兵治疗的医护人员成了媒介。

那时,这种病毒株的致命性已失却大半。澳大利亚的流感死亡率远远低于地球上任何一个西方国家,仅为美国的1/3,不到意大利的1/4,[16]但病毒仍然极其致命。

当1月和2月流感来袭之时,战争早已结束了两个多月。因为不再受到审查机构的控制,澳大利亚的各家报纸又有了言论自由,而他们写得最多的——比其他英语报纸写得都多——是恐惧。

"据称,这场流感是古老的'黑死病'卷土重来。"悉尼一家报纸如是说。另一家则引用了笛福的经典之作《瘟疫年纪事》——一部虚构的小说——里预防"流感瘟疫"[17]的建议。令人恐惧的大标题日复一日地出现:"前人如何对抗瘟疫"、"肺鼠疫"、"抗击瘟疫"、"过去的瘟疫"、"异教徒和瘟疫"、"瘟疫发源于新南威?"*、"天主教士在遭疫的军营中"以及

---

* 新南威:新南威尔士的简称,澳大利亚的一个州。——译者

"身为瘟疫斗士的天主教徒"。

流行病本身——即使以其最温和的形式出现在发达社会中——也足够吓人了，那些在孩提时期经历了大流感的人根本不认为那是流感，而视其为一场瘟疫。20 世纪 90 年代，一位澳大利亚历史学家开始采集口述历史记录。当她听到被采访者提到"腺鼠疫"时，她震惊了，决定继续深入挖掘下去。

有一个人告诉她："我对那场鼠疫记忆犹新，成百上千个从第一次世界大战战场上生还的人，当时就在我们身边，在死亡线上挣扎。"[18]

另一个说："我们必须接种疫苗……我身上为了预防鼠疫而接种的地方现在还留着疤。"[19]

"我还记得那场瘟疫，到处是载着医生的车辆，他们穿着长袍，戴着遮住脸庞的口罩。"

"他们都戴着口罩……在战后，你都不知道悉尼的人们当时有多担心……那场瘟疫啊！"

"我们都被隔离了，食物会送到前门口……我们不是从字面上接触鼠疫，而是亲身经历。"

"他们说那是腺鼠疫。但在法国他们又称之为支气管肺炎。他们说就是这个夺走了我兄弟的生命。"

"那场瘟疫，腺鼠疫，对，我记得……我一直认为那和中世纪横扫欧洲的黑死病是同一种流感。我觉得那是一码事，是老鼠身上的跳蚤传播的。"[20]

"腺鼠疫……我觉得它可以称作是一种终结性的流感……腺鼠疫留给我的印象挥之不去。"

然而，它毕竟只是流感，而且 1919 年侵袭澳大利亚的流感病毒的杀伤力比起世界其他地方来只是小菜一碟。或许 1918 年流感病毒的惊人威力可以这样描述：在新闻报道不受审查制度约束的澳大利亚，留在人们脑海中的印象是——那根本不是一场流行性感冒,而是黑死病。

病毒并未终结。整个 1919 年春天,它如雷霆万钧般横扫整个地球,时断时续,时而是一阵突如其来的局部暴雨,时而是一道闪电,时而仅是从遥远黑暗的天际传来的昭示危险的隆隆巨响。

它的力量之巨,足以给人们带来另一场灾难。

第三十二章

绝大多数病患(尤其是在西方国家)都会很快痊愈。这毕竟只是流感而已。

但有些时候,病毒还会导致一种最终并发症,也是一种最终后遗症。流感病毒会影响大脑及神经系统。所有高烧都会导致谵妄*,但这回却又有所不同。沃尔特里德医院的一名军医研究了那些似乎伴随流感产生的严重谵妄症(甚至是精神病),他特别指出:"在这份报告中,疾病高峰期或高烧明显已退时发生的精神错乱症状均未被考虑在内。"[1]

流感与各类情绪不稳定性之间的联系看似明朗,然而证据却又几乎全是模棱两可的,是最糟糕、最经不起推敲的,但它的确说服了当时的绝大多数研究者,使他们确信流感能够改变心理过程。令他们信服的是这样一些观察记录:

来自英国:"……极度虚弱的身体加上顽固的思维惯性。谵妄已是稀松平常……它的变化包括从轻微到各种程度的思维混乱,乃至躁狂兴奋。"[2]

来自意大利:"……急性期的流感性精神病……通常会在两三周内逐

---

* 表现为神志错乱、迷惑、语无伦次、不安宁、激动等特征,时常伴有妄想或幻觉的暂时性精神失常。——译者

渐消退。然而,精神病会转变成一种精神崩溃的状态,这种伴有精神恍惚的状态会持续下去并演变成真正的痴呆。在另一些病例中……抑郁和烦躁不安……是流感大流行时期绝大多数的自杀事件的罪魁祸首。"[3]

来自法国:"……精神错乱在流感康复期间频发,甚至最后成为流感恶果……精神错乱有时表现为急性谵妄症形式,伴有焦躁、暴力、恐惧和性欲亢进,而另一些情形则表现出抑郁症的特征……被害妄想。"[4]

来自美国不同军营的记录如下:

"……精神状况要么是表情冷漠,要么是强烈的谵妄。思维能力迟缓……患者的陈述和保证是不可靠的,垂死的人还会说他感觉非常好……在另一些病例中,理解能力的变化则最为显著。"[5]

"……患者的精神抑郁较其他症状总是更加严重。"[6]

"……神经系统失调的症状早期就会出现,以烦躁和谵妄尤为突出。"[7]

"……忧郁症、癔症和具有自杀倾向的精神错乱。"[8]

"……在所有较为严重的病例中,神经系统明显受到了危害。"[9]

"……许多患者陷入了喃喃自语的精神错乱中,体温正常后还无法恢复。"[10]

"……有时可以看到一些可归于中枢神经系统问题的症状,例如手指、前臂和脸部肌肉的抽搐……剧烈、甚而狂暴的偶发性谵妄,或者是更为常见的低声自语。"[11]

"……已观察到18例感染性精神病,症状从单纯的短暂性幻觉到狂躁性癫狂不等,后者甚至需要使用器械来限制其活动。"[12]

同时代的研究者也将流感同10年后帕金森氏病的增加联系起来。[13][有一些理论认为,萨克斯(Oliver Sacks)的《苏醒》(*The Awakening*)* 一书中

---

* 这部小说曾被搬上银幕,由德尼罗(Robert De Niro)和威廉斯(Robin Williams)主演。——译者

描述的患者是 1918 年流感大流行的受害者。]许多人相信,这种病毒能导致精神分裂。1926 年,门宁格(Karl Menninger)研究了流感和精神分裂之间的关系。人们认为他的研究文章极其重要,以至于《美国精神病学杂志》(*American Journal of Psychiatry*)不仅将其誉为"经典"文章,还于 1994 年重印了此文。门宁格提及了"流感无可匹敌的神经毒性",并说那些患流感后被诊断为精神分裂的人中,5 年后已经有 2/3 的人完全康复了。精神分裂症的康复是极其少见的,这表明是一些可修复的病理过程导致了最初的症状。

1927 年,美国医学会对来自全世界的成百上千份医学文献进行了审阅,总结说:"人们似乎达成了共识,认为流感可能对脑部有所影响……从因急性发作而产生的谵妄症状,到演变成'后流感'症状的精神病,流感的神经精神性影响毫无疑问是深远而又多样的……流感病毒对神经系统的影响不亚于其对呼吸道的影响。"[14]

1934 年,由英国科学家进行的一项类似的文献全面审阅工作也与该观点相一致:"流感毋庸置疑对神经系统具有重要影响。"[15]

1992 年,一位研究战争与自杀之间联系的研究人员总结道:"第一次世界大战没有影响自杀率,使自杀者增加的是流感的大流行。"[16]

1996 年版的病毒学教科书则写道:"在 A 型流感病毒感染人类期间可以观察到,中枢神经系统受影响的程度不一而足,从易怒、嗜睡、狂躁到精神紊乱,甚至到更为严重的精神病表现——谵妄和昏厥。"[17]

致使 18 名患者中 6 人死亡的 1997 年香港流感提供了一些具体的证据。对两名罹难者的尸体解剖发现有"脑部水肿"。"水肿"就是"肿胀"的意思。"最值得注意的是,两名患者的骨髓、淋巴组织、肝脏和脾脏都被[巨噬细胞]严重浸润……这类细胞甚至还出现在其中一名患者的脑脊膜——包裹脑部及脊髓的膜——大脑白质上。"[18]巨噬细胞之所以浸润脑部的最可能的解释是:它们是尾随病毒而去并将之杀灭的。而 1997 年的那份病理学报告或多或少呼应着 1918 年的报告："**伴发谵妄的病例中,脑膜**[19] **完全被淋巴液浸润,连毛细血管中也有……死亡病例的尸检显示有淤血性损伤,伴有少量脑膜出血,尤其是在周围小血管被极度扩张从而导致皮质物质水肿的脑岛中……大量出血涌入脊髓灰质**[20]**……在这些……水肿……部分的[脑]组织细胞已经发生病变。**"

孟菲斯圣吉德儿童医院的韦伯斯特(Robert Webster)是病毒学翘楚之一,他在 2002 年观察到,"这些病毒确实会不时穿入中枢神经系统并对其产生损害"[21]。他回想起孟菲斯的一个孩子,曾是一名优秀的学生,患上流感之后却变成了"一个植物人。我这一生所见过的病例足以令我相信……流感能够进入脑部。这似乎不足为信却千真万确。将该病毒注入鸡的体内,它感染到嗅觉神经,鸡也会死掉"。

1918 年的病毒似乎到达了脑部。在这个战场上开战会破坏脑细胞,使人无法集中思想,或改变行为,或干扰判断,甚至会导致暂时性精神病。即使这仅是少数情况,这种病毒对心智的影响也是不容置疑的。

非常不巧的是,这个影响贻害无穷。

1919 年 1 月,堪萨斯州国会议员勃兰(William Borland)客死法国,他是第三个死于这种病毒的议员。也是在巴黎,就在同一个月,勃兰最亲近的密友,"上校"豪斯,也再次因流感而病倒了——而且是又一次。

豪斯头一次染上流感是在 1918 年 3 月的首场流感侵袭期间,他被迫在家休息了两周,到了华盛顿后又旧病复发,在白宫躺了三周。尽管一般来说春季患过流感的人会对这种病毒产生免疫力,但停战后,他再次遭到病魔的打击。当时他身在欧洲,11 月 30 日,10 天来他第一次下床,与法国总理克列孟梭(Georges Clemenceau)进行了一次 15 分钟的会晤,事后他表示:"今天是一周多的时间以来我亲自处理公务的第一天。我患流感已有 10 天了,而且每况愈下……自从这次流行肆虐全球以来,已经有太多人死去。我的许多职员已不在人世了，可怜的斯特雷特（Willard Straight）不幸成了其中之一。"[22]

1919 年 1 月，当时他已是第三次患病了。他病得很重，有些报纸甚至报道说他已经病故，豪斯挖苦地称这些讣告"都太慷慨了"[23]。但这次打击确实沉重，在认为已经康复的一个多月后，他在日记中写道："1 月时我卧病不起，无法考虑手头的事务，现在我还不确信我究竟有没有完全恢复。"[24]

而 1919 年初的巴黎，却有些重大事务需要关注。

获胜国、小国以及期望从战败国中分裂出来的国家代表汇聚于此，商定和平条款。来自几十个国家的数千人将作出一个最终判决，而德国人对判决结果将毫无发言权，他们只能言听计从。这一大群国家就像是一座看不见的巴别塔*，它们之中的 10 个最强大的国家将组成委员会来决定议程。即便在这个紧密圈子的内部，也还有一个更为核心的集团，那就是"四巨头"——美国、法国、英国和意大利。而事实上这四国中重要的仅有三国。确切地说，只是三个人。

法国总理克列孟梭有个出名的绰号叫"老虎"，谈判时他肩部还留有一颗子弹，那是 2 月 19 日和会期间一次未遂的行刺留下的。英国首相劳莱·乔治（Lloyd George）则在本国面临一堆政治问题，他被形容成"一个在玻璃桌面上旋转的涂了油的弹珠"[25]。还有已抵达欧洲的威尔逊，他是全球最知名的政治人物。

周周复月月，会议不断拖延着，于是成千上万页的草案、备忘录和协议在部长及工作人员间来回传递，但威尔逊、克列孟梭和乔治并不太需要这些繁缛的纸页。他们不单是批阅外国总理和官员们撰写的决议，也不

---

* 又称"通天塔"。《圣经·旧约》中曾提到，诺亚的后代想建造一座"塔顶通天"的塔以求扬名，同时表达对上帝的反抗。于是上帝下令，使他们原本统一的语言互不相通，结果塔未能建成，而人类也被分散到了世界各地。——译者

单是对列陈于前的选项作出抉择。他们的精力更多地花在了实际谈判上,而谈判就是讨价还价、巧言令色,还有咄咄逼人、固执己见以及断然拒绝。

包括翻译在内,一个房间里通常仅有五六个人。即使当克列孟梭和乔治让他人代为出席时,威尔逊总还是独自一人代表美国,没有任何官员、国务秘书随行,也没有豪斯上校(当时威尔逊认为他靠不住而差点弃而不用了)。讨论没完没了,只在威尔逊相对短暂的归国时中断过。但他们是在决定整个世界的未来。

10月是巴黎流感流行的高峰,有 4574 人死于流感或肺炎。疾病从未完全离开这个城市。1919 年 2 月,巴黎死于流感和肺炎的人数回升到了2676 人,超过了最高月死亡人数的一半。威尔逊的女儿玛格丽特 2 月患上了流感,在位于布鲁塞尔的美国使馆里卧床休养。3 月,又有 1517 名巴黎人死亡,[26]《美国医学会杂志》报道称,在巴黎"已经消退的流感流行以最令人忧虑的态势再次爆发……这次流感已经大面积扩散,除巴黎外还有好几个省遭殃"[27]。

当月,第一夫人、第一夫人秘书——白宫首席礼宾官*欧文·胡佛(Irwin Hoover)以及格雷森(威尔逊的白宫私人医生并且可能是他唯一最信任的人)都病倒了。克列孟梭和劳莱·乔治看上去都染上了轻微的流感。

与此同时,与乔治和克列孟梭的会晤局势却非常严峻。3 月底,威尔逊曾对他妻子说:"唔,谢天谢地我仍可战斗,我会赢的。"

3 月 29 日,威尔逊说:"克列孟梭称我为保德派,并拂袖而去。"

---

* 也就是白宫的总管家。负责白宫的工人管理、官邸运作的预算以及维修,协助第一夫人挑选家具及日常生活用品,征寻白宫新主厨和打点官式晚宴等。——译者

威尔逊继续战斗，不屈不挠："我唯一认同的原则是统治者同意的原则。"*4月2日，结束了当天所有的谈判之后，他称那个法国人"该下地狱"——对这个虔诚的教徒而言，这是极其恶毒的侮辱。他告诉他的媒体发言人雷·斯坦纳德·贝克（Ray Stannard Baker）："我们必须在既定和公认的原则上进行休战谈判，否则没什么好谈的。"[28]

第二天是4月3日，星期四，下午3点的时候，据格雷森称，威尔逊身体看上去还很好。到了6点，极为突然地，格雷森看到威尔逊"猛然咳嗽起来，频繁而严重的咳嗽使他无法正常呼吸"。

这一次疾病发作得那么突然，甚至令格雷森怀疑威尔逊被人下了毒，毕竟之前也有过一次投毒的暗杀。然而不久之后，一切都显而易见，只要再稍加确定，诊断就会更为简单。

威尔逊的参谋长塔马尔蒂（Joseph Tumulty）一直留在华盛顿掌控国内政局的发展。格雷森每天同他互通电报，有时一日数次。总统生病的消息实属机密，应该不能用电报传达。但格雷森还是给他拍了电报："总统昨晚染上重感冒，卧床。"[29] 与此同时，他又写了密信派人送达："总统从上周四起病得非常厉害。发烧达39.4℃以上，严重腹泻……[这是]流感侵染的开始。那天晚上是我有生以来最糟的一晚。我能够控制住咳嗽发作，可他的情况看起来十分严重。"[30]

美国和平使团的年轻助理[弗雷里（Donald Frary）]与威尔逊同一天患流感病倒。四天后，25岁的他就去世了。

威尔逊在卧床的几天里无法动弹。第四天，他能坐起来了。格雷森拍电报给塔马尔蒂说："正在全面保护他……你已不必施加援手和出面了。"[31]

威尔逊第一次可以支撑起病体会客了。他在卧室里会见了美国使团

---

* 美国《独立宣言》中的内容。——译者

成员,他说:"先生们,这不是一次和平使团的会议,而是一个军事会议。"

就在生病之前,威尔逊曾扬言要退出和会,如果要他放弃原则的话,他宁可不签订协议就打道回府。他再次强调了这一威胁,告诉格雷森命令"乔治华盛顿"号(George Washington)作好准备,只待他身体允许出行就随时起航。他的秘书克洛斯(Gilbert Close)第二天写信给总统夫人:"我从没见过总统的性格像现在一般别扭。即使他躺在床上,他还是表现得极为古怪。"[32]

与此同时,谈判还在继续;无法参加的威尔逊百般无奈,只能由豪斯代为出席。[相比豪斯,威尔逊一直以来对国务卿蓝辛(Robert Lansing)更不信赖,基本上对他视若无睹。]几天来,威尔逊不停念叨着要离开法国,他对妻子说:"如果我输了这场斗争——倘若我能康复就不会让它发生,我就要按程序卸任,我们就得回国了。"[33]

随后的4月8日,威尔逊坚持要亲自重新加入谈判。他无法外出。于是克列孟梭和乔治来到他的卧室,但会谈进行得并不顺利。他公然以离会要挟,这令克列孟梭怒不可遏,私下里称他为"随时准备提行李走人的厨娘"[34]。

格雷森写道:先不用说"染上流感的不幸,其隐伏的影响还在于他的健康状况不足以抵御……在已经卧病不起的时候,[总统]还坚持召集会议。在能够起床之后,他迫使自己如同以往一样努力——参加早晨、下午以及频繁的晚间会议"[35]。

赫伯特·胡佛并不是美国和平使团的成员,但他却成了巴黎的大人物,因为他负责为贫荒交加的欧洲供应食粮。胡佛说:"那段时间之前,在所有必须经由我手的事务上,他(威尔逊)很敏锐,很快就能抓住要害,坚决果敢又非常乐意听取他所信任的人的意见……[现在]其他人和我都发现了,我们不得不去逼迫一个不愿合作的人。当我不得不听从他的决议时,我所经受的精神折磨同他作出决定时所遭受的一样多。"[36]胡佛认为,威尔逊的情绪已经失去了"应变力"。

情报局的史塔林(Starling)上校注意到威尔逊"失去了以往敏锐的领悟力,而且很容易疲劳"[37]。他开始满脑子充斥着诸如谁在使用公家汽车这样的琐事。[38] 当贝克被优先允许再度看望威尔逊时,威尔逊凹陷的眼睛、倦怠的神情、苍白憔悴的面容令他不寒而栗,那张脸就像肌肉已经萎缩的骷髅头一样。

首席礼宾官欧文·胡佛回想起威尔逊的几次突发奇想,包括他臆想自己家中满是法国间谍:"无论我们说什么都不能打消扎根在他思想中的这个念头。差不多也是这一次,他还有了另一个古怪的幻想,他所住的这个装修过的地方的所有财物都归他所有……这些离奇的事情都出自我们曾非常了解的总统,我们只能猜测他的精神一定有什么地方不对劲了。有一件事情是确凿无误的——病了这么一小段时间后,他已经不是先前的他了。"[39]

格雷森向塔马尔蒂坦言:"这件事令我担心。"

"我从未见过总统如此疲乏而操劳,"[40] 贝克说,到了下午,"他要费很大的劲才能记起上午开会的内容。"[41]

那时,威尔逊仍躺在病床上,几天前他还以离会胁迫克列孟梭屈从于他的要求。但出乎意料地,在没有事先知会其他美国人或进行商榷的情况下,威尔逊突然放弃了他之前恪守的原则。对于克列孟梭想要的所有重要的东西,他都妥协了,而几乎所有这些都是他早先所反对的。

现在,病床上的威尔逊同意了由克列孟梭制定的规则,要求德国赔款并承担发起战争的全部责任。莱茵地区将非军事化;不允许德国在莱茵河东岸 50 公里以内驻扎军队。萨尔河区煤炭资源丰富的矿区开采权归法国所有,而且该地区将交由新组建的国际联盟＊管理 15 年,随后再由公

＊ 国际联盟是第一次世界大战结束后不久、由美国总统威尔逊提议成立的。"国联"成员要求保护其他成员免遭侵略。"国联"的第二个宗旨是在经济和社会事务中促进国际合作。1946 年 4 月 8—18 日"国联"召开最后一次会议,19 日正式解散,所属财产和档案移交联合国。——译者

民投票来决定该地区归属法国还是德国。德国在普法战争后强占的阿尔萨斯和洛林省将从德国版图中移还法国。西普鲁士和波兹南则分给了波兰——"波兰走廊"*就此产生,将德国一分为二。德国空军被取缔,陆军被限制在100 000人,殖民地被剥夺——但不是被解放,只是重新分配给其他列强。

甚至连劳莱·乔治都评论威尔逊的"神经和精神在会议中期崩溃了"[42]。

格雷森写道:"无论是健康还是其他方面,总统的这些日子过得糟糕透了。"[43]

就在格雷森记录下这个想法时,威尔逊正在对意大利的大多数要求作出让步,并且同意日本获得德国在中国的特权。而日本则以一个口头的——而非书面的——保证作为回礼,承诺会表现良好。但就此而言,这个保证甚至不是给威尔逊本人,或是给任何一个国家领袖的,只是向英国外交秘书贝尔福(Alfred Balfour)作出了保证。

5月7日,当向德国人颁布条约时,他们非常不满,认为条约违反了威尔逊所宣称的那些不可侵犯的绝对原则。而威尔逊在散会时说:"多么令人厌恶的举止……这是我所听过的最拙劣的发言了。"[44]

然而,他们没能令威尔逊以及全世界想起威尔逊自己曾说过的话:持久的和平只有通过——他曾经呼吁过的——"没有胜利的和平"才能获得。

威尔逊也告诉贝克:"如果我是德国人,我想我决不会签字。"[45]

---

　* 一块狭长地带,第一次世界大战后重建的波兰借此与波罗的海相通,东普鲁士由此与德国其他领土分开。由于德国领土被一分为二,东普鲁士的经济发展受到严重阻碍。位于"走廊"之东的东普鲁士成了远离德国本土的"孤岛",因此德国人一直对失去"走廊"地区耿耿于怀。——译者

四个月之后，威尔逊因遭受重病侵袭打击而元气大伤。数月来，他的妻子和格雷森拒绝了所有人的探访。他俩成了这个国家实际上最为重要的政策制定者。

1929 年，某人在自传中提到，有两位医生认为威尔逊去法国时就已患动脉硬化。1946 年，一名医生在刊物上披露了同样的观点。1958 年，一本关于威尔逊的著名传记则宣称，动脉硬化专家对格雷森的流感诊断有所怀疑，认为威尔逊应该是患有血管梗塞，即小中风[46]。1960 年，一位历史学家在述及总统的健康问题时说道："现代的观点是，[威尔逊的神志混乱]是由于脑部的损伤，这可能是由于血管的动脉硬化性梗塞造成的。"[47]1964 年，另一位历史学家称威尔逊患的是"血栓"[48]。1970 年，在《美国历史杂志》（*Journal of American History*）的一篇题为《伍德罗·威尔逊的神经疾病》（Woodrow Wilson's Neurological Illness）的文章中，又一位历史学家称其为"一次小小的中风"[49]。

仅有一位史学家克罗斯比似乎已经注意到了威尔逊的实际症状——包括高烧、剧咳和卧床不起，所有症状全然符合流感特征，而与中风毫无干系——以及格雷森的实地诊断，而格雷森又是那么一位连韦尔奇、戈加斯、弗莱克斯纳和沃恩等都极为钦佩的出色医生。

尽管有克罗斯比的反驳，威尔逊患小中风的说法还在继续。一篇发表于 2002 年的关于和会的获奖纪实报告甚至评述说："威尔逊相较之下老态尽现，面部的抽搐也愈发明显……[这]可能是小中风，这是他四个月后大中风发作的一个征兆。"[50]

没有中风，只有流感。事实上，这种病毒可能导致了中风。1918 年的尸检报告中经常能看到有关脑部血管损伤的记录，1997 年亦是如此。格雷森认为流感是威尔逊"最后崩溃"[51]的肇因。一份 2004 年发表的流行病学研究则表明，在流感和中风之间存在明确的关联。

诚然，我们也不可能预言如果威尔逊没有病倒，他又会怎么做。也许他无论如何都会作出让步,牺牲任何一项原则来保全他的国际联盟。又或许,他会如自己所威胁的那样,打道回国。然后,要么没有协约,要么他的退席会迫使克列孟梭妥协。

没有人知道会发生什么。人们只知道已发生了什么。

流感的确造访了和会。流感的确侵袭了威尔逊。流感确实削弱了他的体力,而且——准确地讲是在谈判的紧要关头——流感至少耗尽了他的精力和专注力。这些都是确定的。几乎可以肯定,流感还以另外的更为难解的方式影响了他的精神。

所有历史学家几乎一致赞同,巴黎和会对德国的严苛加速了德国的经济困难、民族躁动和政治混乱的产生,所有这些促进了希特勒(Adolf Hitler)的崛起。

无须先知之明,危机就在眼前。此时,它们昭然若揭。凯恩斯(John Maynard Keynes)*离开巴黎时称威尔逊是"地球上最大的骗子"。后来他写道:"我们身处财富的淡季……自人类存在以来,从未有一次会如现在一般将人类灵魂中的精华燃烧得灰飞烟灭。"[52] 赫伯特·胡佛坚信这个条约会令整个欧洲四分五裂,他也这样说了。

就在威尔逊作出让步后不久,对此感到厌恶的一群年轻美国外交助理和顾问聚在一起,讨论是否要辞职以示抗议。这些人中有莫里森(Samuel Eliot Morison),布利特(William Bullitt),小阿道夫·贝勒(Adolf Berle Jr.),赫脱,杜勒斯(John Foster Dulles),斯蒂芬斯和李普曼。所有人都已经或将要成为这个国家中最具影响力的人,其中两人后来成为国务卿。布利特、贝勒和莫里森真的辞职了。9月,在是否批准条约的斗争中,布利特向参议院披露了国务卿蓝辛的个人观点,国际联盟将无所作为,列

---

　　* 英国经济学家,大萧条时资本主义国家的"救世主"。开创了所谓的"凯恩斯革命"。凯恩斯一直反对协约国的那种不人道的、也不实际的赔偿数字,因为那不能带来战后的和平。——译者

强们只是简单地重组这个世界来满足私欲而已。

贝勒后来成了助理国务卿，他给威尔逊写了一封措辞激烈的辞职信："我很遗憾您没有将我们的战斗进行到底，您根本不信任每一个国家中成千上万像我一样对您寄予厚望的人。我们的政府现在已经应允了将这些世上苦难的人推向新的压迫、奴役和瓜分——一个充满战争的新世纪。"53

威尔逊得了流感，只是流感而已。

1919 年 9 月 29 日，威廉·奥斯勒爵士开始咳嗽。作为那幅著名的霍普金斯医学院元老群像——画上之人均是美国新医学科学的领军人物——中的创始"四医师"之一，过去乃至现在，他一直被视作历史上最伟大的临床医生之一。奥斯勒兴趣广泛，同惠特曼（Walt Whitman）* 是朋友，他撰写的教科书曾引导了洛克菲勒医学研究所的创立，那时他人在牛津。

因战争而失去独子的奥斯勒已经痛不欲生。如今，他又得承受着呼吸道感染（他自诊为流感）造成的痛苦。那年秋天，牛津的校董因为流感势头太猛而不得不考虑推迟开学时间。奥斯勒在写给嫂子的信中说到，"这两天来，我感到非常不舒服而且疲惫，元凶就是突发"[1] 的咳嗽。他似乎有所好转，但到 10 月 13 日，体温又升到了 39.2℃。他写信给一个朋友，称自己得的是"流感后极为常见的支气管肺炎中的一种"[2]。他支撑病体为一次有关惠特曼的讲演作准备，并写信给韦尔奇和小洛克菲勒，商谈赞助母校麦吉尔大学的事宜。然而 11 月 7 日那天，他感觉身体右侧有"如锥刺而后火灼"般的痛感。12 小时后，他再度开始咳嗽，"每一回咳

---

* 美国著名诗人、人文主义者，其代表作品是诗集《草叶集》（*Leaves of Grass*）。——译者

嗽,像是要把五脏六腑全给撕裂,疼痛也随之而来。"[3]

三周后,他的医生们停用了吗啡,换用阿托品,并说会有所改善。12月5日,他接受了局部麻醉,并从肺中插针引流了400毫升的脓液。奥斯勒放弃了有关惠特曼演讲的准备,切身感到了大限将至,他解嘲道:"两个月来我一直在关注这个病例,但遗憾的是,我看不到尸检报告了。"[4]

他的妻子不欣赏这个玩笑。奥斯勒的悲观主义一直折磨着她。"他说的话总会一语成谶——因此,他难逃一死,我又能作何奢望呢?"[5]当疾病尚能拖延的时候,她还是竭力保持乐观。但某一天,她发现他正在背诵丁尼生(Tennyson)的诗:"有权一死快乐的人啊,/荒冢草下更幸福的灵魂。/放我归去,让我重返大地……"*

7月,奥斯勒70寿辰。而给他的生日贺礼——一卷纪念文集——在12月7日才姗姗来迟,这是一册向他致敬的科学论文汇编,题作《对医学和生物研究的贡献——献给威廉·奥斯勒爵士》(Contribution to Medical and Biological Research, Dedicated to Sir William Osler)。出版之所以延迟是因为主编为韦尔奇——他做事可从不准时。

最近一本奥斯勒传记的作者认为,假如他当时能去霍普金斯医院就诊,就能得到更好的护理。医生们可以用X射线照相、心电图及早期的外科手术来引流积脓(肺部的脓肿)。他们可能会救他一命。[6]

奥斯勒于1919年12月29日与世长辞,留下的最后一句话是:"昂起我的头。"[7]

他一生中始终高昂着头。

即便流感看似终于过去,那也只是表面现象。1919年9月,奥斯勒临终前,布卢预测流感会卷土重来:"社会现在就应制定方案来应对流感的

---

* 丁尼生是英国维多利亚时代著名诗人,此段出自他的代表作《提托努斯》(Tithonus)。——译者

再次爆发。对付潜在复发的最佳方式总结起来就是一个词——'准备'。而现在就该准备起来了。"[8]

1919 年 9 月 20 日，众多美国最优秀的科学家汇聚一堂，努力想在疾病病因或治疗方式上达成共识。他们未能做到，但《纽约时报》这样评论道：此次会议标志着联邦、州和市政府共同努力预防疾病复发的开端。两天后，红十字会在内部开始实行它的秘密行动计划："潜在流感突发时人员组织的提名/绝密/注：该报告不得外泄，除非……出现流感以流行病形式复发的迹象，但不到这等关头，红十字会分会或分部不应公开发表声明。"[9]

1920 年 2 月 7 日前，流感回潮已相当猛烈了，以至于红十字会不得不宣布："鉴于流感的迅速传播，国家的安全正迫切需要所有有空的护士或是有护理经验的人履行爱国义务，可与就近的红十字会分会或本地流行病特别委员会联系，提供帮助。"[10]

1920 年最初 8 周内，仅芝加哥和纽约就有 11 000 例与流感相关的死亡，而纽约单日上报的病例数比 1918 年的任何一天都多。[11]芝加哥卫生委员会委员罗伯逊在 1918 年时就特别关心士气问题，他将 3000 名最专业的护士编组成区域分队，这样就能覆盖全市了。一旦出现流感病例，病患所在的家庭就会被做上标记。[12]

1920 这一年将见证 20 世纪第二次或者是第三次（发源不同）流感及肺炎导致的最大规模死亡。流感还在零零散散地侵袭着城市。直到 1922 年 1 月，华盛顿卫生局长保罗·特纳（Paul Turner）博士在拒绝承认流感回潮的同时，还宣称："我们会将此时正在全州流行的严重呼吸道感染视为流感处理……强制执行绝对的隔离。"[13]

此后仅数年，流感在美国和全世界终于逐渐消退。它还没有消失。它还在继续攻击，不过毒力已经弱了许多，部分是因为病毒进一步向温和型——这也是大多数流感病毒的行为——突变；部分也可能因为人类免疫系统已经适应。但是，它还是留下了一道伏笔。

　　据纽约市卫生委员会委员科普兰估计，在这场时疫结束之前，该市就有 21 000 名儿童[14] 因此成了孤儿。而那些只失去单亲的孩子都未计入。据红十字会工作人员称，在美国新罕布什尔州的柏林小镇，有 24 名未被计算在以上结果内的孤儿。一位红十字会的工作人员称，"一条街上就有 16 个孩子失去了母亲"[15]。在俄亥俄州有 13 000 人的文顿郡，有 100 个孩子因为流感成了孤儿。[16] 宾夕法尼亚州的麦诺斯维尔位于产煤区，拥有 6000 人口，流感病毒令那里的 200 名儿童变成孤儿。[17]

　　1919 年 3 月，红十字会的一名高级官员建议地区官员，只要某处有可能发生紧急情况，就一定要提供帮助，因为"大流感不仅导致了大约 60 万人的死亡，而且贻害匪浅……精神崩溃，以及其他后遗症，成千上万人正受此威胁。一些人变成了寡妇、孤儿或孤老。它使许多人家破人亡，陷入困境。这场浩劫横扫了美国各个角落和所有阶层的人"[18]。

　　诗人弗罗斯特从病中"康复"数月以后，他思忖着："不知是身体中哪些骨头在痛苦地相互摩擦？这给我已极端虚弱的身体造成了更多苦痛……我不知道自己是否还有力气写一个字。"[19]

　　这场时疫结束后差不多一年，辛辛那提卫生委员会的彼得斯（William H. Peters）博士在美国公共卫生协会会议上说道："类似'我感觉不是很好'，'我的精力不如从前'，'自从染上流感，我就没有好过'这样的话已司空见惯。"流感结束后，辛辛那提公共卫生机构对 7058 名流感受害者进行了检查，发现有 5264 人需要医疗救治；643 人有心脏问题，并且还有为数众多的居民 1919 年初突然死去。尽管这次取样并不很科学，但彼得斯仍然认为几乎没有人能幸免于难而不发生病变。

　　全球范围内，也有类似的现象记录在案。在接下来的几年中，一种被称为"脑炎性昏睡"的疾病几乎遍及西方。尽管从未分离出病原体，这种疾病也就此消失再无踪影——事实上，从明确定义的科学角度而言，并无确凿证据表明这种疾病曾经存在过，但当时的医生们却坚信这种病的存在，而且一致认为它是流感造成的。

流感造成的余悸无法估量，还有丧亲或者丧偶之后的怅然愁绪。战争部长牛顿·贝克——威尔逊任命他的时候，他还被批评是个和平主义者——对战争部的政策尤为不满，认为这些政策无疑是让年轻人去送死。有好几次，当德文斯军营的士兵被调去某个驻地时，驻地指挥官都因流感而强烈抗议。但抗议是徒劳的，军队照样进驻，流感也接踵而至。被殃及的军营中一个死去男孩的父亲写信给贝克说："我认为战争部的领导者责无旁贷。"贝克则在长达 7 页、写得密密麻麻的回信中，表达了他自己的痛苦。

世界仍旧受疾病所困，病入膏肓。战争本身……除此之外，还有国内毫无意义的死亡……威尔逊在凡尔赛宫对理想的背叛，刺透灵魂的背叛……科学——现代人类的最伟大的成就，在这种疾病面前全线溃败……

1923 年 1 月，杜威在《新共和》(*New Repulic*) 中写道："人们对疾病的认识是否曾像今天一样广泛普及，这点值得怀疑……对于特效药和救世主的关注就证明了这个世界病重到何等程度。"[20] 他是在表达一种超越身体疾病的意识，但身体疾病却与之成为一体。他是在表达菲茨杰拉德 (F. Scott Fitzgerald) 曾宣称的："众神已死，诸战皆休，所有的信念被动摇。"[21] *

与文献记载相比，这场瘟疫更多地残存在人们的记忆之中。可大流感时代的成年人如今几乎都已过世。现在，这些回忆仅留存于那些只是听过这些故事的人心中，他们只是听母亲说过她是如何失去了父亲，而舅

---

* 这是菲茨杰拉德描述"垮掉的一代"时所说的一段话。——译者

舅又如何变成了孤儿,或者听姨妈说:"这是我唯一一次看到父亲哭泣。"斯人已逝,记忆也随之埋于尘土。

20 世纪 20 年代的作家对它也鲜有描述。

1918 年 10 月 30 日,玛丽·麦卡锡(Mary McCarthy)在西雅图登上火车,同行的是她的三个兄弟姐妹、姨妈、姨父及她的父母。三天后他们到达明尼阿波利斯时,全都病倒了——当列车员试图将他们赶下车时,她父亲拔出了枪,而来接车的祖父母也戴着口罩。所有医院都已满员,他们只好回家。她的姨妈和姨父康复了,然而她 38 岁的父亲罗伊(Roy)却在 11 月 6 日病故了,次日,她 29 岁的母亲苔丝(Tess)也随他而去。她在《一个天主教少女的回忆》(Memories of a Catholic Girlhood)中提到,变成孤儿对自己的影响如此深远,使她不顾一切地想要出人头地。她对火车穿越了 2/3 的国土记忆犹新,但对流感却几乎只字未提。

帕索斯(John Dos Passos)* 那时刚二十出头,患上了严重的流感,可是在他的小说中也几乎没有提及这场疾病。海明威、福克纳(Faulkner)、菲茨杰拉德对它也就是一笔带过。《纽约客》撰稿人兼小说家威廉·麦克斯韦尔在流感中失去了母亲,她的死使威廉及其父亲、兄长都变得有些自闭。他回忆道:"我一定要去揣摩我哥哥在想些什么。那并不是些他愿同我分享的想法。倘若揣摩不出,我就会觉得他的感情受到了伤害,但碍于自尊他又难以启齿……"对他自己而言,"也许是因为与父亲一同在地板上来回踱步的缘故,我仿佛在不经意间迈入了一扇我本不应穿过的门,而且我再也无法回到那个我恋恋不舍的地方了——这些念头在我心中不断重现。"关于他的父亲,他说:"他悲伤、坚忍而又绝望。"而自己,"母亲的去世……促使我写出四本书。"[22]

安妮·波特当时已病重,她的讣告都已排好版了,她挺了过来,而她

---

* 美国著名作家,"垮掉的一代"的重要成员。——译者

的未婚夫却没那么幸运。数年后,她就那场疾病和那个年代写成的中篇小说《灰色马,灰色的骑手》给人留下了深刻印象,成为描绘疾病期间人们生活情形的最好的、也是为数不多的作品之一。她在丹佛挺过了这场疾病,而丹佛与那些东部城市相比,所受创伤微乎其微。

但是,大流感对文学作品相对缺乏影响可能根本不值得大惊小怪。这和数世纪前的情况没多大差异。一位研究中世纪文学的学者说过:"虽然有一些叙述生动而可怕的记载留存于世,但关于鼠疫的文学作品如此之少,这点颇为引人注目。除却那些为人熟知的只字片语,有关鼠疫的内容在此后的文学作品中几乎销声匿迹。"[23]

人们书写着战争,描绘着大屠杀,记述着人与人之间的冲突。但显然,他们忘记了自然强加给人类的恐惧,在这些恐惧面前人类是多么地微不足道。大流感正以此相和。当1933年纳粹在德国掌权时,伊舍伍德(Christopher Isherwood)*笔下的柏林就是:"整个城市噤若寒蝉,被恐怖气氛笼罩。这种恐惧就像流感一样,深入骨髓,侵入神经。"[24]

那些调查流行病并分析社会对此作何反应的历史学家通常认为,掌权者总将自己所受的痛苦归咎于穷人,有时还横加诬蔑、指责并隔离他们。("伤寒玛丽"**就是这种态度的经典实例,这个爱尔兰移民事实上被

---

* 英裔美国作家,编剧,成名作是1935年出版的小说《诺里斯先生的最后》(*The Last of Mr. Norris*)。1940年起他受聘于米高梅影片公司任编剧。——译者

** 据说纽约城曾住着一位玛丽小姐,她是位厨师,并且十分热爱饮食事业。一日,玛丽小姐罹患伤寒,但很快便对该病免疫。她的幸运成了客人的霉运,伤寒很快在她的客人身上传开。最后医疗卫生官员找到了病发源头——玛丽小姐。为了防止伤寒病继续传播,玛丽小姐进了隔离室。三年后她获准离开,但也必须告别她心爱的厨师事业。可是到了1915年,纽约的一家妇女医院又爆发了伤寒病,医疗人员匆忙赶到医院,在医院的厨房里又见到玛丽小姐无辜的眼神及其对厨师事业的满腔热忱……玛丽小姐被再次关进了隔离所,直到1938年老死在那里。自此,人们便用"伤寒玛丽"(Typhoid Mary)来形容伤寒携带者以及恶习的传播者。——译者

监禁了 25 年。) 如果她出身另一阶层, 那么对待她的方式可能会有所不同。历史学家观察到, 掌权者们往往通过发号施令来寻求安全感, 这给他们一种大权在握的感觉, 或者说是一种这个世界仍旧秩序井然的感觉。

1918 年, 那些被认为是"权贵"的人的做法有时会遵循这样一种模式。例如, 丹佛卫生委员会委员沙普利(William Sharpley) 将城市的流感危机归咎于"本市的外来定居者"[25], 主要是意大利人。《杜兰奇晚报》(*Durange Evening Herald*) 将某居留地犹特人 * 的高死亡率归咎于他们自己"无视及不遵从他们的监管人和医护人员的建议"[26]。肯塔基州矿区的一位红十字会工作人员对那里的脏乱极为不满:"我们到了那个简陋棚户, 看上去这就是间弃屋……我走了进去, 一个女人躺在那儿, 腿伸在床外, 头歪靠在肮脏的枕头上, 身体僵硬, 双目圆睁, 嘴也大张着, 此景令人发指……这个女人的婆婆走进屋来, 她住在 100 米开外的一间破旧不堪的棚屋里……我现在仿佛仍能够闻到那股恶臭, 并且永远也不会忘记那恶心的景象。对肮脏的惩罚就是死亡。"[27]

然而, 除了这些偶见的个别反例外, 1918 年大流感并没有表现出常见的种族或阶级歧视。从流行病学角度来看, 人口密度——自然还有阶层——同死亡率之间存在关联, 但无论是谁都难逃流感的魔爪。那些死去的士兵是那么年轻, 原本都该有着美好的前途, 这令后方的每一个人都感到惊怵。这种病涉及面太广, 显然同种族或阶级没有什么关系。费城的白人和黑人获得的治疗肯定是差不多的。在全国的矿区, 无论是否出于私利, 矿主都竭尽全力为他们的工人找医生看病。阿拉斯加的种族主义臭名昭著, 但当局还是作出了巨大的援救努力——虽然为时已晚——来救助因纽特人。甚至是前面那位被脏乱环境搞得恶心不已的红十字会工作人员, 也还是继续冒着生命危险, 夜以继日地在这个国家病情最肆虐

---

* 美洲印第安人的一支。——译者

的地区工作着。

在第二轮流感爆发期间，许多地方政府都无力支撑大局，于是那些真正执掌社会的人——从费城的贵族到凤凰城的市民议会——取而代之。但总的说来，他们行使权力是为了保护整个社会而不是将其瓜分，是为了广泛分配资源而不是牟取私利。

尽管人们努力着，但无论是市政府还是一些当地的私人组织掌控了权力，他们通常都无法将整个社会团结起来，因为他们隐瞒真相而失却了民心。（旧金山是少之又少的例外，它的领导人对民众开诚布公，而这个城市也毫无畏惧地应对疫病。）他们为了战绩、为了威尔逊创建的宣传机器而撒谎。

我们无法估算有多少死亡是由谎言造成的，也无从知晓有多少年轻人是因为军方拒绝听从他们的军医署长的建议而白白送命的。但是，当那些权威人士向人们保证这是流感，只是流感而已，同通常的"感冒"没有什么不同之时，至少有一部分人对此深信不疑，至少有一部分人因此将自己暴露在病毒之下——倘若知晓事实，他们一定不会如此轻率。这些人当中至少有一些已经死去——倘若知晓事实，他们兴许还能活着。恐惧的确会夺人性命，那是因为人们由于恐惧而不敢照料那些需要看护但求助无门的人，因为恐惧而不敢照料那些只需要水、食物和休息就可求得生存的人。

要想准确地说出死亡人数也是不可能的。统计数字只是估计而已，我们所能说的只是总数实在令人震惊。

那时，即使是世界上少数几个在正常条件下能够进行可靠的死亡统计的地方也无法跟上这种疾病的步伐。在美国，仅有大城市和 24 个州能为美国公共卫生部保存足够准确而可以纳入数据库的统计数据，这就是所谓的注册区域。而即使在这些地方，从医生到市公务员的每一个人都在竭尽全力自救和救治别人,记录保存数据不是当务之急;就算是事后,人们也不会花力气去汇总准确的数字。许多人直到死也没有看到过医生和护士。而发达国家以外的地方,情况则更为严重。在印度的乡村地区、苏联(当时正在进行残酷的内战)、中国、非洲和南美洲,这种疾病通常最为猛烈,但几乎没有什么完好的记录。

首次尝试对死亡人数进行统计是在 1927 年。一项由美国医学会资助的研究估计,死亡人数约有 2100 万。现今的媒体在关于 1918 年大流感的故事中所提到的"2000 余万人"的死亡人数即来自此项调查。

但是自从 1927 年以来,每一次对死亡人数进行修改时,数字都是只增不减。美国的死亡人数最初被定为 55 万,现在流行病学专家已将其调整为 67.5 万。当时美国的人口为 1.05 亿;2004 年美国的人口超过 2.91 亿。

世界范围内,估计的死亡人数和人口数都已经有了很大比例的增长。

20 世纪 40 年代,诺贝尔奖获得者伯内特(他科学生涯的绝大多数时间都用于研究流感)估计死亡人数在 5000 万—1 亿之间。

自此,各种研究利用更完善的数据和统计方法所得到的数字逐渐逼近伯内特的估计值。起初的几项研究认为,仅在印度次大陆的死亡人数就可能达到 2000 万。[28] 而在 1998 年关于那次流感的国际会议上提出了另一些新的估计值。2002 年,一项流行病学研究重新分析了那些数据,总结出死亡人数在"5000 万这个数量级……[但是]即使如此庞大的一个数字可能还只是冰山一角"[29]。事实上,就如伯内特所言,有一亿多人死去。[30]

假设 1918 年世界总人口约为 18 亿,那么估计的上限就意味着在两年的时间里——绝大多数死亡发生在 1918 年秋天那恐怖的 12 周内——全世界有超过 5% 的人死亡。

今天的世界人口为 63 亿。为了更好地理解 1918 年大流感对当今世界的影响,我们必须对人口进行调整。如果我们使用死亡数的最低估计——2100万这个数字,就表示在今天所对应的死者人数为7300万。使用较高估计则相对应的死亡人数是1.75亿—3.5亿之间。这些数字并非想要骇人听闻——尽管的确让人不寒而栗。医学自1918年来已有所进展,而且已对死亡率产生相当大的影响(参见473—475页)。那些数字仅仅用来表明倘若身处大流感时代将会如何。

如果说这些数字还不能如实反映那场瘟疫的可怕性的话,那么死者的年龄分布足以令人切身体会到那种可怕。

一场正常的流感爆发时,年龄介于16—40岁的死者为总数的10%或者更少。但在1918年,这个年龄群——生命力最旺盛、最可能活下来、最有前途的那些人——占据了死亡人数的半数以上,该年龄段中死亡率最高的是那些年龄在21—30岁之间的人。[31]

西方世界损失较少,不是因为它的医学有多进步,而是因为城市化令民众接触了多种流感病毒,使得免疫系统对此并非全无防备。美国总人口中约有0.65%死亡,而年轻成年人的死亡率约是这个数字的两倍。在发达国家,意大利的情况最为惨重,死者占据了其总人口的大约1%。苏联可能更糟,但没有数据支持。

这种病毒只是蹂躏了那些不发达的国家。在墨西哥,对死亡人数最保守的估计是总人口的2.3%,[32]另有一些较合理的估计认为死亡人数超过4%。这意味着某些地方有5%—9%的年轻人死亡。

尽管永远不会有人给出确切数字,但在全世界范围内,很有可能有5%(在不发达国家则接近10%)的青年人死于流感病毒。

除了死亡,除了在幸存者中徘徊不去的并发症,除了流感病毒导致的20世纪20年代的困惑、背叛、痛苦和虚无主义之外,1918年的大流感也留下了其他东西。

其中一些是好的方面。人类在全球范围内制定了国际卫生合作计划。而这番经验也使得整个美国在公共卫生方面进行了变革：新墨西哥州成立了公共卫生部门；费城重新改写了城市宪章来改组它的公共卫生部门；从康涅狄格州的曼彻斯特到田纳西州的孟菲斯，还有其他更多地方，临时的急救医院被改建成了永久性医院。此外，这次大流感还激励了路易斯安那州的参议员兰斯德尔（Joe Ransdell）着手推动国立卫生研究院的建立。不过，直到1928年间一次小小的流感使国会回想起10年前发生的事情，他才取得了成功。

所有这些都是流感病毒遗赠的一部分，这种疾病将最主要的遗产留给了实验室。

第十部

终　场

第一次世界大战前，由韦尔奇引领的美国医学革命已经高奏凯歌。那场革命从根本上转变了美国医学，医学的教育、研究、技术以及执业都经由科学筛选而得以促进。

美国具备优秀科研能力的人始终就只有那么一点，不过寥寥数十。虽说到了20世纪20年代中期，算上那些初入门的研究人员，这个群体曾达百多人，但也就这么多了。

他们彼此相识，也曾交流经验，并且几乎都与霍普金斯、洛克菲勒研究所、哈佛大学、宾夕法尼亚大学、密歇根大学或哥伦比亚大学或多或少有些渊源。这群人很少，包括第一代的改革者如韦尔奇、沃恩、西奥博尔德，及其他一些积极分子。然后就是他们的第一批学生，只比他们年轻几岁：戈加斯在战争结束前几天就已到了退伍的年纪——军队可能已经准许他留任，但他在军队上层没有熟人，后来他转到洛克菲勒资助的基金会负责国际公共卫生事务；还有纽约的弗莱克斯纳、帕克和科尔；波士顿的罗西瑙，密歇根的诺维（Frederick Novy）以及芝加哥的赫克通。随后是他们这批学生中的另一拨人：费城的刘易斯，洛克菲勒的埃弗里、多兹、里弗斯等，纽约罗切斯特的惠普尔，圣路易斯的华盛顿大学的奥佩等，此外还有十几位。要到下一代、再下一代人，真正的研究者的数量才开始大规模增加,遍布全美。

联结这些人的纽带并不是友谊。他们中的一些人(如帕克和弗莱克斯纳)彼此并无好感,许多人热衷于寻找对手工作上的纰漏以令其难堪,也从不指望彼此会有什么可取之处。这个行业发展至斯,已足够某些人大耍手腕了。如果有心去留意,就能听到诸如:"任命奥佩博士为该计划的首席科学家将是个致命错误。"[1]抑或"乔丹看上去似乎胜券在握的样子,但是我担心……他不是那种在困境中可以始终坚持自己观点的人"[2]。又或是:"你提名的人中,我显然更倾向于爱默生,但我担心他无法被某些人接受,尤其是罗素和科尔,而且一般来说,[洛克菲勒]基金会小组也可能不会接受他,印象中他同他们有点格格不入。"[3]

不过,这些人也认识到,无论彼此有些怎样的缺点,他们每个人都各有长处,非凡的长处。他们的工作非常出色,即使是个谬误也能让人们从中有新的发现、重要的发现、实质性的发现。那是个排外的团体并且——即便存在敌对和嫌恶——几乎就像是兄弟会,一个鲜有女性在内的兄弟会。严格来说,还是有那么几位女性的,而在细菌学上,这些女性的成就没有谁能同安娜·威廉斯和玛莎·沃尔斯坦相匹敌。*

从疾病爆发的第一天起,所有这些科学家就开始在实验室中狂热地工作,没有一个人停下来。在只能孤注一掷的绝境下——这是他们(也几乎是任何一个科学家)所经历过的最为绝望的境况,他们中的大多数人放低接受证据的标准,怀着希望,积极对待。正如德乌纳穆诺(Miguel de Unamuno)**所说,人越感到绝望,就会有越多希冀。然而,无论研究活动有多狂热,他们仍然不会乱作一团,总是从基础扎实的假说开始展开。他

---

* 佛罗伦萨·萨宾(Florence Sabin)是美国首席女医学科学家,霍普金斯医学院毕业的第一位女性,美国医学院中的第一位女性正教授(任职于霍普金斯),入选美国科学院的第一位女性。萨宾并不是细菌学家,也没有参与流感研究,因此不是本故事的一部分。

** 西班牙哲学家及作家。——译者

们没有如埃弗里自嘲时所说那样，只是将材料从一个试管倒入另一个。他们没有无视他们对身体机能的认识而做出荒诞之事。他们没有因为奎宁和伤寒疫苗对疟疾和伤寒有效就异想天开地希望它们能治愈流感，而去给流感患者服用奎宁或注射伤寒疫苗。有人这么做过甚至更夸张，但他们没有。

他们也认识到了自己的不足。他们已不再抱有幻想。尽管 20 世纪的前十几年他们还自信地认为，科学的成就即便有限，最后也会大获全胜。如今沃恩却对同事这么说："别再说什么医学就快征服疾病了。"他以自己的失败为耻。他还说："医生们对这场流感的了解，并不比 14 世纪佛罗伦萨医生对黑死病的了解更多。"[4]

但是，他们并未放弃。现在，这个科学兄弟会又开始了它的搜索，所花费的时间将出乎他们的意料。

迄今为止，每个实验室都在独立工作，相互之间很少沟通。研究者们不得不组织聚会，交流想法，分享实验技术，讨论尚未发表的发现或是那些有人认为不重要却有可能启发他人的东西。他们必须以某种方式凑在一起来取得对抗瘟疫的具体进展。他们必须从失败的碎砾中筛选成功的线索。

1918 年 10 月 30 日，随着东海岸的流行病逐步减弱到可控制的程度，比格斯组织了一个由优秀科学家组成的流感委员会。比格斯有着傲人的过去——曾令纽约市立卫生局在全世界独占鳌头，但是他对坦慕尼协会的所谓政治深感厌恶，于是离开纽约去当了州公共卫生委员。他的委员会内还有科尔、帕克、刘易斯、罗西瑙及流行病学家和病理学家。当时韦尔奇尚在大西洋城疗养，依然虚弱而无法出席。比格斯在第一次会议开幕时的讲话呼应了沃恩："这件事情的重要性高于一切……而我们却对此无能为力。"[5]

但与沃恩不同的是,比格斯表现出的是愤懑,宣称他们的失败"反映了公共卫生管理工作及医学科学所存在的问题,正是这些问题导致我们落到今天这步田地"。他们眼看着大流感肆虐了数月,而公共卫生官员和科学家却毫无防范措施。"我们必须获取目前为止或自兹日起6个月内能得到的所有科学资料,不能坐以待毙。"

他下定决心要提出这个问题并且解决它。

但这并非易事。甚至在第一次会议时,他们就遇到了问题。他们对这种疾病近乎一无所知。他们甚至对疾病本质都无法达成共识。疾病的病理学机制是一团乱麻,症状也同样令人不解。

事已至此,科尔仍在揣度这种疾病到底是不是流感:"所有见过初期阶段病例的人都认为我们正在应对一种新疾病……流感是什么?如何作出诊断?这就是我们面对的棘手难题……我们已经仔细检查过这次流行的所有历史病历,仍然难以辨别哪些是流感——这是一个极其复杂的东西。"

一名海军的科学家观察到,"在某些地方这种疾病的症状与鼠疫有相似之处"。

哈佛的一名研究人员则反驳了他们的观察结果:"这就是同一种古老的疾病,而且特性毫无变化。"

但它确实变了,一直在变,从患者能很快康复的温和型流感的病例变成了症状奇异的病例,那些症状从未在流感中出现过;从急性病毒性肺炎或成人呼吸窘迫综合征变成了继发性感染造成的细菌性肺炎。所有这些情况一直在出现。科尔在霍普金斯的导师巴克记录道:"不同地区的肺炎标本差别很大。德文斯的标本与巴尔的摩的全然不同,与其他几个军营的也不相同。不同地点的病理损伤差异很大。"

他们对疾病未能达成共识,便开始转而讨论可能的病原体。他们还是没有取得一致的看法,甚至连个推测性的结论都没有。研究者们已经发现菲佛的流感杆菌,这点没错,但科尔报告说,埃弗里发现洛克菲勒研究所内 30% 的健康人身上都有流感嗜血杆菌。这说明不了什么。由于流感流行,这种细菌现在随处可见,而在非疫情流行时期出现才算异常。此外,如他们所知,许多健康人的口中也会携带肺炎球菌,但他们不会患上肺炎。在流感患者的肺内他们也发现了肺炎球菌、链球菌、葡萄球菌以及其他病原菌。帕克曾就滤过性病毒引发疾病的可能性提出疑问。罗西瑙正在进行实验以解答这个问题。

他们知之甚少,非常之少。他们所知的只是隔离会有效果。纽约州立女子培训学校就把自己隔离了起来,人们送来的日常用品也被要求放在外面。校内无人发病。纽约州北部的楚顿疗养院有类似的规定,也无人发病。横跨大陆,旧金山某岛上的一个海军基地强制执行了严格隔离,那里无人发病。所有这些都证明瘴气学说——至少他们中没有人相信——不能解释这场疾病。

但他们最后还是达成了共识。在采用何种方法、需要完成什么工作上取得了一致。只在这点上——事实上是在他们对此病多么无知这点上——达成了一致。

他们打算沿两条路线进行:一是探究疾病的流行病学,二是在实验室里追踪线索。两条战线上的第一个任务都是要拨开扑面而来的数据迷雾。

他们设计了精确的流行病学调查:[6]将公共卫生措施和死亡率进行关联分析;在选定区域内进行缜密详尽的研究,比如隔出小块地区,便于他们了解每个流感患者发病前 72 小时的情况,记录患者和未患病者详细的个人历史记录;寻找与其他疾病、早期流感侵袭及饮食之间的关联。

这些流行病学研究将取得一个额外收获,它将刺激和转化医学的另一个新兴领域。1918 年 11 月,美国公共卫生协会创办了一个流感大流行统计学研究委员会,主要由大都会人寿保险公司资助。一名委员会成员称这是"一个展现统计学(尤其是人口统计学)及其方法学能为预防医学做些什么的良机"[7],他的一位同行则认为它"也许是证明概率论和随机抽样法可行的证据"。1919 年 1 月,海陆两军的公共卫生部部长及国家公共卫生部部长也同人口调查局合作,组建了一个流感委员会,该委员会后来成为固定的统计机构。而与此同时,一位出席了比格斯小组第一次会议的流行病学家说:"我认识到这个问题最终将在实验室里得以解决。"[8]

戈加斯曾有一个目标:使这次战争成为美国历史上第一场士兵阵亡人数大于病亡人数的战争。即便这次战争中每 67 名士兵中就有一人死于流感,即便他的上级在很大程度上无视他的建议,他离成功也仅是一步之遥——将海军阵亡人数及因流感而病亡的人数统计到总数中后,病亡人数还是超过了阵亡人数。

戈加斯击退了大部分疾病。在疟疾击垮了几万名法国人、英国人和意大利人的时候,美国士兵几乎完全避开了它的侵袭。

现在,有 200 万人正在从欧洲返回的归途中。在其他战争之后,甚至在 19 世纪末期,归国的军队会将疾病携带回来。克里米亚战争之后,英国、法国和俄国军队曾经传播过霍乱;南北战争之后美国军队散播过伤寒、痢疾和天花;普鲁士人从普法战争中将天花带回了国;美国人从美西战争的战场返回时携带了伤寒。

戈加斯最终的举措之一就是制订行动计划以避免这次重蹈覆辙。在士兵们登船回家前实行 7 天的隔离,并在上船前进行除虱。[9] 这样士兵们才不会携带疾病回国。

与此同时,历史上规模最大的科学调查正在成形。比格斯的委员会又会谈了三次。截至最后一次会议,每个成员也为其他委员会工作。美国医学会、美国公共卫生协会、陆军、海军、公共卫生部、红十字会及大都会人寿保险公司在那些已经进行的研究之外都发起了重大研究，每一项的设计都是让它们彼此互补，而不要交叠。在每个医学专业的每次会议上，在每个公共卫生组织中，在医学期刊的每一期上，流感都主导着议程。在欧洲也是如此。

美国所有的大实验室继续聚焦于该疾病。费城的刘易斯仍关注着它，宾夕法尼亚大学的研究者也一样。波士顿的罗西瑙领导着一群哈佛研究者。芝加哥大学的赫克通和凯斯坚持对它进行研究。明尼苏达州的梅约医学中心的罗斯诺也在研究着。陆军肺炎委员会的每个成员回到民用研究之后，仍继续研究流感。大都会人寿保险公司为大学里的科学家提供资金，而且还资助着纽约市和联邦政府，为帕克和威廉斯在纽约实验室进行的研究以及麦科伊在公共卫生部卫生学实验室进行的研究提供基金。

陆军也"尽其所能去搜集……能体现当前大流感所造成的肺部损伤的标本"[10]，不仅从军营，也从平民资源进行搜集。这些标本无与伦比的重要性将在3/4个世纪之后见分晓——陶本伯格（Jeffery Taubenberger）将从其中提取出1918年的流感病毒，并且成功测出其基因组序列。

在洛克菲勒研究所，科尔投入"所有人力"去攻克它。他让玛莎·沃尔斯坦也加入其中。当布莱克上校（曾经是陆军肺炎委员会的成员）在圣诞节造访他在研究所的老同事时，他发现每个人都"为了研究流感全力以赴，用猴子和一切可用之物做着实验"。一周后，他离开陆军回到了洛克菲勒，说道："如果某天我们可以摆脱并且就此解决流感这码事，我一定会非常高兴，这样我就能换其他事情做了。这6个月来，我的日常工作和起居好像完全都和肺炎及流感扯在了一起，其他什么事情都没有做。"[11]

不久后，他就被流感完全缠住了。

　　慢慢地,经过几个月的时间,一个知识体系开始形成。研究者们开始深入了解这场曾在全球咆哮并且仍在继续郁积能量的大爆发。

　　首先,他们确定了之前的猜测:秋季那场致命的流行是春季侵袭过的同一种疾病的第二波。他们得出此结论的根据是,那些经历过春季流行的人对第二波来袭具备了充足的免疫力。陆军有最完善的记录。这些记录记载的主要是年轻人,所以它们在解答某些问题时没什么用。但它们可以支持免疫力这个说法,并且是确凿的证明。谢尔比军营是从 3 月至秋季始终留在美国的唯一一个师的大本营。1918 年 4 月,流感使 26 000 人中的 2000 人病重到需要治疗,而更多人可能有轻度或者症状不明显的感染,所有 26 000 人都接触到了流感。夏天期间,11 645 名新兵入营。10 月,流感"几乎不碰"老兵,但是却令一成的新兵病亡。春季流感在欧洲袭击了美国军队的第 11 工兵团,使得 1200 人中的 613 人患病,2 人死亡,但却保护该团度过了致命的第二波。秋季,全团只有 150 例"感冒"及 1 人死亡。道奇军营有两支老兵组成的部队,[12] 流感曾在春季侵袭了其中的一支,秋季这支部队只有 6.6% 的人患上流感;另一支躲过了春天的一波,但到了秋季,有 48.5% 的人患上了流感。还有许多其他例子。

　　统计学也确认了每个医生(实际上也是每个人)都已了解的情况。在平民人口中年轻人的死亡率也是出奇地高,令人生畏。老年人通常是最易感染流感的人群,却在流感攻击中挺了过来,并且受侵染的概率小得多。老年人具备抵抗力这个现象全世界范围都有出现。最有可能的解释是一次早期的流行病(后来对抗体的分析证实它不是 1889—1890 年的那一次)非常温和,没人注意到它的存在,它与 1918 年的病毒非常相似,于是提供了保护。

　　最后,在几个城市中进行的挨家挨户的调查也确认了一些显而易见的事实:居住条件最为拥挤的人,染病的概率高于居住空间较大的人。看起来(尽管这不是按科学方法确定的)那些最早住院、待在病床上时间最久、得到最好照护的人在死亡率高的大环境下最能幸免于难。这些发现自然意味着穷人的死亡数要比富人高很多（关于种族和大流感的关联问题所得到的信息与此相反）。

但是，有关疾病的几乎所有其他问题依然未能得到解决，甚至疾病病菌学说与其他病因学说的相互影响也还在争论之中。直到1926年，一位有名望的流行病学家还在为瘴气学说的一个版本争论不休，认为有"一种相互关系存在于……流感和气压的周期变化之间"[13]。

在实验室中，迷雾依然浓厚，病原体还是未知。各地都不断地投入大量资源到这项研究中。澳大利亚的伯内特经历这场大流感的时候还是个十几岁的少年，流感在他脑中烙下了深深的印记。正如他在获得诺贝尔奖之后所说的："像其他许多对细菌学和传染病感兴趣的人一样，对我来说，医学上这些年来悬而未决的最大问题就是……流感。"[14]

可是，所有这些工作都没能穿破迷雾。

问题并不在于线索的匮乏，而在于如何将那些为数不多的具有正确导向的线索从所有误导的线索中区分出来。这不是腺鼠疫。腺鼠疫的病原菌是最容易发现的病原体之一，它会在腹股沟淋巴结处大量滋生。而这只是流感。

流感的第二波曾突然在全世界爆发，有成千上万的科学家曾挑战过这个问题。在德国和法国，在英国和意大利，在澳大利亚和巴西，在日本和中国，他们想要将之解决。但随着1919年过去，1920年接踵而至，随着疾病向温和漂变，这几千个人一个一个开始退出。他们发现这个问题太复杂，难以概念化——也就是说，难以找出方法来解决它，或者没有足够的技术去解决它，又或者它同他们旧有的兴趣或知识基础相去甚远。在许多世界最优秀的研究者作出两年超乎寻常——并且孜孜不倦——的努力之后，1920年，韦尔奇心灰意冷地预言道："我想这场流行病很可能已经过去，而我们对这种疾病的控制并不比1889年疾病流行时的人们熟练多少。这是个耻辱,却是事实。"[15]

几百名研究者仍在探究这个问题,但他们很少有能达成一致的地方。每件事都要争论一番。那些争论的主力军分为两派,一派是帕克和威廉斯的长期合作团队,另一派则是刘易斯和洛克菲勒研究所的一些人。

刘易斯的研究将以讽刺和悲剧收场。洛克菲勒研究所内大部分研究者都错了。

但是,埃弗里并没有错。在他们中间,埃弗里将作出最具深远影响力的发现。

最重要的问题还是最简单的那几个：什么引发了流感？病原体是什么？菲佛鉴定出病原菌并将其命名为流感嗜血杆菌是正确的吗？如果他不对，那是什么引发了流感？谁才是罪魁祸首？

对这个问题的探索是一个如何进行科研、如何寻找答案、自然有多复杂以及如何构建一个坚实的科学框架的经典案例。

整个大流感期间，细菌学家们在寻找流感嗜血杆菌时所获得的结果杂乱无章。训练有素者如纽约的帕克和威廉斯、费城的刘易斯以及埃弗里，也都未能从他们研究的第一批病例中分离出这种细菌。不过，他们随后调整了技术，更换了培养细菌的培养基，往培养基中添加了加温至特定温度的血液，调换了用于着色的染料，最终发现了它。不久后，帕克和威廉斯经常能发现这种细菌，帕克便向国家研究委员会汇报，确信它就是病原——这种疾病的病因。公共卫生部相信它就是病因。刘易斯尽管最初有些疑惑，也还是认同了这个看法。

在洛克菲勒，玛莎·沃尔斯坦从 1906 年起就开始研究菲佛氏杆菌。经过数年的工作，她仍不认为自己的实验能够充分"直观并且可靠地表明菲佛氏杆菌就是特定的刺激物"[1]，但她还是继续研究这种杆菌，在大流感期间她开始确信是流感嗜血杆菌引发了这场疾病。她曾经非常自信地认为她制备的疫苗针对的**只是**菲佛氏杆菌。她的工作也使她在洛克菲勒的同事们信服,他们都接种了她的疫苗——尽管他们只是国内少数有权使用洛克菲勒抗肺炎球菌疫苗的人——这疫苗已经证明自己是有效的。

大流感中期,找不到菲佛氏杆菌似乎就意味着不称职,而与尊重科学事实无关。当一名陆军的细菌学家无法在"第一批病人的 159 个血液琼脂平板上"[2] 找到这种杆菌时,陆军派了另一名科学家去对该营"基地医院实验室采用的细菌学方法进行调查"[3]。这是典型的戈加斯建立的制度,是一场真正的调查,而非政治迫害。调查得出的结论是这个实验室完成了"一件非常棒的工作。如果流感杆菌曾出现过……它肯定会被发现"。但这个结论直到大流感过去很久之后才得以公布。

同时,此类调查的存在也告诫了陆军的其他细菌学家,如果找不到流感嗜血杆菌就意味着他们无法胜任自己的工作。此时,埃弗里发表了他改进的新技术,更方便了该微生物的培养。细菌学家开始发现他们所要寻找的东西。在扎迦利泰勒军营,细菌学家们曾经无法找到菲佛氏杆菌。如今,他们报告说:"最近采用埃弗里的油酸盐培养基后,我们取得了令人满意的结果。"他们发现这种细菌俯拾皆是:48.7%的来自心脏直接提取的血样中,54.8%的来自肺脏的样本中,48.3%的来自脾脏的样本中,都有它们的身影。[4] 在迪克斯军营,"正在研究的各个病例中,肺部、上呼吸道或者鼻窦,总有一处能发现流感杆菌。"[5]

一个军营接着一个军营,细菌学家们站在了同一战线上。不单只有麦克阿瑟军营的细菌学家下了这样的决心——"使流感嗜血杆菌的获得率达到最高",他们在88%的肺脏样本中发现有这种杆菌,但他们不是通过可信的实验室检验找到杆菌的,而是简单地用显微镜观察其外形来鉴别出这种杆菌的。这种观察是主观的,不能作为证据,只能作为相关的参考。

谢尔曼军营的死亡率居全国军营之首,其军营医生的声誉也曾受到指责,该营关于流行病的最终报告反映了当时的紧张局势。由细菌学家撰写的那部分报告提到:"在各种实验材料中一直找不到流感杆菌,因此菲佛氏杆菌是不是此次流感的病因还需要斟酌。"[6]但由病理学家撰写的部分则指责了细菌学家的无能。病理学家说他曾经用显微镜观察到了病原菌,他确定那**就是**"菲佛氏杆菌",并且"这场流感中出现的所有细菌全都不是使用了培养方法而被检测到的"[7]。

非军方的研究者分离出菲佛氏杆菌的情况也类似。可是,即便掌握了所有流感嗜血杆菌的材料,情况依然令人费解。即使埃弗里的培养基能抑制流感病例中常见的肺炎球菌和溶血性链球菌的生长,菲佛氏杆菌单独被发现的情况还是极为少见的。

而且,有时根本就找不到流感嗜血杆菌。尤其是在很快死去的患者肺内,研究者就没能寻见这种杆菌。至少在三个军营(加利福尼亚的弗里蒙特营和佐治亚州的戈登营及韦勒营)内,绝大多数病例中找不到菲佛氏杆菌,这就意味着为了避免招致批评,细菌学家们会将那些大流感患者诊断为染上"其他呼吸道疾病"[8]而不说是流感。在某些病例中,即便是最富经验的研究者也很少发现这种杆菌。芝加哥的戴维斯(D. J. Davis)研究菲佛氏杆菌已有10年了,但在他经手的62个病例中,发现该菌的也不过5个。[9]菲佛在德国一直被尊为医学巨擘之一,在那里,虽然他继续坚持是流感嗜血杆菌引发了疾病,但一些研究者仍无法分离出该杆菌。

这些报告使人们对菲佛的流感杆菌心生疑窦,而且疑惑日益加重。科学家们并不怀疑那些杆菌发现者的话,他们也不怀疑这种杆菌可以导致疾病乃至死亡,但他们开始疑惑了——找到该菌究竟能证明什么。

问题还不止这些。大流感中期,在空前巨大的压力之下,许多细菌学家急于求成,降低了对自己工作质量的要求。正如一位科学家所言:"在涂有一滴普通痰液的培养基上研究和鉴别出各种链球菌至少需要三周专注工作。倘若不是草草了事，当时仅两个工作人员，怎么可能在短短一年内研究大约 100 个流感病例以及 50 个正常个体的呼吸道细菌呢？"[10]

帕克和威廉斯绝非草率之人。他们是第一批宣布流感嗜血杆菌可能是病因的人。10 月中旬，帕克仍坚持己见。他声明："在几乎每例确定的传染性流感病例中都能发现流感杆菌。在并发性肺炎中发现其与溶血性链球菌或肺炎球菌如影随形。在一个病例中，支气管肺炎的发生则被完全归因于流感杆菌。纽约公共卫生部的结果与切尔西海军医院的报告非常一致。"[11]

基于他们的坚定信念，他们制备并且分发了一种疫苗。

然而，即便是帕克和威廉斯也都妥协过。如今，流行病消退了，他们重新以极为审慎的态度继续开展研究。他们一向擅长检验假说、寻找漏洞、改进和扩展别人的原始工作。现在，为了完善疫苗和血清，他们要了解更多关于这种杆菌的情况——这也是在检验他们自己关于流感嗜血杆菌引发流感的假说。他们开始了一系列的大范围实验。他们从 100 个病例中分离出这种杆菌，并成功培养出该杆菌的 20 个纯培养物。然后，他们把这些培养物注入兔子体内，待兔子发生免疫应答后抽取其血液，离心去除杂质，接下来就是制备血清的其他步骤。当每只兔子的血清被分别加入试管（管内已有用于接种该兔子的细菌）时，血清内的抗体使细菌凝集起来——抗体同细菌结合形成肉眼可见的凝块。

他们已经预见到了这个结果，但没有预见到后面几个。当他们用不同血清来检验菲佛氏杆菌的其他培养物时，20 次检验中只出现 4 次凝集。血清并未结合到其他 16 个菲佛氏杆菌培养物上去。什么也没有发生。他们重复实验，仍是同样的结果。所有这些培养物绝对都是菲佛氏杆菌，绝对都是流感嗜血杆菌。这点确凿无疑。所有这 20 种血清都会结合来自对应培养物（该菌株用来感染兔子并产生此血清）的细菌并令其凝集。但是，这 20 种血清中只有 4 种可以同另一种菲佛氏杆菌培养物结合。

10年来,科学家们一直试图研制针对菲佛氏流感杆菌的疫苗和抗血清。在刘易斯离开研究所之后不久,弗莱克斯纳自己也曾经试过。没有人成功。

帕克和威廉斯认为他们现在明白个中原由了。他们认为菲佛氏杆菌类似肺炎球菌。肺炎球菌有几十种菌株。Ⅰ型、Ⅱ型和Ⅲ型极为常见,所以可以研制出在一定程度上能同时预防这三种菌株的疫苗和血清,但只有对Ⅰ型和Ⅱ型,它们才算是真正有疗效。而所谓的Ⅳ型则完全不是一种类型,它是"其他"肺炎球菌的统称。

随着对菲佛氏杆菌研究的深入,他们越来越确信流感嗜血杆菌类似地也包括几十种菌株,菌株间差异之大足以令对一种菌株有效的免疫血清不会再对其他菌株生效。事实上,威廉斯发现"在10个不同病例中就有10种菌株"[12]。

1919年初,帕克和威廉斯推翻了原先的立场。他们下结论说:"存在多种菌株的证据好像彻底推翻了流感杆菌引发大流感的说法。病例那么多,而又从中得到了如此大量的其他菌株,却唯独错过流行病的菌株,这在我们看来是不可能的。流感杆菌很可能只是一些极为重要的继发入侵者[13],就像溶血性链球菌和肺炎球菌一样。"

现在,他们说流感杆菌不会引发流感。威廉斯在她的日记中写道:"越来越多的证据指出滤过性病毒是病因。"[14]

其他许多人也开始认为是一种滤过性病毒引发了这种疾病。霍普金斯的麦卡勒姆写道:"实际上我们在李军营没有发现流感杆菌……在霍普金斯医院也很少发现流感杆菌……因为导致肺炎有很多不同的细菌,而且总是以错综复杂的形式混合,要证明其中一个细菌是原发疾病的根本病因,就需要非常特殊的证据。并且,因为这个特定的微生物决不总是呈现出来,所以现有证据还非常薄弱。事实上,看起来应该是一些其他形式的活病毒引发了这场流感,但是我们染色的显微方法不能识别这些病毒,正在使用的方法也无法分离或培养这些病毒。"[15]

但这个问题仍然存在争议。除了反证——并无证据表明存在其他病因——之外,没有证据支持滤过性病毒。而由一种病毒引发流感的理论已被世界上卓越的科学家检验过了。在疾病的第二波在美国爆发伊始时,罗西瑙就怀疑存在一种滤过性病毒。确实,至少从1916年开始他就怀疑这种病毒了。遵循直觉,他在62名来自波士顿的海军军舰的志愿者身上展开了广泛细致的实验。他从存活患者身上收集唾液和血液,将死亡患者的肺部组织乳化*,在盐溶液中稀释这些样本,离心,抽取出液体,用一个瓷制过滤器过滤液体,然后试用各种方法把疾病传给志愿者。他采用了所有可想见的方法:注射、吸入、滴入鼻孔和喉咙甚至眼睛里,所使用的则是危及生命的大剂量。没有一个志愿者患病。操作实验的医生中却有一人死亡。

在德国,一位科学家也曾经作过尝试,他向志愿者的喉咙喷滤过的鼻腔分泌物,但没有一个受试者感染流感。芝加哥的一个研究小组想用流感患者的滤过分泌物感染志愿者,也没有成功。[16] 旧金山的海军研究者也以失败告终。

全世界只有一位研究者报告说用滤出液传播这种疾病获得成功:巴斯德研究所的尼科尔(Charles Nicolle)。但是,尼科尔的整个实验对象才十来个人和猴子。他试验了四种独立的方法来传播这种疾病,并宣布其中三种取得成功。[17] 第一种,他将滤出液滴入猴子的鼻腔,报告说它们感染了流感。尽管猴子几乎从不感染人类流感,但这是可能的。他又将滤出液注射入猴子眼部的黏膜,之后也报告说它们感染了流感。这在理论上是可能的,但是可能性更小。他也宣称曾将患病猴子的血液过滤,随即

---

* 通过表面活性剂,使原本不能混合到一起的两种液体溶合到一起。——译者

给两名志愿者进行皮下注射,他们因此感染了流感。这两人都可能染上了流感,然而,没有一个是因为尼科尔所说的方法而染上的。尼科尔确有才华,1928 年他获得了诺贝尔奖＊。但这些实验却是错误的。

所以,既然没有其他疑凶,许多科学家仍旧相信是菲佛氏杆菌引发了疾病,其中也包括洛克菲勒研究所的大部分科学家。韦尔奇在霍普金斯的第一个得意门生奥佩也是其中一员,他曾去过圣路易斯的华盛顿大学并沿袭霍普金斯将之进行改造,他还领导陆军肺炎委员会的实验室工作。1922 年他和几个委员会成员以《流行性呼吸道疾病》(*Epidemic Respiratory Disease*)一书发表了他们的工作结果。合著者之一是里弗斯,那时他已经开始了病毒方面的工作。1926 年,他定义了病毒和细菌的差别——开辟了病毒学领域,并成为世界病毒学权威之一。但是,战后的前 5 年,他把时间用在了继续研究菲佛氏杆菌上,甚至在开始他的病毒研究时他还写了很多关于菲佛氏杆菌的论文。他回忆道:"我们设法从受流感侵染的每个人身上获得流感杆菌……我们找到了它并且很快就得出结论:流感杆菌是大流感的根源。"[18]

一言以蔽之,几乎所有的研究者都对自己的工作深信不疑。发现有大量流感杆菌的人认为就是它引发了流感,而没有发现它的人则认为不是它引发流感的。

只有屈指可数的几个人高瞻远瞩、虚怀若谷。帕克和威廉斯就是这寥寥数人中的两个。他们以超乎寻常的坦然、以异于常人的积极,用全新的眼光去看待自己的实验结果。

帕克和威廉斯曾经使自己(和其他许多人)确信并不是流感杆菌引发了流感。然后,他们未在此课题上多作停留,中止了流感的工作,一部分

＊ 法国细菌学家,1909 年发现斑疹伤寒由体虱传播,因此获 1928 年诺贝尔生理学医学奖。——译者

是出于信念,一部分则是因为纽约市立实验室失去了真正用于科研的资金。并且,他们当时业已力不从心。

整个20世纪20年代,研究者们都在继续研究这个问题。正如伯内特所言,它是近年来医学上一个最重要的问题。

在英国,弗莱明像埃弗里一样全神贯注于开发一种能使流感杆菌更好生长的培养基。1928年,他忘记给一个培养葡萄球菌的培养皿加盖。两天后,他发现了一种抑制葡萄球菌生长的霉菌。他从这种霉菌中提取出抑制细菌生长的物质,并将它命名为"盘尼西林"*。弗莱明发现盘尼西林能够杀死葡萄球菌、溶血性链球菌、肺炎球菌、淋病双球菌、白喉杆菌及其他细菌[19],但它对流感杆菌不造成伤害。他没有试图将盘尼西林开发成药物。对他来说流感杆菌才是最重要的,他只是用盘尼西林杀死培养物中的其他污染细菌,以此来帮助流感杆菌生长。如他所说,他用盘尼西林"来分离流感杆菌"。这种"选择培养物的特殊技术"使他发现"流感嗜血杆菌事实上存在于"他所研究的"每个个体的齿龈、鼻腔和扁桃腺内"。

[弗莱明从未将盘尼西林看成一种抗生素。10年后,弗洛里(Howard Florey)和钱恩(Ernst Chain)则有此等眼光。在洛克菲勒基金的资助下,他们将弗莱明的发现转化为第一个"灵丹妙药"。盘尼西林十分稀有却又如此有效,以至于第二次世界大战期间美国陆军要从用药患者的尿液中重新回收它,使它能被再次利用。1945年,弗洛里、钱恩和弗莱明共同获得了诺贝尔奖。]

1929年,在一次关于流感的重要会议上,韦尔奇发表了他个人的估计:"就个人而言,我确实觉得支持(流感嗜血杆菌)作为流行病病因的证据非常少。可是,连奥佩这样杰出的研究者都认为证据完全指向菲佛氏杆菌,而且持一种令人气恼的观点:认为其他细菌学家没找到杆菌是因为

---

* 即青霉素。——译者

技术错误以及欠缺技巧。当然我们也不能说已经没有进一步的研究空间了……我所关注的事情是：流感可能是由一种未知病毒引发的感染……这种病毒降低抵抗力的能力非凡,导致人体——至少是呼吸道——能被任何微生物入侵,造成急性呼吸道问题和肺炎。"[20]

1931 年,菲佛仍在坚持,在至今所有被提及的微生物中,他命名为流感嗜血杆菌并在非正式场合下以他为名的这种病原菌,"值得被作为首要病原微生物认真考虑,它的唯一竞争者是一种未被鉴定的滤过性病毒。"[21]

· · ·

大流感结束后,埃弗里又继续研究流感杆菌数年。正如他的学生迪博所说:"他的科学问题几乎都是由社会环境强加于他的。"[22] 这里他指的是洛克菲勒研究所影响了埃弗里对问题的选择。弗莱克斯纳和科尔认为什么重要,埃弗里就研究什么。

埃弗里取得了显著进展,证明在动物身上的传代确实令该杆菌更加致命。更为重要的是,他分离出了血液中流感嗜血杆菌生长所需的因子,它们起初被鉴定为"X"和"V"因子 *。这是一项非凡的工作,它在认知所有细菌的营养需求和新陈代谢方面树立了一块里程碑。

但随着流感杆菌引发流感的可能性的减弱,进行这项研究的压力也消退了。虽然他最初倾向的观点是这种杆菌引发了流感,然而越来越多的科学家认为流感嗜血杆菌这个命名不当,最后他也认同了这个观点。他对这种微生物没有什么自发的兴趣,也从未放弃自己对肺炎球菌的研究,完全没有放弃。流感比往常任何时候都更能使人理解肺炎的致命性。是肺炎完成了这次杀戮,它仍是令人死亡的罪魁祸首,肺炎才是他的目

---

* X 因子是血红素及其衍生物,耐热,120℃下 30 分钟也不被破坏,是细菌合成过氧化氢酶、过氧化物酶、细胞色素氧化酶等呼吸酶的辅基;V 因子是辅酶 I 或 II（NAD 或 NADP）,耐热性差,120℃下 15 分钟即被破坏,在细胞呼吸中起递氢作用。——译者

标。他将全部的时间又投入到肺炎研究上。他将尽其余生来研究肺炎。

事实上,先是几个月,再是几年,时间不断流逝,埃弗里好像将他的整个世界局限在了自己所从事的研究中。他原本就十分专注,现在他专注的范围更窄了。就连迪博也说:"从他的声望以及他科学成就的多样性和重要性来设想,他的科学信息范围应该很广,但现实却非如此,我对此感到惊讶,有时甚至是震惊。"[23] 还有一次,迪博评述说:"他很少费心去跟随科学界或者其他知识领域里的时髦潮流,而是将精力集中在与他正在研究的问题直接相关的主题上。在实验室里,他局限于一个相当狭小的技术范围内,他极少改变也很少改进这些技术。"[24]

埃弗里的兴趣愈发集中于一点,一个他试图去理解的事物:肺炎球菌。好像他的头脑不仅变成了过滤器,还变成了漏斗,这个漏斗将全世界的光和信息都集中到一个点上。而他在漏斗底部不是简单地坐着筛选数据。他利用漏斗边缘进行挖掘,越挖越深直至地下,他挖掘得如此之深,仅剩下随身带着的那点光芒。除了眼前之物,他什么也看不见。

此外,他更进一步地集聚了自己的焦点,聚焦在了肺炎球菌的一个方面——多糖荚膜上,这个荚膜像 M & M 巧克力豆的糖衣一样包裹在细菌外面。免疫系统要攻击被荚膜包裹的肺炎球菌难度很大。被荚膜包裹的肺炎球菌生长迅速,在肺内畅通无阻,它们是致命的。而没有荚膜的肺炎球菌则不是致命的,免疫系统很容易就能将之摧毁。

在研究所的餐桌边,科学家们坐在舒适的椅子里,掰着法国长棍面包,喝着无限量供应的咖啡,互相交流着信息。桌子可供 8 人围坐,通常是资格较老的一位主导讨论。埃弗里少言寡语,即便在拥有了声望和资历后亦如此,但他用自己的方式主导着讨论,他会针对自己面临的困难问一些关键问题,寻求任何对此有帮助的想法。

埃弗里努力引进一些知识范围与自己互补的人,他想要一位生物化学家。于是从 1921 年起,他再三邀请杰出的青年生物化学家海德尔伯格离开诺贝尔奖得主兰德施泰纳的实验室来自己这里。海德尔伯格回忆道:"埃弗里会从他的实验室上楼来这里,给我看一小瓶暗灰色的脏兮兮的东西,并说:'看,我的孩子,细菌特异性的全部秘密就在这个小瓶子里。你打算什么时候研究它?'"[25]

瓶中之物就是分解了的荚膜。埃弗里从肺炎患者的血液和尿液里分离出了这种物质。他相信这种物质掌握着如何凭借免疫系统战胜肺炎的秘密,如果他能发现这个秘密的话……最终海德尔伯格加入了埃弗里的团队。其他人也纷纷加入。埃弗里习惯于一成不变的日常生活。他住在东六十七街,实验室坐落于第六十六街和约克街。每天早上同一时间,他穿着(似乎)同一件灰色夹克走进实验室,乘电梯到他六楼的办公室,脱下夹克换上浅褐色实验服。只有当他要做什么不寻常的事或是碰上特殊场合时他才换上白色实验服。

他的工作没有任何固定程序。他在实验台上进行大部分的实验,这些实验台其实就是原来用作办公桌的木桌。他的设备一直很简单,几乎是原始的。埃弗里不喜欢那些小发明。他的同事记得,埃弗里做实验时"思想高度集中……他的动作很小,但是极端精确和优雅;他的存在本身似乎就是他手头课题中一个被清晰定义的方面。混乱荡然无存……也许就是因为他,周围的一切看起来都是那么井然有序"[26]。

每个实验都会创造它自己的世界,可能带来快乐也可能带来失望。埃弗里会将培养物留在培养箱里过夜,每个早晨他和年轻的同事聚集在这个培养箱前,不知道他们将会发现什么。尽管他很安静,尽管他很矜持,那一时刻他总是很紧张,渴切和担忧同时写在他的脸上。

1923 年,埃弗里和海德尔伯格因证明荚膜确实能导致免疫应答而令科学界大开眼界。荚膜是纯多糖。直到那时学者们还认为只有蛋白质或是含蛋白质的物质才能刺激免疫系统作出应答。

这个发现鞭策着埃弗里和他的同事们继续前进。他比以前更加专注于荚膜,几乎放弃了其他的一切。他相信荚膜将是了解免疫系统特异反应的关键,是开发有效疗法和疫苗的关键,是消灭"杀手"的关键。而且,他认为自己关于肺炎球菌的大部分发现适用于所有细菌。

之后的 1928 年,格里菲斯(Fred Griffith)在英国发布了一个既惊人又令人困惑的发现。早先时候,格里菲斯发现所有已知类型的肺炎球菌可以有也可以没有荚膜。致命的肺炎球菌具有荚膜,而没有荚膜的肺炎球菌很容易被免疫系统摧毁。现在他发现了更奇怪的情况。他将那些包裹荚膜的致命性肺炎球菌灭活,并注入大鼠体内。由于这些细菌已经死亡,所以所有大鼠都还活着。同样他将没有荚膜的活肺炎球菌注给大鼠,那些肺炎球菌不是致命的。这次大鼠也活着。它们的免疫系统破坏了没有荚膜的肺炎球菌。但后来,他又将具有荚膜的死肺炎球菌混合没有荚膜的活肺炎球菌注给大鼠。

那些大鼠**死了**。不知何故那些活肺炎球菌获得了荚膜。不知何故它们发生了变化。当它们从大鼠体内分离出来时,它们在荚膜的包被下继续生长着——就好像它们遗传了荚膜。

格里菲斯的报告似乎令埃弗里长久以来的工作——和生命——变得毫无意义了。免疫系统是建立在特异性的基础上的。埃弗里相信荚膜是解开特异性之谜的关键所在。但是,如果肺炎球菌可以转化,这就摧毁了埃弗里相信的一切和他曾经证明的想法。好几个月,他将格里菲斯的工作视为谬论,拒绝接受。但绝望压倒了埃弗里,他丢下实验室 6 个月之久,患上了格雷氏疾病*,这是一种可能与压力有关的疾病。到他回来的时候,应他要求而检查格里菲斯结果的下属道森(Michael Dawson)已经确认了结果。埃弗里不得不接受它们。

---

* 又称甲状腺功能亢进或突眼性甲状腺肿。——译者

现在他的工作转入了一个不同的方向。他必须了解一种肺炎球菌是如何转变成另一种的。他已将近 60 岁。赫胥黎说过："年过 60 还做科学,对科学是弊大于利。"不过现在,埃弗里比以往任何时候都更加专注于自己的任务。

1931 年,道森(当时任职于哥伦比亚大学,但仍与埃弗里在工作上保持联系)和一位助手一起成功地——在一支试管内——将一个没有荚膜的肺炎球菌变成了有荚膜的肺炎球菌。第二年,埃弗里实验室的人也成功地用来自灭活有荚膜肺炎球菌的无细胞提取物做了相同的事情,将无荚膜细菌变成有荚膜细菌。

年复一年,埃弗里实验室的年轻科学家们不断钻研。埃弗里也继续工作。到 20 世纪 30 年代末,他一直与麦克劳德和麦卡蒂(Maclyn McCarty)一起工作着,他们投入所有精力研究这个转变过程的机制。如果埃弗里之前要求的是精确,那么现在他要求的则是尽善尽美、不容反驳的事实。他们培养了大量致命的 III 型肺炎球菌,以数月、数年而非几小时、几天的时间来分解细菌,着眼于每个组分,试图了解这个过程。这项工作极其枯燥,而且也是一项会不断、不断、不断失败的工作。

署名埃弗里的论文越来越少了。大部分原因是只有当论文所述研究包括他亲自操作的实验时,他才将自己的名字放在实验室其他人的论文上,否则无论他对这个工作的思路有多大贡献,也不管他就这些想法与作者们讨论过多少次,他的名字也不会出现。(这就是埃弗里的极度高尚之处;通常实验室的领导者会将他/她的名字放在实验室几乎所有论文上。迪博回忆,他在埃弗里手下工作的 14 年中,埃弗里几乎影响了他所有的工作,但在他的论文上只出现过四次埃弗里的名字。另一位年轻研究者说:"我从来都觉得我是埃弗里的合作者……我第一次意识到我们从未共同发表过一篇文章,这令我大感惊讶。"[27])

但是,埃弗里自己发表的文章数也减少了,因为他也没什么可以报道的了。这项工作格外艰难,超出了现有的技术。**失望已成了家常便饭**,他曾说,**我以此为生**。但是,他没有取得成就。他常想着放弃这项工作,放弃这一切。然而,他还是每天继续将几乎所有醒着的时间花在思考上。1934—1941年,他没有发表任何东西。**什么也没有**。对科学家而言,度过这样一段干涸期,个中滋味岂止是抑郁二字可以形容的。这是对他能力、对他生命的否定。但是,在那个干涸期中,埃弗里告诉一位年轻学者说,研究者分两大类:大部分"走来走去捡现成的金块,只要他们发现现成的金块就会捡起,将它加入自己的收藏……[另一类]并不对现成的金块真正感兴趣。他更感兴趣的是在一个地方挖个深洞,希望恰好找到矿脉。当然,如果真能找到金矿的矿脉,他就取得了巨大的进展"[28]。

到1940年他已钻研得很深了,足以令他相信自己将要有所发现,发现一些有价值的东西。1941—1943年,他仍没有发表任何东西。但是现在已经不同了。现在他所研究的东西令他空前兴奋。他重拾信心,觉得自己将达到目的。海德尔伯格回忆:"埃弗里会过来谈论他关于细菌的转化物质的工作……有一些情况告诉他这种转化物质是生物学真正的基础物质……对理解生命本身来说也是基础物质。"[29]

埃弗里喜欢一句阿拉伯谚语:"说者自说,做者自做。"他没有什么可以发表是因为他的工作主要借助的是排除法。工作仍在进展着。尽管不知道是什么,但他分离出了转化肺炎球菌的物质。现在他正在通过排除一个又一个可能性来分析这种物质。

首先,他排除了蛋白质。能够灭活蛋白质的酶对这种转化物质不起作用。其次,他排除了脂质——脂肪酸。破坏脂质的酶对这种物质转化肺炎球菌的能力也没有影响。他又排除了糖类。剩下的物质富含核酸,但由迪博分离出的一种可以破坏核糖核酸的酶对这种转化物质也没有影响。每一步实验都耗时几个月,或是几年。但是,现在他已触手可及。

1943年,他名义上退休了,成了研究所的荣誉退休人员。他的退休没有改变任何事情。他像以往一样工作,实验、推进、加紧。那年他写信给自己的医生弟弟,告诉他一个超凡发现。4月,他通知了研究所的科学指导理事会。他的发现将彻底改革生物学,他的证据看上去又是那么可靠。其他科学家要是发现了他所发现的东西,可能早已经发表了。但他仍按兵不动。他的一位下属问道:"公开吧,你还想要什么?"[30]

但是,他对很久以前自己在洛克菲勒研究所的第一个工作耿耿于怀,当时他发表了一个概要性的理论,包括细菌的新陈代谢、毒性和免疫性。他曾经犯错,永远也忘不了这耻辱。他做了更多的工作。然后,终于在1943年的11月,他、麦克劳德和麦卡蒂向《实验医学杂志》递交了一篇文章,题为《导致肺炎球菌类型转化物质的化学性质研究:由肺炎球菌Ⅲ型分离出的脱氧核糖核酸片断的诱导转化》,这份杂志由韦尔奇创刊。1944年2月,这份杂志发表了该论文。

DNA——脱氧核糖核酸,是由一位瑞士学者在19世纪60年代末分离出来的,没有人知道它的功能。遗传学家也忽略了它。这种分子看上去太过简单,不可能对基因或遗传有什么作用。遗传学家认为是分子结构复杂得多的蛋白质携带着遗传密码。埃弗里、麦克劳德和麦卡蒂写道:"诱导物好比是一个基因,对这种物质的应答反应产生的荚膜抗原则被认为是一个基因产物。"[31]

埃弗里发现将不具荚膜的肺炎球菌转化为具有荚膜的肺炎球菌的物质就是DNA。一旦肺炎球菌发生转化,它的后代也会遗传这个变化。他证明了DNA携带着遗传信息,而基因存在于DNA上。

他的实验精确简练、无可指摘。一名洛克菲勒的同事在菲佛的流感嗜血杆菌上进行了验证实验。

在科学史学家中,对于埃弗里论文的直接影响存在一些争论,主要是因为遗传学家斯滕特(Gunther Stent)认为,这篇论文"对随后8年的遗传机制的思索影响很小"[32]。而且,埃弗里的结论没有立即被广大科学界当做真实情况接受。

但是,那些关注着的科学家将之视作真理并且接受了。

在埃弗里发现和证明 DNA 携带遗传密码之前,诺贝尔委员会因为他一生对免疫化学知识所作的贡献而慎重考虑过授予他诺贝尔奖。但没多久,他革命性的论文面世了。论文非但没能保他获得诺贝尔奖,反而令诺贝尔委员会认为论文太具革命性、太令人震惊而不愿涉险颁奖认可他的发现,除非等到其他人证实它们。这个机构的官方记录给出了授奖声明:"那些结果对于基础工作具有显而易见的重要性,但诺贝尔委员认为它值得等待,直至我们了解更多……"[33]

其他人决意了解更多。

与克里克(Francis Crick)一起发现 DNA 结构的沃森(James Watson)在他的经典之作《双螺旋》(*The Double Helix*)中写道,"一直以来,人们都认为基因是蛋白质分子的特殊类型",直到"埃弗里说明遗传性状可以通过纯化的 DNA 分子从一个细菌传递到下一个……埃弗里的实验有力地表明,将来的实验会证明,所有基因都由 DNA 组成……埃弗里的实验令[DNA]散发出基本遗传物质的气味……当然,也有科学家认为倾向 DNA 的证据并不确定,而更愿意相信基因是蛋白质分子。不过,克里克对这些怀疑论者毫不在意。他们中的许多人是刚愎自用的傻瓜,他们总是下错赌注……不仅心胸狭窄、反应迟钝,而且很愚蠢"[34]。

沃森和克里克二人立即领会了埃弗里工作的重要性。但寻求战利品——这无与伦比的战利品、遗传乃至生命的密钥——的研究者,并不只有他们。查伽夫(Erwin Chargaff)是一位化学家,他的发现对沃森和克里克充分了解 DNA 分子从而推断它的结构至关重要,他曾说:"埃弗里给了我们一种新语言的第一个文本,或者说是他告诉我们去哪里寻找它。我决心去寻找这个文本。"[35]

尝试用病毒来解读遗传的德尔布吕克（Max Delbruck）说："他对我们所做的非常留意，我们对他所做的也很留意……显而易见的是他有些令人感兴趣的东西。"[36]

与德尔布吕克一起工作的卢里亚（Salvador Luria）——沃森是他的研究生——同样也反驳了斯滕特所谓埃弗里的发现被忽略的观点。卢里亚回忆他与埃弗里在洛克菲勒研究所共进午餐并讨论他工作的意义时说："我认为说我们置若罔闻完全是胡说八道。"[37]

梅达沃（Peter Medawar）评论说，"DNA 的黑暗时代在 1944 年终结于"埃弗里之手。梅达沃称这项工作为"20 世纪最有趣和最具预见性的生物学实验"[38]。

伯内特像埃弗里一样研究传染病而不是基因。他在 1943 年访问了埃弗里的实验室，并且大吃一惊。他说，埃弗里"完全是在分离脱氧核糖核酸形式的纯基因"。

事实上，埃弗里所完成的是基础科学的经典之例。他开始于寻找肺炎的治疗方法，并如伯内特评述的那般，最终"开创了……分子生物学领域"[39]。

沃森、克里克、德尔布吕克、卢里亚、梅达沃和伯内特都获得了诺贝尔奖。

埃弗里却从未得到。

洛克菲勒大学——以前从事医学研究的洛克菲勒研究所——的一扇大门以他的名字命名，埃弗里所受的荣誉无人能出其右。美国国立医学图书馆制作了一系列杰出科学家的网络档案，埃弗里居首。

埃弗里发表他关于"转化原理"的论文时已是 67 岁。11 年后的 1955 年，也是沃森和克里克阐明 DNA 结构的两年后，埃弗里为了和兄弟及家人住得近些而搬到了纳什维尔，在那里埃弗里与世长辞。迪博将他的逝去同 1934 年韦尔奇的过世相提并论，并引用了弗莱克斯纳在韦尔奇隐退时说过的话:"他的身体承受着痛苦,他的精神却竭力在世人面前保持平和,这种平和曾是他的旗帜和盾牌。亲爱的朋友啊,这位医生曾是如此受大家爱戴,他虽死犹生,谆谆教诲长存于世。"[40]

第三十六章

在大流感过去后的最初几年里,刘易斯继续执掌着宾夕法尼亚大学的菲普斯研究所。

但是,刘易斯过得并不快乐。他是那些仍相信流感嗜血杆菌引发了疾病并在流感过后继续研究的人之一。颇具讽刺意味的是,他最初并不接受流感杆菌作为病因,而怀疑是一种滤过性病毒。也许他固执的主要原因就是他的经验。他不但总能发现这种杆菌,还研制出一种似乎有效的疫苗。确实,海军给几千人使用的疫苗就是按他的方法制备的,结果证明该疫苗无效,但这批疫苗不是他亲手制造的。一小批他亲自制备和检验的疫苗——在大流感的高峰期,而不是在之后由于病原体变弱而令许多疫苗貌似有效的那个阶段——经有力证据证明是有效的。[1] 接受疫苗的60人中只有3人感染了肺炎,并且无一死亡;而对照组里有10人感染肺炎,3人死亡。

这些结果蒙蔽了他。从前他并不是总能作出正确的科学判断——没有哪个研究者可以——但这次可能是他第一次事关重大的科学失误。这也许标志着他从此走上了一条下坡路。

一开始还没什么征兆。他已在国际上享有声誉。德国的科学期刊《肺结核杂志》(*Zeitschrift für Tuberkulose*)翻译转载了他的工作情况。

1917年他被邀在一年一度的哈维讲座上作关于肺结核的演讲,这是一项极大的荣誉。科尔在十多年后才获得邀请。85年后,戴维·刘易斯·阿龙松(David Lewis Aronson,其父是位经常获奖的科学家,曾在欧洲最好的实验室工作,认为刘易斯是他所见过的最聪明的人,因此也给儿子取名刘易斯)回忆他读到这篇讲演稿时的情景:"你可以看到,刘易斯的思维方式、思想深度和广阔眼界正渐入佳境、日臻成熟。"[2]

刘易斯的视野的确拓宽了。现在他的兴趣包括数学和生物物理学,因为自己没有任何资源,他请求弗莱克斯纳安排一名物理学家到医学界"以作支持",来检查荧光染料和"光的消毒力及光对动物组织的穿透力"[3]。弗莱克斯纳照办了,他对刘易斯的工作仍旧相当重视,当刘易斯将自己打算发表在《实验医学杂志》上的论文寄给他时,他回信称之"有趣而且重要"[4]。

但是,战后的生活开始将刘易斯拉离实验室,令他失去斗志。美国的钢铁巨头菲普斯(Henry Phipps)是刘易斯所在研究所的资助者,他对研究所并不是十分慷慨。不过刘易斯本人的工资倒是已经涨到一定水平了,从1910年他刚开始工作的3500美元年薪涨到了战前的5000美元。弗莱克斯纳仍觉得刘易斯的工资过低,战争一结束就在加利福尼亚大学伯克利分校给他谋取了一个教授职位。刘易斯拒绝了,不过宾大将他的年薪提到了6000美元,这在当时是一笔非常可观的收入。

但是,即便他自己的薪水绝对能满足日常所需,他还是要为整个研究所谋求资金,哪怕只是一小笔资助。他需要钱购买离心机、玻璃器皿、加热设备,更不用说还要付薪给"实验室助手"(此词仍被用来指代技术员)以及年轻科学家了。他必须自筹全部资金。结果,刘易斯发现自己日益陷入费城的社交圈,筹集资金,维持形象。他变得越来越像一个商人,在推销研究所还有自己。他痛恨这样的生活。他痛恨这种生活剥夺了他在实验室的时间并榨干了他的精力,痛恨无穷无尽的应酬。然而,美国正处于大萧条时期：400 万士兵突然归国，需要就业；政府不再修造船只和坦克；欧洲境况惨淡，也已无力消费。筹措资金难上加难。

1921 年，艾奥瓦大学与他联系。他们想发展成为一个一流的研究机构，希望刘易斯来主持这个项目，创建研究所。艾奥瓦州政府将会提供资金。弗莱克斯纳对刘易斯来说不只是一位导师，刘易斯对其推心置腹，他告诉弗莱克斯纳，艾奥瓦的工作看上去"繁重、稳定、平淡。你很清楚我不是那种循规蹈矩的人"[5]。而在菲普斯，"一些正在进行的工作前景可观，我是这么认为的……你会看到我正在努力说服自己留在这里赌一赌，而不是选择艾奥瓦城那个枯燥稳定的前途。如您回复我将不胜感激"。

弗莱克斯纳建议他接受这个邀请："所有我听说的艾奥瓦城的医学状况都十分喜人……与费城[的情况]可谓是对比鲜明。那里环境稳定……我毫不怀疑，你的魄力和领导力将产生影响，你主持的部门——尽管很大——会很快扬名，州政府会尽其所能支持你。"[6]

弗莱克斯纳并没有告诉刘易斯这个工作多么适合他，他的才华会在这样的工作中得到多么充分的发挥。但弗莱克斯纳告诉一位资深同事说，刘易斯"也许真能在医学教育和研究上产生实际影响"。这些可能也是韦尔奇留给他的印象。刘易斯有着"非同一般的爆发力"。就算他并非面面俱到、样样精通，他的知识面还是很广。不管他自己是否意识到，他可以启发大家。确实，弗莱克斯纳相信刘易斯可以"成为这个领域的大师"。

宾夕法尼亚大学对这个邀请予以回击：给刘易斯一个新头衔，年薪涨到 8000 美元，保证兑现 5 年，并保证资助研究所 2 年。他留下了。弗莱克斯纳祝贺"你和学校，尤其是你的升职。新职位会加重你对学校的责任吗"[7]？

答案是肯定的。部分因为刘易斯仍不愿安宁。尽管艾奥瓦的职位可能会让他建立一个重要的研究所，但这个职位会令他离开实验室，所以他拒绝了。可现在,他发现自己在宾大处于相同的境地。他厌恶与院长及其身边的人周旋,他还得扮演社交人物的角色。对于住在主流地区的有钱人来说,科学家可谓是新奇事物,是能创造世界的浮士德般的人物,用于炫耀是非常时髦的事情。刘易斯并不喜欢卖弄。在家里与妻子一起时也有压力,其中有多少是来自研究上的挫折,有多少是因为妻子热衷于他不愿参与的社交活动,又有多少是因为妻子仅仅希望多些与他共处的时间,那就不得而知了。

有个研究计划似乎进展顺利,刘易斯希望能参与其中,并且放弃其他的一切。他不仅羡慕埃弗里专注于一件事情的能力,也羡慕他有这样的机会。他觉得自己就像一个傀儡。没错,一切就要一触即发。

1922 年,艾奥瓦大学再一次向他发出邀请。这回他接受了。他觉得有责任使菲普斯研究所保持良好的状态,便从华盛顿大学引进了奥佩来替代自己。要说有什么区别的话,那就是奥佩的名气比他还大些。

弗莱克斯纳一直很尊重刘易斯,但他们之间也保持着距离。他们一度变得亲近过。弗莱克斯纳有次写信给他:"也许某天我会来麻烦你。"[8] 刘易斯在回信中吐露道:"我尊你犹如'父亲'。"[9] 现在,当奥佩同意去菲普斯替代刘易斯时,弗莱克斯纳似乎对刘易斯另眼相看,他不仅具备科学家的能力而且还擅长其他。弗莱克斯纳对刘易斯说:"奥佩使我感到惊讶。我以为他会死心塌地留在圣路易斯。你为如此优秀的人在菲普斯准备了那么好的路,你应该感到高兴。"[10]

刘易斯并不高兴。他仍然不得安宁并且感到不满。他想要的是摆脱一切,除实验室之外的一切。也许他尚未完全意识到——他正走向一个危机。他又一次告诉弗莱克斯纳,他真正想要的是在实验台前工作,这一点超越一切。他已从费城抽身而出。现在他也必须使自己从艾奥瓦脱身。

1923 年 1 月,他写信给弗莱克斯纳:"今天,一切都明朗了,我又有了用至少一小段时间去培养我个人兴趣的权力了……我放弃了这儿的位置和所有在费城的未来规划……我已经写信给艾奥瓦大学的杰索普（Jessop）校长，告诉他我的计划有变，我将不去上任……我将尽最大努力创造机会去某处做一年的研究，这个地方要尽可能地远离'事务或者地位'之类的问题……我很难说清楚未来一年内我不想追求传统意义上的地位的原因……我真正想要的是……让多少有些空虚的头脑恢复。"[11]

他停止了一切事务，抛开了职位、声望和金钱，踏入没有任何保障的荒野。有一个妻子、一双儿女，44岁的他摒弃了一切身外之物。他自由了。

他在那里度过了一生中最快乐的时光，他在那里做出了最好的科研，那里就是洛克菲勒研究所。研究所在距费城不远的普林斯顿设立了一个动物病理学部门。西奥博尔德·史密斯——就是这个人，曾拒绝了韦尔奇请他担任洛克菲勒研究所第一任所长的邀请——离开了哈佛来领导这个部门。史密斯也曾经是刘易斯的第一位导师，多年前将他引荐给弗莱克斯纳。刘易斯找史密斯探讨自己去普林斯顿的可能性。史密斯首先要他保证，他想"再来工作，并且……没有因那些事情而利令智昏"[12]。刘易斯马上立下保证。

弗莱克斯纳曾经力劝他接受艾奥瓦的工作，现在却回复他："很高兴看到你重返实验室，你是属于那里的，在那里你将做出最为杰出、隽永而有效的工作。为实验室生涯做了经年准备的人被无情拉走而去充任行政职位，这在我看来是一大憾事。"[13] 他还告诉刘易斯说，史密斯"很高兴有你再次助他一臂之力"。

刘易斯对薪水没有任何要求，能进实验室工作一年他就满足了。弗莱克斯纳给他8000美元（他在菲普斯的工资）以及一笔实验设备预算、若干文件柜、540个用以饲养和实验的动物笼，还有三个助手。他告诉刘易斯,这一年不要求他做出什么成绩来,一年后他们再谈未来的计划。

刘易斯欣喜若狂:"在任何可能的基础上与史密斯博士再次开始共事,我好像回到了 1905 年——当然我希望这次是在一个更高的新水平上……你们不会看到我懈怠……我最荣幸和高兴的是自己是你俩手下的一员,而你们就像我的父母一样,教我方法,予我教育,给我方向。很少人能有这样的机会重温青年时光。我唯一希望的就是我能继续值得你们信任。"[14]

那时,普林斯顿仍被农场和乡村所包围。那里非常宁静,一派田园风光。洛克菲勒的实验室距离普林斯顿大学校园不远,后者仍处转型期,正从菲茨杰拉德笔下的绅士"镀金"学校*变成知识中心,但直到 10 年之后,弗莱克斯纳的弟弟亚伯拉罕创立了高等研究院并引进爱因斯坦作为研究院的首位成员,普林斯顿才算是完全转型成功。即使位于乡郊,即使实验室几米之外就是成片的农作物,吃着草的各色动物(不单单是豚鼠或兔子,还有牛、猪和马),仍掩盖不住普林斯顿内洛克菲勒这群人的光芒。史密斯不断做出世界级的工作,而他周围还活跃着刘易斯。这是刘易斯离开洛克菲勒研究所后第一次感觉自由自在。但是,他孑然一身。他的妻子和孩子还在费城。他只身去工作,在深夜独自去实验室,只有他的思想作陪。

然而,将近一年他一无所获。弗莱克斯纳当然和他谈过未来的打算。他已经 45 岁了,他的下一步变动很可能就是最后一次了。如果愿意他还能回宾夕法尼亚大学。他没有选择回去,而是告诉弗莱克斯纳:"我只能再说一次,我在这里摆脱了任何纠葛,甚至是感情。"[15] 艾奥瓦大学又一次

---

* 菲茨杰拉德这么说显然带有嘲讽的意味。曾有一股风气,有钱人家将女儿送到名校,镀一层文化的"金",成为"真正的"淑女。此间讲到绅士也采用同样的镀金方式。——译者

将大门向他敞开,并且再一次提高了工资。但他只想待在洛克菲勒。他从费城带来的肺结核计划进展甚微,不过更为重要的是,正如他向弗莱克斯纳和自己保证的那样,他使自己恢复了活力。尽管艾奥瓦的薪水更高,他还是告诉弗莱克斯纳:"我唯一感兴趣的'位置'在[这里]。"

刘易斯留下完全符合弗莱克斯纳自己的计划。弗莱克斯纳解释说:"我一直认为我们的部门不应是一言堂。"在纽约,十几位杰出的学者领导着几组年轻研究者,每组都在研究一个重大问题。而普林斯顿这里的模式与之不同,除了史密斯自己的工作外没有其他的研究。弗莱克斯纳告诉刘易斯:"你的到来……为这里形成第二个中心[提供]了第一个机会。"[16]

而且,史密斯那一年快 65 岁了。弗莱克斯纳、史密斯甚至韦尔奇都暗示刘易斯在史密斯退休后可以接任。弗莱克斯纳建议刘易斯暂时多留一年,之后他们再作打算。

刘易斯告诉弗莱克斯纳,"我感到前所未有的安心。"[17] 他相信自己找到了归宿,这的确将是他最后的归宿。

如果刘易斯打算筹建一个部门,他就需要一位年轻科学家——一个不仅具备实验室技巧,而且有想法的年轻人。艾奥瓦的熟人力劝他试用一个年轻人,他们认为这个年轻人会给他留下印象的。

肖普是一位医生的儿子,他父亲同时也是一个农场主。肖普在艾奥瓦大学拿到医学学位,然后在医学院教了一年药理学,同时也开展一些狗的实验。他也是个出色的大学田径运动员,高大、自信、极富男子气概——刘易斯永远不会成为这样的人。肖普总是与田野、森林和猎取(不仅是在实验室,而且真刀实枪地去狩猎)联系在一起。他的思想也十分狂野,就像一个小男孩摆弄着化学装置想让它爆炸一样。他不仅爱追根究底,而且总有创新的火花迸发。

几年后,接任科尔成为洛克菲勒研究所医院院长并兼任四个科学协会主席的病毒学家里弗斯说:"肖普是我见过的最好的科学家之一……他是一个固执的家伙,并且很坚韧……问题一到手上,他就能作出重要的发现。不论他在哪里都是这样。"[18] 第二次世界大战期间,战斗部队控制关岛后不久,里弗斯和肖普就去了那里(他们可能冒着战火去了冲绳),研究可能会对士兵造成威胁的热带疾病。在那里,肖普致力于从一种真菌中分离出一种药剂,可以减轻某些病毒感染。最终,他当选为美国科学院院士。

但是,即使有了肖普的帮助,刘易斯的工作进展仍不顺利。不是因为刘易斯不够聪明。肖普熟悉韦尔奇、弗莱克斯纳、史密斯、埃弗里和许多诺贝尔奖获得者,而他认为刘易斯是个中翘楚。像那位曾在巴斯德研究所工作过并在宾大认识了刘易斯的著名科学家阿龙松一样,肖普觉得刘易斯是他见过的最聪明的人。

刘易斯在费城时曾对肺结核有过一些初步结论。他认为有三个也可能是四个遗传因子,影响了豚鼠产生抗体——也就是抵御感染——的天生能力。他计划要精确分析这些因子的性质。这是一个重要问题,可能会远远超越对肺结核的了解,而对免疫系统有更深入的了解。[19]

但他和肖普在重复费城的实验时却得到了不同的结果。他们检查了实验的每个细节,想找出造成差异的原因,然后再重复实验。随后就是重复检查再重复实验,又得到了不同的结果,用这样的结果不可能得出什么结论。

在科学中没什么比别人不能重现自己的实验结果更糟糕的了。现在,刘易斯自己都不能重现他在费城得到的结果,那个令他有所指望的结果。更不用说他以此为基础并进行扩展了。他碰壁了。

他锲而不舍地研究它。肖普也坚持不懈。他们都不乏坚持于一件事的执着,但他们毫无进展。

令史密斯和弗莱克斯纳更为心焦的是刘易斯解决问题的方式。失败好像令他失去了冷静。埃弗里是将他的问题分成几个可以解决的小块，他吸取每次失败的教训。而刘易斯不像埃弗里，他好像只会用蛮力，大量实验。他寻求一些具备特殊技能的科学家加入他的团队，但是他不为这些新人指定具体工作。埃弗里征召具备特殊技能的人是去攻克特定的问题，而刘易斯好像只是单纯地把资源丢到问题上，希望某个人能解决它。

此时，刘易斯似乎感到绝望。绝望的人是危险的，甚至骇人而失去人心。他正在失去下属的拥戴，而下属的拥戴才是所向披靡的关键所在。

刘易斯待在普林斯顿将满三年之际，史密斯向弗莱克斯纳表达了自己的失望："他也许目标过高，超出了他的技能和设备的能力，这导致了他身边围绕的都是些空有技能的化学家，等等。卡雷尔"——纽约洛克菲勒研究所的卡雷尔，已获得了诺贝尔奖——"也有这样的遭遇，但是卡雷尔思路不同，并能借助他的团队取得结果。一个紧密合作的团队需要的就是领导者的思想。"[20]

刘易斯的实验会产生一些具有潜在希望的枝节问题，他好像也没有认识到追究这些问题的价值。例如，他对失败的解释是豚鼠在普林斯顿吃的东西和在费城时的不同。[21] 这就是个潜在的重要问题，他可能是对的。饮食与疾病的关系以前已经被人们注意到了，但主要集中于因饮食缺乏而直接导致的疾病，比如败血病和糙皮病。刘易斯思考过饮食和疾病，包括传染病之间更为微妙和间接的关系。可是，他没有继续沿着这个线索追踪，而是继续拼命研究他的老问题。没有结果他也照做不误。他向科学顾问理事会报告："明年我不打算改变我的工作方针。"[22]

弗莱克斯纳想听到的不是这个。刘易斯使他自己变成了一个引人注目的人，可惜不是在好的方面。那不是因为他的失败，而是因为他失败的方式——迟钝、想象力匮乏以及知识上的闭塞。刘易斯已经表现得够多了，又或许没能充分表现，反正弗莱克斯纳已然作出了判断：当史密斯退休时,刘易斯不能接任。

弗莱克斯纳写了一封令人心寒的信。在信的初稿中,弗莱克斯纳措辞冷酷:"除了这一年的服务,研究所和你或者你和研究所之间应该再无任何干系……鉴于艾奥瓦的职位一直空缺,很需要你去就任,而且艾奥瓦大学也作出极大的努力来争取你,我认为你应该有权利知晓科学顾问理事会对你所持的态度……总体来说,你的前途堪忧。"[23]

弗莱克斯纳没有寄出这封信,他自己都觉得这封信太严厉了。他只是简单地通知刘易斯,理事会"明确反对任命一个原先是人类病理学家——刘易斯就是——的人来领导动物病理学部"[24],因此他不能接替史密斯。但他也提醒刘易斯,理事会不会将他提拔到研究所"成员"的级别——也就是终身正教授,他仍然只是一个副教授。他的任命6个月后到期,到1926年年中期满,理事会将给他一个为期三年的任命,直到1929年。也许他终究还是应该接受艾奥瓦的邀请。

歌德曾在《浮士德》中写道:"要放浪游戏,年纪未免太老,/要心如死灰,年纪未免太轻。"

刘易斯已过了放浪游戏的年龄,却又未到心如死灰的年纪。弗莱克斯纳的信给他当头一棒。他满心盼望会告知他去接替史密斯,他也很肯定自己将被升到研究所"成员"一级。他从这个实验室得到了认同,但现在这个实验室非但没有给他生存所需,反而将他残酷地拒之门外。在这世上他最敬爱的两个人,两个他视若师长的人——其中一位他几乎将之视为父亲——判断他缺乏某种东西,缺乏一种能够使他有权融入他们、成为其中一员的东西。

那时,刘易斯全家已经搬到了普林斯顿,但是他的婚姻未见改善,也许错全在他。他的事业已经受到挫败,然而在爱情上,他的挫败有过之而无不及。

他再一次拒绝了艾奥瓦的工作。他总是愿意赌一把。现在他再下赌注，要向弗莱克斯纳和史密斯证明自己。

接下来的一年半，他工作着，起先狂热不已，可后来……某种私人原因使他退出了。他14岁的儿子霍巴特(Hobart)出现了情绪障碍，尽管转校看起来有些帮助，但他对学校仍是心存芥蒂。刘易斯自己又出了车祸。这些都令他分心。

他的进展很小。他的失败还是与埃弗里可以花上近10年的功夫去攻克的不同。埃弗里进攻的是免疫学上最基础的问题，最终才是遗传学。他从每个失败的实验中汲取教训，为数不多但远胜于无。比起如何改进一个实验，他得到的经验更有价值。他从失败中得到的经验触类旁通，能应用于所有知识领域。可以说埃弗里的实验没有一个算是失败的。

刘易斯则纯粹是失败。他在实验室花去一个又一个小时。那里一直是他最爱的地方、休息的地方、令他平静的地方。现在这里再也无法令他平静了。他开始避开这里。他的婚姻状况没有好转，妻子和他很少交流。但他也有其他事情可以做，园艺、木工，这些他以前从未沾过手的事情。也许他希望避世整理思绪，使他可以穿透数据的迷雾。也许他是那样想的。但是他的思绪似乎再也回不到这个问题上来了。

1927年8月，他向弗莱克斯纳承认："我觉得自己没什么生产力——当然，在付出了那么多努力之后总还是有那么一点回报，每次我满怀希望，希望能尽快赶上进度的时候，每件我经手的事情总是失败得彻头彻尾或者变得更加棘手。"[25]

然后，他说出了更为惊人的话，他将不再踏足实验室，"我会把大部分时间花在我的一栋旧屋和花园上"。

弗莱克斯纳回复了，小心翼翼地回信了。刘易斯的三年合同延长期此时已过了一年多了。弗莱克斯纳提醒他，肺结核工作"作为你的主要课题已经进行了四年，就算再给你许多年研究下去，结果也未必明朗。在别处往往会带来很大的收获,而在你这里甚为少见。我认为没什么必要执着于这个收效甚微的课题。做一名研究者的条件之一就是要有一种直觉,能清楚告诉你何时停止某课题,就像告诉你何时开始某课题一样。另外换条主线,才更能体现出你的时间的价值"[26]。

刘易斯拒绝了这个建议。

1918 年 9 月 30 日,联邦畜牧局的兽医科恩(J. S. Koen)参加了在锡达拉皮兹市举行的全国养猪业展览会。许多猪都病了,一些已经奄奄一息。在接下来的几周里,他追踪了疾病的传播,调查了几千只死亡的猪,推断这些猪得了流感——危害人类的同一种疾病。农夫们对他的诊断群起而攻之,因为那将令他们遭受经济损失。虽然如此,几个月后他还是在《兽医学杂志》(*Journal of Veterinary Medicine*)上发表了自己的推论:"去年秋冬时,就算那不是一种新的疾病,我们也遭遇了一种新情况。我相信我对这些猪作出的诊断,同医生在人身上作出的类似诊断一样,具有充分的证据。人身上的流行病和猪身上的流行病如此相近,发病报告也如此频繁,一个家庭爆发疾病后,紧跟着猪中间也爆发疾病,反之亦然。如果两种情况不是存在紧密的联系,那就是出现了惊人的巧合。"[27]

这种疾病继续在中西部的猪圈中肆虐。1922 年和 1923 年,畜牧局的兽医用呼吸道的黏液在猪之间转染这种疾病。他们过滤黏液,并且试图用滤出液转染疾病。[28] 他们失败了。

肖普在从家去艾奥瓦的途中观察了猪流感。他开始对它进行研究。刘易斯帮助他分离出一种几乎同流感嗜血杆菌一样的杆菌,将之命名为猪流感嗜血杆菌。肖普也重复了兽医们的实验,并且开始超越他们。他发现这个工作可能会非常有趣。

然而,刘易斯自己的工作仍旧毫无建树。弗莱克斯纳和史密斯对他工作的评估一直保密。其余所有人,甚至包括肖普都知道,他们给予他最高的尊重。1928 年 6 月,艾奥瓦大学第四次向刘易斯提出了聘任要求,这是一个更诱人的职位。弗莱克斯纳催促他接受。刘易斯回答,对他而言,"有吸引力"的兴趣还是待在普林斯顿。

弗莱克斯纳致电史密斯讨论"我们将面临的刘易斯问题"[29]。他们无法理解他。刘易斯在 5 年里没有做出任何东西。事实上他们对他极为敬重——只是不再敬重他的实验室技巧了。弗莱克斯纳仍然认为刘易斯拥有真正的才能,他拥有宽广和深刻的洞察力以及杰出的沟通和启发能力。弗莱克斯纳仍然认为刘易斯可以成为医学教学和研究上具有影响力的人物。在这个领域里他仍能成为大师。[30]

刘易斯至少表现出一些韦尔奇的特质。也许他有韦尔奇的大部分特质。也许韦尔奇所缺乏的最终他也没有具备,那就是创造力以及实际去领导一个重要实验室进行研究的组织力。

弗莱克斯纳和史密斯谈话的两天后,弗莱克斯纳与刘易斯促膝而谈。弗莱克斯纳直言不讳,但他向刘易斯保证,这种直率的态度"是充满善意地摆在你面前"[31]。刘易斯想成为研究所成员的期盼是遥不可及的梦想。他的研究在过去 5 年中"没有结果"。除非下一年它能得到可靠和重要的结果,否则他连临时职位也会失去。刘易斯快要 50 岁了,弗莱克斯纳告诉他:"[你]转投更有可能出成果的课题的机会很小。"他还说刘易斯没有表现出"精力和果敢"。他从未**战斗**。之后,最为痛苦的是,弗莱克斯纳说他"不是做研究的那个类型"[32]。

弗莱克斯纳力劝他——苦口婆心地,就差直接命令他了——接受艾奥瓦的职位。聘任条件相当可观:年薪 10 000 美元——比医生平均收入的两倍还多[33]——以及放手管理一个部门。弗莱克斯纳向他保证自己始终认为他才能非凡。才能非凡! 他仍可以作出巨大的贡献,不可或缺的重大贡献。在艾奥瓦他会变成一个重要人物,受到尊敬,而且他会快乐很多。

刘易斯静静听着,不言不语。他不抗议也不辩论,近乎被动却很坚定。他的体内有一个冰冷的、无法触及的核心。至于艾奥瓦,他已经决定了。他将拒绝那个聘任邀请。除了实验室,他对任何事情都没有兴趣。他希望下一年能够被重新任命。

会谈后,弗莱克斯纳很失望,灰心并且生气,"我把能够施加的压力都施加在他身上,但是没有用",他写信给史密斯,"我认为我们对刘易斯已经仁至义尽,除非有重大变故,否则我们有责任在明年春天采取果断行动。他真叫我失望……我清楚他所承担的风险,他也让我清楚他明白并且接受这个风险"[34]。

在弗莱克斯纳与刘易斯进行这场残酷谈话的几个月前,野口英世(Hideyo Noguchi)去了加纳调查黄热病。野口几乎就是弗莱克斯纳的宠儿。他们的第一次会面约在30年前,那时弗莱克斯纳还在宾大,他去东京进行一次演讲。野口径自跟弗莱克斯纳回了费城,敲开后者的门说自己要来跟他一起工作。弗莱克斯纳给他安排了一个职位,然后将他带到了洛克菲勒研究所。野口在那里逐渐赢得国际声誉,但却颇受争议。

他与弗莱克斯纳一起做出了真正的科研,比如,鉴定并命名了眼镜蛇毒的神经毒素。他还声称他独自做出了更为重大的突破,包括培养脊髓灰质炎病毒和狂犬病病毒(以他的技术不可能培养出它们)。里弗斯也在洛克菲勒,他是第一个证明病毒寄生在活细胞上的人,他对野口的声明提出了质疑。野口作出的回应是告诉里弗斯,一个研究做久了的人会有永远也无法消除的烙印。后来,里弗斯在自己的工作中发现了一个明显但无关紧要的错误,他向野口坦言准备撤回他的论文。野口建议他别这么做,说其他任何一个人都要花15年才能发现这个错误。里弗斯非常惊讶,他后来说:"我认为野口不是个诚实的人。"[35]

不过,野口最大的功劳是分离出了导致黄热病的病原体。他说,那是一种螺旋体,一种螺旋形的细菌。几年前,里德似乎证明过是一种滤过性病毒导致了这个疾病。里德已经去世很久了,其他人都抨击野口的发现。有一次面对这样的攻击时,野口写信给弗莱克斯纳作为回应:"他的异议非常没有道理……我不确定这些哈瓦那人是否真的对科学讨论感兴趣。" [36]

野口不缺乏勇气。因此他去加纳证明自己是正确的。

1928 年 3 月,他因黄热病死于加纳。

弗莱克斯纳和刘易斯谈话的一个月前传来了野口的死讯。这个消息吸引了全球的注意,占据了世界各地报纸的头版头条,激发起纽约所有报纸的火热赞颂。对野口来说,那是一个维京式的葬礼*,是一个眩目的荣誉,足以掩盖所有关于他科研质量的非议。

整个洛克菲勒研究所都被这巨大的损失震撼了。尽管有些科学上的争议,但是野口活泼、热情,总是乐于助人,受到大家的欢迎。弗莱克斯纳和刘易斯尤其悲痛。弗莱克斯纳和野口情同父子。而刘易斯了解野口,非常熟悉,他们的交往可以回溯到他最初在纽约的快乐时光。

野口的去世给世人留下了一个悬而未决的问题:他是否真的分离出了黄热病的病原菌?研究所希望弄清楚这个问题。

肖普自告奋勇去解决这个问题。他很年轻,相信自己不会受到伤害。他想采取行动,想研究黄热病。

弗莱克斯纳不允许他去干这个。肖普只有 28 岁,结了婚,儿子尚在襁褓之中。这件事太危险了。

后来刘易斯站了出来。科学问题还存在,并且很重要,还有谁比他更

---

* 维京人信仰神灵,认为人死不过是去另一个世界航行。于是在他们的习俗中,如果死的是国王或者了不起的大英雄,他们会将死者生前的战船与之一起埋葬,这即是很有名的"海盗的葬礼",也称"维京式的葬礼"。——译者

有资格去研究黄热病？他已经证明自己在培养细菌方面是个专家，更为重要的是他已经证明脊髓灰质炎是一种病毒性疾病。虽然野口有他的结论，但似乎就是一种病毒引发了黄热病。况且，像问题本身一样重要的是，这个问题不是随便谁都能够处理，这是弗莱克斯纳依然相信刘易斯可以解决的那种精深的科学问题。

刘易斯的妻子路易丝（Louise）反对。实验室已经让丈夫离自己和两个孩子够远了。她已经对丈夫再次拒绝艾奥瓦的职位怒不可遏了。但**这次**……这次又是另外一回事。

刘易斯从来不听她的。他们的婚姻很久以来就已名存实亡。对他来说这个机会可以解决所有问题。如果他成功了，他就可以重新树立自己在弗莱克斯纳眼中的形象。5 年前他从菲普斯研究所辞职，同时放弃了艾奥瓦的提议，他已没有任何奢望。他所做的一切都是为了做自己热爱的事——回到实验室。他愿意再拼一次。他的精神又振作起来，并且比以往更加拼命。

然而，他将要去的地方不是加纳，而是巴西。一种尤为致命的黄热病在巴西出现了。

1928 年 11 月下旬，弗莱克斯纳去普林斯顿为刘易斯送行。弗莱克斯纳对他的态度好像有所转变。他又愿意谈刘易斯的将来了。他说，他也想"了解肖普在艾奥瓦的工作"[37]。肖普最近观察了猪身上一种毒性特别强的畜流感（动物间的一种流感）。当地整个猪群的死亡率达到了 4%，一些猪群的死亡率超过了 10%。[38] 这看上去与 10 年前的人类流感大流行非常相似。

一个月后，刘易斯乘船前往巴西。1929 年 1 月 12 日，曾为戈加斯组织过很多陆军科研工作、现在为洛克菲勒赞助的国际卫生组织工作的罗素上校接到一封电报，得知刘易斯平安抵达。研究所把这个消息转给了刘易斯的妻子,她对刘易斯的离开大为光火,不想再与洛克菲勒研究所有任何瓜葛。她回到了自己和刘易斯长大的地方——密尔沃基。罗素每个星期都会收到刘易斯的消息,然后转送给她。

刘易斯将他的实验室设在帕拉河旁的一个港口城市贝伦,距海边约120公里,却是进入亚马孙河流域的主要港口。1615年欧洲人移民至此,19世纪橡胶的繁荣使这个城市满是欧洲人,那时的印第安人还在用独木舟来来往往于内陆。那里接近赤道,十分湿热,降雨量可同世界上的任何地方一比高下。

2月1日,刘易斯写信给弗莱克斯纳:"星期二抵达这里就直接开始工作了……正在建设我的工作室,等着材料,也做了些额外的筛选准备工作……到下周应该就可以开始了。"[39]

他看起来还是原先那个刘易斯,精力充沛而且自信。罗素每个星期都会收到一份简短的电报:"刘易斯平安。"[40]从2月开始到3月、4月和5月收到的都是这样一份电报。但是,如果刘易斯平安,他会只字不提自己的研究么?也没有关于工作进展顺利的只字片语。

后来,在6月29日,罗素发出一封短笺,由信使亲手交给弗莱克斯纳:"下面的消息来自里约热内卢,与刘易斯博士有关,是今天送到我这里的,要求我转交给你。'刘易斯的病开始于6月25日。医生诊断是黄热病。6月28日的情况是体温摄氏39.9度,脉搏80……'基金会将这个消息告诉了史密斯博士和在密尔沃基的刘易斯夫人。"[41]

就在罗素将这个消息告诉弗莱克斯纳时,刘易斯正处于极大的痛苦之中。他猛呕不止,几近黑色的呕吐物表明病情严重;病毒侵染了他的胃黏膜,引起出血,使呕吐物变为黑色;病毒侵染骨髓,导致剧痛。剧烈的火灼般的头痛令他无法喘息片刻,也许昏迷时才能好过一点。疾病发作时,他的同事就用冰包住他,并且努力不让他脱水,除此之外他们束手无策。

第二天又一封电报来了:"刘易斯情况危急。星期六开始无尿。"[42]

他的肾脏开始衰竭,无法制造尿液。平时身体正常排泄的毒素现在郁积在他的体内。当天晚些时候,罗素又接到第二封电报:"刘易斯患病第四天,肾脏受到显著影响。"[43] 他出现黄疸,皮肤变成命名疾病的那个标准颜色。一个症状接一个症状,他的身体一步一步地走向衰竭。

1929 年 6 月 30 日是一个星期天。刘易斯痛苦了一整天,在胡言乱语中翻来覆去。他陷入了昏迷。只有这时候他才轻松一点。这是他患病的第五天。不会再有第六天了。

将近午夜的时候,刘易斯博士获得了解脱。

一封未署名的电报向罗素报告:"典型的黄热病。可能是实验感染。请电报指示如何处理尸体。"[44]

肖普沿着普林斯顿校园边的枫树街[45] 走去通知刘易斯的妻子,她已经从密尔沃基回来了,儿子霍巴特现在是一名大学生,在普林斯顿。

刘易斯的遗孀提出了简单而清楚的要求。她要立即返回密尔沃基,希望丈夫的尸体直接用船送回那里,那里有关心保罗的人。她明确表示,无论是在纽约还是普林斯顿的洛克菲勒研究所,希望不要举办任何追悼活动。

没有举行任何追悼活动。

肖普护送刘易斯的遗体去威斯康星州。洛克菲勒研究所的业务经理问他:"我想知道,你抵达后能否安排为刘易斯博士的仪式订一些花。"[46]

花送来了,附带一张署名为"洛克菲勒研究所科学顾问理事会"的卡片。

刘易斯的女儿珍妮特(Janet)写了致谢卡,抬头是"敬启者"[47]。她的母亲则不和研究所打任何交道,更别说致谢了。研究所在 1930 年 6 月将刘易斯的薪水交给他的遗孀,还替她付了他们儿子霍巴特的大学学费[他像自己的祖父和玛丽安(Marian)姑妈(她是第一位从芝加哥拉什医学院毕业的女性)一样,成为了一名医生,不过是一名临床医生,不是科学家]。

在给洛克菲勒研究所科学顾问理事会(刘易斯在菲普斯时引进作为接任者的奥佩现在也在这个理事会里)的后来一份报告中,弗莱克斯纳记录道,有一名科学家的退出"非常遗憾,留下的研究只有些无关紧要的现象,没什么实质内容"。[48]

刘易斯最初曾向弗莱克斯纳建议过这项工作,弗莱克斯纳提到了"脊髓灰质炎的复发"[49]。刘易斯已经证明是一种滤过性病毒引发了这种疾病。

弗莱克斯纳逐项落实事关研究所的研究项目。他指出"一个紧迫的问题就是野口博士未完成的工作"[50]。他绝口不提刘易斯,一点都没提到。

稍后,弗莱克斯纳收到了刘易斯的验尸报告,并接到消息说纽约研究所的人已成功地将刘易斯的病毒(他们称其为"P. A. L.")转染给了猴子,实验还在继续。弗莱克斯纳回信说:"谢谢你们交给我黄热病病毒里瓦斯毒株和 P. A. L. 毒株的比较报告。方便时我想跟你们谈谈这份报告。科尔博士认为你们的动物饲养区最好用点白色油漆,再作些其他改进。他与你们说过了吗?"[51]

刘易斯成年后,整个生涯一直在研究致命的病原菌,但从未被感染。自从野口死后,每个研究黄热病的人都格外小心。

在巴西 5 个月的工作中,刘易斯没有报告任何关于他研究的细节,他的实验记录也几乎不能提供任何信息。他死于一个实验事故。不知何故他使自己感染了黄热病。

后来,肖普告诉他的儿子们一个传闻,说刘易斯经常抽烟,不知怎么病毒污染了一支烟,而刘易斯抽了这支烟。病毒从他嘴唇上的伤口进入了血液。刘易斯·安德森(David Lewis Anderson)回忆父亲(刘易斯在费城的朋友)时,也将刘易斯的死归咎于香烟。[52]

　　三年前,辛克莱·刘易斯(Sinclair Lewis)——与此处主人公刘易斯没有关系——凭借他的畅销小说《阿罗史密斯》(Arrowsmith)获得了普利策奖*,这本小说描写了一位年轻的科学家,以小说化的视角反映洛克菲勒研究所。医学界的所有人,特别是洛克菲勒研究所的人都知道这本小说。其中主要人物的妻子就是因抽了一支被致命病原菌感染了的香烟而死亡的。

　　弗莱克斯纳为《科学》写了一篇刘易斯的讣告,其中谈到"他与休厄尔·赖特(Sewall Wright)合作研究肺结核时对遗传因子作出的重要发现"[53]。刘易斯与赖特的合作在费城时就已开始了,弗莱克斯纳没有提刘易斯回到研究所这5年的任何情况。

　　同时,肖普返回艾奥瓦,更进一步地研究猪流感,并观察猪的另一波流感。

　　·　　　　·　　　　·

　　1931年,刘易斯去世两年后,肖普在《实验医学杂志》的同一期上发表了三篇论文。他的工作看来很不错。同一期上还有埃弗里的文章,是肺炎球菌系列中的一篇,导致了他对"转化原理"的发现;有杰出病毒学家里弗斯的文章,以及刚获得诺贝尔奖的兰德施泰纳的文章。所有这些科学家都是洛克菲勒研究所的。

　　肖普的每篇文章都是关于流感的。其中一篇将刘易斯列为主要作者。他已经找到了流感的病因——至少是在猪身上。它是一种病毒。我们现在知道,他在猪身上找到的病毒就是直接从1918年那个使全世界变成生死场的病毒演变过来的;但还不清楚这个病毒是由人类传给猪的,还是由猪传给人的,似乎更可能是前者。

　　那时病毒可能已经变异成了温和型,或者猪的免疫系统适应了它,或者两者都发生了,因为病毒好像只引发了温和的疾病。肖普还证明,流感

---

* 1926年他拒绝领取普利策奖,1930年获得了诺贝尔文学奖。——译者

嗜血杆菌作为继发性感染菌时，仍然具有极高的致命性。[54] 后来，他将证明 1918 年人类幸存者的抗体能够保护猪抵抗这种猪流感。

肖普的工作非常重要并且发人深思。他的文章一出现，一位名叫安德鲁斯（C. H. Andrewes）的英国科学家就与他联系。安德鲁斯和几个同事将所有精力都投入到流感上，他们发现肖普的文章非常引人注目。安德鲁斯和肖普成了好朋友，肖普甚至还带安德鲁斯去了自他 6 岁起就常去度假的明尼苏达州的乌曼湖打猎垂钓。[55]

1933 年，在英国的一次小型人类流感爆发期间，安德鲁斯、莱德劳（Patrick Laidlaw）、威尔逊·史密斯（Wilson Smith）很大程度上遵循了肖普的方法论，将新鲜的人体材料过滤并且用它转染流感给雪鼬。他们发现了人类的病原体。它是一种滤过性微生物，一种病毒，类似肖普的猪流感病毒。

如果刘易斯还活着，他会与肖普合著文章，甚至会为他们提供更宽广的视界以及丰富经验。他会帮着再写一篇病毒学的开创性文章。他的声誉又会稳固。肖普并非尽善尽美，他后来在流感和其他成就中的一些思想（包括一些和流感有关的思想）是错误的。刘易斯如果精力充沛，再次苦干，也许就能防止这些错误的出现。但这都不重要了。

肖普不久就成为了洛克菲勒研究所成员。刘易斯本也很可能成为成员之一。他可能会被请入内殿、登堂入室，他可能加入那些做科研的人组成的团体，他属于那里。他可能拥有他想要的一切。

帕克、埃弗里和保罗·刘易斯各自有着一套从事科学研究的独特方式。

帕克将科研看作达到更大目标的途径。对这个差点成为一名医学传教士的人来说，科研就像是减轻痛苦的工具。他训练有素、有条不紊，主要兴趣都放在对达到目的有帮助的直接结果上。他的贡献——尤其是和威廉斯合作的那些——无法估量；单是发明白喉抗毒素这一项工作，就在 20 世纪挽救了几十万人的生命。但是他的目标也束缚了他，限制了他和他手下工作人员研究发现成果的种类。

埃弗里精力充沛、个性执着,兼具艺术家和狩猎者的特质:高瞻远瞩、细致耐心、坚忍不拔。他那双艺术家的眼睛使他既能从一个全新的视角看到事物全貌,同时又能观察入微。而猎人的直觉则可以让他发现不合常理之处——无论那件事情看上去有多么琐碎——并去究根问底。这种究根问底驱使他奉献出自己的一切。除了找出答案外,他别无选择。他并不满足于斩断哥帝安之结(Gordian knot) *,他希望去解开并了解事物,而并非将之摧毁。所以,他扯住线头,不断牵拽,解开纠结之处,顺藤摸瓜,直至将整块织物拆开。之后,别人就能用这些线织造新的东西。T·S·艾略特曾说过,任何新的艺术作品都会对现有规则作出些许改变。而埃弗里的工作远远超出了这个程度。

保罗·刘易斯是一个浪漫主义者,一个恋爱中的人。他有渴求,他对事物的渴望和喜爱比帕克和埃弗里都要热切得多。但与许多浪漫主义者一样,比起对事物本身的热爱,他一样热爱这个事物的概念,甚至更甚。他热爱科学,也热爱实验室,但它们却不服从他。当受他人指引、当别人为他开启一道门缝时,实验室在他面前展现出其深刻蕴涵的奥秘;但当他只身来到门前时,那道缝又合上了。他找不到提出问题的钥匙和道路,实验室一脸冷霜,对他的恳求无动于衷。最终,不论他的死是自杀还是意外,他所热爱的事业的失败将他送上了绝路。从他个人角度讲,我们只能说,刘易斯是1918年流感大流行的最后一个殉难者。

---

* 哥帝安之结的故事源于希腊传说。哥帝亚斯(Gordius)原是一贫穷的农夫,为了感激宙斯赐予他统治佛里几亚的权力,他将自己的牛车以哥帝安之结绑于柱上。而神谕说,解开此结者可统治整个东方。后来者纷纷尝试,均以失败告终。公元前333年,亚历山大大帝挥师入抵小亚细亚,来到以哥帝亚斯命名的哥帝安城中的宙斯神庙前,看到了此结。在无法解开的情况下,亚历山大一剑将此结砍开。当晚城内风雨雷电共起,雷电之神宙斯认可了这个方式。23岁的亚历山大认为此为祥兆,士气大振,所向披靡,最后成为欧亚非三洲大帝国的征服者,实现了神谕。——译者

后　记

1997 年初,我动笔写此书时,计划是将 1918 年的事件作为一个叙述载体,一项案例分析,一枚探寻若干甚至无关流感的问题的探针。我无意恐吓任何人或宣传任何事,只是想知道美国社会是如何应对一场巨大挑战的,而这次挑战正是自然趁人类内乱正酣之际,火上浇油挑起的另一场战争。同时,我也想知晓那些至少拥有某些应付这一挑战之权力的人又是作何反应的。

这意味着我不仅需要考察那些在全国或地方上拥有政治权力的人,还得考察科学家,因为他们同样也在执行权力。我尤其想探究研究者在承受极端压力的情况下如何开展科学研究,并弄清一个人在作决定时所面临的认识论问题。人们采取何种程序来搜集信息从而作出较好选择?一场危机是如何,或者说是否,影响决策的过程?要拥有多少数据才算充分?简言之,你又如何清楚你已经知道了呢?此外,我还想弄明白我们应该从这样一种考察中得到什么教训。

我相信,那些是人们存有疑虑的重要领域,而读者对本书是否有助于了解它们自有评判。

然而,我写这本书的初衷却被一些事件掩盖了,诸如新的禽流感病毒感染人类的速度日益加快——因此许多专家所忧心的、将会引发新的流行疫病的威胁正一触即发。这个不断演化的威胁使我对本书的主要部分作了一些改动,并写下这篇新的后记。

最受关注的禽流感病毒被称为 H5N1。它最早于 1997 年出现于香港,也就是在我为写作本书而开始研究之后的数月。18 人感染,其中 6 人死亡。为扑灭这一病毒,100 余万只家禽被宰杀。7 年后,就在本书即将出版之际,东南亚的家禽中又爆发禽流感,同时导致数十人死亡。可就在若干个国家的公共卫生官员再次为清除该病毒而宰杀了超过一亿只禽鸟之后,它却忽然销声匿迹了。

人们的努力白费了。H5N1 病毒已经在亚洲大部分地区的野生鸟类种群中扎下了根。于是,它在 2004 年 12 月卷土重来,噬灭禽类,并导致更多人及包括家猫和老虎在内的其他哺乳动物死亡。尽管在我写作本书时(希望永远如此),禽流感病毒尚未在人与人之间传播,但似乎死于该病毒的人数在感染人数中所占比例甚至与 1918 年因流感病毒而失聪的人数比例相同。

因此,这里提出几个问题:

1. 是否会发生新一轮的流感疫情?

2. 如果会,它有多危险? H5N1 又会表现出何种威胁?

3. 我们该作何准备? 要做些什么才能令我们准备得更加

充分?

第一个问题的答案绝对是肯定的。世界卫生组织(WHO)、美国科学院(通过其医学分部——医学研究所)以及美国疾病控制和预防中心(CDC)均认为流感疫情一定会再次发生。

更令人忧虑的是,WHO、CDC 以及其他卫生组织都已用诸如"可能"和"很可能"之类的字眼,向人们警示着在**不远的**将来发生大流感的可能性。这些机构的警示都是建立在具体而令人警醒的数据基础之上的。

出现跨越物种屏障的新重组病毒的威胁总是存在着,由于人类直接感染禽流感病毒的病例增多,威胁日臻严重。

当然,病毒每感染一个人,就有一次新的机会可以跨越物种传播。任何一个读过本书有关该病毒章节的读者都知道,所有的流感病毒都起源于鸟类,但它们以惊人的速度突变,并能与其他流感病毒交换基因。一旦一种禽类病毒感染了一个人——也可能是另一种哺乳动物(尤其是猪),

那么该病毒不是与已有的人类病毒重组,就是像我们所能想象的一样,直接突变产生一种新型的、可以在人类之间传播的病毒,一场新的流感大流行就可能爆发。

1959—1997 年间,只有两人明确感染了禽流感病毒。这两名患者被隔离,而且均未死亡。

与此相反,1997—2005 年春,三种不同的禽类病毒就使 200 余人患病。感染通常成群出现,这三种病毒中的两种已致人死亡。

在这三种病毒中,最持久稳定的、也是我们所知最危险的就是 H5N1。已知的禽类病毒感染人类的病例中,超过一半均由它引起。在已被证实的感染病例中,其死亡率为 33%—70%。由于目前它在亚洲鸟类种群中流行,所以在可预见的未来,它很可能会持续感染人类。

还有另一个威胁,那就是引起了 1957 年大流行的病毒——H2N2 病毒。许多病毒学家都认为它很可能是下一个引起疾病大流行的病毒,因为它不像禽类病毒,它确实能够由人传播给人。此外,由于 1968 年大流行的病毒,即目前占主导地位的流感病毒的出现,H2N2 病毒已几近灭绝。这就意味着,目前世界上大部分人从未接触过 H2N2,假使该病毒重新出现,他们就极易被感染。(1918 年的 H1N1 病毒尚有一个毒性轻微的"远亲"还散布在人间,因此人们可能对 H1 类病毒具有一定程度的抵抗力。)

基于这些原因,病毒学家和公共卫生官员认为新的疾病大流行几乎无法避免,但他们无法预测它何时发生。正如一位流感专家所言:"只闻钟声嘀嗒,而我们却不知道时间。"

·　　　　·　　　　·

所以,下一轮大流行会有多严重? 会有 200 万人、2000 万人还是 2 亿人丧生呢? 美国会有多少人死去?

没人说得准。但若将 1918—1919 年的大流感与艾滋病相比,人们就可以看到形势之严峻。如今世界人口已超过 60 亿,自艾滋病被发现后,24 年来,全球范围内艾滋病死亡总人数约为 2300 万;[1] 与此同时,2005 年约有 3900 万人感染了艾滋病病毒（HIV 病毒）。在美国，艾滋病的累计死亡人数约为 50 万。[2]

1918 年的世界总人口为 18 亿，仅占当今人口的 28%。但 1918 年的流感病毒夺去了大约 5000 万人——甚至可能多达 1 亿人——的生命。前面报告的艾滋病造成的死亡人数是 24 年的累加，而大部分流感导致的死亡发生在短短 24 周之内。

但要真正展现流感的可怕威力并不需要最糟糕的情形，最佳情形——轻微的流感流行——已足以说明问题。

1968 年大流行是一次轻微的流行，美国约有 34 000 人死亡（相当于目前人口中的 55 000 人），这个数字同 1918 年死亡总人数相比，只是沧海一粟。这可并不是因为医学已经征服了病毒。抗生素可以阻断复杂的细菌性肺炎引起的死亡，但是疫苗只有到大流行发展到一定程度后才会有效。1968 年大流行的死亡人数相对较少只是因为病毒的毒性轻微。

尽管如此，WHO 估计，一个类似于 1968 年病毒的流感病毒可能导致当今世界 200 万—740 万人死亡。具有讽刺意味的是，在目前的发达国家，即使是轻微的流行也很可能造成比以往更为严重的后果。事实上，CDC 进行了一项研究，以预测如果新的流行性病毒[3]——与 1968 年的病毒极为相似——侵袭美国，其可能的结果会是怎样。该研究预计，即使是一个温和的病毒，死亡人数也高达 89 000 至 207 000 人。死亡人数如此之高的原因与 CDC 总结的一样：尽管医学发展了，但死于普通的流行性感冒的美国人却比以往**更多了**：1918 年、1957 年，甚至是 1968 年，留下免疫系统受损后遗症的人数都还相对较少。今天，很多人，主要是老人，还有接受过放化疗的癌症幸存者、移植受体、HIV 感染者等，他们的免疫系统都会受损，而且此类人数还在不断增加。

此外，即使是发达国家，其卫生系统也可能被流行病拖到崩溃的边缘，甚至已然崩溃。与其他产业一样，医院已经提高了效率，成本也有所缩减——这也意味着医院实际上已不会有余力。因此，美国目前人均占有医院床位远少于 1968 年。(这令我回想起一次巡回推销图书时的亲身体验。当我到达堪萨斯城时,一场普通流感的爆发迫使 8 所医院关闭了急诊室。其他许多城市也发生了类似的事件。即便是最温和的爆发也对卫生系统加压甚重。)而在发展中国家,遇到这种情况,卫生系统就可能全盘瓦解。

类似地,美国拥有 105 000 台呼吸机,其中 3/4 处于日常使用状态。在一般的流感季节,呼吸机的使用率会升至近 100%。而在流感爆发期间,呼吸机自然是供不应求。这一问题和其他类似问题——如抗生素储备不足、继发性细菌感染,甚至注射针头的供给——都能轻易挑战自 1918 年以来的所有医学进展。

然而,死亡人数并不足以充分衡量流行病带来的影响。即使是很温和的流行病也可能造成巨大的经济损失和社会动荡。

正如明尼苏达大学的奥斯特霍姆(Michael Osterhom)所指出的,自 1918 年以来社会发生了巨大的变化,这些变化也导致了新的社会问题。

最明显的变化莫过于国际贸易的扩张。2003 年 SARS 的爆发虽然只是导致与中国部分地区的贸易瘫痪,然而由于产自中国的电脑芯片的量实在太大,所以 SARS 仍然影响到了全球范围内的计算机制造业。疾病流行将会严重破坏国际贸易,国内产业发生混乱尚属于较好状况。

社会行为也发生了改变。1957 年,只有 10% 的人外出用餐,[4] 出售的食品种类中只有 20% 是易腐食物——新鲜蔬菜而非罐头食品。如今,已有 38% 的人外出用餐,食品种类中有 48% 是易腐食品。这些新习惯会对病毒传播及社会动荡程度产生影响。

与此同时,美国商业采用的“即时”仓储递送也意味着,如果一个供货商的众多工作人员因病休而无法运送某种关键货物,那么整个行业都有可能瘫痪。运输系统小小的异常——如铁路工人和机场的飞行控制人员患病——都可能导致整个系统的混乱。甚至殡葬行业也无法幸免。在 1968 年,平均每副棺材出厂后 5 个月才会派上用场,而现在只要三周半。

因此,流行病再怎么温和,也至少将再现 1918 年的恐怖情形之一——殡仪馆的棺材告罄,这一点几乎是肯定的了。

而这已是在温和的疾病流行中最乐观的景象了。

最坏的情况可能超乎想象。我们不需要以 H5N1 的超高死亡率来危言耸听。2003 年荷兰爆发的 H7N7 禽流感已足够说明问题。该病毒出现于禽类养殖场,致使 89 人患病,其中 1 人死亡。89 人中仅 1 人死亡,这听起来并不可怕,但一种新的流感病毒能够导致 15%—40% 的人病情严重到出现症状,这就很可怕了。它可能导致美国 4400 万—1.15 亿人患病。仅在美国,超过 1% 的死亡率就能转化为 50 万—130 万人的死亡。

唯一的好消息似乎是现在越来越多的病毒学家不再相信 H5N1 会是下一个新的流行性病毒(如果它真的会衍生出下一次大流行的病毒,那么在适应将人类作为宿主后,它也会变得温和)。他们的理由很简单:很多人——这个数目大大超过已经证实的感染病例数目——已经接触过这种病毒了。目前 H5N1 还不能轻易地从人传播到人。病毒学家认为,如果该病毒能够采用这种传播方式,那么它早就采用了。

但纵观历史,还没有哪个时期和今天一样,有如此多的人类和动物混居在一起。1968 年,中国只有 520 万头猪、1230 万只家禽,现在则有 5.08 亿头猪、130 亿只家禽。而 H5N1 也在适应越来越多的动物。

我们对新的疾病流行准备得有多充分?

当我写下这句话时,我们还没有准备好。毋宁说,完全没准备。

疫苗是不错的解决方案,但目前还仅限于理论阶段。

首先,从实际角度来看,要在新的流行性病毒出现之后的 6 个月内生产、分发、管理数以亿计乃至 10 亿或更多的疫苗制剂几乎是不可能的。要抵御新的病毒,很可能需要两倍的剂量,而非通常的剂量。所以甚至在最乐观的情况下,也要等到大流感的第二波散播开来,人们才可能拿到疫苗。

其次,现阶段疫苗的生产技术和设备都远未达到最佳状况。这个问题在 2004 年就已得到充分证明:当时仅英国一个工厂发生污染,就导致美国的疫苗供应减少 5000 万份,几乎占了总量的一半。

最后,很有可能的情况是:面对新的疾病流行,在本国人口未全部得到防护之前,各国都不会允许自己的疫苗出口——而美国使用的所有疫苗中仅有一半是在国内生产的。

科学家已研发出若干种能够缩短病程、缓解病症的抗病毒药物,奥斯他韦(oseltamivir)效果尤其显著(尽管如此,奇怪的是尚不清楚该药物是否能降低死亡率)。更重要的是,在疾病流行时这些抗病毒药物还要起到预防作用,使服用过的人们不患病,这使得抗病毒药物在疫苗被生产出来之前的那段时间里显得尤为重要。美国与其他一些国家的政府已经开始——但也只是刚刚开始——储备奥斯他韦,可仅有一家制造商还不能满足需求。如果近期发生一次疾病流行,该药物将很快供不应求。而且,人们始终就病毒对奥斯他韦或其他任何药物产生抗性而心存忧虑。

H5N1 带来的威胁吸引了全球各地科学家和公共卫生官员的注意。他们冷静地——当然有时也不是那么冷静——警示那些掌握着财政大权的人,如果他们现在不为大流感作好准备,那么将来的某一天,就会有个调查委员会撰写出一份相当于“911 调查报告”的报告,质问他们为何没有采取行动。只是这一次,丧生的不再是数千人,而是数百万人。

我们要做些什么呢?

我们应当将流感视作一次致命的威胁。一场大流感甚至比一次大规模的生物恐怖袭击造成的伤亡更多,而且更有可能发生。此外,根据 CDC 的报告,每年死于流感的美国人有 36 000 人,几乎是全国艾滋病死亡总数的三倍,而且正如之前提到的,尽管医学已经进步了,但每年的流感死亡总数仍不降反升。直到 2004 年疫苗彻底失败后,国会才开始认真考虑疫苗供应的必要性。但从所拨经费来看,流感仍未引起国会的足够重视。

为大流行作准备的第一步是监督。越早发现新病毒,我们成功研制和发放疫苗的机会就越大。几十年来,WHO 一直在监控着流感。

监督具有两个目的:追踪现存病毒亚型的突变从而对每年的疫苗进行调整,以及搜寻任何新的流行病毒株出现的迹象。当然,我们必须知道要去哪里寻找,所以查明 1918 年病毒的起源就变得极其重要。

本书假设 1918 年的病毒起源于堪萨斯州的哈斯克尔县,但在这点上,众说纷纭。由于流感既是地方性疾病又是流行性疾病,在没有病毒样本和现代分子生物学技术的情况下,就算有那么点进展,我们仍不可能完全肯定哪一种推测是正确的。唯一的证据就是流行病学。

大多数流行病的起源地都是亚洲。原因很简单:在亚洲,与猪和禽类密切接触的人群比其他任何地方都多,因此病毒从动物传给人类的机会也增多了。部分医学史家和流行病学家相信,1918 年的大流行也同样始于中国。

近来,英国病毒学家奥克斯福德(J. S. Oxford)提出了另一种理论,认为 1918 年大流感发源于一个驻法的英军营地。1916 年,那里爆发了一种被英国医生称为"化脓性支气管炎"的疾病。死于该次疾病爆发的士兵的尸检报告确实表明,他们的症状与那些在 1918 年死于流感的人惊人地相似。[5]

流感快速爆发的过程中,众多科学家和组织机构开始寻找疾病的病源。当时有几项关于大流感的大规模国际性研究,美国医学会赞助了其中被认为是最突出的一项,该项目由乔丹(Edwin Jordan)博士领军,他当时是《传染病杂志》(*Journal of Infectious Disease*)的主编。乔丹花费了数年时间审查了来自世界各地的证据。

乔丹首先怀疑的是中国。1918 年初,中国的确出现过流感,但只是小规模爆发,也没有扩散开来。1918 年头 5 个月间,香港的医院中只有 22 例患者被确认为流感;而在广东,直到 6 月 4 日才出现第一例流感。某些医学史家认为,1918 年中国爆发的某次致命性肺部疾病事实上正是流感,而经过洛克菲勒研究所培训的几位中国科学家[6]将其诊断为肺鼠疫,而当时对鼠疫杆菌的实验室鉴定已经非常方便而且准确。这些中国科学家[7]也确信并无证据能将其他爆发同这次大流感联系起来。乔丹最后也得出结论说,中国这些疾病爆发都"不能被认为是欧洲流感爆发的真正预兆"[8]。

乔丹接着开始研究奥克斯福德假说的证据。他从几点对之予以反驳。"化脓性支气管炎"[9]并不能如此迅速广泛地传播开来,而新的流感病毒通常却可以。实际上,那次爆发似乎根本就没有扩散开来,所以至少有好几位英国军医队的成员甚至都不认为这是传染病。

(况且,目前我们已经知道,一次突变就能导致现有流感病毒的突然爆发。2002年夏天,一种极其致命的流感突然在马达加斯加的部分地区爆发;[10]一些镇上绝大多数人都病倒了——有个镇达到了总人口的67%。但导致这次致命流感爆发的病毒却不是新病毒,而是1999年在巴拿马分离到的病毒的H3N2亚型,一般情况下只会引发温和症状。它只是往毒性更强的方向发生了一次变异,之后又回复到了原有的温和型状态。这次流感在消退时都还没能扩散到全岛,岛上111个医疗点中,只有13个受到影响。假使奥克斯福德指出的爆发的确是流感的话,那就该像马达加斯加的病毒一样发展。)

对可能的疾病发源,乔丹也曾考虑过世界上其他几次较早的流感爆发,但那些也只表现得像是流感的地区性爆发。他得出结论:这些都不太可能是1918年大流感的源头。[11]

只剩下美国了。乔丹留意观察了美国一系列春季爆发的流感,看起来这次的证据更为有力。人们可以看到流感病毒从一个营地跳到另一个营地,再随着军队扑到城市里,最后又随着他们漂到欧洲。他的最终结论是:美国才是流感的最初起源地。

随后,一名同样对流感做了深入研究、著述颇丰的英国人也赞成乔丹的观点。他也没有找到任何关于流感起源于亚洲的证据,也否定了

1916 年英军营地"化脓性支气管炎"爆发事件的可能性;他得出了如下结论:"该病很可能是从美国带到欧洲去的。"[12]

先前曾提到过的澳大利亚人伯内特耗费数年时间,仔细研究了这次流感的流行。[13] 他也找到了"如山铁证",证明该病始于美国,并"随美国军队登陆法国"而扩散开来。

分子生物学则提供了更多证据。美国陆军病理学研究所的陶本伯格提取了 1918 年流感病毒的若干样本,[14] 其中一些来自解剖后保存的肺组织,还有一些来自埋藏在北极永冻层下的尸体。他对病毒基因组进行了测序,根据病毒基因组的突变速率,他认为病毒是在 1917—1918 年的冬季——大约在大流感致命袭击前的 6—9 个月——转移到人类身上的。

这个时间点、这次爆发非比寻常的性质以及病毒若非源于哈斯克尔却又传到那里的不合情理,一切都与流感起源于哈斯克尔的推测相吻合。而且,人们也可以轻易地追踪流感扩散到外界的轨迹:入伍的士兵们将它带到了福斯顿营地(事实上,一些大流感史的故事就将这里作为缘起),从那里,我们很容易就能看到疾病又是如何传开,到了其他的兵营,到了美国平民当中,再到了欧洲。

流行病学研究仍在继续。从本书首版以来,研究者查阅了更多的历史数据,发现纽约在 1918 年 2 月和 3 月,年轻成年人的死亡率升高,这可能说明那里爆发了流感。该研究工作的负责人却认为,即使这些死亡是由流感引起的,也不能排除哈斯克尔是流感起源地的可能,当然也没有增加其可能性。不过,到目前为止,堪萨斯州的哈斯克尔县是流感起源地这一观点仍然与现在掌握的所有证据相一致。

大流感提醒研究人员应当从何处下手寻找新的病毒。它——同 2003 年欧洲的爆发一起——提示着研究者,不要放过任何一个角落。

我们生活的世界并不完美,而且 WHO 也没有足够的资源来监控世界的每个角落。WHO 的监控计划听起来很强大:目前有 82 个国家超过

100 个实验室加盟。还有四个缔结合约的 WHO 流感病毒中心——位于亚特兰大的疾控中心和英、日、澳三国的实验室——提供详细的分析。

尽管 WHO 总体上看是一个典型的官僚机构，但其流感部门在遇到困难考验时已经表现出了果断和能力：它确认并控制住了 1997 年 H5N1 病毒的爆发以及 2003 年的 SARS（起先被认为很可能带来新的大流感威胁的一种病毒）和荷兰爆发的 H7N7 禽流感。迄今为止，WHO 在控制 H5N1 方面表现出了很高的水平。

然而，参与监控系统的国家还不到世界所有国家的一半，还有一些国家（如中国）虽已加盟，却仍有众多地区尚为空白。这是一个非常大的漏洞。尽管 WHO 正设法解决这个问题，但要说服一个很大一部分人口感染了 HIV 的非洲国家政府分出资源给潜在的流感威胁，几乎是不可能的。同时，WHO 自身也缺乏用于东南亚迫在眉睫的 H5N1 威胁的资源。

所以，尽管监控系统很有效且值得去改进，但即使它终有一天能满足需求，这一天也不会很快到来。

我们可以做两件事。

一是我们需要从目前的监控系统中获得更多信息。让政府公布疾病真相是一件较为困难的事。这也许是 1918 年（大流行）最大的教训，也是仍未被吸取的教训。

在这个问题上进行开放交流，需要承担严肃的外交承诺，还需要创建保险制度，以赔偿国家和农民因说出真相而造成的经济损失。没有一个国家会主动提供可能破坏本国经济或生计的信息。

交流很重要。如果交流足够开放，监控足够良好，领导层足够果断，那么就确实有一丝希望通过隔离病例、区域封锁和抗病毒治疗等手段将新的流行性病毒扼杀在其起源地。

然而我们可以采取的最重要的行动是立即行动。美国和其他具备科学基础设施的国家政府可以启动——无论是合作还是单边——大型的流感调查行动。对我们的资源——将钱用于何处——进行理性抉择的时间已到。

试想,直到 2005 年,每年在西尼罗河病毒上的总花费比用于流感的要多。在西尼罗河病毒最猖獗的年份,有 284 名美国人死亡,而 5 年来死于该病毒的不到 900 人。更重要的是,它并不是能在人群中爆发的疾病。就算我们一文不花地与之斗争,它可能也会自行消失,如同曾在圣路易斯市所发生过的瘟疫一样,那几乎是西尼罗河病毒的一个孪生型。

将其与每年数以万计死于普通流感的美国公民相比——更别提大流感的威胁了,这证明的不仅仅是那些决定资金使用的人的不理智,还有他们的不负责任。

将大流感与恐怖主义进行比较更有用。国土安全部将大流感视作美国所面临的威胁中最可能发生且最致命的一个。

WHO 认为,有 43 种不同传染性的生物体能够被用作生物武器,流感榜上有名。在这个列表上,传染性最强的三种就是炭疽热、鼠疫和天花,而肉毒素被认为是最危险的毒素。然而,我们有疫苗可以预防天花、炭疽热和鼠疫——抗生素对后两者也有效,而抗毒素可以中和肉毒素。此外,炭疽热和肉毒素也不能在人和人之间传播。WHO 曾经研究过所谓"最坏情形",那是一次发生在一个有着 500 万人口的城市内的肺鼠疫生物恐怖袭击。WHO 的调查结论是,该病将可能导致 150 000 人患病,36 000 人死亡。根据人口因素进行调整后的结果表明,这个最严重的生物恐怖袭击与 1918 年流感肆虐费城时的情况相比还有些差距。

到了在防治流感上痛下重金的时候了。

二是我们需要对疫苗生产进行投资,并为大流行的真正到来强化过负荷能力。联邦政府已为此投入一定资金,但问题仍然存在。疫苗制造商说他们在扩大疫苗产量方面的主要顾虑是需求少和不可预知性。一些政策制定者相信,CDC 建议的每年应该接种疫苗的人数正在增加,这也许可以为建造足够的制造设备提供充分的理由。但即便该法奏效,它也无法解决接下来的这个问题：美国 50% 的疫苗需求依赖外国公司。美国人必须决定，是否愿意建设这样一种过负荷能力作为保护国家安全的措施。这样做需要政府通过提供担保或补助金的方式参与进来。此外，尽管制造商们认为"义务"同产品短缺无关，并非一项重要因素，但是作为鼓励，政府需要立法对他们进行一定程度的保护。

其次，我们需要对改进疫苗生产的技术本身进行投资。大多数人注射的疫苗都是由灭活病毒制成的，但到 2003 年，一种由活病毒制成的吸入式疫苗问世了。对人类而言，它风险低，是一种更佳的给药系统，因为它能够刺激喉咙黏膜的免疫反应。但这两种疫苗所用的生产流程却都是数十年前的老技术，需要在鸡蛋中培育。而利用分子生物学手段，可以使生产周期缩短数周——在一场大流行中，短短数周时间就可以挽救几万乃至几十万人的生命。科研经费投入越多，就越有可能得到更多更好的抗病毒药物。

运气好的话，对基础研究投入更多资金有可能发现对所有流感病毒都有效的疫苗。研究工作正以基因组中的"保守"区域——例如所有流感病毒普遍具有的某些遗传结构——为目标进行着。

与此同时，我们必须将资金用在储备奥斯他韦上。这种抗病毒药物是我们目前对付 H5N1 的唯一武器。但它不是魔法药剂。导致现今大多数病例的流感病毒 H3N2，就表现出了一定的抗奥斯他韦的能力。到目前为止，H5N1 在实验室内还未对其产生抗性，但我们无法保证它和其他病毒将来不会产生抗性。

就在我们寄希望于科学，期待着下一个科尔或埃弗里的出现时，国际组织、美国联邦政府和各州政府正在为下一次大流行作准备。只有当大流行爆发时，我们才能知道这些计划者做得有多充分。

1918 年的如山铁证，证明该病始于美国，并"随美国军队登陆法国"而扩散开来。

媒体和公共官员助长了这种恐慌——不是通过夸大疾病的可怕，而是极力掩饰，试图向公众保证此次疾病并不可怕。

恐惧源于蒙昧，就像在丛林中被未知的猛兽追踪着。所有成功的恐怖电影都是利用了人们对未知事物的恐惧，对我们无法看见、无从知晓的威胁的恐惧，以及孤立无援的恐惧，而在所有的恐怖电影中，一旦怪兽露出原形，恐惧就凝缩成具体形象，不复存在了。害怕还会有，但由未知而产生的极端恐惧消散了。

1918年，官方和出版物的谎言令恐惧从未能够具体化，公众无法相信任何人或事，因而他们也就一无所知。恐惧使女人不敢照料自己的姐妹；使得志愿者不敢将食物带给那些病重而不能自己进食的家庭，而让人们最终活活饿死；使得受过训练的护士不敢回应那些求救的紧急电话。恐惧——而非疾病本身——几乎将社会粉碎。就连沃恩这样措辞谨慎、从不危言耸听的人都说："短短几周，人类文明就差点灰飞烟灭。"

所以1918年大流感的最后一条教训，即那些身居要职的权威人士必须降低可能离间整个社会的恐慌，可谓知易行难。如果社会将"人人为己"作为箴言，它就不再是一个文明社会了。

当权者必须珍惜公众对他们的信任。正途就是不歪曲真相，不文过饰非，也不试图操纵任何人。林肯是第一个这么说、也说得最好的人。

无论真相有多么恐怖，领导者都必须将其公之于众。只有这样，人们才能打破恐惧。

致　谢

　　本书原初的设想是平铺直叙一个有关人类历史上最致命瘟疫的故事，既从努力与之斗争的科学家的视角、也从力图应对它的政治领袖的视角来讲述。我当时想用两年半——最多三年——的时间来写作。

　　这一计划落空了。我实际花了 7 年时间来完成这本书。它已经变成（我也希望增加）某些与原本略微不同的东西。

　　花了这么长时间的部分原因是，似乎不可能仅仅写到科学家而不去探究当时美国医学的性质，书中科学家的所作所为远远超出了实验室研究，他们改变了美国医学的特性。

　　况且，寻找有帮助的关于瘟疫的材料已经证明是极为困难的。发现死亡的故事倒很容易，但我本身的兴趣总是聚焦于某些试图控制事件的人。任何这样做的人都会太忙、太投入，以致没有时间做记录。

　　在这 7 年中，许多人帮助过我。有些人与我分享他们的研究成果或者帮助我寻找材料，有些人帮助我了解流感病毒以及它所导致的疾病，有些人则对我的手稿提出意见。当然，他们中任何一人都毋需对书中任何的错误或遗漏——不管是事实还是判断——负责（在某个致谢中看到作者因错误而责怪他人岂不很好笑?）。

　　国立癌症研究所的两位朋友，史蒂文·罗森堡（Steven Rosenberg）和雷斯蒂福（Nicholas Restifo）帮助我了解科学家如何探究问题，他们还阅读了部分手稿并提出意见。纽约西奈山医学中心的帕莱塞（Peter Palese，世界顶尖的流感病毒专家之一）也是如此，他为我慷慨地付出了许多时间与经验。圣犹大医学中心的韦伯斯特（Robert Webster）和帕莱塞一样，也是全世界流感研究的领军人物，他提出了自己的见解和批评。弗伦奇

（Ronald French）检查手稿中关于该疾病临床过程的叙述是否准确。莫雷利（Vincent Morelli）介绍我与萨默（Warren Summer）相识，位于新奥尔良的路易斯安那州立大学健康科学中心肺科的萨默及其全体同事，帮助我更深入了解流感袭击期间肺部所发生的情况。萨默极为耐心，给予我莫大的帮助。杜兰医学院的米切尔·弗莱德曼（Mitchell Freidman）也向我解释了疾病期肺部的情况。

国防病理研究所的陶本伯格一直与我分享他的最新发现。国立卫生研究院的叶伍戴尔（John Yewdell）也向我解释了许多有关病毒的知识。杜兰大学的马滕森（Robert Martensen）关于医学史提出了有价值的建议。美国大学的克劳特（Alan Kraut）也阅读了部分手稿并提出意见。

同时，我要特别感谢杜兰—赛维尔生物环境研究中心的麦克拉克伦（John MacLachlan），他对我完成本书给予了巨大的帮助。杜兰医学中心临床疗效与急救中心主任斯泰因曼（William Steinmann）慷慨地让我使用他的办公室，提供关于疾病的知识还有友谊。

上述所有人均拥有博士或医学博士学位，或兼而有之。没有他们的协助，我或许在试图理解自己的细胞因子风暴*时就迷失了方向。

著书者总要感谢图书管理员和档案管理员，他们这样做是很有道理的。实际上，杜兰大学马塔斯医学图书馆的每个人都给予了我莫大的帮助，尤其需要提及的是科普兰（Patsy Copeland）、普利亚（Kathleen Puglia）、多尔塞（Sue Dorsey）和戈尔德施泰因（Cindy Goldstein）。

我也要感谢 WGBH 的《美国印象》（*American Experience*）的萨梅尔斯（Mark Samels），他为流行病项目收集材料；美国科学院的戈德布卢姆（Janice Goldblum）做了许多本职之外的工作；费城穆特博物馆的沃登（Gretchen Worden）；原拉特格斯大学研究生安德森（Jeffrey Anderson）和原美国大学研究生格恩哈特（Gery Gernhart）慷慨地为我提供他们的研究成

＊ 指免疫细胞大量分泌细胞因子而引发的严重的炎症。——译者

果。西切斯特大学的哈迪（Charles Hardy）为我提供了他收集的口述历史。国立档案馆的约克尔逊（Mitch Yockelson）惠予我他的知识。时任《费城杂志》编辑的卡普兰（Eliot Kaplan）也对该项目提供了帮助。我还要感谢堪萨斯州的迈纳（Pauline Miner）和哈特（Catherine Hart）。很多人在照片方面给我诸多帮助，我要特别感谢美国红十字会的沃森（Susan Robbins Watson）、堪萨斯州达德利镇图书馆的彭德格拉夫（Lisa Pendergraff）、海军医疗局的索博钦斯基（Andre Sobocinski）和赫尔曼（Jan Herman），洛克菲勒大学档案馆的斯特普尔顿（Darwin Stapleton）以及霍普金斯大学切斯尼档案馆的麦考尔（Nancy McCall）。我还要感谢帕特·沃德·弗莱德曼（Pat Ward Friedman）提供了有关他祖父的信息。

现在，轮到感谢我的编辑沃尔夫（Wendy Wolf）。虽然本书只是我的第五本书，但算上我在杂志上发表的文章，我曾同十多位文字编辑合作过。沃尔夫非常出类拔萃，她以传统方式进行编辑，而且擅长这项工作。她对这部手稿尽心尽力，与她一起工作成为一件乐事。平心而论，没有她，无论好坏（我希望更好）本书都不可能出版。我同时要感谢雷德蒙（Hilary Redmon）细致可靠的工作和她提供的各种协助。

我还要感谢我的代理人萨加林（Raphael Sagalyn），他非常专业。我与许多编辑合作过，但只有一位代理，这一事实足以说明问题。

最后，我要感谢我聪慧的妻子赫金斯（Margaret Anne Hudgins），她以数不清的方式帮助了我——既包括理念上也包括细节上——但主要是做好了她自己。此外，我还要感谢亲戚朋友。

注 释

缩略语

APS American Philosophical Society，Philadelphia 美国哲学学会，费城

HSP Historical Society of Philadelphia 费城历史学会

JHU Alan Mason Chesney Medical Archives，the Johns Hopkins University 霍普金斯大学切斯尼医学档案馆

LC Library of Congress 国会图书馆

NA National Archives 国家档案馆

NAS National Academy of Sciences Archives 美国科学院档案馆

NLM National Library of Medicine 国家医学图书馆

RG Record group at National Archives 国家档案馆档案组

RUA Rockefeller University Archives 洛克菲勒大学档案馆

SG Surgeon General William Gorgas 军医署长戈加斯

SLY Sterling Library，Yale University 耶鲁大学斯特林图书馆

UNC University of North Carolina，Chapel Hill 北卡罗来纳大学教堂山分校

WP Welch papers at JHU JHU 的韦尔奇文档

序言

1　2002 年 1 月 31 日与 Dr. David Aronson 的私人通信，2002 年 9 月 9 日与 Dr. Robert Shope 的私人通信。

2　Niall Johnson and Juergen Mueller，"Updating the Accounts：Global Mortality of the 1918—1920 'Spanish' Influenza Pandemic," *Bulletin of the History of Medicine* (2002)，105—115.

3　Sherwin Nuland，*How We Die* (1993)，202.

4　Kenneth M. Ludmerer，*Learning to Heal：The Development of American Medical Education* (1985)，113.

5　William James，"Great Men, Great Thoughts, and Environment" (1880)；转引自 Sylvia Nasar，*A Beautiful Mind* (1998)，55。

6　Johann Wolfgang Goethe，*Faust, Part One* (1949)，71.

第一部 斗士

第一章

1 *Washington Star*, Sept. 12, 1876.

2 *New York Times*, Sept. 12, 1876.

3 H. L. Mencken, "Thomas Henry Huxley 1825—1925," *Baltimore Evening Sun* (1925).

4 有关该讲演的报道参见 *New York Times*, *Washington Post*, *Baltimore Sun*, Sept. 13, 1876。

5 Simon Flexner and James Thomas Flexner, *William Henry Welch and the Heroic Age of American Medicine* (1941), 237.

6 Roy Porter, *The Greatest Benefit to Mankind* (1997), 56.

7 转引自 Charles-Edward Amory Winslow, *The Conquest of Epidemic Disease: A Chapter in the History of Ideas* (1943), 63。

8 有关该理论的讨论参见 Porter, *The Greatest Benefit to Mankind*, 42—66, 全书下同。

9 同上, 77。

10 Vivian Nutton, "Humoralism," in *Companion Encyclopedia to the History of Medicine* (1993).

11 转引自 Winslow, *Conquest of Epidemic Disease*, 126。

12 同上, 142。

13 同上, 59。

14 转引自 Milton Rosenau 于 1934 年在美国细菌学家协会所作的主席演说, Rosenau 文档, UNC。

15 更精彩的评论参见 Richard Shryock, *The Development of Modern Medicine*, 第二版 (1947), 30—31。

16 同上, 4。

17 Charles Rosenberg, "The Therapeutic Revolution," in *Explaining Epidemics and Other Studies in the History of Medicine* (1992), 13—14.

18 同上, 9—27, 全书下同。

19 Benjamin Coates 的实验记录本, 转引自上书 17。

20 作者与 Steven Rosenberg 的私人通信。

21 转引自 Richard Shryock, *American Medical Research* (1947), 7。

22 John Harley Warner, *Against the Spirit of the System: The French Impulse in Nineteenth-Century American Medicine* (1998), 4.

23 同上, 183—184。

24 参见 Richard Walter, *S. Weir Mitchell, M. D., Neurologist: A Medical Biography* (1970), 202—222。

25 Winslow, *Conquest of Epidemic Disease*, 296.

26 转引自 Paul Starr, *The Social Transformation of American Medicine* (1982), 55。

27 Charles Rosenberg, *Explaining Epidemics and Other Studies in the History of Medicine* (1992), 14.

28 *Thomsonian Recorder* (1832), 89; 转引自 Charles Rosenberg, *The Cholera Years: The United States in 1832, 1849, and 1866* (1962), 70—71。

29 John Harley Warner, "The Fall and Rise of Professional Mystery." in *The Laboratory Revolution in Medicine* (1992), 117.

30 转引自 Rosenberg, *Cholera Years*, 70—71。

31 John King, "The Progress of Medical Reform," *Western Medical Reformer* (1846); 转引自 Warner, "The Fall and Rise of Professional Mystery." 113。

32 Burton J. Bledstein, *The Culture of Professionalism: The Middle Class and the Development of Higher Education in America* (1976), 33.

33 Shryock, *Development of Modern Medicine*, 264.

34 Ludmerer, *Learning to Heal*, 10, 11, 23, 168.

35 Rosenberg, "The Therapeutic Revolution," 9—27, 全书下同。

36 Bledstein, *Culture of Professionalism*, 33.

37 转引自 Donald Fleming, *William Welch and the Rise of American Medicine* (1954), 8。

38 Edwin Layton, *The Revolt of the Engineers: Social Responsibility and the American Engineering Profession* (1971), 3.

39 Ludmerer, *Learning to Heal*, 37 (re: Harvard), 12 (re: Michigan).

40 转引自上书, 25。

41 同上, 37。

42 同上, 48。

43 Bledstein, *Culture of Professionalism*, 275—276.

44 Ludmerer, *Learning to Heal*, 15.

45 同上, 25。

46 James Thomas Flexner, *An American Saga: The Story of Helen Thomas and Simon Flexner* (1984), 125; 参见上书, 294。

47 Benjamin Gilman, 转引自 Flexner, *American Saga*, 125。

第二章

1 Flexner and Flexner, *William Henry Welch*, 3—8, 全书下同。

2 Ezra Brown, ed., *This Fabulous Century, The Roaring Twenties 1920—1930* (1985), 105, 244.

3 转引自 Sue Halpern, "Evangelists for Kids," *New York Review of Books* (May 29, 2003), 20。

4 Flexner and Flexner, *William Henry Welch*, 33.

5 同上。

6 同上, 29。

7 Fleming, *William Welch*, 15.

8 Flexner and Flexner, *William Henry Welch*, 50.

9 转引自上书, 49。

10 同上, 62—63。

11 Shryock, *Development of Modern Medicine*, 206.

12 Flexner and Flexner, *William Henry Welch*, 64, 亦见 71。

13 同上, 62。

14 同上, 76。

15 Thomas Bonner, *American Doctors and German Universities: A Chapter in International Intellectual Relations, 1870—1914* (1963), 23.

16 Welch 给父亲的信, March 21, 1876, WP。

17 Welch 给继母的信, March 26, 1877, WP。

18 Flexner and Flexner, *William Henry Welch*, 83.

19 Welch 给父亲的信, Oct. 18, 1876, WP。

20 Welch 给父亲的信, Feb. 25, 1877, WP。

21 Welch 给父亲的信, Oct. 18, 1876, WP。

22 Welch 给父亲的信, Sept. 23, 1877, WP。

23 转引自 Flexner and Flexner, *William Henry Welch*, 87。

24 转引自 Shryock, *Development of Modern Medicine*, 181—182。

25 转引自上书, 182。

26 转引自 Flexner and Flexner, *William Henry Welch*, 93。

27 同上, 106。

28 同上, 112。

29 同上。

第三章

1 同上, 70。

2 转引自上书, 117。

3 John Duffy, *A History of Public Health in New York City 1866—1966*

（1974），113.

4 更多酶理论参见 Phyllis Allen Richmond，"Some Variant Theories in Opposition to the Germ Theory of Disease," *Journal of the History of Medicine and Allied Sciences* （1954），295。

5 Paul De Kruif, *Microbe Hunters* （1939），130.

6 Charles Chapin,"The Present State of the Germ Theory of Disease," Fists Fund 奖论文（1885），未标页码,Chapin 文档,罗得岛历史学会。

7 Michael Osborne,"French Military Epidemiology and the Limits of the Laboratory：The Case of Louis-Felix-Achille Kelsch," 转引自 Andrew Cunningham and Perry Williams, eds.，*The Laboratory Revolution in Medicine*（1992），203。

8 Flexner and Flexner, *William Henry Welch*，参见 128—132。

9 Welch 给继母的信，April 3, 1884, WP。

10 同上。

11 Flexner and Flexner, *William Henry Welch*，136，亦见 153。

12 根据 Dr. Allen Freeman，转引自上书，170。

13 Welch 给父亲的信，Jan. 25, 1885, WP。

14 Florence Sabin, *Franklin Paine Mall: The Story of a Mind*（1934），70.

15 Sabin, *Franklin Paine Mall*，24.

16 Flexner and Flexner, *William Henry Welch*，225.

17 Sabin, *Franklin Paine Mall*，112.

18 同上。

19 Martha Sternberg, *George Sternberg: A Biography*（1925），参见 5, 68,279, 285.

20 一则与 Dr. Steven Rosenberg 有关的轶闻，July 1991。

21 Flexner and Flexner, *William Henry Welch*，165.

22 同上，151。

23 同上，230。

24 同上，165。

25 John Fulton, *Harvey Cushing*（1946），118.

第四章

1 Flexner and Flexner, *William Henry Welch*，222.

2 Ludmerer, *Learning to Heal*，53.

3 Fulton, *Harvey Cushing*，121.

4 Shryock, *Unique Influence of Johns Hopkins*，8.

5 转引自 Ludmerer, *Learning to Heal*，75。

6 Shryock, *Unique Influence*，20.

7 Michael Bliss, *William Osler: A Life in Medicine* (1999), 216.

8 Bonner, *American Doctors and German Universities*, 99.

9 William G. MacCallum, *William Stewart Halsted* (1930),212.

10 Flexner and Flexner, *William Henry Welch*, 263.

11 Ludmerer, *Learning to Heal*, 128.

12 Shryock, *Unique Influence*, 37.

13 Victor A. Vaughan, *A Doctor's Memories* (1926), 153.

14 Flexner and Flexner, *William Henry Welch*, 207.

15 Wade Oliver, *The Man Who Lived for Tomorrow: A Biography of William Hallock Park, M. D.* (1941), 238.

16 Frederick T. Gates 给 Starr Murphy 的信, Dec. 31, 1915, WP。

17 同上。

18 James Thomas Flexner, *American Saga*, 241—242.

19 同上, 278。

20 Benison and Nevins, "Oral History, Abraham Flexner," Columbia University Oral History Research Office; Flexner, *American Saga*, 参见 30—40。

21 James Thomas Flexner, *American Saga*, 133.

22 同上, 421。

23 Benison and Nevins, "Oral History, Abraham Flexner."

24 James Thomas Flexner, *American Saga*, 239.

25 Simon Flexner 纪念册上 Peyton Rous 的评语,洛克菲勒医学研究所, 1946。

26 Corner, *History of the Rockefeller Institute*, 155.

27 同上。

28 Flexner 给 Cole 的信, Jan. 21, 1919, Flexner 文档, APS。

29 Simon Flexner 纪念册上 Peyton Rous 的评语。

30 Simon Flexner, "The Present Status of the Serum Therapy of Epidemic Cerebrospinal Meningitis," *JAMA* (1909), 1443;亦见 Abstract of Discussion, 1445。

31 同上。

32 Wade Oliver, *The Man Who Lived for Tomorrow*, 300.

33 M. L. Durand et al., "Acute Bacterial Meningitis in Adults—A Review of 493 Episodes," *New England Journal of Medicine* (Jan. 1993), 21—28.

34 Flexner 给 Wollstein 的信, March 26, 1921, Flexner 文档。

35 Corner, *History of the Rockefeller Institute*, 159.

36 同上, 158。

37 Saul Benison, *Tom Rivers: Reflections on a Life in Medicine and Science, An Oral History Memoir* (1967), 127.

38 Corner, *History of the Rockefeller Institute*, 155.

39 同上, 158。

40 Heidelberger 口述史, 1968, NLM, 66。

41 Simon Flexner 纪念册上 Peyton Rous 的评语。

42 该会议的报道见 Wade Oliver, *The Man Who Lived for Tomorrow*, 272—276。

第五章

1 Benison, *Tom Rivers*, 30, 70, 204.

2 Heidelberger 口述史, 83.

3 Benison, *Tom Rivers*, 70.

4 Benison, *Tom Rivers*, 68.

5 转引自 Flexner and Flexner, *William Henry Welch*, 61。

6 Fleming, *William Welch*, 4.

7 Vaughan, *A Doctor's Memories*, 440.

8 Ludmerer, *Learning to Heal*, 116.

9 Paul Starr, *The Social Transformation of American Medicine* (1982), 109.

10 Ludmerer, *Learning to Heal*, 172.

11 同上,参见 169—173。

12 Meirion Harries and Susie Harries, *The Last Days of Innocence: America at War, 1917—1918* (1997), 15.

13 E. Richard Brown, *Rockefeller's Medicine Men* (1979), 转引自 Starr, *Social Transformation*, 227.

14 Ludmerer, *Learning to Heal*, 238—243.

15 Shryock, *Development of Modern Medicine*, 350; Ludmerer, *Learning to Heal*, 247.

16 Fulton, *Harvey Cushing*, 379.

17 Ludmerer, *Learning to Heal*, 192—193.

18 Charles Eliot to Abraham Flexner, Feb. 1 and Feb. 16, 1916, WP.

第二部 蜂群

第六章

1 *Santa Fe Monitor*, Feb. 28, 1918.

2 L. V. Miner 的资料来自 1999 年 8 月 27 日与其儿媳及夫人、2003 年 7 月与其外孙女 Catherine Hart 访谈,以及 *Kansas and Kansans* (1919)。

3 有关西部尤其是堪萨斯的典型惯例的描述,参见 Arthur E. Hertzler, *The Horse and Buggy Doctor* (1938) and Thomas Bonner, *The Kansas Doctor* (1959)。

4 *Santa Fe Monitor*, Feb. 14, 1918.

5 *Public Health Reports* 33, part 1（April 5, 1918），502.

6 *Santa Fe Monitor*, Feb. 21, 1918.

7 *Santa Fe Monitor*, Feb. 28, 1918.

8 Maj. John T. Donnelly, 341st Machine Gun Battalion, Camp Funston, RG 393, NA.

9 福斯顿营指挥官卢布给副官的信，March 12, 1918,福斯顿营，RG 393。

10 Maj. General Merritt W. Ireland, ed., *Medical Department of the United States Army in the World War*, v. 9, *Communicable Diseases*（1928），415.

第七章

1 F. M. Burnet and Ellen Clark, *Influenza: A Survey of the Last Fifty Years*（1942），70.

2 Bernard Fields, *Fields' Virology*（1996），265.

3 同上，114。

4 J. J. Holland, "The Origin and Evolution of Viruses," in *Microbiology and Microbial Infections*（1998），12.

5 同上，17。

第八章

1 转引自 Milton Rosenau notebook, Dec. 12, 1907, Rosenau 文档，UNC。

2 Harvey Simon and Martin Swartz, "Pulmonary Infections," and R. J. Douglas, "Prophylaxis and Treatment of Influenza," in section 7, Infectious Diseases, in Edward Rubenstein and Daniel Feldman, *Scientific American Medicine*（1995）.

3 作者与 Peter Palese 的私人通信，Aug. 2, 2001。

4 W. I. B. Beveridge, *Influenza: The Last Great Plague: An Unfinished Story of Discovery*（1977），26.

5 同上。

6 John Duffy, *Epidemics in Colonial America*（1953），187—88，转引自 Dorothy Ann Pettit, "A Cruel Wind: America Experiences the Pandemic Influenza, 1918—1920, A Social History"（1976），31.

7 Beveridge, *Influenza*, 26.

8 转引自 Pettit, "Cruel Wind," 32。

9 Beveridge, *Influenza*, 26—31.

第三部 火匣

第九章

1 Major George Crile,"The Leading War Problems and a Plan of Organization to Meet Them," 报告草案, 1916, NAS。

2 Randolph Bourne,"The War and the Intellectuals," *The Seven Arts* (June 1917), 133—146.

3 Arthur Walworth, *Woodrow Wilson*, v. 2 (1965), 63.

4 Walworth, *Woodrow Wilson*, v. 1,344.

5 Walworth, *Woodrow Wilson*, v. 2, 97.

6 Stephen Vaughn, *Holding Fast the Inner Lines: Democracy, Nationalism, and the Committee on Public Information* (1980), 3.

7 David Kennedy, *Over Here: The First World War and American Society* (1980), 24.

8 Walworth, *Woodrow Wilson*, v. 2, 101.

9 Walworth, *Woodrow Wilson*, v. 2, 97.

10 Kennedy, *Over Here*, 47.

11 Vaughn, *Holding Fast the Inner Lines*, 226; Kennedy, *Over Here*, 81.

12 Richard W. Steele, *Free Speech in the Good War* (1999), 153.

13 Joan Jensen, *The Price of Vigilance* (1968), 115.

14 同上, 96。

15 Kennedy, *Over Here*, 54.

16 转引自 Jensen, *Price of Vigilance*, 79。

17 同上, 99。

18 Kennedy, *Over Here*, 74.

19 Vaughn, *Holding Fast the Inner Lines*, 155.

20 Jensen, *Price of Vigilance*, 51.

21 Robert Murray, *Red Scare: A Study in National Hysteria* (1955), 16, 51—53.

22 1952 年 1 月 27 日 Learned Hand 作的讲演,转引自 www. conservativeforum. org/authquot. asp? ID915。

23 Vaughn, *Holding Fast the Inner Lines*, 3.

24 Kennedy, *Over Here*, 91—92.

25 作者与 Betty Carter 的会谈, April 1997。

26 Vaughn, *Holding Fast the Inner Lines*, 3.

27 Bourne,"War and the Intellectuals," 133.

28 Vaughn, *Holding Fast the Inner Lines*, 141.

29　同上，169。

30　Murray, *Red Scare*, 12.

31　Vaughn, *Holding Fast the Inner Lines*, 126.

32　*Philadelphia Inquirer*, Sept. 1, 1918.

33　Walworth, *Woodrow Wilson*, v. 2, 168.

34　红十字会新闻报道，Aug. 23, 1917, entry 12, RG 52, NA。

35　Aug. 24, 1917 memo, entry 12, RG 52, NA.

36　例子可参见 the *Arizona Gazette*, Sept. 26, 1918。

37　为 "Influenza 1918" 与 William Maxwell 有关 Lincoln 的未公开的访谈，Illinois, Feb. 26, 1997, *American Experience*。

38　*Committee on Education and Training: A Review of Its Work*, by the advisory board, 未标页码，附录，主席 C. R. Mann, RG 393, NA。

39　教育培训委员会的美国大学备忘录，Aug. 28, 1918；格兰特营档案复印件，RG 393, NA。

第十章

1　转引自 Simon Flexner and James Thomas Flexner, *William Henry Welch and the Heroic Age of American Medicine* (1941), 366。

2　美国内战中心，www. cwc. lsu. edu/cwc/other/stats/warcost. htm。

3　Victor Vaughan, *A Doctor's Memories* (1926), 410.

4　与 Dr. Peter Palese 的会谈，March 20, 2001。

5　有关麻疹的备忘录，日期不详，RG 112, NA；亦见 Maj. General Merritt W. Ireland, ed. , *Medical Department of the United States Army in the World War*, v. 9, *Communicable Diseases* (1928), 409。

6　David McCullough, *The Path Between the Seas: The Creation of the Panama Canal, 1870—1914* (1977), 425—426.

7　William Allen Pusey, M. D. , "Handling of the Venereal Problem in the U. S. Army in Present Crisis," *JAMA* (Sept. 28, 1918), 1017.

8　Kennedy, *Over Here*, 186.

9　C. P. Knight, "The Activities of the USPHS in ExtraCantonment Zones, with Special Reference to the Venereal Disease Problem," *Military Surgeon* (Jan. 1919), 41.

10　Flexner and Flexner, *William Henry Welch*, 371.

11　Colonel Frederick Russell to Flexner, June 11, 1917, Flexner papers, APS.

12　George A. Corner, *A History of the Rockefeller Institute: 1901—1953, Origins and Growth* (1964), 141.

13　国家研究会执行委员会会议记录，April 19, 1917, NAS。

14　Arthur Lamber,"Medicine：A Determining Factor in War,"*JAMA*（June 14, 1919）, 1713.

15　Franklin Martin, *Fifty Years of Medicine and Surgery*（1934）, 379.

16　Lavinia Dock, 1909, 转引自 Soledad Mujica Smith, "Nursing as Social Responsibility：Implications for Democracy from the Life Perspective of Lavinia Lloyd Dock （1858—1956）"（2002）, 78。

17　Lavinia Dock et al., *History of American Red Cross Nursing*（1922）, 958.

18　同上, 954。

第十一章

1　Editorial, *Military Surgeon* 43（Aug. 1918）, 208.

2　John C. Wise,"The Medical Reserve Corps of the U. S. Navy,"*Military Surgeon* （July 1918）, 68.

3　"Review of *Offensive Fighting* by Major Donald McRae,"*Military Surgeon* （Feb. 1919）, 86.

4　Flexner and Flexner, *William Henry Welch*, 371.

5　H. J. Parish, *A History of Immunization*（1965）, 3.

6　Wade Oliver, *The Man Who Lived for Tomorrow: A Biography of William Hallock Park, M. D.*（1941）, 378.

7　Vaughan to George Hale, March 21, 1917, 医学卫生执行委员会,综合档 案, NAS。

8　Flexner to Russell, Nov. 28, 1917, Flexner 文档。

9　Flexner to Vaughan, June 2, 1917, Flexner 文档。

10　Rufus Cole et al.,"Acute Lobar Pneumonia Prevention and Serum Treatment" （Oct. 1917）, 4.

11　Flexner and Flexner, *William Henry Welch*, 372.

12　Vaughan, *A Doctor's Memories*, 428—429.

13　同上, 425。

14　Ireland, *Communicable Diseases*, 415.

15　Vaughan, *A Doctor's Memories*, 57.

16　Dorothy Ann Pettit, "A Cruel Wind：America Experiences the Pandemic Influenza, 1918—1920, A Social History"（1976）, 56.

17　同上, 3。

18　John M. Gibson, *Physician to the World: The Life of General William C. Gorgas* （1989）, 242.

19　Welch 的日记, Jan. 2, 1918, WP。

第十二章

1 J. A. McCullers and K. C. Bartmess, "Role of Neuraminidase in Lethal Synergism Between Influenza Virus and Streptococcus Pneumoniae," William Osler, *Osler's Textbook Revisited* (1967), *Journal of Infectious Diseases* (2003), 1000—1009.

2 00.

3 同上。

4 转引自 McLeod, "Oswald Theodore Avery, 1877—1955," *Journal of General Microbiology* (1957), 540。

5 René Dubos, "Oswald Theodore Avery, 1877—1955," *Biographical Memoirs of Fellows of the Royal Society*, 35.

6 同上。

7 Donald Van Slyke 口述史, NLM。

8 René Dubos, *The Professor, the Institute, and DNA* (1976), 47.

9 Saul Benison, *Tom Rivers: Reflections on Life in Medicine and Science, an Oral History Memoir* (1967), 91—93.

10 转引自 Dubos, *Professor*, 179。

11 同上, 95。

第十三章

1 Rufus Cole et al. , "Acute Lobar Pneumonia," 4.

2 同上。

3 例子可参见 Gorgas 与基地医院、格林营指挥官的通信, Oct. 26, 1917, entry 29, file 710, RG 112, NA。

4 洛克菲勒研究所的部门科学主管的科学报告, April 20, 1918。

5 Ireland, *Communicable Diseases*, 442.

6 Cole to Russell, Dec. 14, 1917, entry 29, RG 112, NA.

7 Flexner 给 Russell 的备忘录, Oct. 3, 1918, entry 29, RG 112, NA。

8 Ireland, *Communicable Diseases*, 125.

9 Welch 给 Flexner 的电报, April 15, 1918; Flexner to Cole, April 16, 1918, Flexner 文档。

10 Michael Heidelberger 口述史, NLM, 83。

11 同上。

12 Rufus Cole, "Prevention of Pneumonia," *JAMA* (Aug. 1918), 634.

13 W. David Parsons, "The Spanish Lady and the Newfoundland Regiment" (1998).

14 Welch 的日记, Dec. 28, 1917, WP。

第四部　起始

第十四章

1　Edwin O. Jordan, *Epidemic Influenza* (1927), 69.

2　F. M. Burnet and Ellen Clark, *Influenza: A Survey of the Last Fifty Years* (1942), 70.

3　W. J. MacNeal, "The Influenza Epidemic of 1918 in the AEF in France and England," *Archives of Internal Medicine* (1919), 657.

4　Burnet and Clark, *Influenza*, 70.

5　转引自 Jordan, *Epidemic Influenza*, 78。

6　同上。

7　Harvey Cushing, *A Surgeon's Journal 1915—1918* (1934), 311.

8　同上。

9　同上。

10　Ray Stannard Baker, *Woodrow Wilson: Life and Letters/Armistice March 1—November 11, 1918* (1939), 233.

11　Jordan, *Epidemic Influenza*, 85.

12　同上, 87。

13　David Thomson and Robert Thomson, *Annals of the Pickett-Thomson Research Laboratory*, v. 9, *Influenza* (1934), 178.

14　Jordan, *Epidemic Influenza*, 93.

15　MacNeal, "Influenza Epidemic," *Archives of Internal Medicine* (1919), 657.

16　来自 *Policlinico* 25, no. 26 (June 30, 1918), 转引自 *JAMA* 71, no. 9, 780。

17　T. R. Little, C. J. Garofalo, and P. A. Williams, "B Influenzae and Present Epidemic," *The Lancet* (July 13, 1918), quoted in *JAMA* 71, no. 8 (Aug. 24, 1918), 689.

18　Major General Merritt W. Ireland, ed., *Medical Department of the United States Army in the World War*, v. 9, *Communicable Disease* (1928), 132.

19　Jordan, *Epidemic Influenza*, 36.

20　George Soper, M.D., "The Influenza Pandemic in the Camps," 日期不详的报告草案, RG 112, NA。

21　Cole 给 Pearce 的信, July 19, 1918, NAS。

22　Cole 给 Pearce 的信, July 24, 1918, NAS。

23　"The Influenza Pandemic in American Camps, September 1918," 军队办公室给 Col. Howard 的备忘录, Oct. 9, 1918, 红十字会文档, 战争委员会记录, RG 200, NA。

24　1918 年 8 月 20 日来自伦敦的信, 转引自 *JAMA* 71, no. 12 (Sept. 21, 1918),

990。

25 最后的夏天报告转引自 *JAMA* 71, no. 14（Oct. 5, 1918）, 1136。

26 Dorothy Ann Pettit, "A Cruel Wind: America Experiences the Pandemic Influenza, 1918—1920, A Social History"（1976）, 97, 98.

27 同上, 67。

第十五章

1 作者与 Robert Webster 的会谈, June 13, 2002。

2 William Bulloch, *The History of Bacteriology*（1938, reprinted 1979）, 143.

3 Jordan, *Epidemic Influenza*, 511.

4 Richard Shryock, *The Development of Modern Medicine*, 2nd edition（1947）, 294—295.

5 Bulloch, *History of Bacteriology*, 246.

6 Burnet and Clark, *Influenza*, 40.

7 同上, 69, 70。

8 Soper, "Influenza Pandemic in the Camps."

9 同上。

10 Adolph A. Hoehling, *The Great Epidemic*（1961）, 21.

11 *Public Health Reports*, 33, part 2（July 26,1918）, 1259.

12 Entry 12, index card 126811, RG 52, NA.

13 Ireland, *Communicable Diseases*, 83, 135.

14 同上, 135。

15 Jordan, *Epidemic Influenza*, 114.

16 John Duffy, *A History of Public Health in New York City 1866—1966*（1974）, 286.

17 同上, 287。

18 Soper, "The Influenza Pandemic in the Camps."

19 Ireland, *Communicable Diseases*, 137.

20 AEF 实验室主管给 SG 的信, Dec. 10, 1918, entry 29, RG 112, NA。

21 转引自 Pettit, "Cruel Wind," 94。

22 Burnet and Clark, *Influenza*, 72.

23 A. W. Crosby, *America's Forgotten Pandemic: The Influenza of 1918*（1989）, 37.

24 Burnet and Clark, *Influenza*, 72.

25 同上。

26 AEF 实验室主管给 SG 的信, Dec. 10, 1918, entry 29, RG 112, NA。

27 Crosby, *America's Forgotten Pandemic*, 38.

28 来自乔治亚州格林里夫营的医学长官训练营,Nov. 18, 1918, Rosenau 文档, UNC。

第十六章

1 Major R. C. Hoskins,"Report of Inspection on Sept. 30, 1918," Oct. 9, 1918, RG 112, NA.

2 Andrew Sellards 市长的日期不详的报告, entry 29, RG 112, NA。

3 "Influenza Pandemic in American Camps, September 1918";亦见 Paul Wooley 给 SG 的信, Aug. 29, 1918, RG 112, NA。

4 *Boston Health Department Monthly Bulletin*, Sept. 1918, 183, quoted in Jordan, *Epidemic Influenza*, 115.

5 Major Paul Wooley,"Epidemiological Report on Influenza and Pneumonia, Camp Devens, August 28 to October 1, 1918," entry 29, RG 112, NA.

6 同上。

7 同上。

8 "Steps Taken to Check the Spread of the Epidemic,"日期不详, 未标页码, entry 29, RG 112, NA;亦见 Katherine Ross, "Battling the Flu," *American Red Cross Magazine* (Jan. 1919), 11。

9 Dr. Roy N. Grist 给"Burt"的信,*British Medical Journal* (Dec. 22—29, 1979)。

10 同上。

11 Russell 给 Flexner 的信, Sept. 18, 1918, Flexner 文档, APS。

12 Victor Vaughan, *A Doctor's Memories* (1926), 431.

13 同上, 383—384。

14 Vaughan and Welch 给 Gorgas 的信, Sept. 27, 1918, entry 29, RG 112, NA。

15 Vaughan, *A Doctor's Memories*, 383—384.

16 Cole 给 Flexner 的信, May 26, 1936, file 26, box 163, WP。

17 同上。

18 "Memo for Camp and Division Surgeons," Sept. 24, 1918, entry 710, RG 112, NA.

19 指挥官 Richard 给副官的信, Sept. 25, 1918, entry 710, RG 112, NA;亦见 Charles Richard 给军队主管的信, Sept. 26, 1918, entry 710, RG 112, NA。

20 J. J. Keegan,"The Prevailing Epidemic of Influenza," *JAMA* (Sept. 28, 1918), 1051.

21 I. D. Mills, "The 1918—1919 Influenza Pandemic—The Indian Experience," *The Indian Economic and Social History Review* (1986), 27, 35.

第五部　爆发

第十七章

1 "Sanitary Report for Fourth Naval District for the Month of September 1918," entry 12, file 584, RG 52, NA.

2 "Philadelphia—How the Social Agencies Organized to Serve the Sick and Dying," *The Survey* 76 (Oct. 19, 1918); Anna Lavin, July 14, 1982, 西彻斯特大学的 Charles Hardy 友情提供。

3 Mrs. Wilmer Krusen 的报告, Feb. 4, 1918, entries 13B-D2, RG 62。

4 Allen Davis and Mark Hatler, eds., *The Peoples of Philadelphia: A History of Ethnic Groups and Lower-Class Life, 1790—1940* (1973), 256.

5 转引自 Russell Weigley, ed., *Philadelphia: A 300-Year History* (1982), 539。

6 Major William Snow and Major Wilbur Sawyer, "Venereal Disease Control in the Army," *JAMA* (Aug. 10, 1918), 462.

7 *Annual Report of the Surgeon General of the U. S. Navy for Fiscal Year 1918*, Government Printing Office.

8 Robert St. John, *This Was My World* (1953), 49—50, 转引自 Dorothy Ann Pettit, "A Cruel Wind: America Experiences the Pandemic Influenza, 1918—1920" (1976), 103。

9 "Journal of the Medical Department, Great Lakes," entry 22a, RG 52, NA.

10 Carla Morrisey, 关于"Influenza 1918"未公开的会谈记录副本, *American Experience*, Feb. 26, 1997。

11 同上。

12 Howard Anders to William Braisted, Sept. 12, 1918, RG 52, NA.

13 董事会备忘录, Sept. 9 and Sept. 30, 1918, 费城杰斐逊医学院。

14 *Philadelphia Inquirer*, Sept. 19, 1918.

15 *The Evening Bulletin*, Sept. 18, 1918.

16 公共卫生和慈善部门的备忘录, Sept. 21 and Oct. 3, 1918。

17 转引自 Victoria De Grazia, "The Selling of America, Bush Style," *New York Times* (Aug. 25, 2002)。

18 转引自 Joan Hoff Wilson, *Herbert Hoover: Forgotten Progressive* (1974), 59。

19 转引自上书, 105 fn。

20 Gregg Wolper, "The Origins of Public Diplomacy: Woodrow Wilson, George Creel, and the Committee on Public Information" (1991), 80.

21 Kennedy, *Over Here*, 73.

22 Ellis Hawley, *The Great War and the Search for a Modern Order: A History of the*

American People and Their Institutions, 1917—1933（1979），24.

23 同上。

24 William McAdoo, *Crowded Years*（1931），374—379，转引自 David Kennedy, *Over Here*（1980），105.

25 David Kennedy, *Over Here*，106.

26 Howard Anders 给 *Public Ledger* 的信，Oct. 9, 1918, 其中引用了他早些时候反对集会的观点；转引自 Jeffrey Anderson,"Influenza in Philadelphia 1918"（1998）。

第十八章

1 Frederick Russell 和 Rufus Cole 的格兰特营视察日记，June 15—16, 1918, WP。

2 Welch 给 Dr. Christian Herter 的信，洛克菲勒医学研究所藏品，Jan. 13, 1902, WP。

3 同上。

4 Richard Pearce 给 Joseph Capps 的信，July 10, 1918, 格兰特营流感档案, NAS。

5 Rufus Cole 给 Richard Pearce 的信，July 24, 1918, 流感档案, NAS。

6 Joseph Capps,"Measures for the Prevention and Control of Respiratory Disease," *JAMA*（Aug. 10, 1918），448.

7 *Chicago Tribune*, Oct. 9, 1918.

8 George Soper, M. D. ,"The Influenza Pandemic in the Camps," 日期不详的报告草案, entry 29, RG 112, NA。

9 格兰特营流行病学家 A. Kovinsky 给 SG 的报告, Sept. 4, 1918, entry 31, RG 112, NA。

10 转引自 Kovinsky 给 SG 的报告, Nov. 5, 1918, entry 29, RG 112, NA。

11 Charles Hagadorn, Sept. 20, 1918, entry 29, box 383, RG 112, NA.

12 Kovinsky 给 SG 的报告, Nov. 5, 1918。

13 "Bulletin of the Base Hospital," 格兰特营, Sept. 28, 1918, RG 112, NA。

14 "Bulletin of the Base Hospital," Oct. 3 and Oct. 4, 1918, RG 112, NA.

15 同上。

16 "Bulletin of the Base Hospital," Oct. 6, 1918, RG 112, NA.

17 明尼苏达州卫生部执行长官 Dr. H. M. Bracken, Oct. 1, 1918, entry 31, RG 112, NA。

18 Victor Vaughan, *A Doctor's Memories*, 425.

19 参见来自副官的电报, Oct. 3, 1918, RG 92。

20 "Analysis of the Course and Intensity of the Epidemic in Army Camps," 未标页码、日期不详的报告, 4, entry 29, RG 112, NA。

21 Camp Hancock, Georgia, entry 29, RG 112, NA.

22 Soper, "The Influenza-Pneumonia Pandemic in the American Army Camps, September and October 1918," *Science* (Nov. 8, 1918), 451.

23 Stone 给 Warren Longcope 的信, July 30, 1918, entry 29, RG 112, NA。

24 Alfred Gray, "Anti-pneumonia Serum (Kyes') in the Treatment of Pneumonia," entry 29, RG 112, NA.

25 Maj. General Merritt W. Ireland, ed., *Medical Department of the United States Army in the World War*, v. 9, *Communicable Diseases* (1928), 448.

26 "Bulletin of the Base Hospital," Oct. 7 and 8, 1918, RG 112, NA.

27 "Bulletin of the Base Hospital," Oct. 3 and 4, 1918, RG 112, NA.

28 *Chicago Tribune*, Oct. 7, 1918.

29 "Bulletin of the Base Hospital," Oct. 5, 1918, RG 112, NA.

30 George Soper, "The Influenza-Pneumonia Pandemic in the American Army Camps, September and October 1918," *Science* (Nov. 8, 1918), 451.

第十九章

1 访问护士协会备忘录, Oct. and Nov., 1918, 宾夕法尼亚大学护理学研究中心。

2 Selma Epp, 关于"Influenza 1918"未公开的会谈记录副本, *American Experience*, Feb. 28, 1997。

3 *Public Health Reports* 33, part 2, (July 26, 1918), 1252.

4 *Public Ledger*, Oct. 8, 1918.

5 Anna Milani, 关于"Influenza 1918"未公开的会谈记录副本, *American Experience*, Feb. 28, 1997。

6 Clifford Adams 口述史, June 3, 1982, 由西彻斯特大学的 Charles Hardy 提供。

7 Anna Lavin 口述史, June 3, 1982, Charles Hardy 的口述史磁带。

8 Michael Donohue, 关于"Influenza 1918"未公开的会谈记录副本, *American Experience* interview, Feb. 28, 1997。

9 Louise Apuchase, June 3, 1982, Charles Hardy 的口述史磁带, June 24, 1982。

10 Clifford Adams, Charles Hardy 的口述史磁带, June 3, 1982。

11 *North American*, Oct. 7, 1918.

12 Isaac Starr, "Influenza in 1918: Recollections of the Epidemic in Philadelphia," *Annals of Internal Medicine* (1976), 517.

13 夹在流行病剪贴簿上未经确证的报纸, Dec. 29, 1918, 费城医师协会图书馆。

14 *Public Health Reports*, Sept. 13, 1918, 1554.

15 同上, Sept. 20, 1918, 1599。

16   Charles Scott to William Walling, Oct. 1, 1918, RG 200, NA.

17   Starr, "Influenza in 1918," 517.

18   同上, 518。

第六部 瘟疫

第二十章

1   Edwin O. Jordan, *Epidemic Influenza* (1927), 260, 263.

2   Maj. General Merritt W. Ireland, ed., *Medical Department of the United States Army in the World War*, v. 9, *Communicable Diseases* (1928), 159.

3   Clifford Adams, Charles Hardy 口述史磁带, West Chester University, June 3, 1982。

4   Bill Sardo, 关于"Influenza 1918"未公开的会谈记录副本, *American Experience*, Feb. 27, 1997。

5   William Maxwell, 关于"Influenza 1918"未公开的会谈记录副本, *American Experience*, Feb. 26, 1997。

6   Carla Morrisey, 关于"Influenza 1918"未公开的会谈记录副本, *American Experience*, Feb. 26, 1997。

7   John Fulton, *Harvey Cushing* (1946), 435.

8   Dorothy Ann Pettit, "A Cruel Wind: America Experiences the Pandemic Influenza, 1918—1920, A Social History" (1976), 91.

9   Katherine Anne Porter, "Pale Horse, Pale Rider" (1965), 310—312.

10   Richard Collier, *The Plague of the Spanish Lady: The Influenza Pandemic of 1918—1919* (1974), 35.

11   Ireland, ed., *Medical Department of the United States Army in the World War*, v. 12, *Pathology of the Acute Respiratory Diseases, and of Gas Gangrene Following War Wounds* (1929), 13.

12   Diane A. V. Puklin, "Paris," in Fred Van Hartesfeldt, ed., *The 1918—1919 Pandemic of Influenza: The Urban Impact in the Western World* (1992), 71.

13   *Public Health Reports* 33, part 2 (Sept. 27, 1918), 1667.

14   W. S. Thayer, "Discussion of Influenza," *Proceedings of the Royal Society of Medicine* (Nov. 1918), 61.

15   Carla Morrisey, 关于"In fluenza 1918"未公开的会谈记录副本, *American Experience*, Feb. 26, 1997。

16   Ireland, ed., *Medical Department of the United States Army in the World War*, v. 9, *Communicable Diseases* (1928), 448.

17   Ireland, *Pathology of Acute Respiratory Diseases*, 13.

18 Burt Wolbach to Welch, Oct. 22, 1918, entry 29, RG 112, NA.

19 David Thomson and Robert Thomson, *Annals of the Pickett-Thomson Research Laboratory*, v. 10, *Influenza* (1934), 751.

20 同上, 773。

21 Ireland, *Pathology of Acute Respiratory Diseases*, 13.

22 同上, 56, 141—142。

23 Ireland, *Communicable Diseases*, 159.

24 与密歇根大学 Dr. Alvin Schmaier 的会谈, Oct. 2, 2002; J. L. Mayer and D. S. Beardsley, "Varicella-associated Thrombocytopenia: Autoantibodies Against Platelet Surface Glycoprotein V," *Pediatric Research* (1996), 615—619。

25 Ireland, *Pathology of Acute Respiratory Diseases*, 13, 35.

26 Jordan, *Epidemic Influenza*, 260.

27 Ireland, *Pathology of Acute Respiratory Diseases*, 13.

28 Thomson and Thomson, *Influenza*, v. 9, 753.

29 Ireland, *Pathology of Acute Respiratory Diseases*, 13.

30 同上, 76。

31 Jordan, *Epidemic Influenza*, 265.

32 Thomson and Thomson, *Influenza*, v. 9, 165.

33 Jeffrey K. Taubenberger, "Seeking the 1918 Spanish Influenza Virus," *American Society of Microbiology News* 65, no. 3 (July 1999).

34 J. M. Katzenellenbogen, "The 1918 Influenza Epidemic in Mamre," *South African Medical Journal* (Oct. 1988), 362—364.

35 Fred R. Van Hartesveldt, *The 1918—1919 Pandemic of Influenza: The Urban Impact in the Western World* (1992), 121.

36 E. Bircher, "Influenza Epidemic," *Correspondenz-Blatt fur Schweizer Aerzte, Basel* (1918), 1338, 转引自 *JAMA* 71, no. 23 (Dec. 7, 1918), 1946。

37 Sherwin Nuland, *How We Die* (1993), 202.

38 Jordan, *Epidemic Influenza*, 273.

39 John Harris, "Influenza Occurring in Pregnant Women: A Statistical Study of 130 Cases," *JAMA* (April 5, 1919), 978.

40 Wolbach to Welch, Oct. 22, 1918, entry 29, RG 112, NA.

41 Douglas Symmers, M. D. "Pathologic Similarity Between Pneumonia of Bubonic Plague and of Pandemic Influenza," *JAMA* (Nov. 2, 1918), 1482.

42 Ireland, *Pathology of Acute Respiratory Diseases*, 79.

43 Ireland, *Communicable Diseases*, 160.

44 Ireland, *Pathology of Acute Respiratory Diseases*, 392.

45　Ireland, *Communicable Diseases*, 149.

46　Edwin D. Kilbourne, M. D. , *Influenza*（1987）, 202.

第二十一章

1　由纽约市长任命的流感委员会调查副本,会议在纽约医学会进行, Oct. 30, 1918, SLY。

2　E. Bircher,"Influenza Epidemic,"*JAMA*（Dec. 7, 1918）, 1338.

3　Collier, *Plague of the Spanish Lady*, 38.

4　Jordan, *Epidemic Influenza*, 36.

5　Ireland, *Communicable Diseases*, 160.

6　Ireland, *Pathology of Acute Respiratory Diseases*, 10.

7　F. M. Burnet and Ellen Clark, *Influenza: A Survey of the Last Fifty Years*, （1942）, 92.

8　Ireland, *Communicable Diseases*, 150.

9　Fields, *Fields' Virology*, 196.

10　Thomson and Thomson, *Influenza*, v. 9, 604.

11　同上, 92。

12　P. K. S. Chan et al. ,"Pathology of Fatal Human Infection Associated with Avian Influenza A H5N1 Virus,"*Journal of Medical Virology*（March 2001）, 242—246.

13　Jordan, *Epidemic Influenza*, 266—268, 全书下同。

14　Lorraine Ware and Michael Matthay,"The Acute Respiratory Distress Syndrome," *New England Journal of Medicine*（May 4, 2000）,1338.

15　J. A. McCullers and K. C. Bartmess, " Role of Neuraminidase in Lethal Synergism Between Influenza Virus and Streptococcus Pneumoniae," *Journal of Infectious Diseases*（March 15, 2003）, 1000—1009.

16　Ireland, *Communicable Diseases*, 151.

17　Milton Charles Winternitz, *The Pathology of Influenza*（1920）.

18　Frederick G. Hayden and Peter Palese, "Influenza Virus" in Richman et al. , *Clinical Virology*（1997）, 926.

19　Murphy and Werbster,"Orthomyxoviruses," in Fields, *Fields' Virology*, 1407.

20　"Pneumococcal Resistance," Clinical Updates IV, issue 2, January 1998, 国家传染病基金会, www. nfid. org/publications/clinicalupdates/id/pneumococcal. html。

第七部　竞赛

第二十二章

1　Dorothy Ann Pettit, "A Cruel Wind: America Experiences the Pandemic Influenza,

1918—1920"（1976），134.

2 有关流感的 USPHS 会议评论，Jan. 10, 1929, file 11, box 116, WP。

3 Welch 给 Walcott 的信，Oct. 16, 1918, Frederic Collin Walcott 文档，SLY。

4 Simon Flexner and James Thomas Flexner, *William Henry Welch and the Heroic Age of American Medicine*（1941），251.

5 Welch 给 Walcott 的信，Oct. 16, 1918, Walcott 文档。

6 转引自 David Thomson and Robert Thomson, *Annals of the Pickett-Thomson Research Laboratory*, v. 9, *Influenza*（1934），265。

7 William Bulloch, *The History of Bacteriology*（1938），407—408.

8 转引自 Wade Oliver, *The Man Who Lived for Tomorrow: A Biography of William Hallock Park, M. D.*，（1941），218。

9 Saul Benison, *Tom Rivers: Reflections on a Life in Medicine and Science, An Oral History Memoir*（1967），237—240, 298.

10 A. Montefusco, *Riforma Medica* 34, no. 28（July 13, 1918），转引自 *JAMA* 71, no. 10, 934。

第二十三章

1 Pettit, "Cruel Wind," 98.

2 同上，9：555。

3 Ernest Eaton, "A Tribute to Royal Copeland," *Journal of the Institute of Homeopathy* 9：554.

4 Charles Krumwiede Jr. and Eugenia Valentine, "Determination of the Type of Pneumococcus in the Sputum of Lobar Pneumonia, A Rapid Simple Method," *JAMA*（Feb. 23, 1918），513—514; Oliver, *The Man Who Lived for Tomorrow*, 381.

5 "New York City letter," *JAMA* 71, no. 12（Sept. 21, 1918）：986；亦见 John Duffy, *A History of Public Health in New York City 1866—1966*（1974），280—290, 全书下同。

6 "New York City letter," *JAMA* 71, no. 13（Sept. 28, 1918），1076—1077.

7 1890 年 1 月 5 日的信，转引自 Oliver, *The Man Who Lived for Tomorrow*, 26。

8 Benison, *Tom Rivers*, 183.

9 Oliver, *The Man Who Lived for Tomorrow*, 149.

10 Anna Williams 的日记，日期不详，chap. 26, pp. 1, 17, carton 1, Anna Wessel Williams 文档，Schlesinger Library, Radcliffe College。

11 "Marriage" 卷宗，日期不详，Williams 文档。

12 "Religion" 卷宗，March 24, 1907, Williams 文档。

13 "Religion" 卷宗，Aug. 20, 1915, Williams 文档。

14 "Affections, longing, desires, friends" 卷宗, Feb. 23, 1908, Williams 文档。

15 "Marriage" 卷宗, 日期不详, Williams 文档。

16 1918 年 9 月 17 日的日记, Williams 文档。

17 日期不详的日记, chap. 22, p. 23, Williams 文档。

18 Oliver, *The Man Who Lived for Tomorrow*, 378.

19 Pearce 给 Park 的电报, Sept. 18, 1918, 流感档案, NAS。

20 Park 给 Pearce 的电报, Sept. 19, 1918, 流感档案, NAS。

21 William Park et al. , "Introduction"（整个一期都专注于实验室发现, 分成几篇文章）, *Journal of Immunology* 6, no. 2（Jan. 1921）。

22 *Annual Report of the Department of Health*, New York City, 1918, 86.

23 1919 年 3 月 31 日后流感死亡率不再列表说明。此时除了纽约, 全国的大型城市中疾病已经消亡。

24 Permillia Doty, "A Retrospect on the Influenza Epidemic," *Public Health Nurse*（1919）, 953.

25 William Park and Anna Williams, *Pathogenic Microorganisms*（1939）, 281.

26 Park et al. , "Introduction," 4.

27 日期不详的日记, chap. 22, p. 23, Williams 文档。

28 *Annual Report of the Department of Health*, New York City, 1918, 88.

29 Park 给 Pearce 的信, Sept. 23, 1918, NAS。

30 Edwin O. Jordan, *Epidemic Influenza*（1927）, 391.

31 Park et al. , "Introduction," 4.

32 Park 给 Pearce 的信, Sept. 26, 1918, NAS。

第二十四章

1 Smith 给 Flexner 的信, April 5, 1908, Lewis 文档, RUA。

2 Flexner 给 Eugene Opie 的信, Feb. 13, 1919, Flexner 文档, APS。

3 与 Dr. Robert Shope 的会谈, Jan. 31, 2002; 与 Dr. David Lewis Aronson 的会谈, May 16, 2002。

4 Lewis 给 Flexner 的信, June 19, 1917, Flexner 文档。

5 Lewis 给 Flexner 的信, Oct. 24, 1917, Flexner 文档。

6 参见 Flexner 与 Lewis 之间的多次通信, 尤其是 Lewis 给 Flexner 的信, Nov. 13, 1916, Flexner 文档。

7 W. R. Redden and L. W. McQuire, "The Use of Convalescent Human Serum in Influenza Pneumonia" *JAMA*（Oct. 19, 1918）, 1311.

8 1918 年 12 月 9 日从海军处接到通知, 允许出版 "The Partially Specific Inhibition Action of Certain Aniline Dyes for the Pneumococcus," entry 62, RG 125, NA; 亦见于费

城医师协会图书馆的流行病剪贴簿上的脊髓灰质炎部分，此处错误地认为该城使用的疫苗是按照纽约生产脊髓灰质炎疫苗方法生产的。这个特别的错误几乎可以肯定是因误解 Lewis 的工作而导致的。

9　纽约流感委员会副本，会议，Nov. 22, 1918, Winslow 文档, SLY。

10　*Philadelphia Inquirer*, Sept. 22, 1918.

11　纽约流感委员会副本，第一届，Oct. 30, 1918；第二届，Nov. 22, 1918；第四届，Feb. 14, 1919, Winslow 文档。

12　Thomson and Thomson, *Influenza*, v. 10, (1934), 822.

13　James Thomas Flexner, *An American Saga: The Story of Helen Thomas and Simon Flexner* (1984), 421.

14　Steven Rosenberg 是学生。参见 Rosenberg and John Barry, *The Transformed Cell: Unlocking the Secrets of Cancer* (1992)。

第二十五章

1　Wolbach 给 Welch 的信，Oct. 22, 1918, entry 29, RG 112, NA。

2　George Soper, M. D. ,"The Influenza-Pneumonia Pandemic in the American Army Camps, September and October 1918," *Science* (Nov. 8, 1918), 455.

3　Vaughan and Welch to Gorgas, Sept. 27, 1918, entry 29, RG 112, NA.

4　Dubos, *The Professor, the Institute, and DNA* (1976), 78.

5　McLeod,"Oswald Theodore Avery, 1877—1955," *Journal of General Microbiology* (1957), 541.

6　Dubos, *Professor*, 177, 179.

7　转引自 McLeod, "Oswald Theodore Avery," 544—546。

8　Dubos, *Professor*, 173.

9　同上，91。

10　Cole 给 Russell 的信，Oct. 23, 1918, entry 710, RG 112, NA。

11　"Annual Morbidity Rate per 1000 Sept. 29, 1917 to March 29, 1918," entry 710, RG 112, NA.

12　Callender 给 Opie 的信，Oct. 16, 1918, entry 710, RG 112, NA。

13　"Red Cross Report on Influenza, Southwestern Division," 日期不详, RG 200, NA, 9。

14　Russell 备忘录，Oct. 3, 1918, entry 29, RG 112, NA。

15　Maj. General Merritt W. Ireland, ed. , *Medical Department of the United States Army in the World War*, v. 12, *Pathology of the Acute Respiratory Diseases, and of Gas Gangrene Following War Wounds* (1929), 73, 75.

16　未署名的格兰特营报告，6—7, entry 31d, RG 112, NA。

17 同上，8。

18 Oswald Theodore Avery, "A Selective Medium for B. Influenzae, Oleate-hemoglobin Agar," *JAMA* (Dec. 21, 1918), 2050.

19 Cole to Russell, Oct. 23, 1918, entry 710, RG 112, NA.

20 Cole, "Scientific Reports of the Corporation and Board of Scientific Directors 1918," Jan. 18, 1918, NLM.

21 Heidelberger 关于卫生部门的口述史，84, NLM。

22 "Scientific Reports of the Corporation and Board of Scientific Directors 1918," April 20, 1918, RUA.

第八部　丧钟

第二十六章

1 David Kennedy, *Over Here: The First World War and American Society* (1980), 166.

2 John Eisenhower and Joanne Eisenhower, *Yanks: The Epic Story of the American Army in World War I* (2001), 221.

3 Richard to March, Sept. 19, 1918, entry 29, RG 112, NA.

4 纽波特纽斯装载码头的医生写给卫生部长的信, Oct. 7, 1918, entry 29, RG 112, NA。

5 参见 1918 年 9 月 25 日至 10 月 10 日 Richard 与副官的各种通信与电报, 1918, entry 29, RG 112, NA。

6 Eleanor Roosevelt, *This Is My Story* (1937), 268.

7 A. A. Hoehling, *The Great Epidemic* (1961), 63.

8 John Cushing and Arthur Stone, eds. , *Vermont and the World War, 1917—1919* (1928), 6, quoted in A. W. Crosby, *America's Forgotten Pandemic: The Influenza of 1918* (1989), 130.

9 Crosby, *America's Forgotten Pandemic*, 130.

10 Log of *Leviathan*, RG 45, NA.

11 转引自 Crosby, *America's Forgotten Pandemic*, 138。

12 同上，163。

13 George Crile, *George Crile, An Autobiography*, v. 2 (1947), 350—51, quoted in Crosby, *America's Forgotten Pandemic*, 166.

14 Tumulty 文档中日期不详的 *Washington Star*, box 4, LC；亦见 Arthur Walworth, *Woodrow Wilson*, v. 2 (1965), 183—189, 462—463。

15 Walworth, *Woodrow Wilson*, v. 2, 462—463.

16 同上。

17 同上。

18 Vaughan to George Hale, Aug. 23, 1917, 国家防务委员会文档, NAS。

19 Haven Anderson to Rosenau, Dec. 24, 1917, Rosenau 文档, UNC。

20 Morris Fishbein, *A History of the American Medical Association, 1847 to 1947* (1947), 736.

21 Blue 的议长讲演，重印于 *JAMA* 66, no. 25 (June 17, 1916), 1901。

22 Blue's office to McCoy, July 28, 1918, entry 10, file 2119, RG 90, NA.

23 Cole to Pearce, July 19, 1918, NAS.

24 *Public Health Reports*, Sept. 13, 1918, 1340.

25 Blue 日期不详的报告草案, entry 10, file 1622, RG 90, NA。

26 *Washington Post*, Sept. 22, 1918.

27 *Washington Evening Star*, Sept. 22, 1918.

28 Blue to Pearce, Sept. 9, 1919, NAS.

29 John Kemp, ed., *Martin Behrman of New Orleans: Memoirs of a City Boss* (1970), 143.

30 "Minutes of War Council," Oct. 1, 1918, 1573, RG 200, NA.

31 "Minutes of War Council," Sept. 27, 1918, RG 200.

32 George Soper, M. D., "The Influenza-Pneumonia Pandemic in the American Army Camps, September and October 1918," *Science* (Nov. 8, 1918), 454, 456.

第二十七章

1 转引自 "Summary of Red Cross Activity in Influenza Epidemic" (日期不详), 6, box 688, RG 200; 亦见 Evelyn Berry, "Summary of Epidemic 1918—1919," July 8, 1942, RG 200, NA。

2 Jackson to W. Frank Persons, Oct. 4, 1918, box 688, RG 200, NA.

3 同上。

4 同上。

5 Franklin Martin, *Fifty Years of Medicine and Surgery* (1934), 384.

6 Lavinia Dock et al., *History of American Red Cross Nursing* (1922), 969.

7 同上。

第二十八章

1 Flexner to Lewis, July 8, 1908, RUA.

2 Mrs. J. Willis Martin to Mayor Thomas Smith, Oct. 8, 1918, 国家防务委员会文档, HSP。

3 日期不详的备忘录, entries 13B—D2, RG 62, NA。

4 同上。

5 "Minutes of Visiting Nurse Society for October and November, 1918," 宾夕法尼亚大学护理学史研究中心。

6 Krusen 与海军卫生部长 William Braisted 的通信, Oct. 6, 1918, entry 12, RG 52, NA。

7 Blue 给 Braisted 的信, Oct. 7, 1918, entry 12, RG 52, NA。

8 *Philadelphia Public Ledger*, Oct. 10, 1918.

9 同上。

10 *Mayor's Annual Report for 1918*, 40, Philadelphia City Archives.

11 Anna Lavin, June 3, 1982, 西彻斯特大学 Charles Hardy 口述史磁带。

12 与 Michael Donohue 关于"Influenza 1918"未公开会谈的副本, *American Experience*, Feb. 28, 1997。

13 与 Harriet Ferrell 关于"Influenza 1918"未公开会谈的副本, *American Experience*, Feb. 27, 1997。

14 与 Selma Epp 关于"Influenza 1918"未公开会谈的副本, *American Experience*, Feb. 28, 1997。

15 Clifford Adams, Charles Hardy 口述史磁带。

16 *Philadelphia Inquirer*, Oct. 16, 1918.

17 "Directory of Nurses," 费城医师协会文档。

18 Joseph Lehman, "Clinical Notes on the Recent Epidemic of Influenza," *Monthly Bulletin of the Department of Public Health and Charities* (March 1919), 38.

19 引自至少三份费城报纸,包括 *Philadelphia Inquirer* 以及夹在流行病剪贴簿上的两份不明报纸, Oct. 6, 1918, 费城医师协会图书馆。

20 夹在流行病剪贴簿上的两份不明报纸, Oct. 9, 1918, 费城医师协会图书馆。

21 *Philadelphia Inquirer*, Oct. 14, 1918.

22 "Minutes of Philadelphia General Hospital Woman's Advisory Council," Oct. 16, 1918, HSP.

23 *Mayor's Annual Report for 1918*, 40, 费城城市档案。

24 "Minutes of Philadelphia General Hospital Woman's Advisory Council," Oct. 16, 1918, HSP.

25 夹在流行病剪贴簿上日期不详的资料, 费城医师协会图书馆。

26 与 Susanna Turner 关于"Influenza 1918"未公开会谈的副本, *American Experience*, Feb. 27, 1997。

27 同上。

第二十九章

1　Geoffrey Rice, *Black November: The 1918 Influenza Epidemic in New Zealand* (1988), 51—52.

2　参见"Reminiscences Dana W. Atchley, M. D."（1964），94—95, Columbia 口述史，转引自 Dorothy Ann Pettit, "A Cruel Wind: America Experiences the Pandemic Influenza, 1918—1920,"（1976），109。

3　发表于 1917 年的评述被多次引用，包括 *Newsday*, June 15, 2003。

4　例子可参见 *Arizona Republican*, Sept. 1, 1918。

5　E. Bircher, "Influenza Epidemic," *Correspondenz-Blatt fur Schweizer Aertze*, Basel (Nov. 5, 1918), 1338, 转引自 *JAMA* 71, no. 24 (Dec. 7,1918), 1946。

6　Douglas Symmers, M. D., "Pathologic Similarity Between Pneumonia of Bubonic Plague and of Pandemic Influenza," *JAMA* (Nov. 2, 1918), 1482.

7　Wade Oliver, *The Man Who Lived for Tomorrow: A Biography of William Hallock Park, M. D.* (1941), 384.

8　*Providence Journal*, Sept. 9, 1918.

9　许多报纸引用，例如 *Arizona Republican*, Sept. 23, 1918。

10　*JAMA* 71, no. 13 (Sept. 28, 1918): 1075.

11　*Washington Evening Star*, Oct. 13, 1918.

12　转引自 Pettit, "A Cruel Wind," 105。

13　*Arkansas Gazette*, Sept. 20, 1918.

14　报告来自重印于 *Arizona Gazette* 的 *Christian Science Monitor*, Oct. 31, 1918。

15　参见 *Review Press and Reporter*, Feb. 1972 dipping, RG 200, NA。

16　同上。

17　转引自 Crosby, *America's Forgotten Pandemic*, 92。

18　John Dill Robertson, *Report of an Epidemic of Influenza in Chicago Occurring During the Fall of 1918*, (1919) City of Chicago, 45.

19　*The Survey* 41 (Dec. 21, 1918), 268, 转引自 Fred R. Van Hartesveldt, *The 1918—1919 Pandemic of Influenza: The Urban Impact in the Western World* (1992), 144。

20　Riet Keeton and A. Beulah Cusman, "The Influenza Epidemic in Chicago," *JAMA* (Dec. 14, 1918), 2000—2001,注意 39.8% 修正了早期 Nuzum 在 *JAMA* 报告中的一个错误, Nov. 9, 1918, 1562。

21　*Literary Digest* 59 (Oct. 12, 1918), 13—14, 转引自 Van Hartesveldt, *1918—1919 Pandemic of Influenza*, 144。

22　Albuquerque *Morning Journal*, Oct. 1, 1918, 转引自 Bradford Luckingham, *Epidemic in the Southwest, 1918—1919* (1984), 18。

23　*Arizona Republican*, Sept. 23, 1918.

24 对比 *Arizona Republican*, Sept. 19, 1918, to *New Orleans Item*, Sept. 21, 1918.

25 参见 *Arizona Republican* of Sept. 25, 26, 27, 28, 1918。

26 *Arizona Gazette*, Jan. 9, 1919.

27 *Arizona Gazette*, Nov. 26, 1918.

28 参见全国各地不断重复播出的 Vicks VapoRub 广告，例如在 *Seattle Post-Intelligencer*, Jan. 7, 1919。

29 与 Dan Tonkel 关于"Influenza 1918"未公开会谈副本，*American Experience*, March 3, 1997。

30 Gene Hamaker, "Influenza 1918," *Buffalo County, Nebraska, Historical Society* 7, no. 4.

31 例子参见 *Washington Evening Star*, Oct. 3, 1918。

32 夹于流行病剪贴簿中日期不详、未确认的资料,费城医师协会图书馆。

33 例如, *Rocky Mountain News*, Sept. 28, 1918, 转引自 Stephen Leonard, "The 1918 Influenza Epidemic in Denver and Colorado," *Essays and Monographs in Colorado History*, essays no. 9, (1989), 3。

34 *JAMA* 71, no. 15 (Oct. 12, 1918), 1220.

35 *Arizona Republican*, Sept. 23, 1918.

36 William Maxwell, "Influenza 1918," *American Experience*.

37 Lee Reay, "Influenza 1918," *American Experience*.

38 Luckingham, *Epidemic in the Southwest*, 29.

39 转引自 Sherwin Nuland, *How We Die* (1993), 201。

40 与 Pat Ward 的会谈, Feb. 13, 2003。

41 例子参见 *JAMA* 71, no. 21 (Nov. 16, 1918)。

42 Doaned 在芝加哥作了这番声明,由 *Chicago Tribune* 于 1918 年 9 月 19 日发表。这个故事出现于全国许多文档中,如同一天的 *Arizona Republican*。

43 Parsons to Blue, Sept. 26, 1918, entry 10, file 1622, RG 90, NA.

44 同上。

45 同上。

46 Associated Press, Oct. 18, 1918; 亦见 *Mobile Daily Register*, Oct. 18, 1918。

47 U. S. Census Bureau, *Mortality Statistics 1919*, 30—31; 亦见 W. H. Frost, "Statistics of Influenza Morbidity," 公共卫生报告 (March 1920), 584—597。

48 A. M. Lichtenstein, "The Influenza Epidemic in Cumberland, Md," *Johns Hopkins Nurses Alumni Magazine* (1918), 224.

49 Parsons to Blue, Oct. 13, 1918, entry 10, file 1622, RG 90, NA.

50 Parsons to Blue, Oct. 13, 1918, entry 10, file 1622, RG 90, NA.

51 J. W. Tappan to Blue, Oct. 22 and Oct. 23, 1918, entry 10, file 1622, RG 90.

52 "1918 Influenza Epidemic," 7.

53 *Durango Evening Herald*, Dec. 13, 1918, quoted in Leonard, "1918 Influenza Epidemic," 8.

54 E. L. Munson 备忘录, Oct. 16, 1918, entry 710, RG 112。

55 *Gunnison News-Chronicle*, Nov. 22, 1918, 转引自 Leonard, "1918 Influenza Epidemic," 8。

56 与 Susanna Turner 关于"Influenza 1918"未公开会谈的副本, *American Experience*, Feb. 27, 1997。

57 与 Dan Tonkel 关于"Influenza 1918"未公开会谈的副本, *American Experience*, March 3, 1997。

58 同上。

59 与 William Sardo 关于"Influenza 1918"未公开会谈的副本, *American Experience*, Feb. 27, 1997。

60 与 Joe Delano 关于"Influenza 1918"未公开会谈的副本, *American Experience*, March 3, 1997。

61 Jack Fincher, "America's Rendezvous with the Deadly Lady," *Smithsonian Magazine* (Jan. 1989), 131.

62 "An Account of the Influenza Epidemic in Perry County, Kentucky," 未署名, Aug. 14, 1919, box 689, RG 200, NA。

63 Shelley Watts to Fieser, Nov. 11, 1918, box 689, RG 200, NA.

64 Nancy Baird, "The 'Spanish Lady' in Kentucky," *Filson Club Quarterly*, 293.

65 Patricia J. Fanning, "Disease and the Politics of Community: Norwood and the Great Flu Epidemic of 1918" (1995), 139—142.

66 引自红十字会手册: "The Mobilization of the American National Red Cross During the Influenza Pandemic 1918—1919" (1920), 24。

67 Leonard, "1918 Influenza Epidemic," 9.

68 C. E. Turner, "Report Upon Preventive Measures Adopted in New England Shipyards of the Emergency Fleet Corp," undated, entry 10, file 1622, RG 90, NA.

69 同上。

70 *Arizona Republican*, Nov. 8, 1918.

71 *Arizona Gazette*, Oct. 11, 1918.

72 *Arizona Republican*, Nov. 27, 1918.

73 *Arizona Gazette*, Dec. 6, 1918.

74 Mrs. Volz, transcript of unaired interview "Influenza 1918," *American*

Experience, Feb. 26, 1997.

75 Robert Frost,"Fire and Ice," 最早由 Harper 出版, 1920。

76 "Mobilization of the American National Red Cross," 24。

第三十章

1 Converse 给 Blue 的信, Oct. 8, 1918, entry 10, file 1622, RG 90,NA。

2 Rush 给 Blue 的电报, Oct. 14, 1918, entry 10, file 1622. RG 90, NA。

3 Blue 给 Converse 的信, Oct. 10, 1918, entry 10, file 1622, RG 90。

4 Rush 给 Blue 的电报, Oct. 14, 1918, entry 10, file 1622, RG 90, NA。

5 Report, Oct. 22, 1918, box 688, RG 200, NA.

6 与 Carla Morrisey "Influenza 1918"未公开会谈的副本, *American Experience*, Feb. 26, 1997。

7 例子参见 *JAMA* 71, no. 17 (Oct. 26 1918)：1412, 1413。

8 James Back, M. D. , *JAMA* 71 no. 23, (Dec. 7, 1918), 1945.

9 Thomas C. Ely, M. D. , 给编辑的信, *JAMA* 71, no. 17, (Oct. 26, 1918)：1430。

10 D. M. Cowie and P. W. Beaven, "Nonspecific Protein Therapy in Influenzal Pneumonia," *JAMA* (April 19, 1919), 1170.

11 F. B. Bogardus,"Influenza Pneumonia Treated by Blood Transfusion," *New York Medical Journal* (May 3, 1919), 765.

12 W. W. G. MacLachlan and W. J. Fetter, "Citrated Blood in Treatment of Pneumonia Following Influenza," *JAMA* (Dec. 21, 1918), 2053.

13 David Thomson and Robert Thomson, *Annals of the Pickett-Thomson Research Laboratory* v. 10, *Influenza* (1934), 1287.

14 T. A. McCann, "Homeopathy and Influenza," *The Journal of the American Institute for Homeopathy* (May 1921).

15 T. Anastassiades, "Autoserotherapy in Influenza," *Grece Medicale*, reported in *JAMA* (June 1919), 1947.

16 转引自 Thomson and Thomson, *Influenza*, v. 10, 1287。

17 "Paris Letter," Oct. 3, 1918, in *JAMA* 71, no. 19 (Nov. 9, 1918).

18 转引自 Van Hartesveldt, *1918—1919 Pandemic of Influenza*, 82。

19 *Arizona Gazette*, Nov. 26, 1918.

20 此处所有内容以标题"Propaganda for Reform"再发表于 *JAMA* 71, no. 21 (Nov. 23, 1918), 1763。

21 *Seattle Post-Intelligencer*, Jan. 3, 1919.

22 纽约城内外大量的文档,例子参见费城 *Public Ledger*, Oct. 18, 1918。

23 John Kolmer, M. D. ,"Paper Given at the Philadelphia County Medical Society Meeting, Oct. 23, 1918," *Pennsylvania Medical Journal* (Dec. 1918), 181.

24 George Whipple, "Current Comment, Vaccines in Influenza," *JAMA* (Oct. 19, 1918), 1317.

25 Egbert Fell, "Postinfluenzal Psychoses," *JAMA* (June 7,1919), 1658.

26 E. A. Fennel, "Prophylactic Inoculation against Pneumonia," *JAMA* (Dec. 28, 1918), 2119.

27 Major G. R. Callender to Dr. W. B. Holden, Oct. 7, 1918, entry 29, RG 112, NA.

28 公共卫生部执行部长给营地及分部的信, Oct. 25, 1918, entry 29, RG 112, NA。

29 Editorial, *JAMA* 71, no. 17 (Oct. 26, 1918), 1408.

30 Editorial, *JAMA* 71, no. 19 (Nov. 9, 1918), 1583.

31 Fincher, "America's Rendezvous," 134.

32 Friedlander et al., "The Epidemic of Influenza at Camp Sherman" *JAMA* (Nov. 16, 1918), 1652.

33 同上。

34 *Engineering News-Record* 82 (1919), 787, 转引自 Jordan, *Epidemic Influenza*, 453。

35 Kilpatrick 给 FC Monroe 的信, Aug. 7, 1919; 亦见 Mrs. Nichols, "Report of Expedition," July 21, 1919, RG 200。

36 U. S. Congress, Senate Committee on Appropriations, "Influenza in Alaska" (1919).

37 W. I. B. Beveridge, *Influenza: The Last Great Plague: An Unfinished Story of Discovery* (1977), 31.

38 美国国会参议院拨款委员会,"Influenza in Alaska"。

39 Mrs. Nichols,"Report of Expedition."

40 同上。

41 同上。

42 Eileen Pettigrew, *The Silent Enemy: Canada and the Deadly Flu of 1918* (1983), 28.

43 同上, 31。

44 Richard Collier, *The Plague of the Spanish Lady: The Influenza Pandemic of 1918—1919* (1974), 300.

45 Pettigrew, *Silent Enemy*, 30.

46 同上, 33。

47 Jordan, *Epidemic Influenza*, 251.

48 Van Hartesveldt, *1918—1919 Pandemic of Influenza*, 25.

49 Fincher, "America's Rendezvous," 134.

50 Pierre Lereboullet, *La grippe, clinique, prophylaxie, traitement* (1926), 33, 转引自 Diane A. V. Puklin, "Paris," in Van Hartesveldt, *1918—1919 Pandemic of Influenza*, 77。

51 Jordan, *Epidemic Influenza*, 227.

52 Crosby, *America's Forgotten Pandemic*, 234.

53 Jordan, *Epidemic Influenza*, 204—205.

54 Thomson and Thomson, *Influenza*, v. 9, 165.

55 "Rio de Janeiro Letter," *JAMA* 72 no. 21, May 24, 1919, 1555.

56 Thomson and Thomson, *Influenza*, v. 9, 124.

57 同上, 124。

58 Jordan, *Epidemic Influenza*, 224.

59 同上, 225。

60 Rice, *Black November*, 140.

61 *Public Health Reports*, Sept. 20, 1918, 1617.

62 Jordan, *Epidemic Influenza*, 222.

63 Mills, "The 1918—19 Influenza Pandemic—The Indian Experience," *The Indian Economic and Social History Review* (1986), 27.

64 Richard Gordon, M. D., *Great Medical Disasters* (1983), 87; Beveridge, *Influenza: The Last Great Plague*, 31.

65 Jordan, *Epidemic Influenza*, 246.

66 来自 Dr. Armstrong 的备忘录, May 2, 1919, entry 10, file 1622, RG 90, NA。

67 "London Letter," *JAMA* 72, no. 21 (May 24, 1919), 1557.

68 Mills, "The 1918—1919 Influenza Pandemic," 35.

69 同上, 4; Kingsley Davis, *The Population of India and Pakistan* (1951), 36。

70 Collier, *Plague of the Spanish Lady*, 266.

第九部 苟延

第三十一章

1 转引自 William McNeill, *Plagues and Peoples* (1976), 53。

2 H. G. Wells, *War of the Worlds*, 在线版本, www. fourmilab. ch/etexts/www/warworlds/b2c6. html。

3 George Soper, M. D., "The Influenza Pandemic in the Camps," 日期不详, 未标页码, RG 112, NA。

4 同上。

5 同上。

6 Wade Frost 转引自 David Thomson and Robert Thomson, *Annals of the Pickett-Thomson Research Laboratory*, v. 9, *Influenza* (1934), 215。

7 Edwin O. Jordan, *Epidemic Influenza* (1927), 355—356.

8 "Bulletin of the USPHS," Dec. 11, 1918, 转引自 *JAMA* 71, no. 25 (Dec. 21, 1918), 2088。

9 Dorothy Ann Pettit, "A Cruel Wind: America Experiences the Pandemic Influenza, 1918—1920, A Social History" (1976), 162.

10 同上, 177。

11 June Osborn, ed., *Influenza in America, 1918—1976: History, Science, and Politics* (1977), 11.

12 参见 Alfred W. Crosby, *America's Forgotten Pandemic: The Influenza of 1918* (1989), 91—116, 全书下同。

13 转引自上书, 106。

14 Osborn, *Influenza in America*, 11.

15 W. I. B. Beveridge, *Influenza: The Last Great Plague: An Unfinished Story of Discovery* (1977), 31.

16 K. D. Patterson and G. F. Pyle, "The Geography and Mortality of the 1918 Influenza Pandemic," *Bulletin of the History of Medicine* (1991), 14.

17 转引自 Lucy Taksa, "The Masked Disease: Oral History, Memory, and the Influenza Pandemic," in *Memory and History in Twentieth Century Australia* (1994), 86。

18 同上, 79。

19 同上, 83。

20 同上, 79—85, 全书下同。

第三十二章

1 Egbert Fell, "Postinfluenzal Psychoses," *JAMA* (June 1919), 1658.

2 Thomson and Thomson, *Influenza*, v. 10, 772.

3 G. Draggoti, "Nervous Manifestations of Influenza," *Policlinico* (Feb. 8, 1919), 161, quoted in *JAMA* 72 (April 12, 1919), 1105.

4 Henri Claude M. D., "Nervous and Mental Disturbances Following Influenza," *JAMA* (May 31, 1919), 1635.

5 Martin Synnott, "Influenza Epidemic at Camp Dix" *JAMA* (Nov. 2, 1918), 1818.

6 Jordan, *Epidemic Influenza*, 35.

7 Maj. General Merritt W. Ireland, ed. , *Medical Department of the United States Army in the World War*, v. 9, *Communicable Diseases* (1928), 159.

8 Thomson and Thomson, *Influenza*, v. 10, 263.

9 Ireland, *Influenza*, 160.

10 Ireland, ed. , *Medical Department of the United States Army in the World War*, v. 12, *Pathology of the Acute Respiratory Diseases, and of Gas Gangrene Following War Wounds* (1929), 141—142.

11 同上, 119。

12 同上, 13。

13 Frederick G. Hayden and Peter Palese, "Influenza Virus," in *Clinical Virology* (1997), 928.

14 Jordan, *Epidemic Influenza*, 278—280.

15 Thomson and Thomson, *Influenza*, v. 10, 768.

16 I. M. Wasserman, "The Impact of Epidemic, War, Prohibition and Media on Suicide: United States, 1910—1920," *Suicide and Life Threatening Behavior* (1992), 240.

17 Brian R. Murphy and Robert G. Webster, "Orthomyxoviruses" (1996), 1408.

18 P. K. S. Chan et al. , "Pathology of Fatal Human Infection Associated With Avian Influenza A H5N1 Virus," *Journal of Medical Virology* (March 2001), 242—246.

19 Douglas Symmers, M. D. , "Pathologic Similarity Between Pneumonia of Bubonic Plague and of Pandemic Influenza," *JAMA* (Nov. 2, 1918), 1482.

20 Claude, "Nervous and Mental Disturbances," 1635.

21 与 Robert Webster 的会谈, June 13, 2002。

22 日记, House 收藏, Nov. 30, 1918, 转引自 Pettit, "Cruel Wind," 186。

23 *New York Telegram*, Jan. 14, 1919, 转引自上书。

24 转引自 Arthur Walworth, *Woodrow Wilson*, v. 2 (1965), 279。

25 Tasker Bliss, 转引自 Bernard Baruch, *Baruch: The Public Years* (1960), 119, 转引自 Crosby, *America's Forgotten Pandemic*, 186。

26 From Great Britain Ministry of Health, "Report on the Pandemic of Influenza" (1920), 228, 转引自 Crosby, *America's Forgotten Pandemic*, 181。

27 "Paris Letter," March 2, 1919, *JAMA* 72, no. 14 (April 5, 1919), 1015.

28 Walworth, *Woodrow Wilson*, v. 2,294.

29 Grayson 给 Tumulty 的电报, 8:58 A. M. , April 4, 1919, box 44, Tumulty 文档, LC。

30 Grayson 给 Tumulty 的信, April 10, 1919, marked PERSONAL AND CONFIDENTIAL, box 44, Tumulty 文档。

31　Grayson 给 Tumulty 的电报，11：00 A. M.，April 8，1919，box 44，Tumulty 文档。

32　Walworth，*Woodrow Wilson*，v. 2，297。

33　Edith Wilson，*My Memoir*（1939），249，转引自 Crosby，*America's Forgotten Pandemic*，191。

34　转引自 Walworth，*Woodrow Wilson*，v. 2，398。

35　Cary Grayson，*Woodrow Wilson: An Intimate Memoir*（1960），85.

36　Herbert Hoover，*America's First Crusade*（1942），1，40—41，64，转引自 Crosby，*America's Forgotten Epidemic*，193。

37　Hugh L'Etang，*The Pathology of Leadership*（1970），49.

38　Elbert Smith，*When the Cheering Stopped: The Last Years of Woodrow Wilson*（1964），49.

39　Irwin H. Hoover，*Forty-two Years in the White House*（1934），98.

40　Grayson 给 Tumulty 的信，April 10，1919，box 44，Tumulty 文档。

41　Margaret Macmillan，*Paris 1919: Six Months That Changed the World*（2002），276.

42　Lloyd George，*Memoirs of the Peace Conference*（1939），转引自 Crosby，*America's Forgotten Epidemic*，193。

43　Grayson 给 Tumulty 的信，April 30，1919，box 44，Tumulty 文档。

44　Walworth，*Woodrow Wilson*，v. 2，319.

45　同上。

46　Archibald Patterson，*Personal Recollections of Woodrow Wilson*（1929），52.

47　Rudolph Marx，*The Health of the Presidents*（1961），215—216.

48　Elbert Smith，*When the Cheering Stopped: The Last Years of Woodrow Wilson*（1964），105—106.

49　Edward Weinstein，"Woodrow Wilson's Neurological Illness，" *Journal of American History*（1970—1971），324.

50　Macmillan，*Paris 1919*，276.

51　Grayson，*Woodrow Wilson*，82.

52　John Maynard Keynes，*Economic Consequences of the Peace*（1920），297.

53　"Papers Relating to the Foreign Relations of the United States, The Paris Peace Conference"（1942—1947），570—574，quoted in Schlesinger，*The Age of Roosevelt*，v. 1，*Crisis of the Old Order 1919—1933*，（1957），14.

第三十三章

1　转引自 Michael Bliss，*William Osler: A Life in Medicine*（1999），469，更多有关

Osler 病情见 Bliss 468—476，全书下同。

2 同上，469。

3 同上，470。

4 同上，472。

5 同上，470。

6 同上，475。

7 同上，476。

8 Pettit,"Cruel Wind," 234.

9 红十字会档案，日期不详，RG 200, NA。

10 流感委员会主席给分支机构主管的备忘录，Feb. 7, 1920, RG 200, NA。

11 Pettit,"Cruel Wind," 248.

12 同上，241。

13 R. E. Arne to W. Frank Persons, Jan. 30, 1922, RG 200, NA.

14 美联社电报，出现在 *Arizona Republican*, Nov. 9, 1918。

15 Alice Latterall 给 Marjorie Perry 的信，Oct. 17, 1918, RG 200, NA。

16 "Report of Lake Division," Aug. 12, 1919, RG 200, NA.

17 *JAMA* 71, no. 18 (Nov. 2, 1918), 1500.

18 总干事给分支机构干事的信，March 1, 1919, RG 200, NA。

19 转引自 Pettit,"A Cruel Wind," 173。

20 John Dewey, *New Republic* (Jan. 1923), 转引自 Dewey, *Characters and Events: Popular Essays in Social and Political Philosophy*, v. 2 (1929), 760—761。

21 F. Scott Fitzgerald, *This Side of Paradise* (1920), 304.

22 William Maxwell,"A Time to Mourn," *Pen America* (2002), 122—123, 130.

23 与 Donald Schueler 的私人通信，July 5, 2003。

24 Christopher Isherwood, *Berlin Stories* (New York: New Directions, 1951), 181.

25 *Rocky Mountain News*, Oct. 31, 1918, 转引自 Stephen Leonard,"The 1918 Influenza Epidemic in Denver and Colorado," *Essays and Monographs in Colorado History* (1989), 7—8。

26 *Durango Evening Herald*, Nov. 26, 1918, 转引自 Leonard," 1918 Influenza Epidemic in Denver and Colorado," 7。

27 Shelley Watts 给 Fieser 的信，Nov. 13, 1918, RG 200, NA。

28 Kingsley Davis, *The Population of India and Pakistan* (1951), 36, 引自（亦可参见）I. D. Mills,"The 1918—19 Influenza Pandemic—The Indian Experience" (1986), 1—40, 全书下同。

29 Niall Johnson and Juergen Mueller,"Updating the Accounts: Global Mortality of the 1918—1920 'Spanish' Influenza Pandemic," *Bulletin of the History of Medicine*

（spring 2002），105—115, passim.

30　同上。

31　所有调查最终显示类似结果，例子参见 Thomson and Thomson, *Influenza*, v. 9, 21。

32　同上，165。

第十部　终场

第三十四章

1　Winslow 给 Wade Frost 的信，Feb. 1, 1930, Winslow 文档，SLY。

2　Winslow 给 Frost 的信，Jan. 16, 1930, Winslow 文档。

3　Frost 给 Winslow 的信，Jan. 20, 1930, Winslow 文档。

4　转引自 Michael Levin, "An Historical Account of the Influence," *Maryland State Medical Journal*（May 1978），61。

5　流感委员会会议记录副本，Oct. 30, 1918, Winslow 文档。

6. "Association Committee Notes on Statistical Study of the 1918 Epidemic of So-called Influenza" 美国公共卫生协会会议提呈，Dec. 11, 1918, entry 10, file 1622, RG 90, NA。

7　同上。

8　流感委员会会议记录副本，Feb. 4, 1919, Winslow 文档。

9　George Soper, M. D. ,"Epidemic After Wars," *JAMA*（April 5, 1919），988.

10　Russell 给 Flexner 的信，Nov. 25, 1918, Flexner papers, APS。

11　转引自 Dorothy Ann Pettit,"A Cruel Wind：America Experiences the Pandemic of Influenza, 1918—1920, A Social History"（1976），229。

12　Maj. General Merritt W. Ireland, ed. , *Medical Department of the United States Army in the World War*, v. 9, *Communicable Diseases*（1928），127—129.

13　David Thomson and Robert Thomson, *Annals of the Pickett-Thomson Research Laboratory*, v. 9, *Influenza*（1934），259.

14　F. M. Burnet, "Portraits of Viruses：Influenza Virus A," *Intervirology*（1979），201.

15　Welch 在有关流感杆菌文档中的评论，日期不详，file 17, box 109, WP。

第三十五章

1　Thomson and Thomson, *Influenza*, v. 9,499.

2　上校 Edwin Hirsch 给 SG 的信，Oct. 7, 1919, entry 31D, RG 112。

3　J. Wheeler Smith Jr. 给 Callender 的信，Feb. 20, 1919, entry 31D, RG 112, NA。

4 Maj. General Merritt W. Ireland, ed., *Medical Department of the United States Army in the World War*, v. 12, *Pathology of the Acute Respiratory Diseases, and of Gas Gangrene Following War Wounds* (1929), 180—181.

5 同上, 58。

6 同上, 140。

7 同上, 144。

8 Ireland, *Communicable Diseases*, 62.

9 Edwin O. Jordan, *Epidemic Influenza* (1927), 393.

10 Thomson and Thomson, *Influenza*, v. 9, 512.

11 William H. Park, "Anti-influenza Vaccine as Prophylactic," *New York Medical Journal* (Oct. 12, 1918), 621.

12 Park 的评论, 流感委员会会议记录副本, Dec. 20, 1918, Winslow 文档。

13 Thomson and Thomson, *Influenza*, v. 9, 498.

14 Carton 1, chapter 22, p. 24, Anna Wessel Williams 文档, Schlesinger 图书馆, Radcliffe 学院。

15 William MacCallum, "Pathological Anatomy of Pneumonia Following Influenza," *Johns Hopkins Hospital Reports* (1921), 149—151.

16 Thomson and Thomson, *Influenza*, v. 9, 603—608.

17 Charles Nicolle and Charles LeBailly, "Recherches experimentales sur la grippe," *Annales de l'Institut Pasteur* (1919), 395—402, Eric Barry 为作者翻译。

18 Saul Benison, *Tom Rivers: Reflections on a Life in Medicine and Science, An Oral History Memoir* (1967), 59.

19 Thomson and Thomson, *Influenza*, v. 9, 287, 291,497.

20 Welch 在 USPHS 流感研讨会上的评述, Jan. 10, 1929, box 116, file 11, WP. 评述发表于 *Public Health Reports* 44, no. 122。

21 Thomson and Thomson, *Influenza*, v. 9, 512.

22 René Dubos, *The Professor, the Institute, and DNA* (1976), 174.

23 同上, 74。

24 Dubos, "Oswald Theodore Avery, 1877—1955," *Biographical Memoirs of Fellows of the Royal Society* (1956), 40.

25 Michael Heidelberger, oral history, 70, NLM.

26 Dubos, *The Professor, The Institute, and DNA*, 173.

27 同上, 82。

28 同上, 175。

29 Heidelberger 口述史, 129。

30 Dubos, *The Professor, The Institute, and DNA*, 143.

31　Oswald Avery, Colin McLeod, and Maclyn McCarty, "Studies on the Chemical Nature of the Substance Inducing Transformation of Pneumococcal Types," *Journal of Experimental Medicine* (Feb. 1, 1944, reprinted Feb. 1979), 297—326.

32　Gunther Stent, Introduction, *The Double Helix: A Norton Critical Edition* by James Watson (1980), xiv.

33　Nobelstiftelsen, *Nobel, the Man, and His Prizes* (1962), 281.

34　James Watson, *The Double Helix: A Norton Critical Edition*, See 12, 13, 18.

35　Horace Judson, *Eighth Day of Creation: The Makers of the Revolution in Biology* (1979), 94.

36　同上, 59。

37　同上, 62—63。

38　Watson, *Double Helix*, 219.

39　Dubos, *The Professor, The Institute, and DNA*, 156.

40　同上, 164。

第三十六章

1　流感委员会会议记录副本, 第一届, Oct. 30, 1918; 第二届, Nov. 22, 1918; 第四届, Feb. 14, 1919, Winslow 文档。

2　与 Dr. David Aronson 的会谈, Jan. 31, 2002, and April 8, 2003。

3　Lewis 给 Flexner 的信, Nov. 29, 1916, Flexner 文档, APS。

4　Flexner 给 Lewis 的信, Jan. 29, 1919, Flexner 文档, APS。

5　Lewis 给 Flexner 的信, April 21, 1921, Flexner 文档, APS。

6　Flexner 给 Lewis 的信, April 22, 1921, Flexner 文档, APS。

7　Flexner 给 Lewis 的信, Jan. 21,1921, Flexner 文档, APS。

8　Flexner 给 Lewis 的信, Dec. 21, 1921, Flexner 文档, APS。

9　Lewis 给 Flexner 的信, Sept. 8, 1924, Flexner 文档, APS。

10　Flexner 给 Lewis 的信, Jan. 26, 1923, Flexner 文档, APS。

11　Lewis 给 Flexner 的信, Jan. 20, 1923, Flexner 文档, APS。

12　Lewis 给 Flexner 的信, Jan. 24, 1923, Lewis 文档, RUA。

13　Flexner 给 Lewis 的信, 日期不详的 Lewis 的 1923 年 1 月 20 日的信的回函, Flexner 文档, APS。

14　Lewis 给 Flexner 的信, Jan. 24, 1923, Lewis 给 Flexner 的信, Jan. 30, 1923, Lewis 文档, RUA。

15　Lewis 给 Flexner 的信, June 26, 1924, Lewis 文档, RUA。

16　Flexner 给 Lewis 的信, summer 1924 (probably late June or July), Lewis 文档, RUA。

17　Lewis 给 Flexner 的信，Sept. 8, 1924, Lewis 文档，RUA。

18　Benison, *Tom Rivers*, 341,344.

19　"Scientific Reports of the Corporation and Board of Scientific Directors" (1927—1928), RUA, 345—347；亦见 George A. Corner, *A History of the Rockefeller Institute: 1901—1953 Origins and Growth* (1964), 296。

20　Smith 给 Flexner 的信，Nov. 2, 1925, Lewis 文档，RUA。

21　Lewis and Shope, "Scientific Reports of the Corporation" (1925—1926), 265, RUA.

22　同上。

23　Flexner 给 Lewis 的信，草稿，Dec. 1, 1925, Lewis 文档，RUA。

24　Flexner 给 Lewis 的信，Dec. 1, 1925, Lewis 文档，RUA。

25　Lewis 给 Flexner 的信，Aug. 4, 1927, Lewis 文档，RUA。

26　Flexner 给 Lewis 的信，Sept. 22, 1927, Lewis 文档，RUA。

27　Richard Collier, *The Plague of the Spanish Lady: The Influenza Epidemic of 1918—1919* (1974), 55; W. I. B. Beveridge, *Influenza: The Last Great Plague: An Unfinished Story of Discovery* (1977), 4; J. S. Koen, "A Practical Method for Field Diagnosis of Swine Diseases," *Journal of Veterinary Medicine* (1919), 468—470.

28　M. Dorset, C. McBryde, and W. B. Niles, *Journal of the American Veterinary Medical Association* (1922—1923), 62, 162.

29　Flexner 给 Smith 的电话稿，June 21, 1928, Lewis 文档，RUA。

30　Flexner 给 Smith 的信，June 20, 1928, Lewis 文档，RUA。

31　Flexner 给 Smith 的信，June 22, 1928, Lewis 文档，RUA。

32　Flexner 给 Smith 的信，June 29, 1928, Lewis 文档，RUA。

33　Paul Starr, *The Social Transformation of American Medicine* (1982), 142.

34　Flexner 给 Smith 的信，June 29, 1928, Lewis 文档，RUA。

35　Benison, *Tom Rivers*, 95.

36　Corner, *History of Rockefeller Institute*, 191.

37　Flexner 给 Lewis 的信，Nov. 21, 1928, Lewis 文档，RUA。

38　Richard E. Shope, "Swine Influenza I. Experimental Transmission and Pathology," *Journal of Infectious Disease* (1931), 349.

39　Lewis 给 Flexner 的信，Feb. 1, 1929, Lewis papers, RUA。

40　1929 年 1 月 28 日至 5 月 23 日 Russell 给 Smith 的信，"our weekly cable arrived containing the words 'Lewis well,'" 每封都标有 "copy mailed to Mrs. Lewis," Lewis 文档，RUA。

41　Russell 给 Flexner 的信，June 29, 1929, Lewis 文档，RUA。

42　George Soper 给 Russell 的信，June 29, 1929, Lewis 文档，RUA。

43 Davis 给 Russell 的信, June 28, 1929, Lewis 文档, RUA。

44 未署名的给 Russell 的信, July 1, 1929, Lewis 文档, RUA。

45 Lewis 给 David Aronson 的信, Aug. 21, 1998, Robert Shope 提供。

46 Smith 给 Shope 的信, July 16, 1929, Lewis 文档, RUA。

47 Janet Lewis 给科学指导委员会的信, July 30, 1929, Lewis 文档, RUA。

48 "Scientific Reports of the Corporation"（1929）, 6, RUA.

49 同上, 11。

50 同上, 10。

51 Flexner 给 Sawyer 的信, March 17, 1930, Lewis 文档, RUA。

52 与 Robert Shope 的会谈, Jan. 2002; 与 David Aronson 的会谈, April 8, 2003。

53 Simon Flexner, "Paul Adin Lewis," *Science*（Aug. 9, 1929）, 133—134.

54 Paul A. Lewis and Richard E. Shope, "Swine Influenza II. Hemophilic Bacillus from the Respiratory Tract of Infected Swine," *Journal of Infectious Disease*（1931）, 361; Shope, "Swine Influenza I," 349, Shope, "Swine Influenza III. Filtration Experiments and Etiology," *Journal of Infectious Disease*（1931）,373.

55 C. H. Andrewes, *Biographical Memoirs, Richard E. Shope*（1979）, 363.

后记

1 www. avert. org/worldstats. htm.

2 疾病控制中心, "AIDS Surveillance Report" v. 13, no. 2（Sept. 24, 2002）. www. cdc. gov/hiv. stats. htm#ddaids。

3 与 Martin Meltzer 的私人通信, May 9, 2005, and Martin Meltzer et al., "Modeling the Economic Impact of Pandemic Influenza in the United States: Implications for Settling Priorities for Intervention," 同一主题的背景材料及出版物见 *Emerging Infectious Disease*（1999）. www. cdc. gov/ncidod/eid/vol5no5/melt_back. htm。

4 与 Michael Osterholm 的私人通信,June 20, 2005。

5 J. S. Oxford, "The So-called Great Spanish Influenza Pandemic of 1918 May Have Originated in France in 1916"（Dec. 2001）, 1857.

6 同上, 73。

7 Edwin O. Jordan, *Epidemic Influenza*（1927）, 73.

8 同上, 73。

9 同上, 62。

10 "Outbreak of Influenza, Madagascar, July-August 2002," *Weekly Epidemiological Report*（2002）, 381—387, 全书下同。

11 Jordan, *Epidemic Influenza*, 73.

12 David Thomson and Robert Thomson, *Annals of the Pickett-Thomson Research*

Laboratory v. 10, *Influenza*（1934）, 1090.

13 Burnet and Clark, *Influenza*（1942）, 70.

14 与 Taubenberger 的私人通信，June 5, 2003。

部分参考文献

原始资料

档案和珍藏

切斯尼档案馆,霍普金斯大学

Stanhope Bayne-Jones papers

Wade Hampton Frost papers

William Halsted papers

Christian Herter papers

Franklin Mall papers

Eugene Opie papers

William Welch papers

美国哲学学会

Harold Amoss papers

Rufus Cole papers

Simon Flexner papers

Victor Heiser papers

Peter Olitsky papers

Eugene Opie papers

Raymond Pearl papers

Peyton Rous papers

费城城市档案馆

Alms House, Philadelphia General Hospital Daily Census, 1905—1922 Census Book

Coroner's Office, Interments in Potters Field, 1914—1942

Department of Public Health and Charities Minutes

Journal of the Board of Public Education

Journal of the Common Council

Journal of Select Council

Letterbook of Chief of Electrical Bureau, Department of Public Safety

费城医学院

William N. Bradley papers

Arthur Caradoc Morgan papers

Influenza papers

哥伦比亚大学, 巴特勒图书馆, 口述史研究办公室

A. R. Dochez oral history

Abraham Flexner oral history

费城历史学会

The Advisory Committee on Nursing, Philadelphia Hospital for Contagious Disease, Report for Feb. 1919

Council of National Defense papers

Benjamin Hoffman collection

Dr. William Taylor collection

Herbert Welsh collection

Woman's Advisory Council, Philadelphia General Hospital collection

杰斐逊医学院

Annual Report, Jefferson Hospital, year ended May 31, 1919

国会图书馆

Newton Baker papers

Ray Stannard Baker papers

George Creel papers

Joseph Tumulty papers

Woodrow Wilson papers

美国科学院

Executive Committee of Medicine 1916—1917 files

Medicine and Related Sciences, 1918 Activities Summary

Committee on Medicine and Hygiene 1918 files

Committee on Psychology/Propaganda Projects files

Influenza files

Biographical files for Oswald Avery, Rufus Cole, Alphonse Dochez, Eugene Opie, Thomas Rivers, Hans Zinsser

国家档案馆

Red Cross records

U. S. Army Surgeon General records

U. S. Navy Surgeon General records

U. S. Public Health Service records

国家医学图书馆

Stanhope Bayne-Jones papers and oral history

Michael Heidelberger oral history

Frederick Russell papers

Donald Van Slyke oral history

Shields Warren oral history

纽约市政档案馆

Annual Report of the Department of Health of the City of New York for 1918

Collected Studies of the Bureau of Laboratories of the Department of Health of the City of New York for the Years 1916—1919, v. 9

Collected Reprints of Dr. William H. Park, v. 3, 1910—1920

罗得岛历史学会

Charles Chapin papers

洛克菲勒大学档案馆

Paul Lewis papers

Reports to the Board of Scientific Directors

斯特林图书馆,耶鲁大学

Gordon Auchincloss papers

Arthur Bliss Lane papers

Vance C. McCormick papers

Frederic Collin Walcott papers

Charles-Edward Winslow papers

天普大学特别收藏

Thomas Whitehead papers

天普大学城市档案

Carson College for Orphan Girls

Children's Hospital, Bainbridge

Clinton Street Boarding Home

Housing Association of Delaware Valley papers

Rabbi Joseph Krauskopf papers

Pennsylvania Hospital

Pennsylvania Society to Protect Children from Cruelty

Philadelphia Association of Day Nurseries

Whosoever Gospel Mission of Germantown

Young Women's Boarding Home Association of Philadelphia

Report of the Hospital of the Women's Medical College of Pennsylvania, 1919

田纳西历史学会

Oswald Avery papers

北卡罗来纳大学教堂山分校

Milton Rosenau papers

宾夕法尼亚大学档案

George Wharton Pepper papers

二手资料

报纸

Arizona Gazette

Arizona Republican

Boston Globe

Chicago Tribune

London Times

Los Angeles Times

New Orleans Item

New Orleans Times-Picayune

New York Times

Philadelphia Inquirer

Philadelphia North American

Philadelphia Public Ledger

Providence Journal

San Francisco Chronicle

Santa Fe Monitor（Kansas）

Seattle Post-Intelligencer

Seattle Times

Washington Post

Washington Star

文章

"Advertisements in the *Laryngoscope*: Spanish Influenza—1918." *Laryngoscope* 106, no. 9, part 1 (Sept. 1996): 1058.

Anastassiades, T. "Autoserotherapy in Influenza." *Grece Medicale*, reported in *JAMA* 72, no. 26 (June 28, 1919): 1947.

Andrewes, C. H. "The Growth of Virus Research 1928—1978." *Postgraduate Medical Journal* 55, no. 64 (Feb. 1979): 73—77.

Ashford, Bailey K. "Preparation of Medical Officers of the Combat Division in France at the Theatre of Operations." *Military Surgeon* 44 (Feb. 1919): 111—114.

Austrian, R. "The Education of a ' Climatologist. ' " *Transactions of the American Clininical Climatolology Association* 96 (1984): 1—13.

Avery, Oswald Theodore. "A Selective Medium for B. Influenzae, Oleate-hemoglobin Agar." *JAMA* 71, no. 25 (Dec. 21, 1918): 2050—2052.

Avery, Oswald Theodore, Colin MacLeod, and Maclyn McCarty. "Studies on the Chemical Nature of the Substance Inducing Transformation of Pneumococcal Types." *Journal of Experimental Medicine* (1979, originally published Feb. 1, 1944): 297—326.

Baer, E. D. "Letters to Miss Sanborn: St. Vincent's Hospital Nurses' Accounts of World War I." *Journal of Nursing History* 2, no. 2 (April 1987): 17—32.

Baird, Nancy. "The ' Spanish Lady' in Kentucky." *Filson Club Quarterly* 50, no. 3: 290—302.

Barnes, Frances M. "Psychoses Complicating Influenza." *Missouri State Medical Association* 16 (1919): 115—120.

Benison, Saul. "Poliomyelitis and the Rockefeller Institute: Social Effects and Institutional Response." *Journal of the History of Medicine and Allied Sciences* 29 (1974): 74—92.

Bernstein, B. J. "The Swine Flu Immunization Program." *Medical Heritage* 1, no. 4 (July-Aug. 1985): 236—266.

Bircher, E. " Influenza Epidemic." *Correspondenz-Blattfur Schweizer Aerzte*,

Basel. 48, no. 40, (Nov. 5, 1918): 1338, quoted in *JAMA* 71, no. 24 (Dec. 7, 1918): 1946.

Bloomfield, Arthur, and G. A. Harrop Jr. "Clinical Observations on Epidemic Influenza." *Johns Hopkins Hospital Bulletin* 30 (1919).

Bogardus, F. B. "Influenza Pneumonia Treated by Blood Transfusion." *New York Medical Journal* 109, no. 18 (May 3, 1919): 765—768.

Bourne, Randolph. "The War and the Intellectuals." *The Seven Arts* 2 (June 1917): 133—146.

Brown P., J. A. Morris, and D. C. Gajdusek. "Virus of the 1918 Influenza Pandemic Era: New Evidence About Its Antigenic Character." *Science* 166, no. 901 (Oct. 3, 1969): 117—119.

Burch, M. "'I Don't Know Only What We Hear': The Soldiers' View of the 1918 Influenza Epidemic." *Indiana Medical Quarterly* 9, no. 4 (1983): 23—27.

Burnet, F. M. "The Influence of a Great Pathologist: A Tribute to Ernest Goodpasture." *Perspectives on Biology and Medicine* 16, no. 3 (spring 1973): 333—347.

——. "Portraits of Viruses: Influenza Virus A." *Intervirology* 11, no. 4 (1979): 201—14.

Capps, Joe. "Measures for the Prevention and Control of Respiratory Disease." *JAMA* 71, no. 6 (Aug. 10, 1918): 571—573.

Centers for Disease Control. *AIDS Surveillance Report* 13, no. 2 (Sept. 24, 2002).

Chan, P. K. S. et al. "Pathology of Fatal Infection Associated with Avian Influenza A H5N1 Virus." *Journal of Medical Virology* 63, no. 3 (March 2001), 242—246.

Charles, A. D. "The Influenza Pandemic of 1918—1919: Columbia and South Carolina's Response." *Journal of the South Carolina Medical Association* 73, no. 8 (Aug. 1977): 367—370.

Chesney, Alan. "Oswald Theodore Avery." *Journal of Pathology and Bacteriology* 76, no. 2 (1956): 451—460.

Christian, Henry. "Incorrectness of Diagnosis of Death from Influenza." *JAMA* 71 (1918).

Claude, Henri, M. D. "Nervous and Mental Disturbances Following Influenza." Quoted in *JAMA* 72, no. 22 (May 31, 1919): 1634.

Clough, Paul. "Phagocytosis and Agglutination in the Serum of Acute Lobar Pneumonia." *Johns Hopkins Hospital Bulletin* 30 (1919): 167—170.

Cole, Rufus. "Pneumonia as a Public Health Problem." *Kentucky Medical Journal* 16 (1918): 563—565.

——. "Prevention of Pneumonia." *JAMA* 71, no. 8 (August 24, 1918): 634—636.

Cole, Rufus, et al. "Acute Lobar Pneumonia Prevention and Serum Treatment." Monograph of the Rockefeller Institute for Medical Research 7 (Oct. 1917).

Cowie, D. M., and P. W. Beaven. "Nonspecific Protein Therapy in Influenzal Pneumonia." *JAMA* 72, no. 16 (April 19, 1919).

Cumberland, W. H. "Epidemic! Iowa Battles the Spanish Influenza." *Palimpsest* 62, no. 1 (1981): 26—32.

Davenport, F. M. "The Search for the Ideal Influenza Vaccine." *Postgraduate Medical Journal* 55, no. 640 (Feb. 1979): 78—86.

Davenport, R. M., G. N. Meiklejohn, and E. H. Lennette. "Origins and Development of the Commission on Influenza." *Archives of Environmental Health* 21, no. 3 (Sept. 1970): 267—272.

De Grazia, Victoria. "The Selling of America, Bush Style." *New York Times*, Aug. 25, 2002.

Dingle, J. H., and A. D. Langmuir. "Epidemiology of Acute Respiratory Disease in Military Recruits." *American Review of Respiratory Diseases* 97, no. 6 (June 1968): 1—65.

Doty, Permillia. "A Retrospect on the Influenza Epidemic." *Public Health Nurse*, 1919.

Douglas, R. J. "Prophylaxis and Treatment of Influenza." In *Scientific American's Medicine*, edited by E. Rubinstein and D. Federman. New York: Scientific American Inc., 1994.

Dowdle, W. R., and M. A. Hattwick. "Swine Influenza Virus Infections in Humans." *Journal of Infectious Disease* 136, supp. S (Dec. 1977): 386—389.

Draggoti, G. "Nervous Manifestations of Influenza." *Policlinico* 26, no. 6 (Feb. 8, 1919) 161, quoted in *JAMA* 72, no. 15 (April 12, 1919): 1105.

Dubos, René. "Oswald Theodore Avery, 1877—1955." *Biographical Memoirs of Fellows of the Royal Society* 2 (1956): 35—48.

Durand, M. L. et al. "Acute Bacterial Meningitis in Adults: A Review of 493 Episodes." *New England Journal of Medicine* 328, no. 1 (Jan. 1993) 21—28.

Eaton, Ernest. "A Tribute to Royal Copeland." *Journal of the Institute of Homeopathy* 31, no. 9: 555—558.

Ebert, R. G. "Comments on the Army Venereal Problem." *Military Surgeon* 42 (July-Dec. 1918), 19—20.

Emerson, G. M. "The 'Spanish Lady' in Alabama." *Alabama Journal of Medical*

Science 23, no. 2 (April 1986): 217—221.

English, F. "Princeton Plagues: The Epidemics of 1832, 1880 and 1918—1919." *Princeton History* 5 (1986): 18—26.

Ensley, P. C. "Indiana and the Influenza Pandemic of 1918." *Indiana Medical History* 9, no. 4 (1983): 3—15.

"Epidemic Influenza and the United States Public Health Service." *Public Health Reports* 91, no. 4 (July-Aug. 1976): 378—380.

Feery, B. "1919 Influenza in Australia." *New England Journal of Medicine* 295, no. 9 (Aug. 26, 1976): 512.

Fell, Egbert. "Postinfluenzal Psychoses." *JAMA* 72, no. 23 (June 7, 1919): 1658—1659.

Fennel, E. A. "Prophylactic Inoculation Against Pneumonia." *JAMA* 71, no. 26, (Dec. 28, 1918): 2115—2118.

Fincher, Jack. "America's Rendezvous with the Deadly Lady." *Smithsonian Magazine*, Jan. 1989: 131.

Finland, M. "Excursions into Epidemiology: Selected Studies During the Past Four Decades at Boston City Hospital." *Journal of Infectious Disease* 128, no. 1 (July 1973): 76—124.

Flexner, Simon. "Paul Adin Lewis." *Science* 52 (Aug. 9, 1929): 133—134.

——. "The Present Status of the Serum Therapy of Epidemic Cerebro-spinal Meningitis." *JAMA* 53 (1909) 53: 1443—1446.

Flexner, Simon, and Paul Lewis. "Transmission of Poliomyelitis to Monkeys: A Further Note." *JAMA* 53 (1909): 1913.

Friedlander et al. "The Epidemic of Influenza at Camp Sherman." *JAMA* 71, no. 20 (Nov. 16, 1918): 1650—1671.

Frost, W. H. "Statistics of Influenza Morbidity." *Public Health Reports* 7 (March 12, 1920): 584—597.

Galishoff, S. "Newark and the Great Influenza Pandemic of 1918." *Bulletin of the History of Medicine* 43, no. 3 (May—June 1969): 246—258.

Gear, J. H. "The History of Virology in South Africa." *South African Medical Journal* (Oct. 11, 1986, suppl): 7—10.

Glezen, W. P. "Emerging Infections: Pandemic Influenza." *Epidemiology Review* 18, no. 1 (1996): 64—76.

Goodpasture, Ernest W. "Pathology of Pneumonia Following Influenza." *U. S. Naval Bulletin* 13, no. 3 (1919).

Grist, N. R. "Pandemic Influenza 1918." *British Medical Journal* 2, no. 6205

（Dec. 22—29, 1979）: 1632—1633.

Guerra, F. "The Earliest American Epidemic: The Influenza of 1493. " *Social Science History* 12, no. 3 (1988): 305—325.

Halpern, Sue. "Evangelists for Kids. " *New York Review of Books*, May 29, 2003.

Hamaker, Gene. "Influenza 1918. " *Buffalo County, Nebraska, Historical Society* 7, no. 4.

Hamilton, D. "Unanswered Questions of the Spanish Flu Pandemic. " *Bulletin of the American Association of the History of Nursing* 34 (spring 1992): 6—7.

Harris, John. "Influenza Occuring in Pregnant Women: A Statistical Study of 130 Cases. " *JAMA* 72, no. 14 (April 5, 1919): 978—980.

Harrop, George A. "The Behavior of the Blood Toward Oxygen in Influenzal Infections. " *Johns Hopkins Hospital Bulletin* 30 (1919): 335.

Hayden, Frederick G. , and Peter Palese. "Influenza Virus. " In *Clinical Virology*, edited by Douglas Richman, Richard Whitley, and Frederick Hayden, 911—930. New York: Churchill Livingstone, 1997.

Heagerty, J. J. "Influenza and Vaccination. " *Canadian Medical Association Journal* 145, no. 5 (Sept. 1991, originally published 1919): 481—482.

Herda, P. S. "The 1918 Influenza Pandemic in Fiji, Tonga and the Samoas. In *New Countries and Old Medicine: Proceedings of an International Conference on the History of Medicine and Health*, edited by L. Bryder and D. A. Dow, 46—53. Auckland, New Zealand: Pyramid Press, 1995.

Hewer, C. L. "1918 Influenza Epidemic. " *British Medical Journal* 1, no. 6157 (Jan. 1979): 199.

Hildreth, M. L. "The Influenza Epidemic of 1918—1919 in France: Contemporary Concepts of Aetiology, Therapy, and Prevention. " *Social History of Medicine* 4, no. 2 (Aug. 1991): 277—294.

Holladay, A. J. "The Thucydides Syndrome: Another View. " *New England Journal of Medicine* 315, no. 18 (Oct. 30, 1986): 1170—1173.

Holland, J. J. "The Origin and Evolution of Chicago Viruses. " In *Microbiology and Microbial Infections*, v. 1, *Virology*, edited by Brian W. J. Mahy and Leslie Collier, 10—20. New York: Oxford University Press, 1998.

Hope-Simpson, R. E. "Andrewes Versus Influenza: Discussion Paper. " *Journal of the Royal Society of Medicine* 79, no. 7 (July 1986): 407—411.

——. "Recognition of Historic Influenza Epidemics from Parish Burial Records: A Test of Prediction from a New Hypothesis of Influenzal Epidemiology. " *Journal of Hygiene* 91, no. 2 (Oct. 1983): 293—308.

"How to Fight Spanish Influenza." *Literary Digest* 59 (Oct. 12, 1918).

Hyslop, A. "Old Ways, New Means: Fighting Spanish Influenza in Australia, 1918—1919." In *New Countries and Old Medicine: Proceedings of an International Conference on the History of Medicine and Health*, edited by L. Bryder and D. A. Dow, 54—60. Auckland, New Zealand: Pyramid Press, 1995.

Irwin, R. T. "1918 Influenza in Morris County." *New Jersey Historical Community Newsletter* (March 1981): 3.

Jackson, G. G. "Nonbacterial Pneumonias: Contributions of Maxwell Finland Revisited." *Journal of Infectious Disease* 125, supp. (March 1972): 47—57.

Johnson, Niall, and Juergen Mueller. "Updating the Accounts: Global Mortality of the 1918—1920 'Spanish' Influenza Pandemic." *Bulletin of the History of Medicine* 76 (spring 2002): 105—115.

Kass, A. M. "Infectious Diseases at the Boston City Hospital: The First 60 Years." *Clinical Infectious Disease* 17, no. 2 (Aug. 1993): 276—282.

Katz, R. S. "Influenza 1918—1919: A Further Study in Mortality." *Bulletin of the History of Medicine* 51, no. 4 (winter 1977): 617—619.

——. "Influenza 1918—1919: A Study in Mortality." *Bulletin of the History of Medicine* 48, no. 3 (fall 1974): 416—422.

Katzenellenbogen, J. M. "The 1918 Influenza Epidemic in Mamre." *South African Medical Journal* 74, no. 7 (Oct. 1, 1988), 362—364.

Keating, Peter. "Vaccine Therapy and the Problem of Opsonins." *Journal of the History of Medicine* 43 (1988), 275—296.

Keegan, J. J. "The Prevailing Epidemic of Influenza." *JAMA* 71 (Sept. 28, 1918), 1051—1052.

Keeton, Riet, and A. Beulah Cusman. "The Influenza Epidemic in Chicago." *JAMA* 71, no. 24 (Dec. 14, 1918): 2000—2001.

Kerson, T. S. "Sixty Years Ago: Hospital Social Work in 1918." *Social Work Health Care* 4, no. 3 (spring 1979): 331—343.

Kilbourne, E. D., M. D. "A History of Influenza Virology." In *Microbe Hunters—Then and Now*, edited by H. Koprowski and M. B. Oldstone, 187—204. Bloomington, Ill.: Medi-Ed Press, 1996.

——. "In Pursuit of Influenza: Fort Monmouth to Valhalla (and Back)." *Bioessays* 19, no. 7 (July 1997): 641—650.

——. "Pandora's Box and the History of the Respiratory Viruses: A Case Study of Serendipity in Research." *History of the Philosophy of Life Sciences* 14, no. 2 (1992): 299—308.

King, John. "The Progress of Medical Reform." *Western Medical Reformer* 6, no. 1846: 79—82.

Kirkpatrick, G. W. "Influenza 1918: A Maine Perspective." *Maine Historical Society Quarterly* 25, no. 3 (1986): 162—177.

Knight, C. P. "The Activities of the USPHS in Extra-Cantonment Zones, With Special Reference to the Venereal Disease Problem." *Military Surgeon* 44 (Jan. 1919): 41—43.

Knoll, K. "When the Plague Hit Spokane." *Pacific Northwest Quarterly* 33, no. 1 (1989): 1—7.

Koen, J. S. "A Practical Method for Field Diagnosis of Swine Diseases." *Journal of Veterinary Medicine* 14 (1919): 468—470.

Kolmer, John, M. D., "Paper Given at the Philadelphia County Medical Society Meeting, Oct. 23, 1918." *Pennsylvania Medical Journal*, Dec. 1918.

Krumwiede, Charles, Jr., and Eugenia Valentine. "Determination of the Type of Pneumococcus in the Sputum of Lobar Pneumonia, A Rapid Simple Method." *JAMA* 70 (Feb. 23, 1918): 513—514.

Kyes, Preston. "The Treatment of Lobar Pneumonia with an Anti-pneumococcus Serum." *Journal of Medical Research* 38 (1918): 495—498.

Lachman, E. The German Influenza of 1918—19: Personal Recollections and Review of the German Medical Literature of that Period." *Journal of the Oklahoma State Medical Association* 69, no. 12 (Dec. 1976): 517—520.

Lamber, Arthur. "Medicine: A Determining Factor in War." *JAMA* 21, no. 24 (June 14, 1919): 1713.

Langmuir, A. D. "The Territory of Epidemiology: Pentimento." *Journal of Infectious Disease* 155, no. 3 (March 1987): 349—358.

Langmuir, A. D., et al. "The Thucydides Syndrome: A New Hypothesis for the Cause of the Plague of Athens." *New England Journal of Medicine* 313, no. 16 (Oct. 17, 1985): 1027—1030.

Lautaret, R. L. "Alaska's Greatest Disaster: The 1918 Spanish Influenza Epidemic" *Alaska Journal* 16 (1986): 238—243.

Lehman, Joseph. "Clinical Notes on the Recent Epidemic of Influenza." *Monthly Bulletin of the Department of Public Health and Charities* (Philadelphia), March 1919.

Leonard, Stephen, "The 1918 Influenza Epidemic in Denver and Colorado." *Essays and Monographs in Colorado History*, essays no. 9, 1989.

Levin, M. L. "An Historical Account of 'The Influence.'" *Maryland State Medical Journal* 27, no. 5 (May 1978): 58—62.

Lewis, Paul A. , and Richard E. Shope. "Swine Influenza II. Hemophilic Bacillus from the Respiratory Tract of Infected Swine. " *Journal of Infectious Disease* 54, no. 3 (1931): 361—372.

Lichtenstein, A. M. "The Influenza Epidemic in Cumberland, Md. " *Johns Hopkins Nurses Alumni Magazine* 17, no. 4 (Nov. 1918): 224—227.

Lyons, D. , and G. Murphy. "Influenza Causing Sunspots?" *Nature* 344, no. 6261 (March 1, 1990): 10.

MacCallum, William G. "Pathological Anatomy of Pneumonia Following Influenza. " *Johns Hopkins Hospital Reports* 20 fasciculus II (1921): 149—151.

——. "The Pathology of Pneumonia in the U. S. Army Camps During the Winter of 1917—18. " *Monographs of the Rockefeller Institute for Medical Research* (10), 1919.

McCann, T. A. "Homeopathy and Influenza. " *Journal of the American Institute for Homeopathy*, May 1921.

McCord, C. P. "The Purple Death: Some Things Remembered About the Influenza Epidemic of 1918 at One Army Camp. " *Journal of Occupational Medicine* 8, no. 11 (Nov. 1966): 593—598.

McCullers, J. A. , and K. C. Bartmess. "Role of Neuraminidase in Lethal Synergism Between Influenza Virus and Streptococcus Pneumoniae. " *Journal of Infectious Diseases* 187, no. 6 (March 15, 2003): 1000—1009.

McCullum, C. "Diseases and Dirt: Social Dimensions of Influenza, Cholera, and Syphilis. " *Pharos* 55, no. 1 (winter 1992): 22—29.

Macdiarmid, D. "Influenza 1918. " *New Zealand Medical Journal* 97, no. 747 (Jan. 1984): 23.

McGinnis, J. D. "Carlill v. Carbolic Smoke Ball Company: Influenza, Quackery, and the Unilateral Contract. " *Bulletin of Canadian History of Medicine* 5, no. 2 (winter 1988): 121—141.

MacLachlan, W. W. G. , and W. J. Fetter. "Citrated Blood in Treatment of Pneumonia Following Influenza. " *JAMA* 71, no. 25 (Dec. 21, 1918): 2053—2054.

MacLeod, Colin. "Theodore Avery, 1877—1955. " *Journal of General Microbiology* 17 (1957): 539—549.

McMichael, A. J. et al. "Declining T-cell Immunity to Influenza, 1977—1982. " *Lancet* 2, no. 8353 (Oct. 1, 1983): 762—764.

MacNeal, W. J. "The Influenza Epidemic of 1918 in the AEF in France and England. " *Archives of Internal Medicine* 23 (1919).

McQueen, H. "'Spanish' Flu" —1919: Political, Medical and Social Aspects. " *Medical Journal of Australia* 1, no. 18 (May 3, 1975): 565—570.

Maxwell, William. "A Time to Mourn." *Pen America* 2, no. 4 (2002).

Mayer, J. L., and D. S. Beardsley. "Varicella-associated Thrombocytopenia: Autoantibodies Against Platelet Surface Glycoprotein V." *Pediatric Research* 40 (1996): 615—619.

Meiklejohn, G. N. "History of the Commission on Influenza." *Social History of Medicine* 7, no. 1 (April 1994): 59—87.

Meltzer, Martin, Nancy Cox, and Keiji Fukuda. "Modeling the Economic Impact of Pandemic Influenza in the United States: Implications for Setting Priorities for Intervention." In *Emerging Infectious Diseases*, CDC, 1999, www. cdc. gov/ncidod/eid/vol5no5/melt back. htm.

Mencken, H. L. "Thomas Henry Huxley 1825—1925." *Baltimore Evening Sun*, May 4, 1925.

Mills, I. D. "The 1918—19 Influenza Pandemic—The Indian Experience." *Indian Economic and Social History Review* 23 (1986): 1—36.

Morens, D. M., and R. J. Littman. "'Thucydides Syndrome' Reconsidered: New Thoughts on the 'Plague of Athens.'" *American Journal of Epidemiology* 140, no. 7 (Oct. 1, 1994): 621—28, discussion 629—631.

Morton, G. "The Pandemic Influenza of 1918." *Canadian Nurse* 69, no. 12 (Dec. 1973): 25—27.

Mullen, P. C., and M. L. Nelson. "Montanans and 'The Most Peculiar Disease': The Influenza Epidemic and Public Health, 1918—1919." *Montana* 37, no. 2 (1987): 50—61.

Murphy, Brian R., and Robert G. Webster. "Orthomyxoviruses." In *Fields' Virology*, third edition, Bernard Fields, editor in chief. Philadelphia: Lippincott-Raven, 1996.

Nicolle, Charles, and Charles LeBailly. "*Recherches experimentales sur la grippe.*" *Annales de l'Institut Pasteur* 33 (1919): 395—402.

Nutton, Vivian. "Humoralism." In *Companion Encyclopedia to the History of Medicine*, edited by Bynum and Porter. London: Routledge, 1993.

Nuzum, J. W. et al. "1918 Pandemic Influenza and Pneumonia in a Large Civil Hospital." *Illinois Medical Journal* 150, no. 6 (Dec. 1976): 612—616.

Osler, William. "The Inner History of Johns Hopkins Hospital." Edited by D. Bates and E. Bensley. *Johns Hopkins Medical Journal* 125 (1969): 184—194.

"Outbreak of Influenza, Madagascar, July-August 2002." *Weekly Epidemiological Report* 77, no. 46 (2002): 381—387.

Oxford, J. S. "The So-Called Great Spanish Influenza Pandemic of 1918 May Have

Originated in France in 1916. " In *The Origin and Control of Pandemic Influenza*, edited by W. Laver and R. Webster, Philosophical Transactions of the Royal Society 356, no. 1416 (Dec. 2001).

Palmer, E., and G. W. Rice. "A Japanese Physician's Response to Pandemic Influenza: Ijiro Gomibuchi and the 'Spanish Flu' in Yaita-Cho, 1918—1919." *Bulletin of the History of Medicine* 66, no. 4 (winter 1992): 560—577.

Pandit, C. G. "Communicable Diseases in Twentieth-Century India." *American Journal of Tropical Medicine and Hygiene* 19, no. 3 (May 1970): 375—382.

Pankhurst, R. "The Great Ethiopian Influenza (Ye Hedar Beshita) Epidemic of 1918." *Ethiopian Medical Journal* 27, no. 4 (Oct. 1989): 235—242.

———. "A Historical Note on Influenza in Ethiopia." *Medical History* 21, no. 2 (April 1977): 195—200.

Park, William H. "Anti-influenza Vaccine as Prophylactic." *New York Medical Journal* 108, no. 15 (Oct. 12, 1918).

Park, William H. et al. "Introduction." *Journal of Immunology* 6, Jan. 1921: 2—8.

Patterson, K. D., and G. E Pyle. "The Diffusion of Influenza in Sub-Saharan Africa During the 1918—1919 Pandemic." *Social Science and Medicine* 17, no. 17 (1983): 1299—1307.

———. "The Geography and Mortality of the 1918 Influenza Pandemic." *Bulletin of the History of Medicine* 65, no. 1 (spring 1991): 4—21.

Pennisi, E. "First Genes Isolated from the Deadly 1918 Flu Virus." *Science* 275, no. 5307 (March 21, 1997): 1739.

Persico, Joe. "The Great Spanish Flu Epidemic of 1918." *American Heritage* 27 (June 1976): 28—31, 80—85.

Polson, A. "Purification and Aggregation of Influenza Virus by Precipitation with Polyethylene Glycol." *Prep Biochemistry* 23, nos. 1—2 (Feb. -May 1993, originally published 1974): 207—225.

Porter, Katherine Anne. "Pale Horse, Pale Rider." *The Collected Stories of Katherine Anne Porter*. New York: Harcourt, 1965, 304—317.

Pusey, William Allen, M. D. "Handling of the Venereal Problem in the U. S. Army in Present Crisis." *JAMA* 71, no. 13 (Sept. 28, 1918): 1017—1019.

Raff, M. J., P. A. Barnwell, and J. C. Melo. "Swine Influenza: History and Recommendations for Vaccination." *Journal of the Kentucky Medical Association* 74, no. 11 (Nov. 1976): 543—548.

Ranger, T. "The Influenza Pandemic in Southern Rhodesia: a Crisis of

Comprehension. " In *Imperial Medicine and Indigenous Societies*, edited by D. Arnold, 172—188. Manchester, England, and New York: Manchester University Press, 1988.

Ravenholt, R. T. , and W. H. Foege. "1918 Influenza, Encephalitis Lethargica, Parkinsonism. " *Lancet* 2, no. 8303 (Oct. 16, 1982): 860—864.

Redden, W. R. , and L. W. McQuire. "The Use of Convalescent Human Serum in Influenza Pneumonia. "*JAMA* 71, no. 16 (Oct. 19, 1918): 1311—1312.

"*Review of Offensive Fighting* by Major Donald McRae. " *Military Surgeon* 43 (Feb. 1919).

Rice, G. "Christchurch in the 1918 Influenza Epidemic: A Preliminary Study. " *New Zealand Journal of History* 13 (1979): 109—137.

Richmond, Phyllis Allen. "American Attitudes Toward the Germ Theory of Disease, 1860—1880. " *Journal of the History of Medicine and Allied Sciences* 9 (1954): 428—454.

——. "Some Variant Theories in Opposition to the Germ Theory of Disease. " *Journal of the History of Medicine and Allied Sciences* 9 (1954): 290—303.

Rivers, Thomas. "The Biological and the Serological Reactions of Influenza Bacilli Producing Meningitis. " *Journal of Experimental Medicine* 34, no. 5 (Nov. 1, 1921): 477—494.

——. "Influenzal Meningitis. " *American Journal of Diseases of Children* 24 (Aug. 1922): 102—124.

Rivers, Thomas, and Stanhope Bayne-Jones. "Influenza-like Bacilli Isolated from Cats. " *Journal of Experimental Medicine* 37, no. 2 (Feb. 1, 1923): 131—138.

Roberts, R. S. "A Consideration of the Nature of the English Sweating Sickness. " *Medical History* 9, no. 4 (Oct. 1965): 385—389.

Robinson, K. R. "The Role of Nursing in the Influenza Epidemic of 1918—1919. " *Nursing Forum* 25, no. 2 (1990): 19—26.

Rockafellar, N. "'In Gauze We Trust': Public Health and Spanish Influenza on the Home Front, Seattle, 1918—1919. " *Pacific Northwest Quarterly* 77, no. 3 (1986): 104—113.

Rogers, F. B. "The Influenza Pandemic of 1918—1919 in the Perspective of a Half Century. " *American Journal of Public Health and Nations Health* 58, no. 12 (Dec. 1968): 2192—2194.

Rosenberg, Charles. "The Therapeutic Revolution. " In *Explaining Epidemics and Other Studies in the History of Medicine*. Cambridge, England, and New York: Cambridge University Press, 1992.

——. "Toward an Ecology of Knowledge. " In *The Organization of Knowledge in*

Modern America, 1860—1920. Edited by A. Oleson and J. Voss. Baltimore: Johns Hopkins University Press, 1979.

Rosenberg, K. D. "Swine Flu: Play It Again, Uncle Sam." *Health/PAC Bulletin* 73 (Nov. -Dec. 1976): 1—6, 10—20.

Ross, Katherine. "Battling the Flu." *American Red Cross Magazine* (Jan. 1919): 11—15.

Sage, M. W. "Pittsburgh Plague—1918: An Oral History." *Home Health Nurse* 13, no. 1 (Jan. -Feb. 1995): 49—54.

Salk, J. "The Restless Spirit of Thomas Francis, Jr., Still Lives: The Unsolved Problems of Recurrent Influenza Epidemics." *Archives of Environmental Health* 21, no. 3 (Sept. 1970): 273—275.

Sartwell, P. E. "The Contributions of Wade Hampton Frost." *American Journal of Epidemiology* 104, no. 4 (Oct. 1976): 386—391.

Sattenspiel, L., and D. A. Herring. "Structured Epidemic Models and the Spread of Influenza in the Central Canadian Subarctic." Human Biology 70, no. 1 (Feb. 1998): 91—115.

Scott, K. A. "Plague on the Homefront: Arkansas and the Great Influenza Epidemic of 1918." *Arkansas Historical Quarterly* 47, no. 4 (1988): 311—344.

Shope, Richard E. "Influenza: History, Epidemiology, and Speculation." *Public Health Reports* 73, no. 165 (1958).

——. "Swine Influenza I. Experimental Transmission and Pathology." *Journal of Infectious Disease* 54, no. 3 (1931): 349—360.

——. "Swine Influenza III. Filtration Experiments and Etiology." *Journal of Infectious Disease* 54, no. 3 (1931): 373—390.

Shortt, S. E. D. "Physicians, Science, and Status: Issues in the Professionalization of Anglo-American Medicine in the 19th Century." *Medical History* 27 (1983): 53—68.

Shryock, Richard. "Women in American Medicine." *Journal of the American Medical Women's Association* 5 (Sept. 1950): 371.

Simon, Harvey, and Martin Swartz. "Pulmonary Infections," In *Scientific American's Medicine*, edited by Edward Rubinstein and Daniel Feldman, chapter 20. New York: Scientific American, 1994.

Smith, F. B. "The Russian Influenza in the United Kingdom, 1889—1894." *Social History of Medicine* 8, no. 1 (April 1995): 55—73.

Snape, W. J., and E. L. Wolfe. "Influenza Epidemic. Popular Reaction in Camden 1918—1919." *New Jersey Medicine* 84, no. 3 (March 1987): 173—176.

Soper, George, M. D. "Epidemic After Wars." *JAMA* 72, no. 14 (April 5, 1919):

988—990.

——. "The Influenza-Pneumonia Pandemic in the American Army Camps, September and October 1918." *Science*, Nov. 8, 1918.

Springer, J. K. "1918 Flu Epidemic in Hartford, Connecticut." *Connecticut Medicine* 55, no. 1 (Jan. 1991): 43—47.

Starr, Isaac. "Influenza in 1918: Recollections of the Epidemic in Philadelphia." *Annals of Internal Medicine* 85 (1976): 516—518.

Stephenson, J. "Flu on Ice." *JAMA* 279, no. 9 (March 4, 1998): 644.

Strauss, Ellen G., James H. Strauss, and Arnold J. Levine. "Viral Evolution." In *Fields' Virology*, Bernard Fields, editor in chief. Philadelphia: Lippincott-Raven, 1996.

Stuart-Harris, C. H. "Pandemic Influenza: An Unresolved Problem in Prevention." *Journal of Infectious Disease* 122, no. 1 (July-Aug. 1970): 108—115.

Sturdy, Steve. "War as Experiment: Physiology, Innovation and Administration in Britain, 1914—1918: The Case of Chemical Warfare." In *War, Medicine and Modernity*, edited by Roger Cooter, Mark Harrison, and Steve Sturdy. Stroud: Sutton, 1998.

"Sure Cures for Influenza." *Public Health Reports* 91, no. 4 (July-Aug. 1976): 378—380.

Symmers, Douglas, M. D. "Pathologic Similarity Between Pneumonia of Bubonic Plague and of Pandemic Influenza." *JAMA* 71, no. 18 (Nov. 2, 1918): 1482—1483.

Taksa, Lucy. "The Masked Disease: Oral History, Memory, and the Influenza Pandemic." In *Memory and History in Twentieth Century Australia*, edited by Kate Darian-Smith and Paula Hamilton. Melbourne, Australia: Oxford Press, 1994.

Taubenberger, J. K. "Seeking the 1918 Spanish Influenza Virus." *ASM News* 65, no. 7, (July 1999).

Taubenberger, J. K. et al. "Initial Genetic Characterization of the 1918 'Spanish' Influenza Virus." *Science* 275, no. 5307 (March 21, 1997): 1793—1796.

Terris, Milton. "Hermann Biggs' Contribution to the Modern Concept of the Health Center." *Bulletin of the History of Medicine* 20 (Oct. 1946): 387—412.

Thayer, W. S. "Discussion of Influenza," *Proceedings of the Royal Society of Medicine* 12, part 1 (Nov. 13, 1918).

Thomson, J. B. "The 1918 Influenza Epidemic in Nashville." *Journal of the Tennessee Medical Association* 71, no. 4 (April 1978): 261—270.

Tomes, Nancy. "American Attitudes Toward the Germ Theory of Disease: The Richmond Thesis Revisited." *Journal of the History of Medicine and Allied Sciences* 52, no. 1 (Jan. 1997): 17—50.

Tomes, Nancy, and Warner John Harley. "Introduction—Rethinking the Reception of the Germ Theory of Disease: Comparative Perspectives. " *Journal of the History of Medicine and Allied Sciences* 52, no. 1 (Jan. 1997) : 7—16.

Tomkins, S. M. "The Failure of Expertise: Public Health Policy in Britain During the 1918—1919 Influenza Epidemic. " *Social History of Medicine* 5, no. 3 (Dec. 1992) : 435—454.

Turner, R. Steven et al. "The Growth of Professorial Research in Prussia—1818— 1848, Causes and Context. " *Historical Studies in the Physical Sciences* 3 (1972) : 137—182.

Van Helvoort, T. "A Bacteriological Paradigm in Influenza Research in the First Half of the Twentieth Century. " *History and Philosophy of the Life Sciences* 15, no. 1 (1993) : 3—21.

Wallack, G. "The Waterbury Influenza Epidemic of 1918/1919. " *Connecticut Medicine* 41, no. 6 (June 1977) : 349—351.

Walters, J. H. "Influenza 1918: The Contemporary Perspective. " *Bulletin of the New York Academy of Medicine* 54, no. 9 (Oct. 1978) : 855—864.

Ware, Lorraine, and Michael Matthay. "The Acute Respiratory Distress Syndrome. " *New England Journal of Medicine* 342, no. 18 (May 4, 2000) : 1334—1349.

Warner, John Harley. "The Fall and Rise of Professional Mystery. " In *The Laboratory Revolution in Medicine*, edited by Andrew Cunningham and Perry Williams. Cambridge, England: Cambridge University Press, 1992.

"War Reports from the Influenza Front. " *Literary Digest* 60 (Feb. 22, 1919).

Wasserman, I. M. "The Impact of Epidemic, War, Prohibition and Media on Suicide: United States, 1910—1920. " *Suicide and Life Threatening Behavior* 22, no. 2 (summer 1992) : 240—254.

Waters, Charles, and Bloomfield, Al. "The Correlation of X-ray Findings and Physical Signs in the Chest in Uncomplicated Influenza. " *Johns Hopkins Hospital Bulletin* 30 (1919) : 268—270.

Webb, G. E "A Silent Bomb: The Risk of Anthrax as Weapon of Mass Destruction. " *Proceedings of the National Academy of Sciences* 100 (2003) : 4355—4361.

Wein, L. M. , D. L. Craft, and E. H. Kaplan. "Emergency Response to an Anthrax Attack. " *Proceedings of the National Academy of Sciences* 100 (2003) : 4346—4351.

Weinstein, Edward. "Woodrow Wilson's Neurological Illness. " *Journal of American History* 57 (1970—71) : 324—351.

Weinstein, L. "Influenza—1918, A Revisit?" *New England Journal of Medicine* 294, no. 19 (May 1976) : 1058—1060.

Wetmore, F. H. "Treatment of Influenza. " *Canadian Medical Association Journal*

145, no. 5 (Sept. 1991, originally published 1919): 482—485.

Whipple, George. "Current Comment, Vaccines in Influenza." *JAMA* 71, no. 16 (Oct. 19, 1918).

White, K. A. "Pittsburgh in the Great Epidemic of 1918." *West Pennsylvania History Magazine* 68, no. 3 (1985): 221—242.

"WHO Influenza Surveillance." *Weekly Epidemiological Record* 71, no. 47 (Nov. 22, 1996): 353—357.

Wilkinson, L., and A. P. Waterson. "The Development of the Virus Concept as Reflected in Corpora of Studies on Individual Pathogens, 2: The Agent of Fowl Plague—A Model Virus." *Medical History* 19, no. 1 (Jan. 1975): 52—72.

"Will the Flu Return?" *Literary Digest* (Oct. 11, 1919).

Wilton, P. "Spanish Flu Outdid WWI in Number of Lives Claimed." *Canadian Medical Association Journal* 148, no. 11 (June 1, 1993): 2036—2037.

Winslow, Charles-Edward. "The Untilled Fields of Public Health." *Science* 51, (Jan. 9, 1920): 30.

Wise, John C. "The Medical Reserve Corps of the U. S. Navy." *Military Surgeon* 43 (July 1918): 68.

Wooley, Paul. "Epidemic of Influenza at Camp Devens, Mass." *Journal of Laboratory and Clinical Medicine* 4 (1919).

Wright, P., et al. "Maternal Influenza, Obstetric Complications, and Schizophrenia." *American Journal of Psychiatry* 152, no. 12 (Dec. 1995): 1714—1720.

Yankauer, A. "Influenza: Some Swinish Reflections." *American Journal of Public Health* 66, no. 9 (Sept. 1976): 839—841.

图书和手册

Ackerknecht, Erwin. *Medicine at the Paris Hospital, 1794—1848.* Baltimore: Johns Hopkins University Press, 1967.

American Red Cross. "A History of Helping Others." 1989.

Andrewes, C. H. *Biological Memoirs: Richard E. Shope.* Washington, D. C. : National Academy of Sciences Press, 1979.

Baruch, Bernard. *Baruch: The Public Years.* New York: Holt Rinehart, 1960.

Benison, Saul. *Tom Rivers: Reflections on a Life in Medicine and Science: An Oral History Memoir.* Cambridge, Mass. : MIT Press, 1967.

Berliner, Howard. *A System of Scientific Medicine: Philanthropic Foundations in the Flexner Era.* New York: Tavistock, 1985.

Beveridge, W. I. B. *Influenza: The Last Great Plague: An Unfinished Story of*

Discovery. New York: Prodist, 1977.

Bledstein, Burton J. *The Culture of Professionalism: The Middle Class and the Development of Higher Education in America.* New York: Norton, 1976.

Bliss, Michael. *William Osler: A Life in Medicine.* Oxford and New York: Oxford University Press, 1999.

Bonner, Thomas. *American Doctors and German Universities: A Chapter in International Intellectual Relations, 1870—1914.* Lincoln: University of Nebraska Press, 1963.

——. *The Kansas Doctor.* Lawrence: University of Kansas Press, 1959.

Brock, Thomas. *Robert Koch: A Life in Medicine.* Madison, Wisc. : Science Tech Publishers, 1988.

Brown, E. Richard. *Rockefeller's Medicine Men.* Berkeley: University of California, 1979.

Brown, Ezra, ed. *This Fabulous Century: The Roaring Twenties 1920—1930.* Alexandria, Va. : Time-Life Books, 1985.

Bulloch, W. *The History of Bacteriology.* London: Oxford University Press, 1938.

Burnet, E M. , and Ellen Clark. *Influenza: A Survey of the Last Fifty Years.* Melbourne: Macmillan, 1942.

Cannon, Walter. *The Way of an Investigator.* New York: Norton, 1945.

Cassedy, James. *Charles V. Chapin and the Public Health Movement.* Cambridge, Mass. : Harvard University Press, 1962.

——. *Medicine in America: A Short History.* Baltimore, Md. : Johns Hopkins University Press, 1991.

Chase, Marilyn. *The Barbary Plague.* New York: Random House, 2003.

Chesney, Alan. *The Johns Hopkins Hospital and the Johns Hopkins University School of Medicine.* Baltimore, Md. : Johns Hopkins University Press, 1943.

Clark, P. F. *Pioneer Microbiologists in America.* Madison: University of Wisconsin Press, 1961.

Cliff, A. D. , J. K. Ord, and P. Haggett. *Spatial Aspects of Influenza Epidemics.* London: Pion Ltd. , 1986.

Coleman, William, and Frederic Holmes, eds. *The Investigative Enterprise: Experimental Physiology in Nineteenth Century Medicine.* Berkeley: University of California Press, 1988.

Collier, R. *The Plague of the Spanish Lady: The Influenza Pandemic of 1918—1919.* New York: Atheneum, 1974.

Collins, Selwyn et al. *Mortality from Influenza and Pneumonia in 50 Largest Cities of the United States 1910—1929.* Washington, D. C. : U. S. Government Printing

Office, 1930.

Corner, George A. *A History of the Rockefeller Institute: 1901—1953, Origins and Growth.* New York: Rockefeller Institute Press, 1964.

Creighton, Charles. *A History of Epidemics in Britain.* London: Cambridge University Press, 1894.

Crile, George. *George Crile, An Autobiography.* Philadelphia: Lippincott, 1947.

Crookshank, F G. *Influenza: Essays by Several Authors.* London: Heinemann, 1922.

Crosby, Alfred W. *America's Forgotten Pandemic: The Influenza of 1918.* Cambridge, England, and New York: Cambridge University Press, 1989.

Cunningham, Andrew, and Perry Williams, eds. *The Laboratory Revolution in Medicine.* Cambridge, England: Cambridge University Press, 1992.

Cushing, Harvey. *A Surgeon's Journal 1915—1918.* Boston: Little Brown, 1934.

Cushing, John, and Arthur Stone, eds. *Vermont and the World War, 1917—1919.* Burlington, Vt. : published by act of legislature, 1928.

Davis, Allen, and Mark Haller, eds. *The Peoples of Philadelphia: A History of Ethnic Groups and Lower-Class Life, 1790—1940.* Philadelphia: Temple University Press, 1973.

Davis, Kingsley. *The Population of India and Pakistan.* Princeton, N. J. : Princeton University Press, 1951.

De Kruif, Paul. *Microbe Hunters.* New York: Harcourt, Brace and Company, 1939.

——. *The Sweeping Wind, A Memoir.* New York: Harcourt, Brace & World, 1962.

Dechmann, Louis. *Spanish Influenza (Pan-asthenia): Its Cause and Cure.* Seattle, Wash. : The Washington Printing Company, 1919.

Dewey, John. *Characters and Events: Popular Essays in Social and Political Philosophy.* New York: Henry Holt, 1929.

Dock, Lavinia et al. *History of American Red Cross Nursing.* New York: Macmillan, 1922.

Dorland's Illustrated Medical Dictionary, 28th ed. Philadelphia: W. B. Saunders and Company, 1994.

Dubos, René. *The Professor, the Institute, and DNA.* New York: Rockefeller University Press, 1976.

Duffy, John. *Epidemics in Colonial America.* Baton Rouge: Louisiana State University Press, 1953.

——. *A History of Public Health in New York City 1866—1966.* New York: Russell Sage Foundation, 1974.

Eisenhower, John, and Joanne Eisenhower. *Yanks: The Epic Story of the American Army in World War I.* New York: Free Press, 2001.

Fee, Elizabeth. *Disease and Discovery: A History of the Johns Hopkins School of Hygiene and Public Health, 1916—1939.* Baltimore, Md. : Johns Hopkins University Press, 1987.

Fields, Bernard, editor in chief. *Fields' Virology*, third edition. Philadelphia: LippincottRaven, 1996.

Finkler, Dittmar. *Influenza in Twentieth Century Practice*, v. 15. London: Sampson Low, 1898.

Fishbein, Morris, M. D. *A History of the American Medical Association, 1847 to 1947.* Philadelphia: W. B. Saunders & Co. , 1947.

Fitzgerald, F. Scott. *This Side of Paradise.* New York: Scribner's, 1920.

Fleming, Donald. *William Welch and the Rise of American Medicine.* Boston: Little, Brown, 1954.

Flexner, James Thomas. *An American Saga: The Story of Helen Thomas and Simon Flexner.* Boston: Little, Brown, 1984.

Flexner, Simon, and James Thomas Flexner. *William Henry Welch and the Heroic Age of American Medicine.* New York: Viking, 1941.

Foucault, Michel. *The Birth of the Clinic: An Archaeology of Medical Perception.* New York: Vintage Books, 1976.

Fox, R. , and G. Weisz, eds. *The Organization of Science and Technology in France, 1808—1914.* Cambridge, England, and New York: Cambridge University Press, 1980.

Fulton, John. *Harvey Cushing.* Springfield, Ill. : Chas. Thomas, 1946.

Fye, W. Bruce. *The Development of American Physiology: Scientific Medicine in the Nineteenth Century.* Baltimore: Johns Hopkins University Press, 1987.

Garrison, F. H. *John Shaw Billings: A Memoir.* New York: Putnam, 1915.

Geison, Gerald, ed. *Physiology in the American Context. 1850—1940.* Bethesda, Md. : Williams and Wilkins, 1987.

George, Lloyd. *Memoirs of the Peace Conference.* New Haven: Yale University Press, 1939.

Gibson, John M. *Physician to the World: The Life of General William C. Gorgas.* Tuscaloosa: University of Alabama Press, 1989.

Goethe, Johann Wolfgang. *Faust, Part One.* New York: Penguin Classics, 1949.

Gordon, Richard, M. D. *Great Medical Disasters.* New York: Stein & Day, 1983.

Grayson, Cary. *Woodrow Wilson: An Intimate Memoir.* New York: Holt, Rinehart, & Winston, 1960.

Harries, Meirion, and Susie Harries. *The Last Days of Innocence: America at War, 1917—1918.* New York: Random House, 1997.

Hausler, William Jr. , Max Sussman, and Leslie Collier. *Microbiology and Microbial Infections*, v. 3, *Bacterial Infections*. NewYork: Oxford University Press, 1998.

Hawley, Ellis. *The Great War and the Search for a Modern Order: A History of the American People and Their Institutions, 1917—1933*. New York: St. Martin's Press, 1979.

Hertzler, Arthur E. *The Horse and Buggy Doctor*. New York: Harper & Brothers, 1938.

Hirsch, August. *Handbook of Geographical Historical Pathology*. London: New Sydenham Society, 1883.

Hirst, L. Fabian. *The Conquest of Plague: A Study of the Evolution of Epidemiology*. London: Oxford University Press, 1953.

Hoehling, Adolph A. *The Great Epidemic*. Boston: Little, Brown, 1961.

Hoover, Herbert. *America's First Crusade*. New York: Scribner's, 1942.

Hoover, Irwin H. *Forty-two Years in the White House*. New York: Houghton Mifflin, 1934.

Hope-Simpson, R. E. *The Transmission of Epidemic Influenza*. New York: Plenum Press, 1992.

Ireland, Merritt W. , ed. *Medical Department of the United States Army in the World War*, v. 9, *Communicable Diseases*. Washington, D. C. : U. S. Army, 1928.

——. *Medical Department of the United States Army in the World War*, v. 12, *Pathology of the Acute Respiratory Diseases, and of Gas Gangrene Following War Wounds*. Washington, D. C. : U. S. Army, 1929.

Jensen, Joan. *The Price of Vigilance*. New York: Rand McNally, 1968.

Johnson, Richard T. , M. D. *Viral Infections of the Nervous System*, 2nd ed. Philadelphia: Lippincott-Raven, 1998.

Jordan, Edwin O. *Epidemic Influenza*. Chicago: American Medical Association, 1927.

Judson, Horace. *The Eighth Day of Creation: The Makers of the Revolution in Biology*. New York: Simon & Schuster, 1979.

Kansas and Kansans. Chicago: Lewis Publishing Co. , 1919.

Kennedy, David. *Over Here: The First World War and American Society*. New York: Oxford University Press, 1980.

Keynes, John Maynard. *Economic Consequences of the Peace*. New York: Harcourt, Brace and Howe, 1920.

Kilbourne, E. D. , M. D. *Influenza*. New York: Plenum Medical, 1987.

Layton, Edwin. *The Revolt of the Engineers: Social Responsibility and the American*

Engineering Profession. Cleveland: Press of Case Western Reserve University, 1971.

Lereboullet, Pierre. *La grippe, clinique, prophylaxie, traitement*. Paris: 1926.

L'Etang, Hugh. *The Pathology of Leadership*. New York: Hawthorn Books, 1970.

Luckingham, B. *Epidemic in the Southwest, 1918—1919*. El Paso: Texas Western Press, 1984.

Ludmerer, Kenneth M. *Learning to Heal: The Development of American Medical Education*. New York: Basic Books, 1985.

McAdoo, William. *Crowded Years*. Boston and New York: Houghton Mifflin Company, 1931.

MacCallum, William G. *William Stewart Halsted*. Baltimore, Md. : Johns Hopkins University Press, 1930.

McCullough, David. *The Path Between the Seas: The Creation of the Panama Canal 1870—1914*. New York: Simon & Schuster, 1977.

Macmillan, Margaret. *Paris 1919, Six Months That Changed the World*. New York: Random House, 2002.

McNeill, William. *Plagues and Peoples*. New York: Anchor Press/ Doubleday, 1976.

McRae, Major Donald. *Offensive Fighting*. Philadelphia: J. B. Lippincott, 1918.

Magner, Lois. *A History of Medicine*. New York: M. Dekker, 1992.

Mahy, Brian W. J. , and Leslie Collier. *Microbiology and Microbial Infections*, v. 1, *Virology*. New York: Oxford University Press, 1998.

Martin, Franklin B. *Fifty Years of Medicine and Surgery*. Chicago: Surgical Publishing Company, 1934.

Marx, Rudolph. *The Health of the Presidents*. New York: Putnam, 1961.

Murray, Robert. *Red Scare: A Study in National Hysteria*. Minneapolis: University of Minnesota Press, 1955.

Nasar, Sylvia. *A Beautiful Mind*. New York: Simon & Schuster, 1998.

Nobelstifelsen. *Nobel, The Man, and His Prizes*. New York: Elsevier, 1962.

Noyes, William Raymond. *Influenza Epidemic 1918—1919: A Misplaced Chapter in United States Social and Institutional History*. Ann Arbor, Mich. : University Microfilms, 1971, c 1969.

Nuland, Sherwin. *How We Die*. New York: Vintage, 1993.

Oliver, Wade. *The Man Who Lived for Tomorrow: A Biography of William Hallock Park*, *M. D.* New York: E. P. Dutton, 1941.

Osborn, June. E. *Influenza in America, 1918—1976: History, Science and Politics*. New York: Prodist, 1977.

Osler, William. *Osler's Textbook Revisited*, edited by A. McGehee Harvey and Victor A. McKusick. New York: Appleton Century Crofts, 1967.

Packard, Francis, M. D. *History of Medicine in the United States*. New York: Hafner, 1963.

Papers Relating to the Foreign Relations of the United States: The Paris Peace Conference, v. 11. Washington, D. C. : Government Printing Office, 1942—1947.

Parish, H. J. *A History of Immunization*. Edinburgh: Livingstone, 1965.

Park, William H. *Collected Reprints of Dr. William H. Park*, v. 3, *1910—1920*. City of New York.

Park, William H. , and Anna Williams. *Pathogenic Microorganisms*. Philadelphia: Lea & Febiger, 1939.

Patterson, Archibald. *Personal Recollections of Woodrow Wilson*. Richmond, Va. : Whittet & Shepperson, 1929.

Patterson, K. D. *Pandemic Influenza, 1700—1900: A Study in Historical Epidemiology*. Totowa, N. J. : Rowan & Littlefield, 1986.

Peabody, F. W. , G. Draper, and A. R. Dochez. *A Clinical Study of Acute Poliomyelitis*. New York: The Rockefeller Institute for Medical Research, 1912.

Pettigrew, E. *The Silent Enemy: Canada and the Deadly Flu of 1918*. Saskatoon, Sask. : Western Producer Prairie Books, 1983.

Porter, Roy. *The Greatest Benefit to Mankind: A Medical History of Humanity*. New York: Norton, 1998.

Pyle, Gerald F. *The Diffusion of Influenza: Patterns and Paradigms*. Totowa, N. J. : Rowman & Littlefield, 1986.

Ravenel, Mayzyk, ed. *A Half Century of Pubtic Health*. New York: American Public Health Association, 1921.

Rice, G. *Black November: The 1918 Influenza Epidemic in New Zealand*. Wellington, New Zealand: Allen & Unwin, 1988.

Richman, Douglas, Richard Whitley, and Frederick Hayden, eds. *Clinical Virology*. New York: Churchill Livingstone, 1997.

Robertson, John Dill. "Report of An Epidemic of Influenza in Chicago Occurring During the Fall of 1918. " City of Chicago.

Roosevelt, Eleanor. *This Is My Story*. New York, London: Harper & Brothers, 1937.

Rosenberg, Charles. *The Cholera Years: The United States in 1832, 1849, and 1866*. Chicago: University of Chicago Press, 1962.

——. *Explaining Epidemics and Other Studies in the History of Medicine*. Cambridge and New York: Cambridge University Press, 1992.

Rosenberg, Steven, and John Barry. *The Transformed Cell: Unlocking the Secrets of Cancer.* New York: Putnam, 1992.

Rosenkrantz, Barbara Gutmann. *Public Health and the State: Changing Views in Massachusetts, 1842—1936.* Cambridge, Mass: Harvard University Press, 1972.

Rubenstein, Edward, and Daniel Feldman. *Scientific American Medicine.* New York: Scientific American, 1995.

Sabin, Florence. *Franklin Paine Mall: The Story of a Mind.* Baltimore: Johns Hopkins University Press, 1934.

St. John, Robert. *This Was My World.* Garden City, N. Y. : Doubleday, 1953.

Schlesinger, Arthur. *The Age of Roosevelt*, v. 1, *Crisis of the Old Order 1919—1933.* Boston: Houghton Mifflin, 1957.

Sentz, Lilli, ed. *Medical History in Buffalo, 1846—1996, Collected Essays.* Buffalo: State University of New York at Buffalo, 1996.

Shryock, Richard. *American Medical Research Past and Present.* New York: Commonwealth Fund, 1947.

——. *The Development of Modern Medicine*, 2nd ed. New York: Knopf, 1947.

——. *The Unique Influence of the Johns Hopkins University on American Medicine.* Copenhagen: Ejnar Munksgaard Ltd. , 1953.

Silverstein, Arthur. *Pure Politics and Impure Science: The Swine Flu Affair.* Baltimore, Md. : Johns Hopkins University Press, 1981.

Simon Flexner Memorial Pamphlet. New York: Rockefeller Institute for Medical Research, 1946.

Smith, Elbert. *When the Cheering Stopped: The Last Years of Woodrow Wilson.* New York: Morrow, 1964.

Starr, Paul. *The Social Transformation of American Medicine.* New York: Basic Books, 1982.

Steele, Richard W. *Free Speech in the Good War.* New York: St. Martin's Press, 1999.

Stent, Gunther. Introduction to *The Double Helix: A Norton Critical Edition*, by James Watson, edited by Gunther Stent. New York: Norton, 1980.

Sternberg, Martha. *George Sternberg: A Biography.* Chicago: American Medical Association, 1925.

Thompson, E. Symes. *Influenza.* London: Percival & Co. , 1890.

Thomson, David, and Robert Thomson. *Annals of the Pickett-Thomson Research Laboratory*, vols. 9 and 10, *Influenza.* Baltimore: Williams and Wilkens, 1934.

U. S. Census Bureau. *Mortality Statistics 1919.* Washington, D. C. : General Printing Office.

U. S. Congress, Senate Committee on Appropriations. "Influenza in Alaska." Washington, D. C. : Government Printing Office, 1919.

Van Hartesveldt, Fred R. , ed. *The 1918—1919 Pandemic of Influenza: The Urban Impact in the Western World.* Lewiston, N. Y. : E. Mellen Press, 1992.

Vaughan, Victor A. *A Doctor's Memories.* Indianapolis: Bobbs-Merrill, 1926.

Vaughn, Stephen. *Holding Fast the Inner Lines: Democracy, Nationalism, and the Committee on Public Information.* Chapel Hill: University of North Carolina Press, 1980.

Vogel, Morris, and Charles Rosenberg, eds. *The Therapeutic Revolution: Essays on the Social History of American Medicine.* Philadelphia: University of Pennsylvania Press, 1979.

Wade, Wyn Craig. *The Fiery Cross: The Ku Klux Klan in America.* New York: Simon & Schuster, 1987.

Walter, Richard. *S. Weir Mitchell, M. D. , Neurologist: A Medical Biography.* Springfield, Ill: Chas. Thomas, 1970.

Walworth, Arthur. *Woodrow Wilson.* Boston: Houghton Mifflin, 1965.

Warner, John Harley. *Against the Spirit of System: The French Impulse in Nineteenth Century American Medicine.* Princeton, N. J. : Princeton University Press, 1998.

Watson, James. *The Double Helix: A Norton Critical Edition*, edited by Gunther Stent. New York: Norton, 1980.

Weigley, Russell, ed. *Philadelphia: A 300 Year History.* New York: Norton, 1982.

Wilson, Edith. *My Memoir.* Indianapolis and New York: Bobbs-Merrill, 1939.

Wilson, Joan Hoff. *Herbert Hoover: Forgotten Progressive.* Boston: Little Brown, 1974.

Winslow, Charles-Edward Amory, *The Conquest of Epidemic Disease: A Chapter in the History of Ideas.* Princeton: Princeton University Press, 1943.

——. *The Evolution and Significance of the Modern Public Health Campaign.* New Haven: Yale University Press, 1923.

——. *Life of Hermann M. Biggs*, Philadelphia: Lea & Febiger, 1929.

Winternitz, Milton Charles. *The Pathology of Influenza.* New Haven: Yale University Press, 1920.

Young, James Harvey. *The Medical Messiahs: A Social History of Health Quackery in Twentieth Century America.* Princeton, N. J. : Princeton University Press, 1967.

——. *The Toadstool Millionaires: A Social History of Patent Medicines in America before Federal Regulation.* Princeton, N. J. : Princeton University Press, 1961.

Zinsser, Hans. *As I Remember Him: The Biography of R. S.* Gloucester, Mass. : Peter Smith, 1970.

——. *Rats, Lice, and History.* New York: Black Dog & Leventhal, 1963.

未公开资料

Allen, Phyllis. "Americans and the Germ Theory of Disease." Ph. D. diss., University of Pennsylvania, 1949.

Anderson, Jeffrey. "Influenza in Philadelphia, 1918." MA thesis, Rutgers University, Camden, 1998.

Fanning, Patricia J. "Disease and the Politics of Community: Norwood and the Great Flu Epidemic of 1918." Ph. D. diss., Boston College, 1995.

"Influenza 1918." *The American Experience*, Boston, Mass. : WGBH, 1998.

Ott, Katherine. "The Intellectual Origins and Cultural Form of Tuberculosis in the United States, 1870—1925." Ph. D. diss., Temple University, 1990.

Parsons, W. David, M. D. "The Spanish Lady and the Newfoundland Regiment." Paper presented at Newfoundland and the Great War Conference, Nov. 11, 1998.

Pettit, Dorothy Ann. "A Cruel Wind: America Experiences the Pandemic Influenza, 1918—1920, A Social History." Ph. D. diss., University of New Hampshire, 1976.

Smith, Soledad Mujica. "Nursing as Social Responsibility: Implications for Democracy from the Life Perspective of Lavinia Lloyd Dock (1858—1956)," Ph. D. diss., Louisiana State University, 2002.

Wolper, Gregg. "The Origins of Public Diplomacy: Woodrow Wilson, George Creel, and the Committee on Public Information." Ph. D. diss., University of Chicago, 1991.

译 后 记

但凡著书,都希望好卖,对译书者而言,亦是此般心态,希望辛辛苦苦翻译出来的书——无论质量好坏——能够被读者认同、喜爱,而这又与原作本身的内容休戚相关。《大流感》一书是在 2004 年,时任美国辛辛那提大学医学院教授、甫任复旦大学生命科学学院院长的金力介绍给我们和出版社的。据他本人所言,他是在横跨太平洋的中美航班上将本书通读完毕。原版书的磨损程度证实金教授不止一次翻阅过它。普通人对此书最初的认知,是它得到了美国总统布什的青睐,带去度假。这大抵是这本书最肤浅的噱头了。再进一步说,当时恰逢禽流感,SARS 一波未平、一波又起,人们惊魂甫定之时,的确正是这本书热卖的好时机。然而,光抓住一哄而上的卖点来炒作的书,也许并没有被称作“经典”的资格。今天看来,《大流感》并不是一本需要靠炒作来畅销的书。即便再过几年,它仍会是书架上不被冷落的那类。这让我们觉得,花费时间和精力来翻译这样一本书,介绍给读者,的确是件幸事。

持续三年的译书过程当然不那么轻松,仅从内容而言,翻译者就常因太过投入而陷入悲痛。因为翻译《大流感》一书,就好像在亲历那场堪称瘟疫的疾病流行:跟着流感的脚步,尾随其后,眼见其将魔爪伸向各处。虽然是多年之前的往事,但仿若历历在目,到处是呻吟的患者、无力回天的医生、焦头烂额的政府,机构、军队、平民、医生、科学家,无一不受到流感的侵害。人体、人心、城市、国家均被流感所蚕食。比起真正的战争,这场没有硝烟的战斗似乎更加令人殚精竭虑、死伤惨重。

每一章中,作者都浓墨刻画了一个又一个在这场人类同流感的殊死搏斗中发挥重要作用的人物,他们或是亲身投入或是调兵遣将。你能看到他们与流感斗争的同时也与自己的人性进行抗争或者妥协;看到他们对科学的执着或者偏见,对权威的崇拜或者质疑;看到他们现实生活中的痛苦,与形形色色的人交往的苦恼,科研中久久未能突破的"瓶颈"……个人命运随着流感跌宕起伏。巨大的死亡数字,让人觉得悚然,而那一个个具体的人物,却更让人扼腕。或许读者尚不会为了那些近百年前因病而亡的美国民众或士兵感到悲恸;但那些已被作者描绘得鲜活的、原本可能该有更好的生活和更大发展空间的人,却因为一场流感而走向不归路,又怎能不令人为之动容?

尽管翻译这些时不时牵涉死亡的内容让我们不甚愉快,但查究典故,却令我们乐在其中。比如书中反复出现的"流感"一词,如何为其定名,我们颇费了一番脑筋。流行性感冒在英语中有好几种说法:influenza、grippe、flu,原书中不断交替出现。其中的 flu 一般看作 influenza 的缩写,grippe 在词典中就被解释为 influenza,翻译成汉语之后,形态上的区分就无法移植,而作者是否有其微妙的用意,似乎也难以揣摩。于是我们不得不追究一番 influenza 的词源,才定下书中最后的译法。

而在知其意后,如何寻找恰当的措辞方面,有时候也需要在现有的资料上稍加斟酌。这场 1918 年的大流感以"西班牙大流感"闻名,但正如书中所说,其并非起源于西班牙,只是因为当时未参与第一次世界大战的西班牙的媒体对此进行了大量宣传而造成误解,《真理报》称作为"Spanish Lady"。这个词之前总是被译作"西班牙女士",但我们感觉该词所体现的温柔之意同那场流感的肆意大不搭调,于是考量之下译成"西班牙女郎",那种热辣的感觉兴许还能同流感的狂暴沾上点边。

由于作者的旁征博引,书中牵涉了不少文学作品,如歌德的《浮士德》、加缪的《鼠疫》、安妮·波特的《灰色马,灰色的骑士》等等。翻译过程中,有的作品有着多个优秀译本可供选择,有的则是要翻遍图书馆的角落才能找到。在能找到现成译本的情况下,我们尽量参考采用现有翻译,当然也会根据情况作些小小改动。而少数诗歌的翻译则没有那么简单，"信"和"达"不容易，"雅"更是一个问题。如上所述，若有现成译本翻译起来可以轻松不少，倘若碰上一些原本就是打油诗，或是标语、谚语的部分，则无据可考，无译可参，我们只能硬着头皮反复琢磨，力求在信、达的基础上，能还原原文或雅或俗的意味和语感。

《大流感》并不是一本用来娱乐的书，读后反而让人感觉有些沉重，每个翻译过哪怕只是一个篇章的人都能体会到这一点。我们希望，这本名为"史诗"、实则讲述悲欢交加而悲痛更甚的"悲剧"的书，能让我们对过去的那场大流感有更多的了解，并明白疾病的强大和科研的艰难。的确，我们今天已经可以快速测定每一株流感病毒的基因（甚至全基因组）序列，但对其起源和进化规律仍未做到了如指掌，更遑论预测其爆发时间了。药物——我们与病毒或致病菌斗争的武器，也远不如它们上市时宣传的那么神奇。一方面，它们的确缓解了我们的痛苦并带给我们战胜病魔的希望，但另一方面，它们本身不是"常胜将军"，也不是书中提到的"神奇子弹"，而其副作用甚至还会增添新的麻烦。更令人惊讶的是，许多病毒和病菌具有极为高超的进化本领，能在人类活动和药物作用的巨大压力下快速生成新的抗药变异株，使我们开发药物的工作不可能一劳永逸，必须时刻迎接新的挑战。在进化意义上，人类与病毒、病菌的斗争可以说是一场永不停歇的"军备竞赛"。其实不仅流感病毒如此，肝炎病毒如此，就连我们原以为牢牢控制的结核杆菌也是如此，它们随时会卷土重来。面对这些问题时怎么办？读者也许会从《大流感》的字里行间得到有益的启示。

衷心感谢李作峰、王莉、赵晓敏、梅旖，他们在繁重的研究生学习的同时协助翻译了许多章节的初稿。感谢上海科技教育出版社的侯慧菊老师，没有她的鼓励、鞭策和耐心，本书不可能面世。

对于本书中大量的医学术语，我们虽一一借助字典、网络或是求

教于有医学背景的同行以求精确,但仍可能有纰漏谬误之处,希望读
者指正。

钟扬　赵佳媛

2008 年 11 月于复旦

图书在版编目（CIP）数据

大流感：最致命瘟疫的史诗／（美）约翰·M·巴里
著；钟扬，赵佳媛，刘念译．—上海：上海科技教育出版
社，2018.7（2025.1 重印）

（哲人石丛书：珍藏版）

ISBN 978－7－5428－6743－8

Ⅰ．①大… Ⅱ．①约… ②钟… ③赵… ④刘… Ⅲ．
① 流 行 性 感 冒 – 传 染 病 防 治 – 普 及 读 物 Ⅳ．①
R511.7–49

中国版本图书馆 CIP 数据核字（2018）第 117100 号

责任编辑	侯慧菊 傅 勇 殷晓岚	出版发行	上海科技教育出版社有限公司
封面设计	肖祥德		（201101 上海市闵行区号景路 159 弄 A 座 8 楼）
版式设计	李梦雪	网 址	www.sste.com www.ewen.co
		印 刷	常熟文化印刷有限公司
大流感——最致命瘟疫的史诗		开 本	720×1000 1/16
[美] 约翰·M·巴里 著		印 张	38.5
钟 扬 赵佳媛 刘 念 译		版 次	2018 年 7 月第 1 版
金 力 校		印 次	2025 年 1 月第 7 次印刷
		书 号	ISBN 978–7–5428–6743–8/N·1033
		图 字	09–2013–490 号
		定 价	98.00 元